Auf einen Blick

Thieme

Kurzlehrbuch Anästhesie, Intensivmedizin, Notfallmedizin und Schmerztherapie

Wolfgang A. Wetsch
Jochen Hinkelbein
Fabian Spöhr

3., vollständig überarbeitete Auflage

236 Abbildungen

Georg Thieme Verlag
Stuttgart • New York

Bibliografische Information der Deutschen Nationalbibliothek
Die Deutsche Nationalbibliothek verzeichnet diese Publikation in der Deutschen Nationalbibliografie; detaillierte bibliografische Daten sind im Internet über http://dnb.d-nb.de abrufbar.

Georg Thieme Verlag KG
Rüdigerstraße 14, 70 469 Stuttgart, Germany
www.thieme.com

Printed in Germany

1. Auflage 2014
2. Auflage 2018

Covergestaltung: © Thieme
Bildnachweis Cover: © Firma V/stock.adobe.com
Zeichnungen: Karin Baum, Paphos, Zypern
Satz: L42 GmbH, Berlin
Druck: Westermann Druck Zwickau GmbH, Zwickau

DOI 10.1055/b000 000 946

ISBN 978-3-13-245662-4 1 2 3 4 5 6

Auch erhältlich als E-Book:
eISBN (PDF) 978-3-13-245663-1
eISBN (epub) 978-3-13-245664-8

Wichtiger Hinweis: Wie jede Wissenschaft ist die Medizin ständigen Entwicklungen unterworfen. Forschung und klinische Erfahrung erweitern unsere Erkenntnisse, insbesondere was Behandlung und medikamentöse Therapie anbelangt. Soweit in diesem Werk eine Dosierung oder eine Applikation erwähnt wird, dürfen die Lesenden zwar darauf vertrauen, dass Autor*innen, Herausgeber*innen und Verlag große Sorgfalt darauf verwandt haben, dass diese Angabe dem Wissensstand bei Fertigstellung des Werkes entspricht.
Für Angaben über Dosierungsanweisungen und Applikationsformen kann vom Verlag jedoch keine Gewähr übernommen werden. Jede*r Benutzende ist angehalten, durch sorgfältige Prüfung der Beipackzettel der verwendeten Präparate und gegebenenfalls nach Konsultation eines/r Spezialist*in festzustellen, ob die dort gegebene Empfehlung für Dosierungen oder die Beachtung von Kontraindikationen gegenüber der Angabe in diesem Buch abweicht. Eine solche Prüfung ist besonders wichtig bei selten verwendeten Präparaten oder solchen, die neu auf den Markt gebracht worden sind. **Jede Dosierung oder Applikation erfolgt auf eigene Gefahr des Benutzenden.** Autor*innen und Verlag appellieren an alle Benutzenden, ihnen etwa auffallende Ungenauigkeiten dem Verlag mitzuteilen.
Marken, geschäftliche Bezeichnungen oder Handelsnamen werden nicht in jedem Fall besonders kenntlich gemacht. Aus dem Fehlen eines solchen Hinweises kann nicht geschlossen werden, dass es sich um einen freien Handelsnamen handelt.

Wo datenschutzrechtlich erforderlich, wurden die Namen und weitere Daten von Personen redaktionell verändert (Tarnnamen). Dies ist grundsätzlich der Fall bei Patient*innen, ihren Angehörigen und Freund*innen, z. T. auch bei weiteren Personen, die z. B. in die Behandlung von Patient*innen eingebunden sind.
Die abgebildeten Personen haben in keiner Weise etwas mit der Krankheit zu tun.
Thieme Publikationen streben nach einer fachlich korrekten und unmissverständlichen Sprache. Dabei lehnt Thieme jeden Sprachgebrauch ab, der Menschen beleidigt oder diskriminiert, beispielsweise aufgrund einer Herkunft, Behinderung oder eines Geschlechts. Thieme wendet sich zudem gleichermaßen an Menschen jeder Geschlechtsidentität. Die Thieme Rechtschreibkonvention nennt Autor*innen mittlerweile konkrete Beispiele, wie sie alle Lesenden gleichberechtigt ansprechen können. Die Ansprache aller Menschen ist ausdrücklich auch dort intendiert, wo im Text (etwa aus Gründen der Leseleichtigkeit, des Text-Umfangs oder des situativen Stil-Empfindens) z. B. nur ein generisches Maskulinum verwendet wird.

Vorwort

A-I-N-S – diese vier Buchstaben stehen für die klassischen vier „Säulen“ des Faches Anästhesiologie: Anästhesie, Intensivmedizin, Notfallmedizin und Schmerzmedizin. Das Fachwissen aus diesen vier Teilbereichen ist nicht nur für das Medizinstudium wichtig. Medizinische Kompetenz in den häufigsten und dringlichsten Notfallsituationen und eine leitliniengerechte Schmerztherapie sollten für alle Ärztinnen und Ärzte zur Kernkompetenz gehören. Während des Studiums ist es jedoch auch erforderlich, sich auf die relevantesten Aspekte zu beschränken, um in der Vielfalt der Details nicht den Überblick zu verlieren.

Vielfach mussten wir auf die Frage von Studierenden, welches Buch wir zum Verständnis für das Fach Anästhesiologie empfehlen, ausweichend antworten. Es gibt zwar viele Lehrbücher – für die Studierenden enthalten diese jedoch entweder zu wenig (weil etwa Intensivmedizin, Notfallmedizin oder Schmerztherapie zu kurz abgehandelt sind oder gänzlich fehlen), oder aber zu viele Informationen, weil sie sich eher zum Nachschlagen von Informationen eignen. Werke zur unmittelbaren Prüfungsvorbereitung werden zunehmend digital und enthalten zwar sehr abgestimmtes Wissen, um im Examen punkten zu können – die nötigen ärztlichen Kompetenzen vermitteln diese jedoch oft nur unzureichend.

In diesem Kurzlehrbuch decken wir das gesamte Spektrum der vier Säulen der Anästhesiologie ab, um so Studierenden als kompakte, effektive und effiziente Prüfungsvorbereitung zu dienen, gleichzeitig aber Famulant*innen, Studienenden im Praktischen Jahr, Berufseinsteiger*innen und auch Mitarbeitenden aus dem Bereich der Pflege eine solide Basis für den Start zu liefern und Zusammenhänge aufzuzeigen.

Die ansonsten in Lehrbüchern übliche Gliederung, der zuerst ein allgemeiner Teil mit theoretischem Wissen vorangestellt ist und danach ein spezieller Teil mit den klinisch wichtigen Fragen und Informationen folgt, schmälert oft nicht nur die Lust am Lesen und Lernen, sondern erscheint uns zum Verständnis des Faches Anästhesiologie gänzlich ungeeignet. Daher haben wir dieses Konzept bewusst modifiziert und stellen die theoretischen Hintergründe in den direkten klinisch-praktischen Kontext. Auf diese Weise kann das Buch eine innovative, chronologisch aufgebaute Begleitung zum Lernen sein. Analog zum klinischen Prozess beginnen die Kapitel zur Anästhesie bei der Patient*innenvorbereitung, danach folgen Narkoseeinleitung und -durchführung sowie letztendlich die postoperative Überwachung.

Die im Buch genannten Dosierungen sind „Lehrbuchdosierungen“, die für viele Patient*innen zutreffend sind – es gibt jedoch auch Situationen oder Patient*innen, die hiervon abweichende Dosierungen benötigen. Dies ist fachärztliche Aufgabe und würde den Rahmen dieses Kurzlehrbuches sprengen.

Die Rückmeldungen, die wir zur ersten und zweiten Auflage erhalten haben, haben uns sehr motiviert und wir freuen uns, dass wir diese in die vorliegende dritte und vollständig aktualisierte Auflage einarbeiten konnten. Auch weiterhin freuen wir uns auf Rückmeldungen der Leserinnen und Leser, um das Werk so praxisrelevant und aktuell wie möglich zu halten. Unser besonderer Dank gilt Frau Dr. med. Vera Prenosil vom Georg Thieme Verlag, die uns bei der Überarbeitung dieses Buches mit großem Einsatz zur Seite stand.

Unser Ziel ist es, mit diesem Buch einen Überblick über alle Aspekte unseres vielseitigen, interessanten und überaus spannenden Fachgebiets geben können. Wir wünschen den Leserinnen und Lesern viel Vergnügen bei der Lektüre des Buchs, viel Erfolg für die Prüfungsvorbereitung und vielleicht auch darüber hinaus bei der späteren Anwendung in der Praxis.

Köln, Minden und Stuttgart, im August 2024

Prof. Dr. med. univ. Wolfgang A. Wetsch, MHBA
Univ.-Prof. Dr. med. Jochen Hinkelbein, DESA, EDIC, FESAIC, FAsMA
Priv.-Doz. Dr. med. Fabian Spöhr, MBA

Inhaltsverzeichnis

Autorenverzeichnis

Prof. Dr. med. Jochen **Hinkelbein**
https://orcid.org/0000-0003-3585-9459

Priv. Doz. Dr. med. Fabian **Spöhr**
https://orcid.org/0009-0003-8557-6497

Prof. Dr. med. Wolfgang A. **Wetsch**
https://orcid.org/0000-0001-5800-6665

1

Präoperatives Vorgehen

Kleine Details...

In der Ambulanz

Die anästhesiologische Assistenzärztin Dr. Bauer* ist heute in der Anästhesiesprechstunde eingeteilt. Der erste Patient an diesem Morgen ist der 75-jährige Herr D.*, bei dem nächste Woche eine Hüft-TEP geplant ist.

Unauffällige Anamnese

Dr. Bauer begrüßt den Patienten und bittet ihn ins Sprechzimmer. Die Patientenakte hat sie bereits vor dem Gespräch durchgelesen und weiß, dass Herr D. an arterieller Hypertonie leidet, mit einer Zweifachkombination aus ACE-Hemmer und Betablocker aber gut eingestellt ist und ansonsten keine nennenswerten Vorerkrankungen hat. Anamnestisch sind keine Allergien bekannt. Auf dem Fragebogen, den Herr D. über seinen Gesundheitszustand ausgefüllt hat, finden sich auch keine Abweichungen dazu.

Angst vor der Operation

Herr D. bittet die Ärztin gleich zu Beginn des Gespräches, bei der Operation „tief und fest" zu schlafen und auf keinen Fall etwas von der OP mitbekommen zu wollen, da er sehr ängstlich sei. Dr. Bauer erklärt Herr D. den Ablauf einer Allgemeinanästhesie und die Möglichkeit einer Regionalanästhesie mit Analgosedierung. Herr D. traut dem „Dämmerschlaf" aber nicht und möchte lieber eine Allgemeinanästhesie. Da nichts dagegen spricht, vermerkt Dr. Bauer als geplantes Anästhesieverfahren „Allgemeinanästhesie" auf dem Protokoll und klärt den Patienten nun über alle Risiken und Gefahren der Allgemeinanästhesie auf. Herr D. willigt in die Narkose ein und unterschreibt den Aufklärungsbogen. Für den OP-Tag wird dem Patienten als Prämedikation ein anxiolytisches, kurzwirksames Benzodiazepin angeordnet. Der Betablocker soll am OP-Tag beibehalten werden, der ACE-Hemmer wird jedoch pausiert. Herr D. fühlt sich gut informiert, ist sehr zufrieden mit dem Gespräch und hat keine weiteren Fragen.

Zu guter Letzt eine Überraschung!

Abschließend stellt Dr. Bauer noch einige Fragen, darunter auch „Haben Sie Allergien?" – „Nein, nein", antwortet Herr D. „Oder haben Sie irgendwelche Medikamente einmal nicht vertragen?" – „Ja, dieses Schmerzmittel dürfen Sie mir nicht mehr geben, das ich mal vom Zahnarzt bekommen habe... Da habe ich keine Luft mehr bekommen und dann musste sogar der Notarzt kommen." Herr D. zieht einen Allergiepass aus der Geldtasche, auf dem vermerkt ist, dass er vor Jahren eine anaphylaktische Reaktion auf Metamizol hatte. Dass es sich hierbei um eine Allergie handelt, war dem Patienten jedoch nicht bewusst. Dr. Bauer vermerkt das Medikament bei Allergien auf dem Narkoseprotokoll und informiert auch gleich den orthopädischen Stationsarzt, damit dieser wichtige Befund in die Akte mit übernommen wird.

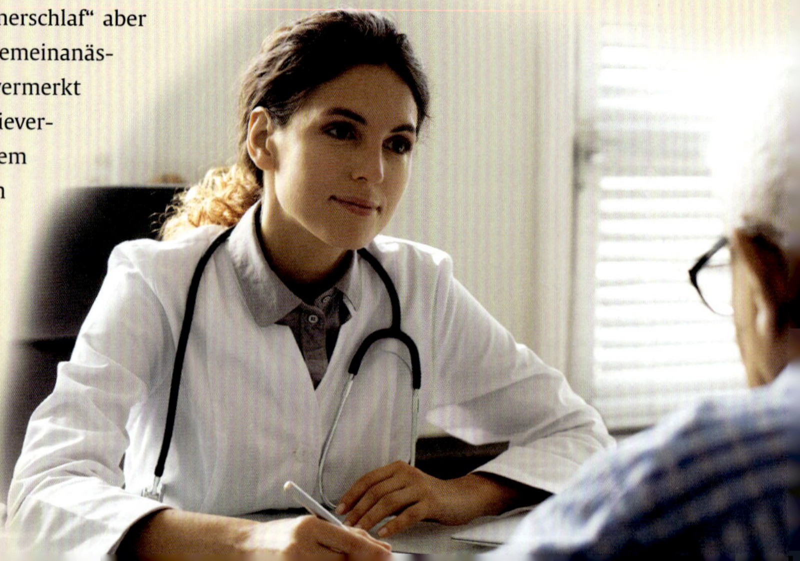

*Fallbeispiel fiktiv, Namen frei erfunden. Foto: © fizkes/stock.adobe.com – Stock photo. Posed by models

1.1 Präoperative Visite

Key Point

- **Die Position der Prämedikationsvisite in der Patient*innenversorgung ist zentral, da hier entscheidende Weichen für das weitere anästhesiologische Management gestellt werden. Das Erheben von Vorerkrankungen und zu erwartenden Problemen ist dabei entscheidend.**
- **Eine adäquate Beurteilung des Patienten/der Patientin (Krankenakte, Anamnese, körperliche Untersuchung) reduziert die perioperative Mortalität signifikant.**
- **Vor jeder Anästhesie sind eine rechtswirksame Aufklärung und Einwilligung des Patienten/der Patientin oder der gesetzlichen Vertretung erforderlich.**

1.1.1 Allgemeines

Synonyme. Prämedikations- oder Narkosegespräch, Narkosevisite, Narkoseaufklärung

Aufgaben bzw. Ziele

- Patient*in und Anästhesist*in lernen sich kennen.
- Der Anästhesist/die Anästhesistin erhält aus Patient*innenakte, externen Krankenunterlagen, Anamnese und körperlicher Untersuchung Informationen zum Gesundheitszustand und damit zum Narkoserisiko und kann so ein individuell angepasstes Anästhesieverfahren für den geplanten Eingriff auswählen und dem Patienten/der Patientin vorschlagen.
- Der Patient/die Patientin erhält Informationen über die Wirkungen, Risiken und Nebenwirkungen der bevorstehenden Narkose. Dies soll Ängste abbauen und ermöglicht eine rechtskräftige Narkoseeinwilligung. Der Patient/die Patientin (oder falls erforderlich die gesetzlich bestellte Betreuung) willigt nach ausführlicher Aufklärung in die geplanten Maßnahmen ein und dokumentiert dies durch seine/ihre Unterschrift. Die Aufklärung muss rechtzeitig, d. h. bei geplanten Eingriffen grundsätzlich spätestens am Abend vor der geplanten OP, stattfinden. Ansonsten ist die Einwilligung nicht rechtskräftig. Nur bei kleineren, ambulanten Eingriffen mit niedrigem Risiko ist ausnahmsweise eine Aufklärung am OP-Tag zulässig.
- Bei nicht aufschiebbaren (also dringlichen oder notfallmäßigen Operationen) sollte der Patient/die Patientin – sofern der Zustand dies zulässt – ebenfalls über das geplante anästhesiologische Vorgehen informiert und die Zustimmung durch eine Unterschrift dokumentiert werden. Bei Notfalleingriffen ist dies nicht immer möglich. Bei vitaler Bedrohung ist der mutmaßliche Patientenwille bindend.
- Jeder Notfallpatient/jede Notfallpatientin sollte zumindest nach Allergien, Medikamenteneinnahmen, Narkoseproblemen in der Vergangenheit und nach der letzten Nahrungsaufnahme befragt werden.
- Die Prämedikation (Zweck, Wirkstoff, Einnahme) wird verordnet und das präoperative Vorgehen (z. B. Nüchternheit, Einnahme der Dauermedikation) besprochen.

MERKE

Oftmals wird bei dringenden Eingriffen anstelle der Unterschrift des Patienten/der Patientin die **Unterschrift von Angehörigen** eingeholt. Dieses Vorgehen ist jedoch **rechtlich unwirksam**, da Angehörige kein Einverständnis für Patient*innen geben können (außer bei offiziellem Betreuungsverfahren). Einzige Ausnahme stellt aktuell das **Ehegattennotvertretungsrecht** dar, wo Ehepartner*innen bei Vorliegen bestimmter Voraussetzungen die Einwilligung in medizinische Behandlungen rechtswirksam geben dürfen.

Praxistipp

Sichte die Krankenakte und die Laborbefunde – sofern vorhanden bzw. erforderlich – bereits vor der präoperativen Visite hinsichtlich relevanter Befunde. Du kannst fehlende Unterlagen dann ggf. gleich beim Stationsarzt/bei der Stationsärztin erfragen bzw. nachfordern. Zudem „kennst" du den Patienten/die Patientin bereits und diese*r muss nicht warten, während du in seinem/ihrem Beisein ausgiebig in der Akte blätterst.

1.1.2 Vorgehen

Anamnese

Das Hauptziel ist das **Erkennen von narkoserelevanten Erkrankungen bzw. Befunden**. Um alle relevanten Fragen bzw. Aspekte zu berücksichtigen, sollte das Narkosegespräch einem standardisierten Ablauf folgen (**Tab. 1.1**), z. B. kann es sich an der Struktur des vom Patienten/von der Patientin vorab ausgefüllten Narkosefragebogens orientieren.

MERKE

Achte auf **Diskretion**! Das Gespräch wird ohne weitere unbeteiligte „Zuhörer*innen" durchgeführt, Besucher*innen oder andere Patient*innen sollten das Zimmer nach Möglichkeit verlassen. **Angehörige** dürfen dem Gespräch natürlich gerne beiwohnen, sofern das vom Patienten/von der Patientin gewünscht ist.

Tab. 1.1

Beispielhaftes Schema wichtiger Informationen, die im Rahmen der Prämedikationsvisite aus den Unterlagen und im Rahmen der Anamnese erhoben werden.

Rubrik	Themen, Fragen
allgemeine Informationen	Alter, Größe, Gewicht, frühere Operationen und Erkrankungen, Allergien (Medikamente [v. a. Antibiotika], Nahrungsmittel) auf relevante „Besonderheiten" achten, z. B. Shuntarm bei dialysepflichtigen Menschen, große Angst vor Venenkanülen, Glasauge, bekannte Anisokorie
Herz-Kreislauf-System	Herzinfarkt, koronare Herzerkrankung, Angina pectoris (Ruhe/Belastung), Stent (Drug-Eluting- [DES] oder Bare-Metal-Stent [BMS] - wann implantiert? welche Plättchenaggregationshemmer?), Bypässe, Hypertonie, Hypotonieneigung, Dyspnoe (NYHA-Stadium, wie viele Treppenstufen sind bewältigbar, Nykturie?)
Lunge	COPD, Asthma bronchiale (Anfallstyp, Häufigkeit, Medikation, letzter Anfall), Atemwegsinfekt, Dyspnoe, Husten
Blut	Blutungsneigung in der Familie, häufige und große Hämatome auch nach banalen Traumata, schwer stillbares Zahnfleischbluten nach dem Zähneputzen, häufiges Nasenbluten, Einnahme von gerinnungshemmenden Medikamenten
Niere	Dialysepflicht, Trinkmengenrestriktion, Urinausscheidung pro Tag, Shuntarm
Verdauungstrakt, Leber	Reflux, Leberzirrhose/Ösophagusvarizen, gastrointestinale Blutung, Hiatus- oder axiale Gleithernie, Z. n. PONV (postoperative Übelkeit und Erbrechen)
endokrines System	Hypo- oder Hyperthyreose
Stoffwechsel	Diabetes mellitus (insulinpflichtig?)
Muskulatur	maligne Hyperthermie, CK-Erhöhung, Serum-K^+
ZNS	Insult, neurologische Residuen, epileptische Anfälle, Epilepsie (Medikation, Anfallshäufigkeit, letzter Anfall)
Medikamente	prinzipiell alle Medikamente erfragen und dokumentieren, insbesondere Thyreostatika, L-Thyroxin, Glukokortikoiddauertherapie (Cushing-Schwelle), Blutdruck- und Gerinnungsmedikamente
Noxen	Alkohol, Nikotin, Drogen
Besonderheiten	Aspirationsgefahr (Nüchternheit?), Schwangerschaft, schwierige Intubation/Atemweg, Chemotherapie, Sepsis, Mobilität, Z. n. Verbrennungstrauma?

MERKE

Beschaffe dir – sofern vorhanden und möglich – immer **alte Anästhesieprotokolle** des Patienten/der Patientin, da sich daraus wichtige Hinweise, z. B. auf Atemwegsprobleme oder andere unerwünschte Ereignisse während der Anästhesie, ergeben können.

Praxistipp

- **Dokumentiere alle für die Narkose relevanten Befunde deutlich auf dem Narkoseprotokoll, insbesondere Allergien gegen Arzneimittel (z. B. gegen Antibiotika), aber auch Nahrungsmittel, da einige Stoffe auch in Narkosemedikamenten oder -utensilien vorkommen oder Kreuzreaktionen bestehen (z. B. Soja in Propofol und Etomidat, Banane/Kiwi: Kreuzreaktion mit Latex).**
- **Frage nach PONV bei früheren Operationen, um ggf. die Prämedikation (S. 106) anzupassen und vorzugsweise eine TIVA (S. 87) zu planen.**
- **Die aktuell eingenommenen Medikamente geben häufig Hinweise auf weitere, „unbekannte" Erkrankungen. Idealerweise bringen die Patient*innen einen Verschreibungszettel ihres Hausarztes/ihrer Hausärztin mit oder du sichtest die Stationskurve mit den aktuellen Verordnungen.**

Besonderheiten bei Kindern. Prinzipiell sind bei Kindern dieselben Kriterien wie bei Erwachsenen zu beachten. Wichtig ist, dass sie **in die Vorbereitung einbezogen** und über die geplanten Maßnahmen **altersentsprechend informiert** werden. Den Eltern sollte im Gespräch vermittelt werden, dass alles unternommen wird, um das Kind nicht zu gefährden und eine möglichst sichere Narkose durchzuführen. Die mit dem Eingriff und der notwendigen Narkose verbundenen **Ängste** sollten dabei wahr- und **ernst genommen** werden. Die Eltern können wichtige Informationen zur Anamnese des Kindes und etwaigen Besonderheiten liefern. Durch sorgfältige Anamnese und die Nutzung standardisierter Fragebögen sind folgende Punkte unbedingt zu klären:

- Sind kardiopulmonale Erkrankungen bekannt?
- Besteht ein akuter Infekt der oberen Atemwege?
- Sind Allergien bekannt?
- Wurden aktuell Impfungen verabreicht?
- Ist eine Dauermedikation notwendig?
- Gibt es familiäre Besonderheiten?

Körperliche Untersuchung

Auch hier geht es v. a. darum, potenziell narkoserelevante Probleme sicher zu erkennen. Wichtig ist daher insbesondere die **Auskultation von Herz und Lunge** (v. a. bei Kindern [häufige Infekte, offenes Foramen ovale]). Kleinkinder werden idealerweise auf dem Arm eines Elternteils untersucht.

Praxistipp

Insbesondere bei Kindern ruft die körperliche Untersuchung oft keine große Begeisterung hervor. Ab dem Vorschulalter kann es hilfreich sein, die Kinder zunächst einmal mit dem „Herztelefon“ ihr eigenes Herz schlagen hören zu lassen – auch wenn dies dann manchmal zähe Verhandlungen über die Rückgabe des Stethoskops nach sich zieht. Ganz wichtig ist immer: Vertrauen schaffen!

Besonders wichtig ist die **Erhebung des Atemwegsstatus**, um einen schwierigen Atemweg (S. 60) mit Schwierigkeiten bei Maskenbeatmung, Laryngoskopie und/oder Intubation möglichst vorhersagen zu können:

- **Inspektion** von Gesicht (Deformitäten?), Mund (Mundöffnung?), Unterkiefer (Retrognathie?), Hals (kurz?) und Thorax
- Beurteilung der **Reklination** (Patient*in soll Kopf nach hinten neigen): v. a. bei rheumatischen Erkrankungen (z. B. Morbus Bechterew) häufig eingeschränkt
- Abschätzen und Dokumentieren der **maximal möglichen Mundöffnung** (MÖF: Abstand der Schneidekanten der Frontzähne in cm oder Querfinger [QF]) und des **Zahnstatus** (z. B. Voll- oder Teilprothese, Kronen, sanierungsbedürftig, locker): Aus medizinischen und forensischen Gründen sollte der Zahnstatus möglichst genau im Narkosefragebogen dokumentiert werden.
- **Abschätzen eines „schwierigen Atemwegs“**:
  - **Mallampati-Score**: Bei maximal geöffnetem Mund ohne Phonation wird beurteilt, wie gut bzw. ob die Rachenhinterwand sichtbar ist (**Abb. 1.1**). Sind nur Zunge und harter Gaumen sichtbar, kann die Laryngoskopie erschwert sein. Der Test ist einfach auszuführen, allerdings sind Sensitivität und Spezifität eingeschränkt.
  - **Test nach Patil** (Abstand von Kinn zur Incisura thyroidea bei maximaler Streckung des Kopfes): Bei einem Abstand < 6 cm ist mit einer schwierigen Laryngoskopie zu rechnen.

MERKE

„MOUTHS“ als Merkhilfe für die wichtigsten Parameter zur Beurteilung eines schwierigen Atemwegs:
- **M**andible (z. B. prominenter Unterkiefer, Patil-Test)
- **O**pening (MÖF)
- **U**vula (Mallampati-Score)
- **T**eeth (z. B. Zustand, Fehlstellung, lockere Zähne)
- **H**ead (Flexion, Extension, Rotation, Reklination)
- **S**ilhouette (z. B. Adipositas, Torticollis, Kyphose, Stiernacken, Mammae).

Zusatzuntersuchungen

EKG. Ein Ruhe-EKG sollte **bei allen Patient*innen mit kardialen Erkrankungen** (z. B. KHK) durchgeführt werden. Bei anamnestisch unauffälligen und kardial asymptomatischen Patient*innen sind anästhesierelevante Befunde selten. Ein präoperatives EKG ist hier – unabhängig vom Alter – nicht erforderlich. Bei anamnestisch bekannten **kardialen Vorerkrankungen** (v. a. bei Symptomen einer ischämischen Herzerkrankung) oder schweren Komorbiditäten (z. B. neuromuskuläre Erkrankungen, morbide Adipositas) ist ein EKG essenziell.

Labor. Eine **routinemäßige Durchführung** von Laboruntersuchungen („Screening“) wird **grundsätzlich nicht empfohlen**. Bei Verdacht auf Erkrankungen bestimmter Organe sind jedoch allgemein gewisse „Mindeststandards“ üblich: Die Kenntnis der wichtigsten **Elektrolytwerte** sowie von **Harnstoff**, **Kreatinin**, **Hämoglobingehalt** und weiteren Parametern ist bei allen Patient*innen mit Vorerkrankungen wünschenswert. Bei jungen Patient*innen ohne Vorerkrankungen ist eine Blutentnahme dagegen nicht zwingend erforderlich. Bei Vorerkrankungen sollten die krankheitsspezifisch relevanten Parameter kontrolliert werden. Die meisten Patient*innen haben durch die operative Disziplin bereits meist ausreichende Analysen erhalten, sodass eine Blutabnahme eigens für die Anästhesie i. d. R. nicht nötig ist. Auch eine mitgebrachte, kürzlich durch den Hausarzt/die Hausärztin durchgeführte Laborkontrolle kann aus-

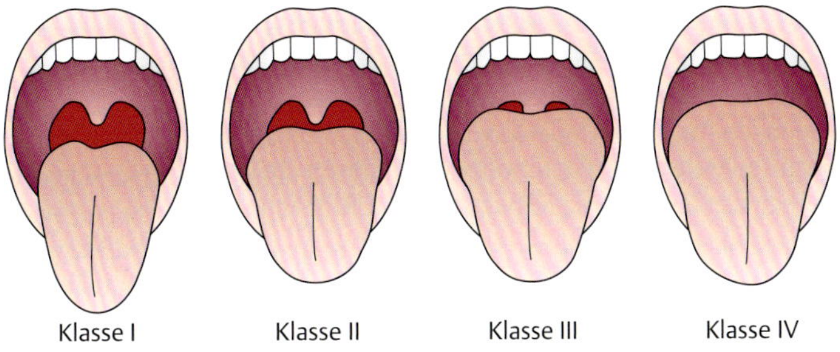

Abb. 1.1 Mallampati-Score: Wenn ein Mallampati-Score von IV vorliegt, ist dies im Allgemeinen ein Indikator für eine schwierige Intubation bzw. Laryngoskopie. (Quelle: Zacharowski, Marx, Checkliste Anästhesie, Thieme, 2021)

reichen. Bei Kindern ist in den seltensten Fällen aus anästhesiologischer Sicht eine präoperative Blutabnahme erforderlich.

Blutgruppe, Bereitstellung von Blutprodukten. Bei Eingriffen mit zu erwartendem hohem Blutverlust oder relevantem Blutungsrisiko muss zumindest die **Blutgruppe** bestimmt werden. In den meisten Kliniken gibt es Standards über die bereitzustellenden **Blutprodukte** für die jeweiligen Eingriffe – diese Empfehlungen werden dann in Kenntnis des individuellen Patient*innenzustands und ggf. begleitender Risikofaktoren adaptiert. Vor der Narkoseeinleitung sollte immer sichergestellt werden, dass die bestellten Konserven auch tatsächlich zum Abruf bereitstehen. Das präoperative Spenden von **Eigenblut** ist heute **weitgehend verlassen** worden, da es mit zusätzlichen Risiken vergesellschaftet und für den Patienten/die Patientin nicht risikoärmer ist.

Gerinnungsstatus. Insbesondere **vor rückenmarknahen Regionalanästhesieverfahren** muss der Gerinnungsstatus (**Quick**, **aPTT**, **Thrombozytenzahl**) überprüft und auf dem Narkoseprotokoll **dokumentiert** werden, um spinale oder epidurale Hämatome zu vermeiden, die schwerwiegende neurologische Ausfallserscheinungen bis hin zur Querschnittslähmung auslösen können. Näheres zu entsprechenden Komplikationen findest du im Kapitel „Schmerztherapie (S. 296)". **Gerinnungsprobleme**, familiäre Gerinnungsstörungen und ein Z. n. schweren Nachblutungen (insbesondere nach Bagatelltrauma, kleinen Operationen oder Zahnextraktionen) erfordern eine **genaue Abklärung**. Wichtig ist, dass **bei vielen Antikoagulanzien** (z. B. niedermolekulare Heparine, Faktor Xa- oder Thrombinhemmer) die genannten **Gerinnungswerte** selbst bei therapeutischer Antikoagulation nicht beeinflusst werden und somit **nicht aussagekräftig** sind. Für die meisten Substanzen stehen **spezielle Labortests** (z. B. Anti-Xa-Plasmakonzentration) zur Verfügung. Auf jeden Fall muss der **Mindestabstand** zwischen letztmaliger Verabreichung und geplanter (rückenmarksnaher) Punktion eingehalten werden (siehe hierzu auch das Kapitel zur präoperativen Kontrolle der Dauermedikation (S. 20)) und zusätzliche Begleitumstände (z. B. Leber- oder Niereninsuffizienz) berücksichtigt werden. **Bei Zweifeln** sollte **keine rückenmarknahe Punktion** erfolgen.

Röntgen Thorax. Die routinemäßige Durchführung eines Röntgen Thorax ist **i. d. R. nicht erforderlich**. Es ist indiziert, wenn eine Verdachtsdiagnose mit Konsequenzen für das perioperative Vorgehen (z. B. Pleuraerguss, Atelektase, Pneumonie) abzuklären ist, sowie bei wenigen Spezialindikationen (z. B. Trachealverlagerung bei Struma).

Lungenfunktion. Eine präoperative Untersuchung der Lungenfunktion wird standardmäßig durchgeführt **vor lungenchirurgischen** (resezierenden) **Eingriffen** sowie vor Eingriffen, die **postoperativ** eine **Einschränkung der Atmung** (z. B. bei Aufrichtungs-Spondylodese) erwarten lassen oder mit der Notwendigkeit der intraoperativen **Ein-Lungen-Ventilation** verbunden sind. Außerhalb der Thoraxchirurgie ist sie nur bei neu aufgetretenen bzw. Verdacht auf akut symptomatische pulmonale Erkrankungen indiziert (→ Schweregradeinschätzung, Therapiekontrolle). Das wichtigste Kriterium bei der Indikationsstellung ist die Frage, ob eine medikamentöse Verbesserung der pulmonalen Funktion möglich bzw. notwendig erscheint.

Arterielle Blutgasanalyse. Besteht ein **Verdacht auf respiratorische Insuffizienz**, sollte präoperativ eine Ausgangs-BGA bei Raumluft bestimmt werden. Bei **thoraxchirurgischen Eingriffen** ist die Blutgasanalyse ebenfalls ein guter Prädiktor, ob der Eingriff überhaupt durchführbar ist.

Echokardiografie, kardiologisches Konsil. Bei schwerer kardialer Leistungseinschränkung (NYHA IIb und höher) bzw. potenzieller Verbesserung der kardiozirkulatorischen Situation durch eine Therapieumstellung, ist präoperativ eine Vorstellung bei einem Kardiologen/einer Kardiologin zur Therapieoptimierung und zur transthorakalen oder transösophagealen Echokardiografie (→ Abschätzung der myokardialen Pumpfunktion) indiziert. Dies ist naturgemäß auch vor jeder kardiochirurgischen OP sinnvoll.

Duplex-Sonografie der Halsgefäße. Bei symptomatischer (z. B. TIA, Schlaganfall, unklarer Schwindel) oder bekannt hochgradiger Stenose der A. carotis sowie Eingriffen unter Einsatz der Herz-Lungen-Maschine sollte präoperativ eine Duplex-Sonografie der Halsgefäße erfolgen.

1.1.3 Abschätzen des Narkoserisikos

Mithilfe der obigen Untersuchungen kann das Narkoserisiko anhand der **ASA-Klassifikation** (American Society of Anesthesiologists) festgelegt werden, die auch in gewissem Maß Auskunft über die **zu erwartende patient*innenbedingte Mortalität** im Rahmen des operativen Eingriffs bis zum 7. postoperativen Tag gibt (**Tab. 1.2**). Der ASA-Wert sollte auf jeden Fall gut sichtbar auf dem Narkoseprotokoll **dokumentiert** werden!

MERKE

Nur nach Sichtung der Befunde, einer guten Anamnese und einer körperlichen Untersuchung kannst Du das **Narkoserisiko adäquat abschätzen** und so das **Risiko** für den Patienten/die Patientin **minimieren**!

Tab. 1.2

ASA-Klassifikation.

ASA-Klasse	Definition	geschätzte Mortalität
I	Patient*in gesund	0,08 %
II	Patient*in mit leichter Allgemeinerkrankung (z. B. geringgradige Hypertonie, chronische Bronchitis, nicht insulinpflichtiger Diabetes mellitus); Raucher*innen	0,47 %
III	Patient*in mit schwerer Allgemeinerkrankung (z. B. koronare Herzkrankheit, schwere COPD, chronische Niereninsuffizienz, Leberzirrhose)	4,4 %
IV	Patient*in mit schwerer Allgemeinerkrankung, die eine ständige Lebensbedrohung ist (z. B. kürzlich zurückliegender Myokardinfarkt, Schock, respiratorische Insuffizienz in Ruhe, dekompensierte Herzinsuffizienz)	23,5 %
V	Patient*in moribund: ohne Operation wird er/sie voraussichtlich nicht überleben (z. B. Sepsis, Multiorganversagen)	51 %
VI	Patient*in hirntot: seine/ihre Organe werden zur Organspende entnommen	100 %

1.1.4 Narkoseaufklärung

Zielsetzung. Das Gespräch soll den Patienten/die Patientin ausführlich und der Situation angemessen über das **geplante Narkoseverfahren** inkl. potenzieller bzw. üblicher Risiken, Gefahren und Schäden sowie präoperativer Maßnahmen (z. B. Prämedikation, Nüchternheit), aber auch über **alternative Möglichkeiten** informieren. Es ist wichtig zu eruieren, ob der Patient/die Patientin geistig in der Lage ist, die Situation einzuschätzen. Unterliegt er/sie einer **Betreuung** nach dem Betreuungsgesetz, muss der/die gesetzlich bestellte Betreuer*in anwesend sein.

Dokumentation. Es ist wichtig, das Gespräch zu dokumentieren, um später bei Unklarheiten nachsehen zu können bzw. über eine formaljuristisch verwertbare Dokumentation zu verfügen. Sowohl Anästhesist*in als auch Patient*in (bzw. der/die gesetzliche Betreuer*in oder beide Erziehungsberechtigte bei Minderjährigen) müssen die Dokumentation **unterschreiben**. Zudem erhält jeder Patient/jede Patientin eine Kopie der ausgefüllten und unterschriebenen Aufklärungsdokumente; den Erhalt der Kopie sollte man sich schriftlich dokumentieren lassen. Die Unterschrift **„im Auftrag"**, z. B. durch den Angehörige, ist **formaljuristisch nichtig** (Ausnahme: Ehegattennotvertretungsrecht bei akuten Erkrankungen, bei denen der Ehepartner/die Ehepartnerin bei Bewusstlosigkeit oder Koma keine eigenen Entscheidungen mehr treffen kann).

Praxistipp

Dokumentiere möglichst auch, dass der Patient/die Patientin keine weiteren Fragen hatte!

Besonderheiten bei Kindern. Alle Maßnahmen (Nüchternheit, geplante Operation, Situation im Krankenhaus) sollten dem Kind und den Eltern **verständlich und altersentsprechend erklärt** werden, um eine entspannte Atmosphäre zu schaffen. Es ist sinnvoll, den Eltern im Vorfeld Tipps für die Vorbereitung des Kindes auf die Operation zu geben (spielerische Vorbereitung, Bilderbücher), um die Abläufe günstig zu beeinflussen. Die **Einwilligung der Erziehungsberechtigten** (cave: Sorgerecht!) ist bei nicht geschäftsfähigen Kindern **unabdingbar** für die Durchführung elektiver Eingriffe.

Exkurs

Aufklärung bei Jugendlichen

Jugendliche im Alter zwischen 14 und 18 Jahren sind eingeschränkt geschäftsfähig. Können sie die Tragweite der Operation und Narkose sicher abschätzen, dürfen (und sollten) sie auch selbst einwilligen. Es empfiehlt sich dennoch, möglichst beide Elternteile mit unterschreiben zu lassen.

1.2 Auswahl des Anästhesieverfahrens

Key Point

Die Auswahl des Anästhesieverfahrens (Allgemein- oder Regionalanästhesie) wird von vielen Faktoren beeinflusst (z. B. Vorerkrankungen des Patienten, geplante Operation) und erfolgt immer individuell.

Insbesondere vor elektiven Eingriffen ist es – wenn es aussichtsreich erscheint – sinnvoll, zunächst den **präoperativen Zustand des Patienten/der Patientin** (z. B. Rekompensation einer Herzinsuffizienz, Einstellung einer arteriellen Hypertonie) zu **verbessern**.

Entscheidungskriterien. Auch wenn vereinzelt die Überlegenheit des einen oder anderen Verfahrens demonstriert wird, gibt es **keine harten Beweise für einen eindeutigen Vorteil** einer Regional- gegenüber einer Allgemeinanästhesie bei Patient*innen mit relevanten Vorerkrankungen. Art, Dauer und Dringlichkeit der Operation, die Erfahrung des Operateurs/der Operateurin sowie Dauer, Ausmaß und Verhältnismäßigkeit einer potenziellen Beeinträchtigung des Patienten/der Patientin durch das Anästhesieverfahren beeinflussen die Auswahl. Zu berücksichtigen sind zu-

Tab. 1.3

Entscheidungskriterien für Allgemein- oder Regionalanästhesie.

	eher Allgemeinanästhesie	eher Regionalanästhesie
Patient*innenfaktoren	Angst vor einer Regionalanästhesie Patient*in unkooperativ Kinder	Angst vor einer Allgemeinanästhesie Patient*innenwunsch
Vor- und Begleiterkrankungen	Gerinnungsstörung medikamentöse Antikoagulation (Kumarine, therapeutische Antikoagulation)	maligne Hyperthermie schwere Vorerkrankungen (≥ASA III) kardiovaskuläre Erkrankungen Myasthenia gravis perioperativer Todesfall in der Familie
Operationsparameter	Eingriffsdauer: sehr lang, unbekannt Operationen an Thorax oder Kopf	Eingriffe mit starken postoperativen Schmerzen Operationen an den Extremitäten oder im Urogenital- bzw. Analbereich

dem relevante Vorerkrankungen und der aktuelle Zustand des Patienten/der Patientin, etwaige Besonderheiten sowie die individuellen Wünsche und Bedürfnisse, aber auch Art und Umstände des Eingriffs (Zeitlich sicher planbar? Wirkt Regionalverfahren lange genug?). Die Auswahl des für den jeweiligen Eingriff bei dem einzelnen Patienten/der einzelnen Patientin am besten geeigneten Anästhesieverfahrens ist daher **immer** eine **Einzelfallentscheidung** (**Tab. 1.3**).

MERKE

Generell sollte – sofern möglich (z. B. Eingriff an einer Extremität) – **immer** auch ein **Regionalanästhesieverfahren in Erwägung gezogen** werden.

MERKE

Patient*innen, bei denen ein Regionalanästhesieverfahren geplant ist, werden für den Fall, dass ein Verfahrenswechsel erforderlich wird, **immer auch für eine Allgemeinanästhesie aufgeklärt**.

MERKE

Insbesondere vor einem rückenmarknahen Regionalanästhesieverfahren ist der Gerinnungsstatus (S. 16) zu kontrollieren und der **Mindestzeitabstand zwischen geplanter Punktion und der letztmaligen Verabreichung von Medikamenten zur Thromboembolieprophylaxe** zu beachten (siehe hierzu auch das Kapitel zur präoperativen Kontrolle der Dauermedikation (S. 20)).

1.3 Präoperative Maßnahmen

Key Point

- **Bei allen anästhesiologisch betreuten Patient*innen sind – unabhängig vom geplanten Anästhesieverfahren – die Anlage eines periphervenösen Zugangs und die Etablierung eines Basismonitorings unerlässlich. Je nach Begleitumständen können weitere Maßnahmen sinnvoll oder notwendig sein.**
- **Die Prämedikation soll dem Patienten/der Patientin die Angst nehmen, die Einleitung erleichtern und die Nebenwirkungen und Komplikationen der Narkose vermindern.**
- **6 Stunden nach der letzten Einnahme von fester Nahrung bzw. 2 Stunden nach dem Trinken von klaren Flüssigkeiten gelten Erwachsene im Allgemeinen als nüchtern. Bei Kindern und Säuglingen ist diese Zeitdauer kürzer! Bestimmte Patient*innen (z. B. Ileus, schweres Trauma) gelten unabhängig von der Nahrungs- bzw. Flüssigkeitsaufnahme als nicht nüchtern.**

1.3.1 Präoperative Ausstattung

Ausnahmslos alle anästhesiologisch betreuten Patient*innen erhalten – unabhängig vom geplanten Anästhesieverfahren (auch bei nur anästhesiologischem Standby!) – einen **sicheren** venösen Zugang (S. 30) (Möglichkeit der Medikamentenapplikation; häufig zusätzlicher „Volumenzugang") und ein Basismonitoring (S. 28) mit Überwachung von Blutdruck (RR), Sauerstoffsättigung (SpO_2) (S. 28) und EKG. In Abhängigkeit vom geplanten Eingriff und den Begleiterkrankungen kann ein erweitertes Monitoring (S. 33) notwendig sein (cave: Aufklärung des Patienten/der Patientin darüber erfolgt?). Bei Eingriffen mit erwartetem hohem Blutverlust oder niedrigem Ausgangs-Hb sind zudem eine **Blutgruppenbestimmung** und die **Bereitstellung von Erythrozytenkonzentraten** oder weiteren Blutprodukten sinnvoll.

Praxistipp
Bei Kindern sollten im Rahmen der präoperativen Untersuchung mögliche Punktionsstellen zur Anlage eines Venenzugangs identifiziert werden. Ordne das Anbringen von Pflastern mit Lokalanästhetikum („Zauberpflaster") an aussichtsreichen Stellen an! Der Hinweis auf die Wirkung des „Zauberpflasters" kann Kindern im Vorfeld die Angst vor der schmerzhaften Venenpunktion nehmen. Da die Pflaster vasokonstriktorisch wirken, sollten sie bereits einige Minuten vor geplanter Punktion entfernt werden, da sonst die Venenpunktion schwieriger ist.

1.3.2 Prämedikation

Benzodiazepine

Die Medikation soll den Patient*innen die Angst vor den folgenden Maßnahmen nehmen bzw. reduzieren (Anxiolyse). Bei jüngeren Patient*innen entscheidet man sich häufig für die Gabe eines kurzwirksamen Benzodiazepins (z. B. Midazolam) am Morgen vor dem Eingriff. Bei **normalgewichtigen Erwachsenen** ohne relevante Komorbiditäten sind z. B. 3,75–**7,5 mg Midazolam** p. o. 60 min präoperativ sinnvoll. Bei **älteren Patient*innen,** schweren Begleiterkrankungen, höherem Risiko für postoperatives Delir, obstruktivem Schlafapnoe-Syndrom, kardialer oder respiratorischer Insuffizienz oder gestörter Bewusstseinslage sollten **keine Benzodiazepine** verordnet werden. Alternativ kann bei diesen Patient*innen ggf. Clonidin p. o. gegeben werden. **Kinder** erhalten frühestens **ab dem 6. Lebensmonat** Benzodiazepine, z. B. einen mit Geschmackstoffen versehenen Saft **in körpergewichtsadaptierter Dosierung** (meist 0,5 mg/kg KG Midazolam, max. 7,5 mg) oder nasale oder rektale Präparate (Dosisreduktion!). Sedierung und Anxiolyse (evtl. auch die Amnesie bei Midazolam) verhindern, dass die Operation als traumatisierend empfunden wird und Angst vor nachfolgenden Eingriffen entsteht.

Praxistipp
Achte in Rücksprache mit der operativen Fachabteilung darauf, dass die Medikation rechtzeitig (d. h. ≥ 30 min vor Abruf in den OP) gegeben wird, da ansonsten präoperativ mit keiner ausreichenden Wirkung zu rechnen ist.

MERKE
Eine gute und ausreichende **Prämedikation reduziert** die zur Narkoseeinleitung notwendige **Dosis des Hypnotikums** und **minimiert die negativen Effekte** der Narkose **auf das Herz-Kreislauf-System**.

Midazolam. Midazolam ist ein stark wirksames Benzodiazepin, das die hemmende Wirkung von GABA im ZNS verstärkt. Die Halbwertszeit ist mit 1½–2½ Stunden die kürzeste aller Benzodiazepine. Die Wirkung ist jedoch v. a. bei älteren Patient*innen oft deutlich verlängert.

- **Wirkungen**: Anxiolyse und Sedierung (Prämedikation), Krampflösung, in höherer Dosierung Narkose (sehr selten eingesetzt zur Einleitung oder – v. a. in der Notfallmedizin – zur Aufrechterhaltung einer Narkose)
- **Kontraindikationen**: Myasthenia gravis, Intoxikationen mit zentral dämpfenden Substanzen, obstruktives Schlafapnoe-Syndrom, Z. n. paradoxer Reaktion auf Benzodiazepine, hohes Delirrisiko, höheres Lebensalter
- **Nebenwirkungen**: Atemdepression bis Atemstillstand, retrograde Amnesie, paradoxe Reaktion (Agitiertheit bis Delir, v. a. bei geriatrischen Patient*innen)
- **Wechselwirkungen**: Gefahr der Atemdepression bei Kombination mit anderen zentral dämpfenden Substanzen
- **Antagonist**: Flumazenil.

MERKE
Normalerweise erhalten die Patient*innen **Midazolam oral** vor dem Abruf in den OP. Eine i. m.- oder i. v.-Gabe sollte nicht erfolgen. Kinder können oral, nasal oder rektal mit Midazolam prämediziert werden.

Andere Medikamente zur Prämedikation. Selten ist die Gabe von Benzodiazepinen (Kontraindikationen [s. o.], obligate intraoperative Wachheit zur neurologischen Beurteilung [z. B. bei Wach-Kraniotomien oder Karotis-Operationen]) nicht möglich. Bei diesen Patient*innen wird die Prämedikation an die individuellen Bedürfnisse angepasst, z. B. kann **Clonidin** (150–300 µg p. o.) gegeben werden.

Aspirationsprophylaxe

Patient*innen mit erhöhtem Aspirationsrisiko (S. 66) sollten vor elektiven Operationen eine Aspirationsprophylaxe erhalten. Diese soll v. a. den **pH des Magensafts anheben**, da insbesondere stark saurer Mageninhalt für schwere Aspirationsfolgen verantwortlich ist. Die Patient*innen erhalten einen **Histamin H_2-Blocker** (z. B. Ranitidin: 300 mg am Vorabend der Operation, 150 mg am Morgen des OP-Tages).

MERKE

Protonenpumpenhemmer sind bei sehr vielen Patient*innen bei dieser Indikation **nicht so effektiv** und deshalb nicht die Mittel der ersten Wahl.

1.3.3 Nüchternheit

Problematik. Eine **übermäßig lange präoperative Nüchternheit** kann v. a. bei schwer kranken Patient*innen **problematisch** sein (z. B. Hypovolämie mit starkem Blutdruckabfall nach Narkoseeinleitung oder bei rückenmarksnahen Regionalanästhesieverfahren). Insbesondere der Durst und der resultierende trockene Mund werden als sehr unangenehm empfunden. Andererseits ist die Einleitung einer **Allgemeinanästhesie bei nicht nüchternen Patient*innen** potenziell **riskant** (z. B. Aspiration, Hypoxie). Die entsprechenden Leitlinien der Fachgesellschaften (z. B. der Deutschen Gesellschaft für Anästhesie und Intensivmedizin [DGAI]) werden daher in unregelmäßigen Abständen aktualisiert.

Richtwerte. Bestimmte Zeitabstände sollten bei elektiven Eingriffen nicht unterschritten werden: Erwachsene gelten **6 Stunden nach der letzten Einnahme von fester Nahrung**, Fruchtsäften, Kaffee mit Milch oder breiartigen Lebensmitteln als **nüchtern**. Für **klare Flüssigkeiten** (z. B. Kaffee ohne Milch, Wasser, ungesüßter Tee) gilt ein Intervall von **2 Stunden**. Kinder sind häufig sehr unruhig und nicht selten nach längerer Nüchternheit hypovolämisch, was bei der Narkoseeinleitung ebenfalls problematisch sein kann. Trinken bis zu 2 Stunden vor dem Eingriff (klare Flüssigkeit, Wasser) kann diese Probleme reduzieren. Eine **längere Karenzzeit** ist insbesondere bei Flüssigkeiten **nicht sinnvoll**, d. h. es **sollen** bis 2 Stunden vor dem geplanten Eingriff klare Flüssigkeiten getrunken werden.

MERKE

Diese Richtlinien für Nüchternheitsgrenzwerte gelten für **alle Anästhesieverfahren** und sind unbedingt auch bei Regionalanästhesieverfahren und Analgosedierungen zu beachten.

Praxistipp

Informiere den Patienten/die Patientin bei diesem differenzierten Vorgehen sorgfältig, um Missverständnisse zu vermeiden!

Ausnahmen und Vorgehen bei nicht nüchternen Patient*innen. Bestimmte Patient*innen (z. B. alkoholisierte oder Traumapatient*innen) werden **generell** als **nicht nüchtern** betrachtet, egal wann, was und wie viel sie getrunken oder gegessen haben. Bei ihnen ist zur Narkoseeinleitung eine Nicht-Nüchtern-Einleitung (S. 66) indiziert.

MERKE

Informationen zur **Nüchternheit** sind in jedem Fall **auf dem Narkoseprotokoll** nachvollziehbar zu **dokumentieren**.

1.4 Anästhesiologisch wichtige Vor- und Begleiterkrankungen

Key Point

- **Im Rahmen der präoperativen Abklärung muss das Vorgehen bezüglich der Dauermedikation des Patienten/der Patientin besprochen werden. Wichtig sind hier insbesondere Gerinnungshemmer.**
- **Einige chronische Erkrankungen, insbesondere kardiovaskuläre, pulmonale und neurologische Erkrankungen sowie chronische Niereninsuffizienz erfordern präoperativ ein differenziertes Vorgehen.**
- **Akute Infektionen können, müssen aber nicht eine Kontraindikation für operative Eingriffe sein.**

1.4.1 Dauermedikation

Gerinnungshemmer

Wegen der Gefahr einer Hämatombildung mit Querschnittssymptomatik muss v. a. vor rückenmarksnahen Anästhesieverfahren (Spinal- und Periduralanästhesie ± Katheteranlage) mindestens die Gerinnungsanamnese erhoben werden. Bei Verdacht auf eine mögliche Gerinnungsabnormalität sind zusätzlich laborchemisch die Gerinnungsparameter (S. 16) zu **kontrollieren. Mindestzeitabstände zur letztmaligen Verabreichung von Antikoagulanzien oder Thrombozytenaggregationshemmern** müssen ebenfalls unbedingt eingehalten werden. Durch die Medikamente spezifisch veränderte Gerinnungsparameter können bzw. müssen vor Punktion kontrolliert werden, da sie die Einschätzung der bestehenden Plasmakonzentration des Wirkstoffes ermöglichen (z. B. INR bei Phenprocoumon, aPTT bei unfraktioniertem Heparin, Anti-Xa-Plasmakonzentration bei niedermolekularem Heparin und DOAKs). Ebenso muss die Gefahr einer (Immun-)Thrombozytopenie als Nebenwirkung einiger Substanzen bedacht werden (z. B. bei Heparinen) und die Kontrolle der Thrombozytenzahl kann indiziert sein. Die Deutsche Gesellschaft für Anästhesie und Intensivmedizin (DGAI) gibt eine regelmäßig aktualisierte Liste von Medikamenten zur Thromboembolieprophylaxe, Antikoagulation und Thrombozytenaggregationshemmung mit den jeweils unbedingt einzuhaltenden Mindestzeitabständen heraus (https://register.awmf.org/de/leitlinien/detail/001-005). Die in dieser Tabelle angegebenen Zeiten sollten als absoluter Mindestabstand zu rückenmarksnahen Punktionen angesehen werden, da bei einer Unterschreitung schwerwiegende Komplikationen (epidurales Hämatom bis hin zu Querschnittslähmung) auftreten können; diese gelten sowohl für die Anlage aus auch das Entfernen von Kathetern. Bei peripheren Nervenblockaden gibt es noch keine entsprechenden Empfehlungen, weshalb die angegebenen Zeiten oftmals auch hier übernommen werden.

Cave: Die Zeitabstände können **bei Kombination** von Antikoagulanzien z. B. mit einem Thrombozytenaggregationshemmer (ASS, Clopidogrel) oder bei eingeschränkter Nierenfunktion **deutlich verlängert** sein.

> **MERKE**
>
> Bei der **Entfernung von rückenmarksnahen Kathetern** gelten i. d. R. die gleichen Kriterien wie zu deren Anlage!

Weitere Medikamente

Glukokortikoide. Eine präoperativ begonnene **Dauermedikation** sollte **perioperativ unbedingt fortgeführt** werden, da sehr schnell mit dem Risiko einer unzureichenden endogenen Kortisolproduktion gerechnet werden muss. Für Patient*innen, die mehr als 3 Wochen eine Dosis von ≥ 5 mg Prednisolon pro Tag eingenommen haben, sollten eine zusätzliche **Stressdosis** erhalten: Bei kleinen operativen Eingriffen werden zusätzlich 25 mg **Hydrocortison substituiert**, bei größeren Eingriffen 100 mg Hydrocortison und weitere 100 mg über 24 Stunden (bei sehr großen Eingriffen mit postoperativer Intensivbehandlung wird an Folgetagen eine ausschleichende Dosis weitergegeben), um dem höheren Kortisolbedarf des Körpers durch den operativen Stress Rechnung zu tragen und das Auftreten einer Addison-Krise zuverlässig zu vermeiden.

Antihypertensiva. **ACE-Hemmer** und **Angiotensin-1-Rezeptorblocker (AT_1-Antagonisten)** können zu schweren perioperativen Hypotonien führen. Daher sollen Medikamente dieser Substanzgruppen perioperativ pausiert werden. Bei Patient*innen mit Herzinsuffizienz und eingeschränkter linksventrikulärer Pumpfunktion muss der Nutzen der weiteren Einnahme mit den assoziierten Risiken abgewogen werden. Postoperativ soll die Therapie so rasch wie möglich wieder aufgenommen werden. Eine präoperativ begonnene Therapie mit **β-Blockern** sollte perioperativ fortgeführt werden, da ein Absetzen zu einem Rebound-Phänomen (Tachykardie, Hypertonie und Herzrhythmusstörungen) führen kann. Eine vorbestehende Dauertherapie mit **Kalziumantagonisten** soll perioperativ fortgeführt werden. **Diuretika** werden am OP-Tag pausiert, sollen jedoch unmittelbar postoperativ wieder angesetzt werden (Ausnahme: chronische Niereninsuffizienz, hier werden sie auch am OP-Tag weitergegeben).

Herzglykoside. Wenn Digitalispräparate zur Frequenzkontrolle bei absoluter Arrhythmie gegeben werden, sollten sie perioperativ weitergegeben werden, da das Absetzen Tachykardien auslösen kann. Wird ein Herzglykosid aufgrund einer chronischen Herzinsuffizienz eingenommen, wird das Medikament in der Regel abgesetzt, wobei der Effekt des Absetzens aufgrund der langen Halbwertszeit der Präparate unsicher ist. Eine Spiegelkontrolle kann sinnvoll sein, da die therapeutische Breite der Präparate sehr gering ist.

Thyreostatika und L-Thyroxin. Thyreostatika sollten bei Verdacht auf Hyperthyreose unter Kontrolle von TSH perioperativ weitergegeben werden. L-Thyroxin sollte am OP-Tag ebenfalls weitergegeben werden.

Antidiabetika. Bei **konventioneller Insulintherapie** sollte die Dosierung des Mischinsulins am OP-Tag auf 50 % der üblichen Dosierung gesenkt werden. Bei **intensivierter Insulintherapie** wird am OP-Tag nur die übliche Menge des Basalinsulins injiziert, die zusätzliche Injektion des Normalinsulins entfällt; bei Hypoglylämierisiko kann die Dosis um 20 % reduziert werden. Eine engmaschige Kontrolle der Blutzuckerwerte und Serumelektrolyte ist unerlässlich. Hyperglykämien werden mit Insulin, Hypoglykämien mit Glukose behandelt. Bei der Einnahme oraler **Antidiabetika vom Biguanid-Typ** (z. B. Metformin) besteht bei großen Operationen möglicherweise eine erhöhte Gefahr von schwer bis tödlich verlaufenden Laktatazidosen. Sie sollten daher 2 Tage vor solchen Operationen abgesetzt und erst 2 Tage nach der Operation wieder angesetzt werden. Bei kleinen Eingriffen wird lediglich am OP-Tag pausiert. Auch orale Antidiabetika vom **Sulfonylharnstoff-Typ** (z. B. Glibenclamid) werden am OP-Tag nicht gegeben. Eine präoperative **Blutzuckerkontrolle** bereits auf der Normalstation und engmaschige perioperative Blutzuckerkontrollen sind bei allen Patient*innen mit Diabetes mellitus obligat.

Psychopharmaka. Generell sollten Psychopharmaka, insbesondere selektive Serotonin-Wiederaufnahmehemmer (SSRI), trizyklische Antidepressiva, Antipsychotika und reversible Monoaminooxidase-Hemmer (MAO-Hemmer), perioperativ **nicht abgesetzt** werden. Insbesondere bei den erwähnten Substanzgruppen sind jedoch zahlreiche und z. T. schwerwiegende **Wechselwirkungen** mit häufig in der Anästhesie verwendeten Medikamenten zu beachten. Hier muss vor der Narkosedurchführung die Fachinformation der jeweiligen Präparate konsultiert werden.

1.4.2 Chronische Erkrankungen

Kardiovaskuläre Erkrankungen. Erkrankungen des Herz-Kreislauf-Systems (v.a. koronare Herzkrankheit, arterielle Hypertonie, Herzinsuffizienz, Herzrhythmusstörungen, Klappenfehler) **erhöhen** das **Anästhesierisiko** deutlich (z.B. intra- oder postoperative Myokardischämie, intraoperative kardiale Dekompensation, neurologische Komplikationen [z.B. zerebrale Minderperfusion]). Vor elektiven Eingriffen sollte das Risiko für diese Patient*innen durch **sorgfältige Vorbereitungen** (umfassende kardiologische Untersuchung zur Beurteilung der Herzfunktion, ggf. präoperative Optimierung der medikamentösen Therapie, Aufklärung und Durchführung von invasiver Blutdruckmessung und differenzierter perioperativer Katecholamintherapie, ggf. Planung eines postoperativen Intensivaufenthalts) so weit wie möglich reduziert werden.

Niereninsuffizienz. Patient*innen mit chronischer Niereninsuffizienz haben i.d.R. zahlreiche **Begleit- und Folgeerkrankungen** (z.B. arterielle Hypertonie, pAVK, Diabetes mellitus, KHK, Anämie, sekundärer Hyperparathyreoidismus) mit umfangreicher Dauermedikation, die das **Risiko** für perioperative Komplikationen **erhöhen**. Präoperativ sind daher umfassende Vorbereitungen (z.B. Planung der Dialyse prä- und postoperativ, Adaptation der Dauermedikation) notwendig. In der Anamnese sollte nach der **Dauer der Dialysetherapie**, dem **Zeitpunkt der letzten und der nächsten geplanten Dialyse**, aktuellen **Laborwerten** nach der letzten Dialyse (Elektrolyte [v.a. Kalium!], Hb, Nierenfunktionsparameter), dem Vorhandensein einer **Restausscheidung** sowie nach **Trinkmengenbegrenzungen** gefragt werden.

MERKE

Am **Shuntarm** sollten **keine venösen oder arteriellen Zugänge** angelegt (v.a. nicht am Shunt!) und der **Blutdruck nicht gemessen** werden. Auf eine **sorgfältige Lagerung und Polsterung** des Shuntarms ist perioperativ zu achten.

Chronische pulmonale Erkrankungen. Bei chronischen Lungenerkrankungen (chronische Bronchitis, COPD, Lungenemphysem) sollte – wenn möglich – ein **Regionalanästhesieverfahren** mit erhaltener Spontanatmung **bevorzugt** werden. Die **bronchospasmolytische Therapie** sollte **perioperativ weitergeführt** und ggf. eskaliert werden. Die Indikation zur invasiven Blutdruckmessung (Möglichkeit der arteriellen BGA) und postoperativen Überwachung auf einer Intermediate-Care(IMC)- oder Intensivstation (ICU) sollte ebenfalls großzügig gestellt werden. Der Patient/die Patientin soll seine eigenen Dosieraerosole in den OP mitbringen. Ist eine Allgemeinanästhesie nötig, wird **in tiefer Narkose intubiert** (→ Reduktion des Risikos für lebensbedrohliche Laryngo- und Bronchospasmen). Histaminfreisetzende Medikamente (Thiopental, Atracurium, Morphin) sind zu vermeiden. Die Extubation sollte früh bei ausreichender Spontanatmung erfolgen. Zur Vermeidung postoperativer Hypoxämien sind die Dosierungen langwirksamer Opioide möglichst gering zu halten (ggf. Remifentanil aufgrund seiner kurzen Halbwertzeit erwägen).

Neurologische Erkrankungen. Die Indikation zur postoperativen Aufnahme auf eine Überwachungs- oder Intensivstation sollte bei Patient*innen mit neurologischen Erkrankungen großzügig gestellt werden, um respiratorische Probleme ggf. früh erkennen und behandeln zu können. Zu beachten ist die mögliche Kaliumfreisetzung nach der Gabe von Succinylcholin (→ Anwendung bei Patient*innen mit Erkrankungen des neurologischen Formenkreises möglichst vermeiden) sowie eine u.U. verlängerte Wirkdauer aller nicht depolarisierenden Muskelrelaxanzien. Das Abklingen der neuromuskulären Restblockade sollte immer mittels Relaxometrie (S.41) überprüft werden.

- Patient*innen mit **Erkrankungen der neuromuskulären Funktionseinheit** (Myasthenia gravis, Myasthenie Lambert-Eaton) sollten präoperativ auf das Vorliegen einer Schluckstörung untersucht werden. Alle Muskelrelaxanzien sind bei ihnen nur sehr zurückhaltend und unter kontinuierlicher Überwachung der neuromuskulären Funktion anzuwenden.
- Bei Patient*innen mit **Muskeldystrophien** ist das Risiko für das Auftreten einer malignen Hyperthermie (S.96) erhöht. Die Narkose bei diesen Patient*innen sollte vorsichtshalber triggerfrei erfolgen, d.h. ohne Einsatz möglicher Auslöser wie Succinylcholin und aller volatilen Anästhetika. Dies muss in Narkoseprotokoll und OP-Plan eingetragen werden. Muskelrelaxanzien sollten auch hier sehr zurückhaltend und nur mit kontinuierlichem Monitoring eingesetzt werden.

1.4.3 Akute Infektionen

Die Verschiebung einer Operation aufgrund eines akuten Infekts führt neben organisatorischem Aufwand häufig auch zu Unverständnis bei den Patient*innen oder deren Angehörigen. Im Rahmen des Narkosegesprächs muss darauf hingewiesen werden, dass **Infekte der oberen Atemwege** das **perioperative Risiko** für Laryngo- oder Bronchospasmen **erhöhen**. Besonders im HNO-Bereich muss abgewogen werden, ob ein Eingriff wie eine Adenotomie bei Kindern, die ja die Häufigkeit der rezidivierenden Infekte senken soll, durchgeführt werden kann. **Eindeutige und transparente Kriterien zur Entscheidungsfin-**

dung erleichtern nicht nur die anästhesiologische Arbeit, sondern auch die Akzeptanz dieser Entscheidungen bei allen Berufsgruppen. Bei Fieber, Auswurf, eitrigem Sekret oder schwerer, infektbedingter Beeinträchtigung des Allgemeinzustands sollte der Eingriff frühestens 2 Wochen nach Symptomfreiheit durchgeführt werden.

MERKE

Eine **laufende Nase mit klarem Sekret** ist bei Kindern i. d. R. **kein Grund für das Verschieben** einer Operation.

2

Narkoseeinleitung

Teamarbeit

Nervosität vor dem „ersten Mal“

Dr. García* ist erst seit kurzem als Assistenzarzt der anästhesiologischen Klinik tätig. Heute soll er erstmals selbstständig eine Narkose einleiten und dabei einen Patienten intubieren. Er ist schon etwas nervös.

Ein problemloser Patient?

Der Patient, Herr L.*, liegt bereits im Einleitungsraum, er soll an einem Leistenbruch operiert werden. Anästhesiepflegefachmann Fischer* hat bereits das Monitoring angeschlossen. Dr. García sichtet das Narkoseprotokoll: Der Patient ist 68 Jahre alt, etwas übergewichtig, hat ansonsten aber keine Vorerkrankungen und keine Allergien. Dr. García befragt den Patienten nochmals zu Identität, geplanter OP und Allergien. Herrn L. ist es sichtlich unangenehm, dass er seine Zahnprothesen im Zimmer lassen musste, denn er antwortet immer hinter vorgehaltener Hand.

Adrenalinkick für den jungen Arzt

Die Anlage des i.v.-Zugangs gelingt Dr. García beim ersten Punktionsversuch. Während der Pflegefachmann den Zugang mit Pflasterstreifen sichert, hält Dr. García seinem Patienten die Beatmungsmaske vor das Gesicht. „Das ist jetzt reiner Sauerstoff“, erklärt er dem Patienten. Pflegefachmann Fischer sieht Dr. García schon mit ungeduldigen Augen an. Zögerlich nennt Dr. García die Dosierungen für das Opioid und das Hypnotikum. Der Patient schläft sofort ein. „Ok, dann relaxieren mit 50 mg Atracurium“, sagt Dr. García sichtlich angespannt. „Sie müssen erst prüfen, ob die Maskenbeatmung funktioniert“, ermahnt ihn der Pflegefachmann mit strenger Stimme. Das hatte Dr. García im Stress tatsächlich fast vergessen. „Oh ja, danke! Mal sehen. Hmmm…“ Die Luft entweicht laut hörbar neben der Maske. Auch etwas mehr Reklination des Kopfes hilft nicht. „Es geht nicht!“ Panik kommt in Dr. García auf. „Sollen wir es mit einem Guedel-Tubus versuchen?“, fragt der Pflegefachmann. „Ok.“ Er nimmt den Guedel-Tubus, den er sich zuvor schon in Reichweite gelegt hatte und positioniert ihn im Mund des Patienten. Dr. García versucht erneut die Maskenbeatmung. Der Brustkorb hebt sich, auf dem Narkosebeatmungsgerät taucht eine CO_2-Kurve auf – und auch Dr. Garcías Puls beginnt sich wieder zu normalisieren. „Ok, dann jetzt relaxieren. Woher wussten Sie eigentlich, dass die Maskenbeatmung schwierig wird?“ Pflegefachmann Fischer lächelt – diese Vorahnung wird auch Dr. García mit etwas mehr Berufserfahrung bald bekommen, denkt er.

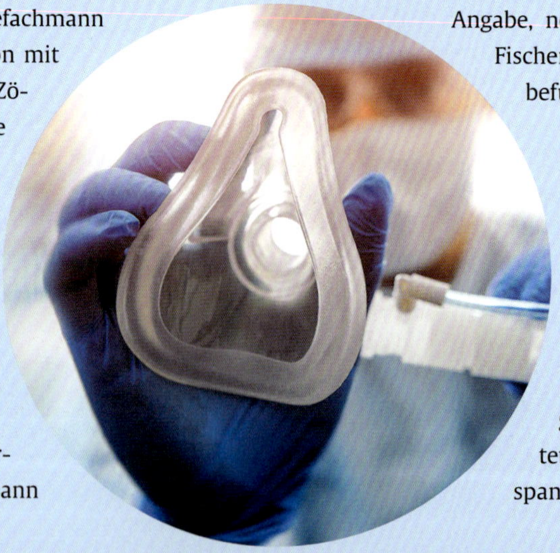

Intubation geglückt!

„Gut, dass Herr L. keine Zähne mehr hat“, denkt Dr. García, als er am Griff des Laryngoskops im Mund des Patienten zieht. „Cormack I“, verkündet er laut und führt den Endotrachealtubus zwischen den Stimmbändern ein, „sicher gesehen“. Die CO_2-Kurve am Narkosebeatmungsgerät bestätigt seine Angabe, noch ehe Pflegefachmann Fischer seinen Auskultationsbefund mitteilen kann.

Doch nicht ganz alleine…

„Das hat er ja schon ganz gut gemacht“, denkt sich die Oberärztin, die die Einleitung durch die leicht geöffnete Türe beobachtet hatte, und geht entspannt weiter.

*Fallbeispiel fiktiv, Namen frei erfunden. Foto: ©Sergey/stock.adobe.com – Stock photo. Posed by a model

2.1 Allgemeine Maßnahmen und Monitoring

Key Point

- **Vor dem Beginn der Anästhesie muss die Patient*innenidentität zweifelsfrei verifiziert sein, und alle relevanten Unterlagen (Anästhesieprotokoll, Konsile und beigebrachte Befunde) gesichtet bzw. geprüft werden.**
- **Basismonitoring-Maßnahmen (EKG, nicht invasive Blutdruckmessung, Pulsoxymetrie, Kapnografie bei beatmeten Patient*innen) sind obligat bei allen anästhesiologisch betreuten Patient*innen anzuwenden.**
- **Alle Messwerte sind in Zusammenschau mit dem klinischen Bild des Patienten/der Patientin zu interpretieren.**
- **Alle anästhesiologisch betreuten Patient*innen benötigen i. d. R. mindestens einen periphervenösen Zugang, der immer gut zugänglich sein muss, um Medikamente schnell und sicher applizieren zu können. Bei größeren Eingriffen ist die Anlage eines weiteren, großlumigen Zugangs für die Möglichkeit der raschen Volumengabe empfehlenswert.**
- **Das erweiterte Monitoring umfasst die Messung der Körpertemperatur, die invasive Blutdruckmessung über eine arterielle Kanüle, die Messung des zentralen Venendrucks über einen zentralen Venenkatheter, eine erweiterte zirkulatorische Überwachung über einen Pulmonaliskatheter (nur noch selten indiziert) oder spezielle arterielle Kanülen mit der Möglichkeit der Pulskonturanalyse, das neuromuskuläre Monitoring („Relaxometrie") bei allen muskelrelaxierten Patient*innen, die transösophageale Echokardiografie und das Monitoring der Urinproduktion über einen Urin-Dauerkatheters.**

2.1.1 Einschleusen

Üblicherweise werden Patient*innen im Bett vom Pflegepersonal einer Normalstation zum OP gebracht. In Abhängigkeit von lokalen Gegebenheiten wird der Patient/die Patientin von einer Anästhesiepflegekraft und/oder vom Anästhesisten/von der Anästhesistin in Empfang genommen und auf einen OP-Tisch umgelagert. **Strukturiertes Vorgehen** kann helfen, Fehler im perioperativen Ablauf (z.B. Verwechslung von Patient*in, OP-Gebiet oder Seite) zu vermeiden. Für den perioperativen Ablauf hat sich in den letzten Jahren daher zunehmend die recht einfache, aber effektive **WHO-Checkliste** mit einigen Fragen, die mit, durch bzw. über den Patienten/die Patientin und das behandelnde Team geklärt werden, etabliert. Generell müssen die **Patient*innenunterlagen vollständig** vorhanden sein. Daher ist es empfehlenswert, bereits bei der Übergabe alle Unterlagen (insbesondere, ob die unterschriebenen Aufklärungen vollständig vorliegen) zu prüfen und den Patienten/die Patientin nur einzuschleusen, wenn alles vollständig vorliegt. Klare Vorgaben, was wie gehandhabt wird, helfen auch hier, einen geordneten Ablauf zu erreichen.

Praxistipp
Viele Patient*innen haben Schmerzen bei der Umlagerung. Sind diese sehr stark, kann eine intravenöse Analgesie sinnvoll sein (Monitoring!).

2.1.2 Maßnahmen im Narkoseeinleitungsraum

Der Anästhesist/die Anästhesistin hat meist im Narkoseeinleitungsraum den ersten Kontakt an diesem Tag mit dem Patienten/der Patientin. Nach der Begrüßung muss erneut sichergestellt werden, dass es sich um den richtigen Patienten/die richtige Patientin handelt (**Patient*innenidentifikation**).

Praxistipp
Stell dich immer mit Namen und Funktion vor, damit der Patient/die Patientin weiß, mit wem er/sie es zu tun hat.

Sobald der Patient/die Patientin zweiffelsfrei identifiziert ist, sollten alle **Unterlagen** (z.B. Einverständniserklärung, Laborparameter, EKG, Röntgenaufnahmen), der **Eingriffsort** (richtige Seite?) und das geplante **Operationsverfahren** (passend zu Eingriff und zu Narkoseart?) **nochmals geprüft** werden.

Praxistipp
Frage den Patienten/die Patientin immer noch einmal nach Allergien. Redundanz schafft hier Sicherheit für alle Beteiligten!

In der Zwischenzeit kann eine Anästhesiepflegekraft das **Basismonitoring etablieren** und ggf. einen **i. v.-Zugang legen**. Es ist Aufgabe des Anästhesisten/der Anästhesistin, zu verifizieren, dass der periphervenöse Zugang tatsächlich intravasal liegt und sich problemlos spülen lässt, bevor darüber Medikamente appliziert werden.
Sind alle Informationen plausibel, hat der Patient/die Patientin keine Fragen mehr und ist das Team bereit, kann die Narkoseeinleitung starten!

2.1.3 Basismonitoring

Allgemeines

Das **Basismonitoring** gehört zur Standardüberwachung für alle Patient*innen (unabhängig vom geplanten Anästhesieverfahren) und umfasst:

- EKG (und Herzfrequenz)
- Sauerstoffsättigung (SpO_2) und Herzfrequenz
- nicht invasiver Blutdruck (NIBP)
- Kapnometrie/-grafie (bei beatmeten Patient*innen).

Das Ziel ist eine **engmaschige Überwachung der Vital- und Kreislaufparameter**, um Komplikationen sofort zu erkennen und ggf. adäquat reagieren zu können. Bei bestimmten Patient*innen ist zusätzlich ein erweitertes Monitoring (S. 33) indiziert.

MERKE

Das **Basismonitoring** dient der Patient*innensicherheit und gehört daher **bei allen anästhesiologisch betreuten Patient*innen** zum **Standard**.

Moderne Anästhesiemonitore zeigen meist **alle benötigten Werte auf einem zentralen Display** an (**Abb. 2.1**), das an die aktuellen Bedürfnisse angepasst werden kann. Sie besitzen fast immer einen internen **Akku**, damit die Überwachung – z. B. beim Transport vom OP auf die Intensivstation oder zu diagnostischen Prozeduren – unabhängig vom Stromnetz fortgeführt werden kann.

Praxistipp

Prüfe vor Transporten, ob alle benötigten Geräte über einen ausreichenden Ladezustand verfügen!

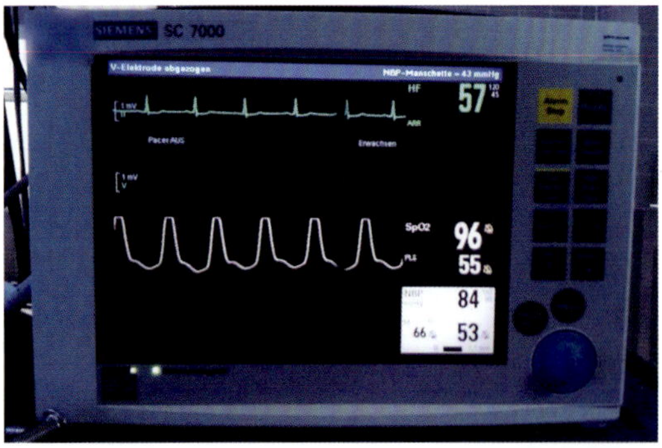

Abb. 2.1 Beispiel für einen integrierten Patientenmonitor zur Überwachung von EKG (grüne Kurve), **Herzfrequenz** (hier: 57/min), **SpO_2** (weiße Kurve, hier: 96 %), **Puls** (hier: 55/min), **nicht invasivem Blutdruck** (hier: 84/53 (66) mmHg) **und Temperatur** (hier nicht dargestellt).

Praxistipp

Bedenke, dass du das Monitoring in bestimmten Situationen (sterile Abdeckungen im OP, räumliche Enge, bestimmte Lagerungen, Transport) nicht immer sofort verändern und anpassen kannst. Prüfe vor Beginn der operativen Maßnahmen unbedingt noch einmal, ob alle Sensoren und Elektroden gut und sicher sitzen und nicht dislozieren. In vielen Kliniken gibt es diverse etablierte Tricks und Kniffe, wie diese so fixiert werden können, dass sie während der gesamten OP ein stabiles Signal liefern.

MERKE

Jedes Gerät zur Patient*innenüberwachung ist nur so gut wie sein Benutzer/seine Benutzerin. Achte auf eine auf den Patienten/die Patientin abgestimmte, korrekte und **sinnvolle Einstellung der Alarmgrenzen**: Zu häufige Alarme desensibilisieren den Benutzer/die Benutzerin, zu weite Alarmgrenzen weisen erst sehr spät auf eine potenziell bedrohliche Situation hin.

MERKE

Behandle immer den Patienten/die Patientin, nicht den Monitor: Achte daher stets darauf, ob die angezeigten Messwerte auch zum klinischen Bild des Patienten/der Patientin passen können, um nicht durch die Therapie von Artefakten und Messfehlern unerwünschte Wirkungen auszulösen.

EKG

Würden sich **EKG-Elektroden im OP-Feld** befinden, müssen bei der Anlage oft Kompromisse hinsichtlich der Elektrodenposition eingegangen werden. Dennoch muss während der OP immer ein gut sichtbares EKG-Signal auf dem Monitor angezeigt werden. Um **Artefakte durch** die ubiquitär verwendeten **Hochfrequenz-Schneide- und Koagulationsgeräte** zu vermeiden, sollte der Monitor über entsprechende Frequenzfilter verfügen.

Pulsoxymetrie

Messprinzip. Das Pulsoxymeter misst die **arterielle Sauerstoffsättigung** (SpO_2: pulsoxymetrisch gemessene Sauerstoffsättigung) nicht invasiv über die **Lichtabsorption des Blutes** (unterschiedliche Absorptionswerte von oxygeniertem [HbO_2] und desoxygeniertem Hämoglobin [dHb], **Abb. 2.2**) während der Diastole (fast nur dHb) und der Systole (zusätzlich HbO_2). Die Messung erfolgt über einen Sensor, der üblicherweise an einem Finger oder Zeh befestigt wird. Für ein verlässliches Signal muss das Areal, auf

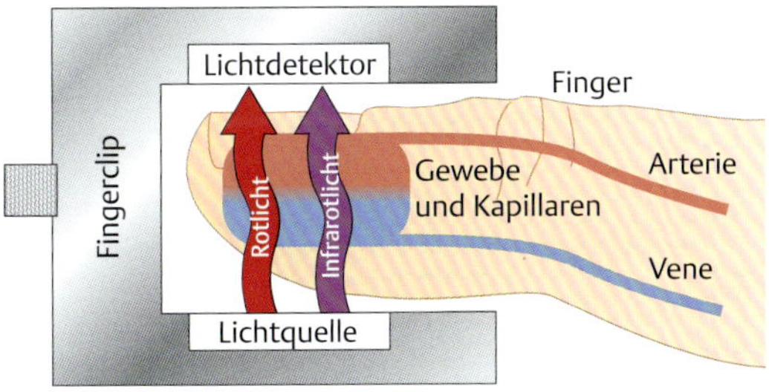

Abb. 2.2 Messprinzip beim Pulsoxymeter: Die unterschiedlichen Absorptionsmaxima von HbO_2 und dHb im roten und infraroten Wellenlängenbereich erlauben die Messung des Lichts auf der gegenüberliegenden Seite des Fingerclips. Aus diesen pulsatilen Absorptionsänderungen kann die funktionelle (partielle) Sauerstoffsättigung ($psaO_2$, SpO_2 [%]) errechnet werden: Sie bezeichnet den Anteil von HbO_2 am gesamten zum O_2-Transport fähigen Hämoglobin und wird in Prozent angegeben.

dem der Sensor sitzt, **gut durchblutet** sein und sich außerhalb des OP-Gebiets befinden.

Normalwerte. Die **normale Sauerstoffsättigung** im arteriellen Blut beträgt beim Menschen **94-99 %**. Sie korreliert dabei meist gut mit dem Sauerstoffpartialdruck des Blutes (p_aO_2 90–150 mmHg). Gerade alte Menschen haben im Normalfall einen deutlich niedrigeren p_aO_2 (etwa 60 mmHg, SpO_2 94–96 %). Bei einem **p_aO_2 < 60 mmHg** oder einem **SpO_2 < 90 %** droht eine **klinisch relevante Hypoxie**.

Störeinflüsse. Die Pulsoxymetrie erfasst nur die **relative Sauerstoffsättigung** des Hämoglobins: Aufgrund der ähnlichen Veränderung des Farbspektrums kann ein hoher Anteil an dysfunktionellen Hämoglobinfraktionen wie **COHb** (bei Kohlenmonoxydvergiftung oder starkem Rauchen), **Methämoglobin** (MetHb) oder **Sulfhämoglobin** (SulfHb) bei älteren Geräten zu **falsch hohen Werten** führen. Wichtig zum Erhalt valider Messergebnisse ist auch die Elimination von **Bewegungen** (z. B. Reanimation, Patient*innentransport, Muskelzittern, Manipulation am Sensor), **Vibrationen**, dunklem **Nagellack** (rot i. d. R. unproblematisch), aufgeklebten **Acrylnägeln**, **Infrarotbeleuchtung**, **Nagelerkrankungen** (z. B. Pilzinfektion), **Sensordislokation**, **periphere Durchblutungsstörungen** bzw. **Zentralisation** (z. B. Hypothermie, Hypovolämie, Hypotonie, Herzrhythmusstörungen, Schock).

Messgenauigkeit. Werden die Störgrößen eliminiert, liegt die Messgenauigkeit meist in einem Bereich von **±2 % bei SpO_2-Werten zwischen 70 und 100 %** sowie bei ±3 % im Bereich zwischen 50 % und 70 % SpO_2.

Moderne Geräte. **Neuere Geräte** können durch die **Kombination mehrerer Sensoren** mit Licht unterschiedlicher Wellenlängen den Anteil von COHb und MetHb sowie eine nicht invasive Messung des Hämoglobingehalts (allerdings relativ ungenau) des Blutes bestimmen. Für Neugeborene (HbF) stehen ebenfalls spezielle Sensoren, die gleichzeitig auf unterschiedlichen Wellenlängen messen, zur verlässlichen SpO_2-Messung zur Verfügung.

MERKE

Die peripher gemessene Sättigung „hinkt" der zentral vorherrschenden Sättigung nach.

Nicht invasive Blutdruckmessung (NIBD)

Vor der Narkoseeinleitung wird eine Blutdruckmanschette angelegt. Die **Manschettenbreite** sollte ca. 35–45 % des Oberarmumfangs betragen. In der automatischen Messung wird der Blutdruck oszillometrisch bestimmt. Für eine regelmäßige Überwachung werden automatische, feste **Messintervalle** festgelegt (je nach Patient*in meist 3–5 min).

MERKE

Zu **schmale Manschetten** ergeben zu **hohe Messwerte**.

Kapnometrie und -grafie

Kapnometrie bezeichnet die **Messung des endtidalen Kohlendioxidpartialdrucks** ($p_{et}CO_2$) und dessen Darstellung als Zahlenwert, **Kapnografie** bezeichnet die grafische Darstellung des $p_{et}CO_2$. Der $p_{et}CO_2$ wird über eine Infrarot-spektroskopische Messsonde gemessen, die patient*innennah (direkte Messung: **Hauptstromverfahren**) oder patient*innenfern (über eine Leitung zum Narkosegerät: **Nebenstromverfahren**) am Atemweg angebracht wird. Moderne Anästhesiegeräte messen fast immer im Nebenstromverfahren mit Hilfe kleiner Messschläuche, die an das Y-Stück am Beatmungsschlauch oder an einen eigenen Konnektor am Beatmungsfilter angeschlossen werden, während beispielsweise Transport- und Intensivbeatmungsgeräte häufig im Hauptstromverfahren messen.

MERKE

Messung des $p_{et}CO_2$:

- **im Hauptstrom**: Sensor sitzt direkt am Beatmungsschlauch (**Abb. 2.3**)
- **im Nebenstrom**: Sensor sitzt im Gerät, ein Teil des Atemgases wird über einen Probenschlauch zum Sensor geführt und nach der Messung in das Narkosegerät zurückgeleitet (**Abb. 2.5**).

Der $p_{et}CO_2$ wird meist in mmHg angegeben (Normwert bei Gesunden: 35–45 mmHg). Die **Kapnografie** liefert zusätzlich eine **Kurve des CO_2-Verlaufs während In- und Exspiration** (**Abb. 2.4**). Bei Gesunden beträgt die Differenz zwischen $p_{et}CO_2$ und arteriellem CO_2-Partialdruck (p_aCO_2, Messung in der arteriellen Blutgasanalyse) meist ca. 2–5 mmHg.

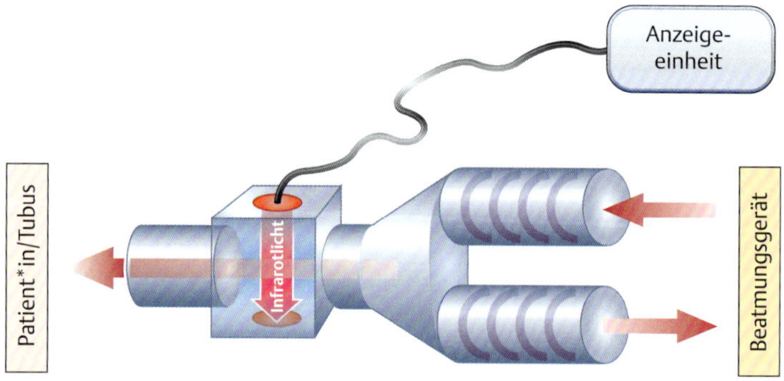

Abb. 2.3 Messverfahren des $p_{et}CO_2$ im Hauptstrom. (Quelle: Hinkelbein, Genzwürker, Notfallmedizin kompakt, Thieme 2011)

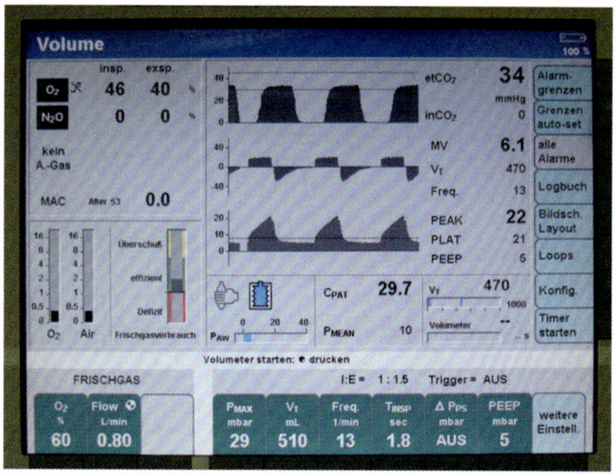

Abb. 2.4 Kapnografie-Kurve (oben) **auf einem Narkosebeatmungsgerät** ($p_{et}CO_2$ hier: 34 mmHg).

MERKE

Insbesondere bei Lungenerkrankungen kann die **Differenz zwischen $p_{et}CO_2$ und p_aCO_2** erheblich sein. Bei diesen Patient*innen muss die Beatmung (und damit der $p_{et}CO_2$) anhand wiederholter Blutgasanalysen (→ Bestimmung des p_aCO_2) angepasst werden.

Anhand des $p_{et}CO_2$ können die Beatmungsparameter zeitnah so eingestellt werden, dass eine **Normoventilation** erreicht (bei den meisten Gesunden: $p_{et}CO_2$. 35–45 mmHg) bzw. eine **Hyper- oder Hypoventilation schnell erkannt** und entsprechende Maßnahmen ergriffen werden.

MERKE

Ein plötzlicher, massiver, intraoperativer **Abfall des $p_{et}CO_2$** bei gleichzeitigem massivem Anstieg des p_aCO_2 und ausgeprägter Kreislaufinstabilität ist ein **Alarmzeichen** für eine **Lungenembolie** oder eine **einseitige Beatmung** (Tubusdislokation und endobronchiale Fehllage).

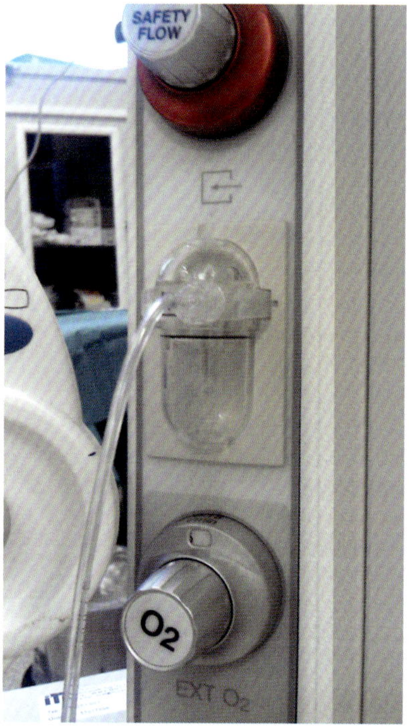

Abb. 2.5 „Wasserfalle" am Narkosegerät mit Messschlauch für die Gasmessung im Nebenstromverfahren: Über den Schlauch werden pro Minute je nach Gerät zwischen 100 und 200 ml Atemgas angesaugt und die Gaskonzentrationen (O_2, CO_2, N_2O, volatile Anästhetika) gemessen. Das andere Ende des Probenschlauchs wird patient*innennah an den Beatmungsschlauch angebracht.

2.1.4 Legen eines i. v.-Zugangs

MERKE

Bei allen Patient*innen, die irgendeine Form der Anästhesie benötigen, muss ein **sicherer i. v.-Zugang** vorhanden sein. Für den Ausgleich von potenziellen Blut- und Volumenverlusten sollte (meist nach der Narkoseeinleitung) ein zweiter, **großlumiger Zugang** gelegt werden.

Tab. 2.1

Periphere Venenzugänge in den gebräuchlichsten Größen.

	Farbe	Außendurchmesser	Größe [Gauge]	Flussrate (max.)
Kinder	violett	0,6 mm	26 G	10 ml/min
	gelb	0,7 mm	24 G	13 ml/min
Kinder + Erwachsene	dunkelblau	0,9 mm	22 G	36 ml/min
Erwachsene	rosa	1,1 mm	20 G	61 ml/min
	grün	1,3 mm	18 G	96 ml/min
Volumenzugänge	grau	1,7 mm	16 G	186 ml/min
	orange (braun)	2,1 mm	14 G	343 ml/min
	hellblau	2,6 mm	12 G	450 ml/min

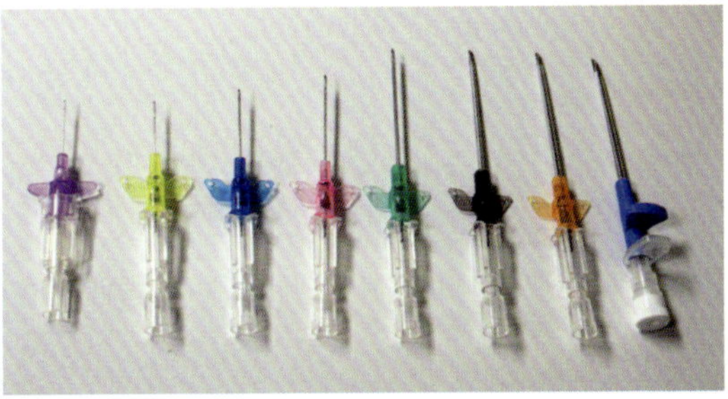

Abb. 2.6 Beispiele für **periphervenöse Zugänge.**

Auswahl der geeigneten Kanüle. Spätestens nach Anlage des Basismonitorings wird eine **periphere Venenverweilkanüle** gelegt (je nach dem verwendeten System auch „Viggo“, „Braunüle“, „Flexüle“ oder „Venflon“ genannt). Die **Größe** wird dabei abhängig von Alter, Venenstatus, Art der Operation und zu erwartendem Blutverlust (bzw. Blutungsrisiko) gewählt, bei Erwachsenen wird meist ein **18 G-Katheter** (grün) verwendet. Bei schlechten Venenverhältnissen kann auch ein kleinerer Katheter (**Tab. 2.1** und **Abb. 2.6**) gelegt werden. Außer bei Eingriffen, bei denen ein Blutverlust extrem unwahrscheinlich ist (z. B. am Auge), sollte spätestens nach Einleitung der Allgemeinanästhesie ein weiterer, größerer i. v.-Zugang gesetzt werden, um Blutverluste oder Flüssigkeitsdefizite in adäquat kurzer Zeit ausgleichen zu können.

Bei Eingriffen, bei denen ein **größerer Blutverlust** möglich (z. B. große Gefäße im Operationsgebiet, Operation gut vaskularisierter Strukturen) oder sogar zu erwarten ist (z. B. Hüft-TEP-Wechsel, große Tumoroperationen) sollte ein großlumiger **„Volumenzugang“** (≤ 16 G) gelegt werden: Bei kleineren Zugängen dauert die Transfusion von Erythrozytenkonzentraten sehr lange und die stärkeren Scherkräfte schädigen die Erythrozyten. Eine 16 G-Kanüle kann i. d. R. problemlos gelegt werden, bei guten Venenverhältnissen bietet eine 14 G-Kanüle einen deutlich höheren Fluss. Für spezielle Indikationen (v. a. Kardio- und Tumorchirurgie) gibt es **High-Flow-Katheter** (12 G).

MERKE

Wichtig ist nicht nur der **Durchmesser der Kanüle**, sondern auch die **Qualität des venösen Abflusses**: Große Kanülen direkt vor einer Venenaufzweigung sind oft weniger effektiv als etwas kleinere und damit kürzere Kanülen, die einen günstigeren Abfluss im Gefäß erlauben.

Praxistipp

Durch die periphere Vasodilatation im Rahmen einer Allgemeinanästhesie sind die Venen nach der Narkoseeinleitung meist wesentlich einfacher zu punktieren, sodass i. d. R. dann auch problemlos ein Volumenzugang gelegt werden kann.

MERKE

Der **Unterschied der maximalen Flussraten** ist bemerkenswert, wenn man sich das Volumen, das pro Stunde über den Zugang infundierbar ist, vor Augen führt:

- 20 G-Zugang: 3,6 l/h
- 16 G-Zugang: 11,1 l/h
- 14 G-Zugang: 20,5 l/h.

Peripher- vs. zentralvenöser Zugang. Ein ZVK kann keinen Volumenzugang ersetzen:

- Die Lumen sind v. a. bei mehrlumigen Kathetern meist sehr dünn.
- Die Flussrate ist selbst bei großem Durchmesser, z. B. 14 G, aufgrund der Länge deutlich geringer als bei einem peripheren 18 G-Zugang.

MERKE

Ein **ZVK** ist **kein Volumenzugang**!

Bei sehr langen Operationen mit wahrscheinlich sehr großem Blutverlust (mehrere Liter) können **spezielle großlumige ZVKs** (z. B. Shaldon-Katheter, der üblicherweise zur Dialyse verwendet und ebenfalls in Seldinger-Technik gelegt wird) den peripheren Volumenzugang ersetzen. Dies ist jedoch **nur** indiziert, **wenn** die peripheren Venenverhältnisse eine **sichere und ausreichende Volumentherapie nicht möglich** machen. Näheres zu Indikationen und zur Anlage von ZVKs findest du im Kapitel Erweitertes Monitoring (S. 37).

Auswahl der Punktionsstelle. Wo der Zugang gelegt wird, hängt vom Venenstatus, von Begleiterkrankungen, vom geplanten Eingriff und von der Lagerung ab:

- bei **dialysepflichtigen Patient*innen**: kein Zugang am Shuntarm
- bei **Z. n. Mammakarzinom-OP und Lymphadenektomie**: wegen der Gefahr eines Lymphödems auf der operierten Seite kein i. v.-Zugang (außer bei vitaler Bedrohung)

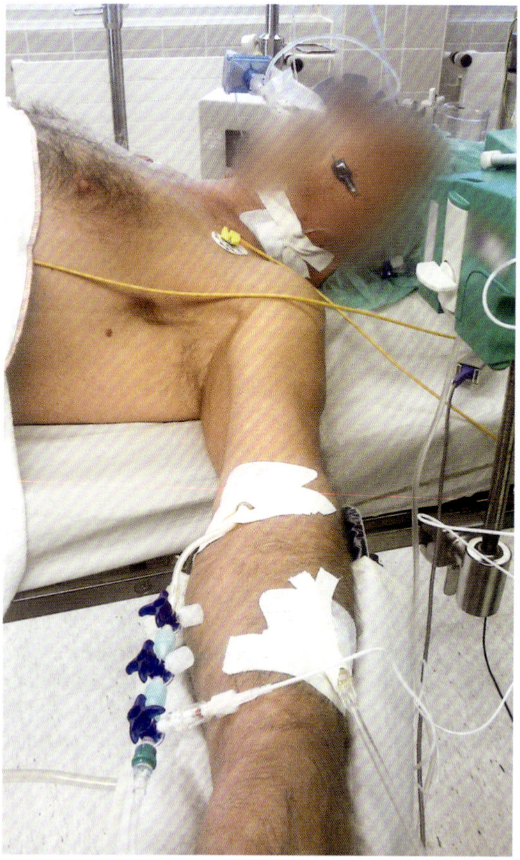

Abb. 2.7 Patient mit 2 peripheren Venenkathetern, die während der Operation sehr gut zugänglich sind, um Medikamente und Flüssigkeit schnell, effektiv und sicher verabreichen zu können.

Meist empfiehlt es sich, den **Zugang am Handrücken**, am **radialen Unterarm** (cave: Verlauf von A. radialis und N. radialis) oder in der **Ellenbeuge** zu legen. Der Zugang sollte auch während der OP **durchgängig** (Beugung des Arms!) und **erreichbar** sein (**Abb. 2.7**), um Narkosemedikamente und ggf. Notfallmedikamente direkt applizieren oder z. B. nachträglich eine Spritzenpumpe anschließen zu können. Gegebenenfalls müssen die Infusionsleitungen verlängert und mit 3-Wege-Hähnen versehen werden, um eine intraoperative Erreichbarkeit zu gewährleisten. Prinzipiell sind auch Zugänge an **Fußrücken** und **Bein** möglich, die Punktion ist jedoch schwieriger und die Zugänge sollten wegen der deutlich höheren Infektionsrate so kurz wie möglich liegen.

MERKE

Zugänge müssen zu jeder Zeit **sicher funktionieren**, **erreichbar** sein und die **sichere Applikation** und verlässliche Dosierung von Medikamenten erlauben. Am besten gleich nach dem Legen mit einem Flüssigkeitsbolus (≥ 10 ml isotone Kochsalzlösung bei Erwachsenen) prüfen!

Insbesondere wenn bereits ein i. v.-Zugang liegt, muss dessen **korrekte Lage geprüft** werden: Isotone Kochsalzlösung muss sich mit einer Spritze ohne erhöhten Widerstand injizieren lassen, eine daran angeschlossene Infusion muss alleine durch die Schwerkraft „frei laufen" können. Im Bereich des Zugangs darf sich keinesfalls eine Schwellung (Paravasat) entwickeln. Eventuell kann bei größeren Zugängen auch Blut aspirabel sein.

MERKE

Paravasal injizierte Medikamente sind **wirkungslos** und **schädigen** zudem in vielen Fällen das **Gewebe** (z. B. Gewebenekrosen bei Thiopental oder hochprozentiger Glukoselösung).

erforderliches Material:

- Desinfektionsspray
- Tupfer, sterile Kompressen
- Einmalhandschuhe (nicht steril)
- Stauband bzw. -schlauch oder Blutdruckmanschette
- periphervenöser Zugang der richtigen Größe (**Tab. 2.1**)
- Pflaster(streifen) zum Fixieren
- Infusion zum Anschließen.

Praxistipp

Venen können durch leichtes Beklopfen der Punktionsstelle (vor der Desinfektion!) besser sichtbar gemacht werden.

Legen eines periphervenösen Zugangs:

- Tieflagern des gewählten Punktionsbereichs; nach Anlage der Stauung kann der Patient/die Patientin durch Öffnen und Schließen der Hand die Venenfüllung begünstigen.
- Anziehen der Einmalhandschuhe
- Palpieren der Vene, Desinfizieren der Punktionsstelle, nach einer Einwirkzeit von ca. 30 s mit einer sterilen Kompresse einmaliges Trockenwischen
- Spannen der Haut an der Punktionsstelle mit einer Hand (→ kein Verrutschen der Venen) und Information des Patienten/der Patientin über die bevorstehenden Punktion
- Punktion: Die Verweilkanüle wird mit einer Hand gefasst und die Haut oberhalb des Gefäßes punktiert und anschließend vorsichtig weiter vorgeschoben, bis sich die Tropfkammer am Ende des Zugangs mit Blut füllt.
- Festhalten der Punktionskanüle und weiteres Vorschieben der Verweilkanüle (unter Verwendung der Punktionskanüle als Führungsschiene), damit diese vollständig in das Gefäß gelangt, anschließend Zurückziehen und Entfernen der Punktionskanüle
- sicheres Entsorgen der Punktionskanüle in einer Abwurfbox, um Nadelstichverletzungen zu verhindern
- Sichern des Zugangs mit einem Pflaster (→ Fixierung und Infektionsschutz)
- Spülen des Zugangs mit Kochsalzlösung oder Anschließen einer laufenden Infusionsleitung, um das Koagulieren von Blut im Zugang zu verhindern und die korrekte Lage zu prüfen: Wird die Einstichstelle dick, liegt der Zugang paravasal und der Zugang muss sofort wieder entfernt werden.
- Wenn unmittelbar keine Infusion angeschlossen wird, wird der Zugang nach sorgfältigem Durchspülen durch einen passenden Kunststoffmandrin verschlossen.

Praxistipp

Möchtest du eine Infusion anschließen, solltest du diese vor der Venenpunktion vorbereiten und die Infusionsleitung bereits vollständig entlüften.

Fehlpunktionen. Kannst du an der beabsichtigten Stelle keinen venösen Zugang legen, solltest du es an einer anderen Stelle nochmals versuchen. Unternimm nach der zweiten Fehlpunktion keine weiteren (frustranen bzw. unnötigen) Punktionsversuche, sondern hole dir einen erfahrenen ärztlichen Kollegen/eine erfahrene ärztliche Kollegin zur Unterstützung. Im Notfall kann an der **V. saphena** am Innenknöchel und v. a. an der **V. jugularis externa** (**Abb. 2.8**) häufig ein **Volumenzugang** gelegt werden.

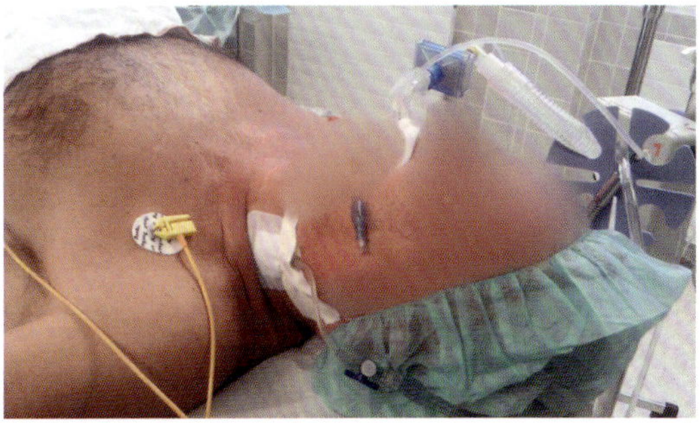

Abb. 2.8 Patient mit einem Volumenzugang in der V. jugularis externa.

Praxistipp

Versuche, so peripher wie möglich zu punktieren, um nicht durch Fehlpunktionen den Abfluss anderer Punktionsorte zu zerstören. Ist die Anlage eines periphervenösen Zugangs wiederholt frustran, kann auch die Anlage eines intraossären Zugangs in Erwägung gezogen werden.

MERKE

Im Notfall (z. B. Reanimation (S. 193)) wird bei Versagen eines periphervenösen Zugangs sofort die Anlage eines intraossären Zugangs empfohlen.

2.1.5 Erweitertes Monitoring

Folgende Komponenten ergänzen das Basismonitoring bei speziellen Fragestellungen, bestimmten Eingriffen oder bei Bedarf nach intensivierter Kontrolle spezifischer Parameter (**Abb. 2.9**):

- Temperaturmonitoring
- invasive (arterielle) Blutdruckmessung
- zentraler Venenkatheter zur Messung des zentralen Venendrucks (ZVD)
- Pulmonalarterienkatheter zur Messung des pulmonalarteriellen Drucks (PAP)
- neuromuskuläres Monitoring (Relaxometrie)
- transösophageale Echokardiografie
- erweitertes hämodynamisches Monitoring zur Messung komplexer hämodynamischer Parameter (z. B. Herzzeitvolumen)
- parenchymale oder intraventrikuläre Hirndruckmessung (S. 131) bei neurochirurgischen Intensivpatient*innen.

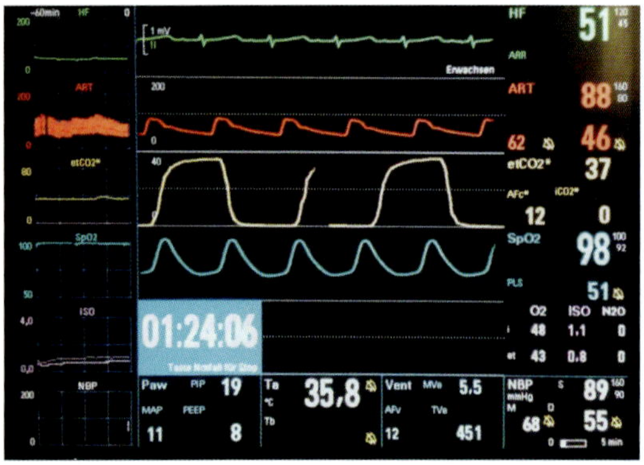

Abb. 2.9 Beispiel für ein erweitertes Monitoring im Rahmen eines großen viszeralchirurgischen Eingriffs: grüne Kurve: EKG und Herzfrequenz, rote Kurve: arterielle Blutdruckmessung, gelbe Kurve: $p_{et}CO_2$, türkisfarbene Kurve: SpO_2; Gas-Messung: F_iO_2 0,48, $F_{et}O_2$ 0,41; Isofluran inspiratorisch 1,1 %, expiratorisch 0,8 %; Beatmungsdruck: P_{max} 19, P_{mean} 11, PEEP 8 mbar; Temperatur: 35,8 °C, Beatmungsminutenvolumen 5,5 l bei einer Frequenz von 12/min und einem Tidalvolumen von 451 ml, nicht invasive Blutdruckmessung: 89/55 (68) mmHg.

Temperaturmonitoring

Bei jedem länger dauernden Eingriff sollte die Temperatur zumindest intermittierend gemessen werden. Kontinuierliche Messungen sind bei längerdauernden Eingriffen oder großer Wundfläche indiziert. Für die Messung der **Körperkerntemperatur** wird eine **Temperatursonde** benötigt, die meist Teil eines kompletten Monitoringsystems ist. Bei beatmeten Patient*innen kann sie beispielsweise **ösophageal** oder rektal platziert werden. Eine weitere, sehr häufig verwendete Möglichkeit sind **Blasenkatheter** mit integriertem Temperatursensor. Ein Absinken der Körperkerntemperatur < 35 °C sollte unbedingt vermieden werden, da dies eine Vielzahl von weiteren Komplikationen (z. B. Blutgerinnungsstörungen, verzögertes Aufwachen aus der Narkose, pulmonale Komplikationen, Wundheilungsstörungen) nach sich ziehen kann.

Invasive Blutdruckmessung und arterielle Kanülierung

Indikationen. Die invasive („arterielle") Blutdruckmessung über eine arterielle Verweilkanüle ist v. a. bei größeren Operationen und auf der Intensivstation wichtig. Sie ermöglicht eine **kontinuierliche Überwachung des Blutdrucks** (wichtig v. a. bei reduziertem Allgemeinzustand oder erhöhtem Narkoserisiko) und erlaubt zudem Rückschlüsse auf die **Volumensituation** und **regelmäßige Blutgaskontrollen** (Bestimmung von p_aO_2, p_aCO_2, pH, BE, Hb, Elektrolyten, Gerinnung) ohne mehrfache Punktionen.

MERKE

Indikationen zur Anlage eines arteriellen Katheters:
- Notwendigkeit wiederholter arterieller Blutgasanalysen
- Einlungenbeatmung
- Schockzustand
- erwarteter großer Blutverlust
- kritisch kranke Patient*innen.

Zeitpunkt der Punktion. Die arterielle Kanülierung ist **sehr schmerzhaft** und wird nur bei deutlicher Gefährdung (z. B. manifeste hochgradige Herzinsuffizienz, Herzklappenfehler mit schwerster Leistungseinschränkung, respiratorische Globalinsuffizienz) an wachen Patient*innen unter Lokalanästhesie durchgeführt. Besser geschieht dies durch einen zweiten Kollegen/eine zweite Kollegin, wenn der Patient/die Patientin **bei** einer **Allgemeinanästhesie** gerade **eingeschlafen** ist (also nach der Gabe von Opioid und Hypnotikum) oder bei stabilen Patient*innen **nach der Atemwegssicherung**.

Punktionsorte. Aufgrund des Risikos schwerer Komplikationen, sollte die **A. ulnaris nicht punktiert** werden. Sinnvolle **Punktionsorte** sind die A. radialis, die A. femoralis, die A. brachialis und die A. axillaris.

MERKE

Nach Möglichkeit sollte bei Rechtshändern die **linke A. radialis** punktiert werden.

Allen-Test. Dieser Test soll vor einer Punktion der A. radialis die **Anastomose zwischen A. radialis und A. ulnaris prüfen**, die die Durchblutung der Hand nach der Punktion bzw. Fehlpunktion sichert: Beide Arterien werden manuell komprimiert, der Patient/die Patientin schließt und öffnet die Hand mehrfach, bis sie blass wird. Nach Beendigung der Kompression auf der Seite, auf der keine Punktion geplant ist (ulnar bei Punktion der A. radialis), muss die Hand innerhalb weniger Sekunden wieder rosig werden.

MERKE

Der **Allen-Test** sollte aus forensischen Gründen durchgeführt und auch **dokumentiert** werden. Seine Aussagekraft ist aber leider eingeschränkt: Ein Normalbefund schließt eine pathologische Gefäßversorgung nicht vollständig aus.

Gerinnungsstatus. Vor der Punktion sollte – außer in Notfällen – der **Gerinnungsstatus geprüft** werden. Bei Therapie mit Antikoagulanzien (z. B. Kumarine, Heparin) oder hämorrhagischer Diathese muss die Indikation kritisch geprüft werden (Blutungsgefahr!).

Praxistipp

Folgende Grenzwerte sollten für eine zentralvenöse oder arterielle Punktion eingehalten werden:

- **Quick > 60 %**
- **Thrombozyten > 100 000/µl**
- **aPTT < 36 s.**

Bei dringlicher oder vitaler Indikation muss jedoch auch bei Unterschreiten dieser Sicherheitsgrenzwerte punktiert werden. In diesem Fall sollte – falls möglich – ein Punktionsort gewählt werden, an dem das Gefäß gut komprimiert werden kann (z. B. Leiste oder Arm; nicht V. subclavia).

Material für die arterielle Kanülierung.

- arterielle Kanüle in passender Länge und Größe (ca. 20 G bei Punktion der A. radialis, ca. 18 G für die A. femoralis)
- NaCl 0,9 % im flexiblen Beutel, Druckbeutel, Schlauchsystem zum Anschluss an einen Druckdom
- sterile Handschuhe und steriles Lochtuch (bei Verwendung eines Katheters mit Seldinger-Technik)
- Lokalanästhetikum (z. B. 5 ml Mepivacain 1 %) und passende Kanüle bei Anlage an wachen Patient*innen
- Lagerungsmaterial.

Kanülierung der A. radialis (Abb. 2.10).

- korrekte Lagerung auf einer geeigneten Unterlage (z. B. Handtuchrolle, Flasche mit Desinfektionsspray): Hand im Handgelenk überstreckt, Arm ausgestreckt und nach außen rotiert
- Fixieren der gelagerten Hand mit Pflasterstreifen
- Palpieren der A. radialis
- Punktionsstelle 3 × großflächig steril mit Desinfektionsmittel absprühen und mit sterilen Kompressen abwischen
- Anziehen der sterilen Handschuhe
- Abdecken der Punktionsstelle mit sterilem Lochtuch, erneutes Absprühen mit Desinfektionsmittel, spezifische Einwirkzeit beachten
- Punktion in einem Winkel von ca. 30° zur Haut unter gleichzeitiger Palpation der Arterie
- Ein pulssynchron pulsierender Blutfluss (i. d. R. hellrot) weist auf die korrekte Lage der Nadel hin. Alternativ kann unter Aspiration mit aufgesetzter Spritze punktiert werden. Ist hellrotes Blut aspirabel, befindet sich die Nadelspitze in einem arteriellen Gefäß.

MERKE

Die Beurteilung von Farbe und Pulsation des Blutes kann bei schlechter Oxygenierung bzw. niedrigem Blutdruck irreführend sein. Einen wertvollen Hinweis auf die Herkunft des Blutes kann die **Blutgasanalyse** (arterieller pO_2) geben.

- Absenken der Nadel auf einen flacheren Winkel und Vorschieben um einige Millimeter (Sicherstellen der korrekten intraarteriellen Lage: pulsierender Blutfluss muss erhalten bleiben)
- vorsichtiges Vorschieben entweder des Katheters über die Punktionsnadel (arterieller Katheter) oder des Seldinger-Drahts (bei Verwendung eines Katheters mit Seldinger-Technik) über die liegende Nadel (dies muss jeweils ohne Widerstand möglich sein)
- Entfernen der Punktionskanüle bei liegendem Führungsdraht bzw. über den liegenden Katheter
- Vorschieben des arteriellen Verweilkatheters über den Führungsdraht (bei Seldinger-Technik)
- Ggf. Annähen des Zugangs, sicheres Fixieren mit geeigneten Pflasterstreifen.

Arterielle Blutdruckmessung. Der **Druckaufnehmer**, in dem der Druck in der arteriellen Zuleitung auf den Druckwandler übertragen wird, wird **auf Herzhöhe** positioniert (**Abb. 2.11**). Nach dem Konnektieren des entlüfteten Schlauchsystems an die Arterie wird das Messsystem auf Umgebungsdruck kalibriert („**Nullen**"). Dazu wird der Drei-Wege-Hahn am Druckdom (**Abb. 2.12**) so gestellt, dass das Messsystem zur Umgebung geöffnet ist (in dieser Stellung findet keine Blutdruckmessung statt) und am Monitor ein „Nullabgleich" durchgeführt. Nach erfolgreichem Nullabgleich wird der Drei-Wege-Hahn wieder so gestellt, dass Messleitung und arterieller Katheter verbunden sind – erst jetzt werden valide Messwerte angezeigt. Die arterielle Blutdruckmessung zeigt nun den aktuellen Blutdruck bei jedem einzelnen Pulsschlag an.

MERKE

Um korrekte Messwerte zu erhalten, muss der **Druckaufnehmer** – unabhängig von der Höhe der arteriellen Kanüle – immer **auf Herzhöhe** hängen und **kalibriert** werden („Nullabgleich").

MERKE

Atemabhängige Schwankungen des systolischen Blutdrucks oder sichtbares Ondulieren der Blutdruckkurve („Swing") bei beatmeten Patient*innen sind mögliche Zeichen für eine **Hypovolämie**.

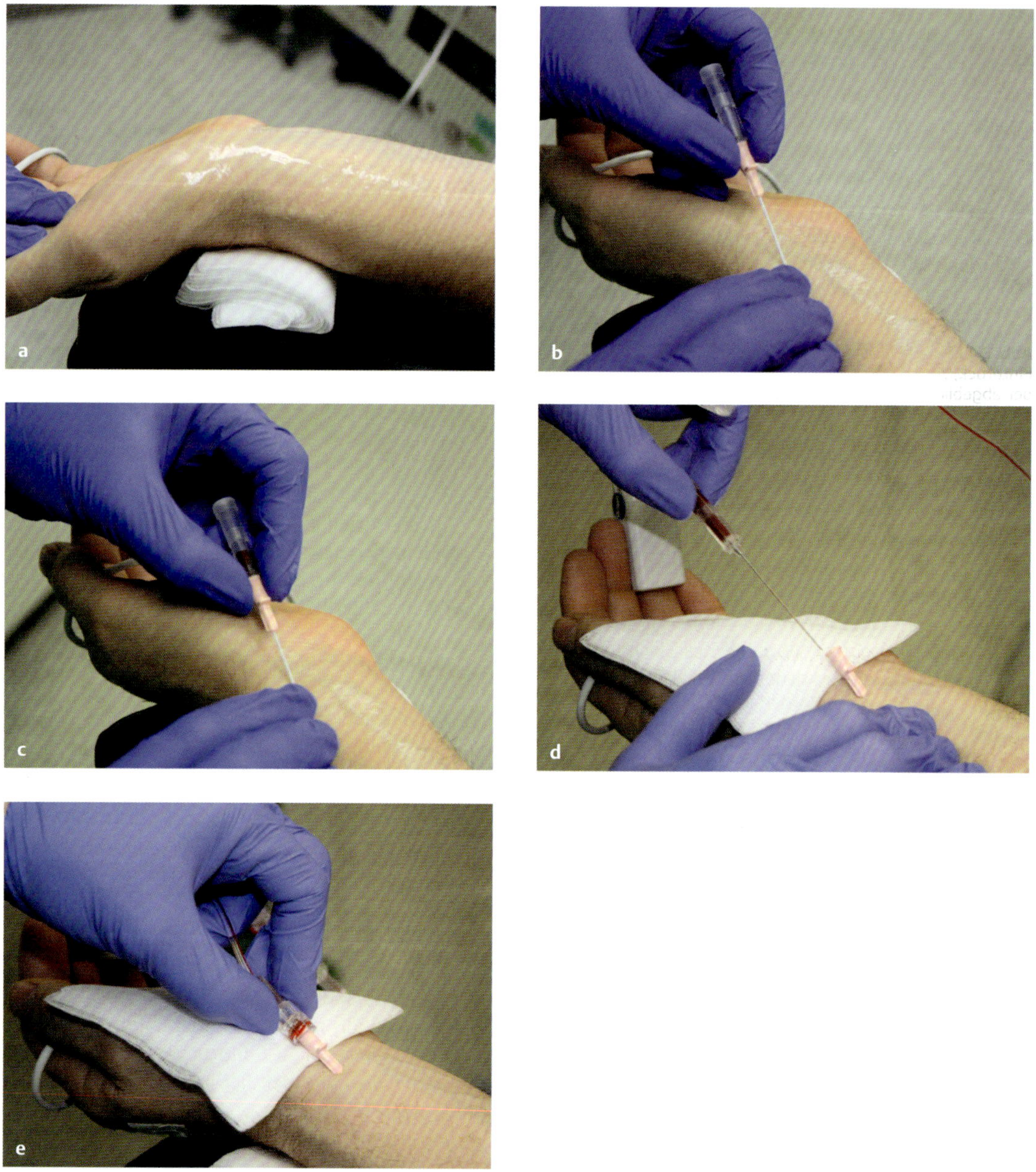

Abb. 2.10 Kanülierung der A. radialis mit einem speziellen Katheter ohne Führungsdraht:
a Lagerung des Handgelenks und ausreichende Desinfektion der Punktionsstelle
b Palpation der Arterie mit Zeige- und Mittelfinger, Punktion mit der anderen Hand
c nach erfolgreicher Punktion Kanüle festhalten, absenken und vorsichtig ca. 1–2 mm vorschieben; danach Mandrin festhalten
d Vorschieben des Katheters über die fixierte Nadel und Entfernen der Nadel
e Anschließen des arteriellen Druckmesssystems, dabei auf festen Sitz der Schraubverbindung achten! Anschließend steriles Abkleben und sicheres Fixieren.

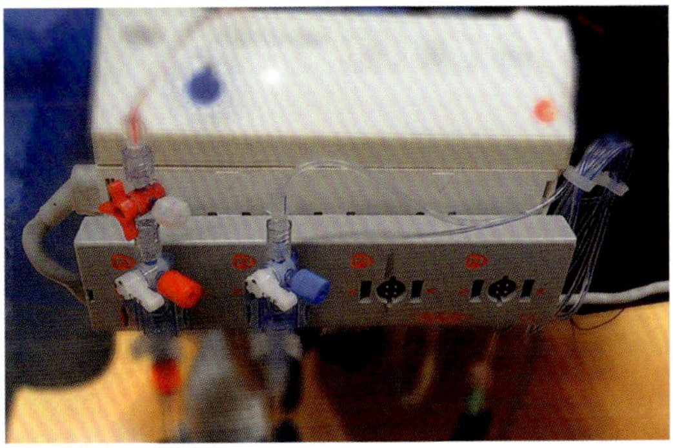

Abb. 2.11 Bei der Messung von invasiven Drücken (arterieller Blutdruck, zentralvenöser Druck) ist darauf zu achten, dass sich der abgebildete **Druckaufnehmer** (unabhängig von der Lage des Katheters, z. B. bei Hoch- oder Tieflagerung einer Extremität) **auf Herzhöhe des Patienten/der Patientin** befindet, da sonst falsche Messwerte angezeigt werden (Beispiel eines Herstellers).

Zentraler Venenkatheter (ZVK)

Definition. Ein- oder oft mehrlumiger Katheter, der nach Punktion einer zentralen Vene vorgeschoben wird, bis die Katheterspitze in der V. cava superior unmittelbar vor dem rechten Vorhof liegt.

MERKE

Bei der Punktion ist streng auf **sterile Bedingungen** zu achten. Da die Risiken für schwerwiegende Komplikationen (z. B. Infektion, Pneumothorax, arterielle Fehlpunktion) erheblich größer sind als bei der Punktion von peripheren Venen, ist die **Indikation streng zu stellen**.

Indikationen für die Anlage eines ZVKs.

- Katecholamintherapie (z. B. bei Sepsis, Herzinsuffizienz oder manifestem Schock)
- längerfristige intensivmedizinische Therapie und/oder parenterale Ernährung (hochkalorische Glukose- oder Aminosäureinfusionen, die nicht periphervenös verabreichbar sind)
- dringend erforderliche Gabe von Medikamenten, die nicht periphervenös applizierbar sind (z. B. hochdosiertes Natriumbikarbonat, Kalium, hochosmolare Substanzen)
- sehr schlechte Venenverhältnisse bei gleichzeitiger Notwendigkeit regelmäßiger i. v.-Medikamentengaben und/oder Blutentnahmen.

MERKE

Eine **singuläre Messung** des ZVDs ist **keine Indikation** für die Anlage eines ZVKs, da die Aussagekraft der Messwerte (v. a. bei Interpretation der Absolutwerte) sehr eingeschränkt ist.

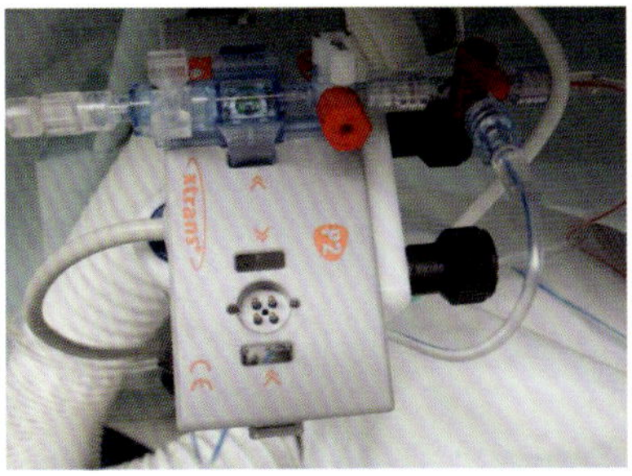

Abb. 2.12 Druckdom mit Anschlussmöglichkeiten für zwei Druckaufnehmer (Beispiel eines Herstellers).

Mögliche Punktionsorte.

- V. jugularis interna (VJI, bevorzugt)
- **V. subclavia** (VSC)
- **V. femoralis** (VFEM)
- V. anonyma (seltener).

Bei schwerer **Hypovolämie** (z. B. hämorrhagischer Schock) ist die Punktion der **VSC** erfolgversprechender, da sie durch das umgebende Bindegewebe offengehalten wird, während die anderen zentralen Venen früher kollabieren.

Alternative Punktionsorte. Obwohl die **V. jugularis externa** (VJE) streng genommen eine periphere Vene ist, kann der Katheter häufig weiter in die V. cava superior vorgeschoben werden. Verfügbar sind auch ZVK, die über die **V. cubitalis/V. basilica** eingeführt und nach zentral vorgeschoben werden. Da das Risiko für Fehllagen (primär oder sekundär durch Armbewegungen), Thrombophlebitiden und Dysfunktionen hier höher ist, daher sollen diese beiden Punktionsorte nicht routinemäßig zur Anwendung kommen.

Generell kann die ZVK-Anlage durch Ultraschallunterstützung deutlich erleichtert und die Komplikationsrate gesenkt werden!

Komplikationen. Wichtige Risiken sind v. a. **Infektionen**, **Blutungen**, **Thrombosen** der punktierten Venen und Fehlpunktionen mit **Verletzung umliegender Strukturen**. Bei Punktion der **VJI** ist das Hauptrisiko eine **Punktion der A. carotis communis** mit Dissektion oder Thrombosierung des Gefäßes (→ ischämischer Insult) oder Loslösung von artherosklerotischen Plaques (→ embolischer Insult). Auf der anderen Seite ist hier bei korrekter Punktionstechnik das Pneumothoraxrisiko gering. Bei Punktion der **VSC** kann die **A. subclavia** punktiert oder ein **iatrogener Pneumothorax** ausgelöst werden, allerdings ist hier das **Infektionsrisiko am geringsten** (keine Hautfalten). Die Punktion der **VFEM** ist technisch meist einfacher, die **Infektionsrate** (hohe Keimzahl in Hautfalten, Genital- und Analregion) und das Risiko für Bein- und Beckenvenenthrombosen und somit für Lungenembolien ist jedoch höher. Moderne **ZVKs**

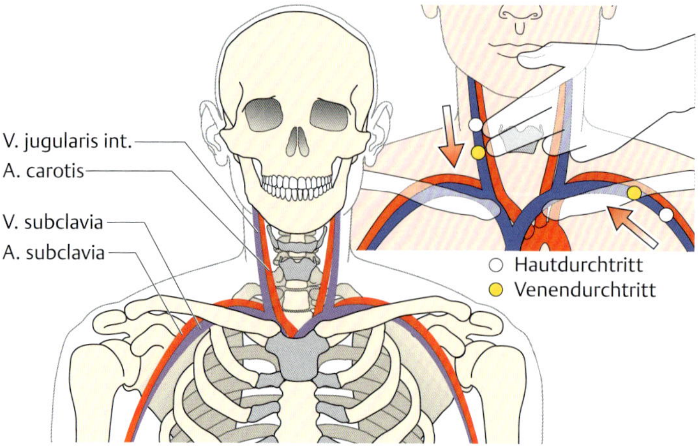

Abb. 2.13 Punktionsorte zum Einführen eines ZVKs. (Quelle: Adams, Flemming, Friedrich et al., Taschenatlas Notfallmedizin, Thieme, 2016)

sind häufig mit antimikrobiellen Substanzen **beschichtet**, um die Kolonisation des Katheters mit Bakterien verzögern. Diese sollen zu einer Reduktion der Rate an Katheterinfektionen und zu einer möglichen längeren Liegedauer der Katheter führen. Auch die **langstreckige Tunnelung** von Kathetern kann die Inzidenz von Infektionen reduzieren, kommt aber nur in Frage, wenn der Katheter längerfristig liegen bleiben soll; und dies erfordert zudem eine operative Anlage. Dieses Verfahren wird beispielsweise bei langfristigen Dialysekathetern (Demers-Katheter) angewandt. Das Blocken des Katheters mit Antibiotika („**Vancomycinblock**", *cave:* Resistenzentwicklung) kann zu Fehldosierungen und unerwünschten Medikamentennebenwirkungen führen und verursacht Resistenzen gegen wirksame und wichtige Antibiotika und ist daher obsolet.

Praxistipp

Die Auswahl des Punktionsortes für einen ZVK beruht immer auf eine Abschätzung der individuellen Risiken und ist daher immer eine Einzelfallentscheidung.

MERKE

Nach erfolgloser Punktion der V. subclavia darf die **VSC der Gegenseite** bis zum Ausschluss eines Pneumothorax **nicht punktiert** werden.

Die ZVK-Anlage ist bei intubierten und beatmeten, aber auch bei wachen Patient*innen (cave: ausreichende Lokalanästhesie im Anlagegebiet!) möglich.

Material für die ZVK-Anlage.

- ZVK-Set (**Abb. 2.14**)
- steriler Kittel, Lochtuch, Spritzen, 3-Wege-Hähne, Nahtmaterial, Nadelhalter (meist als fertiges Punktionsset)

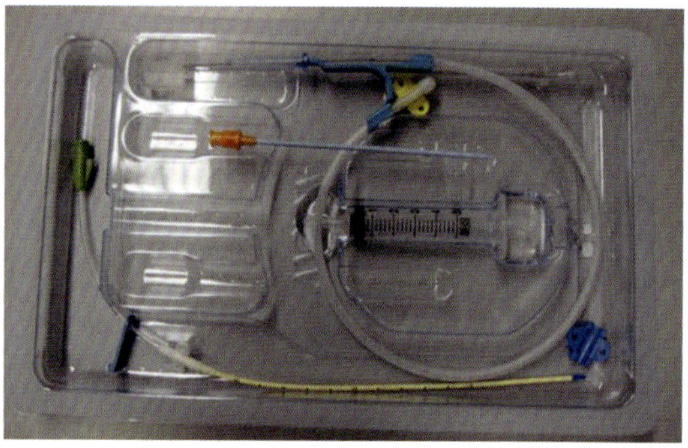

Abb. 2.14 Erforderliches Material in einem Seldinger ZVK-Set.

- bei Anlage am wachen Patient*innen: Lokalanästhetikum (z. B. 5 ml Mepivacain 1 %) und dünne Kanüle
- sterile Handschuhe
- Desinfektionsspray.

Praxistipp

Sorge dafür, dass du eine Assistenzperson zum Anreichen der sterilen Materialien zur Verfügung hast.

MERKE

Ist der Patient/die Patientin wach, solltest du ihn/sie **über die jeweils folgenden Schritte informieren**.

Technik der ZVK-Anlage (rechte V. jugularis interna).

- korrekte Lagerung (bei Punktion von VJI oder VSC): moderate Kopftieflage (Trendelenburg-Position) zur besseren Füllung der Venen und zur Vermeidung von Luftembolien (cave: nicht bei erhöhtem Hirndruck); der Kopf ist gerade oder wird leicht auf die kontralaterale Seite gewendet und der rechte Arm ausgestreckt an der Körperseite gelagert

- großzügiges, wiederholtes (≥ 2 ×), steriles Abwaschen der Umgebung der Einstichstelle
- Anziehen des sterilen Kittels und der sterilen Handschuhe
- Kleben des Lochtuchs um die Punktionsstelle herum
- Öffnen des ZVK-Sets auf einem sterilen Wagen/Tisch
- Vorbereiten von ZVK, Punktionskanüle mit Spritze, Dilatator, Seldinger-Draht, sterilen Kompressen, Nahtmaterial, Skalpell oder Fadenschere sowie sterilem Pflaster, sodass alles mit einem Handgriff erreichbar ist
- Vorfüllen aller Lumina mit steriler NaCl-Lösung
- Abnehmen des Verschlussstöpsels am Anschluss des distalen Katheterlumens, da sonst der Seldinger-Draht am Anschluss nicht austreten kann
- großzügiges Einsprühen des Gebiets um die Einstichstelle mit Desinfektionsspray durch die Assistenzperson
- bei wachen Patient*innen: Aufziehen des Lokalanästhetikums und Durchführungen einer Lokalanästhesie (z. B. Hautquaddel) im Bereich der Einstichstelle
- bei intubierten Patient*innen: Sicherstellen einer adäquaten Tiefe der Narkose bzw. Analgosedierung
- Sonographie zur Identifikation der Punktionsstelle:
  - steril eingepackten Linearschallkopf über der erwarteten Punktionsstelle aufsetzen
  - Color-Mode (farbkodierte Duplexsonographie) ermöglicht sichere Identifikation von Arterie und Vene
  - Punktion der Vene unter direkter sonographischer Kontrolle (dies ist in kurzer Achse „= out of plane“ und in langer Achse „= in plane“ möglich)
  - nach erfolgreicher Punktion beim Einführen des Seldinger-Drahtes erneute sonographische Verifizierung der korrekten, intravenösen Lage
- Landmarken-Technik zum Aufsuchen der Punktionsstelle:
  - laterale Halsseite rechts
  - auf Höhe des Schildknorpels
  - unmittelbar lateral der A. carotis communis
- Tasten der A. carotis, Einstich lateral der Arterie
- Punktionsrichtung: zur ipsilateralen Mamille
- Stichwinkel: 30–45° zur Hautoberfläche (**Abb. 2.15**)
- vorsichtiges Vorschieben der Nadel unter ständiger Aspiration
- In einer Tiefe von ca. 2–4 cm sollte dunkelrotes Blut aspiriert werden können (VJI).
- nach erfolgreicher Punktion: Belassen der Nadel in situ, Entfernen der Spritze (**Abb. 2.16**)
- Das Blut muss nun langsam zurückfließen (sichere Lage in der Vene).
- vorsichtiges Vorschieben des Führungsdrahtes über die liegende Nadel, dabei sollte kein Widerstand spürbar sein
- Vorschieben des Drahtes unter Beachtung des EKGs: wenn Rhythmusstörungen oder Extrasystolen ausgelöst werden, ist der Draht im rechten Herzen und darf nicht weiter vorgeschoben werden, da ansonsten lebensbedrohliche Rhythmusstörungen bis hin zum Kammerflimmern ausgelöst werden können. Wenn die Rhythmusstörungen persistieren, Draht vorsichtig leicht zurückziehen
- Entfernen der Kanüle bei liegendem Führungsdraht, Erweitern der Punktionsstelle mit einem Dilatator, der über den Draht eingebracht und bis zum Erreichen des Gefäßes (aber nicht deutlich weiter) vorgeschoben wird
- Entfernung des Dilatators über den Draht
- Vorschieben des ZVKs über den Führungsdraht

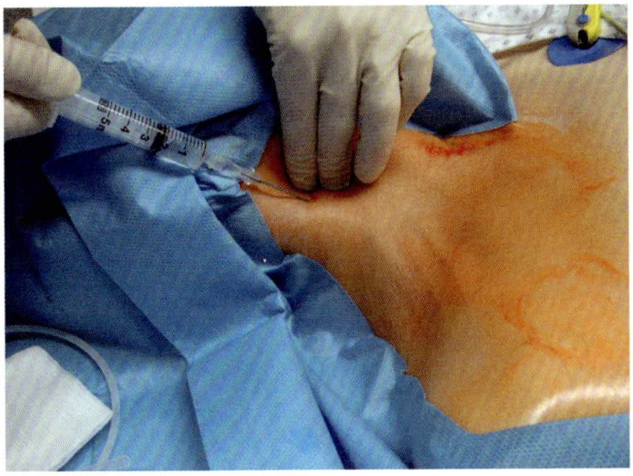

Abb. 2.15 Anlage eines ZVKs in die V. jugularis interna rechts.

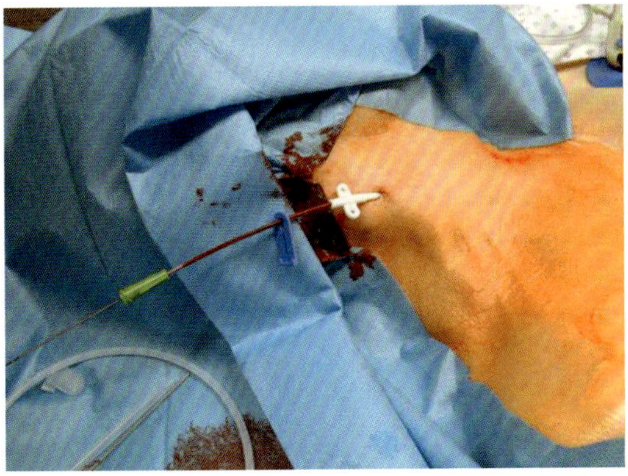

Abb. 2.16 Einlumiger ZVK mit noch einliegendem Seldinger-Draht in der V. jug. int. rechts.

- Insertionstiefe bei Erwachsenen: ca. 15(–20) cm; Lagekontrolle mittels intrakardialer EKG-Ableitung (s. u.)!

MERKE

Bei einer **pulsierenden Blutung** aus der Kanüle wurde **wahrscheinlich** die **A. carotis communis punktiert**! In diesem Fall muss die Nadel entfernt und das Areal für einige Minuten manuell komprimiert werden.

Lagekontrolle. Die „klassische" Methode zur Lagekontrolle des ZVKs bzw. zum Ausschluss eines Pneumothorax ist eine **Röntgenaufnahme des Thorax**. Da dies aber eine Strahlenbelastung mit sich bringt und zudem nicht überall durchgeführt werden kann, ist die **intrakardiale EKG-Ableitung** zur Lagekontrolle in der perioperativen Phase die Methode der Wahl: dazu wird der **Seldinger-Draht** eines hierfür geeigneten ZVK nach Vorschieben des Katheters in diesem **belassen** und so positioniert wird, dass eine spezielle Markierung am Ende des distalen Lumens liegt. Hier wird (herstellerabhängig) ein steriles Kabel angeschlossen, dessen anderes Ende der unsterilen Assistenzperson gegeben wird, die es wiederum an ein am EKG befindliches Zusatzgerät anschließt. Nun wird das – über den Seldinger-Draht abgeleitete – intrakardiale EKG am Monitor angezeigt. Bei vorsichtigem Zurückziehen oder Vorschieben des ZVKs wird die **P-Welle** höher und spitzer. Ist sie höher als der QRS-Komplex, liegt die Spitze des ZVKs in der Nähe des Sinusknotens. Der ZVK wird nun ca. 1–2 cm zurückgezogen, bis das EKG wieder normal aussieht. In dieser Position liegt der **ZVK vor dem rechten Vorhof**. Eine **radiologische Lagekontrolle** mittels Röntgen-Thorax ist (außer bei Subclavia-Punktion wegen der bei dieser Punktion erhöhten Gefahr eines Pneumothorax) bei erfolgreicher intrakardialer Ableitung **nicht mehr notwendig**.

Versorgung des ZVKs. Der Führungsdraht wird entfernt, alle Lumen werden aspiriert und mit steriler Kochsalzlösung durchgespült, sowie mit einem sterilen Verschluss sorgfältig verschlossen. Anschließend wird der ZVK angenäht und die Einstichstelle wird steril abgeklebt.

MERKE

Jeder Schenkel eines mehrlumigen ZVKs muss **kontinuierlich verwendet** werden. Ein nicht genutzter Schenkel kann nach kurzer Zeit thrombosieren und jeder Schenkel erhöht die Infektionsgefahr. Daher muss für jeden Patienten/jede Patientin individuell entschieden werden, wie viele Lumina der ZVK haben soll. Meist sind 1 oder 2 Lumina für den intraoperativen Gebrauch ausreichend.

Pulmonalarterienkatheter (PAK)

Synonyme. Swan-Ganz- oder Pulmonaliskatheter

Definition. Der PAK wird – wie ein ZVK – über eine zentrale Vene eingebracht und anschließend durch den rechten Vorhof und die rechte Herzkammer vorgeschoben, bis die **Spitze in einer Pulmonalarterie** liegt (**Abb. 2.17**).

Anlage eines PAKs. Der PAK wird über eine zuvor in Seldinger-Technik angelegte, zentralvenöse Schleuse eingebracht. Hat die Katheterspitze die Position eines ZVKs (ca. 20 cm-Markierung) erreicht, wird ein kleiner Ballon an der Katheterspitze aufgeblasen und der PAK mit dem Blutstrom über die rechte Herzkammer in eine Pulmonalarterie „eingeschwemmt". Hierbei sind theoretisch schwerwiegende Komplikationen möglich (schwere Rhythmusstörungen bis hin zu einer tödlichen Pulmonalarterienverletzung), weshalb die Anwendung nur durch kardio-anästhesiologisch bzw. intensivmedizinisch erfahrene Anästhesist*innen erfolgen soll. Keinesfalls darf der PAK mit geblocktem Ballon zurückgezogen werden, da

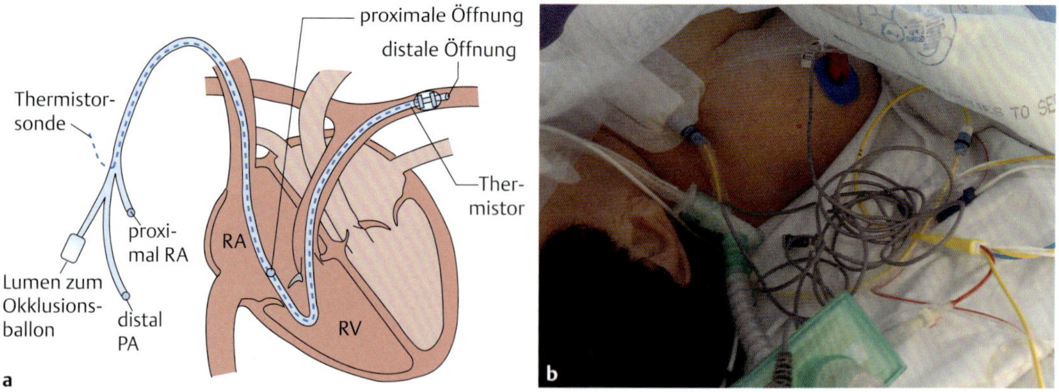

Abb. 2.17 Pulmonalarterienkatheter (PAK).
a Lage des Katheters mit geblocktem Ballon in Wedge-Position (Quelle: Leuwer, Marx, Trappe et al., Checkliste Intensivmedizin, Thieme, 2017)
b Patientin mit PAK.

hierdurch Klappenstrukturen ausgerissen werden können.

Funktion. Über einen PAK können Kreislaufparameter gemessen und berechnet werden, u. a. der **zentrale Venendruck** (ZVD), der pulmonalarterielle Druck (PAP) und der **pulmonale Kapillardruck** (Wedge-Druck, PCWP [Pulmonary Capillary Wedge Pressure]). An der Katheterspitze befindet sich ein Temperatursensor, mit dessen Hilfe nach Bolusinjektion von gekühlter NaCl-Lösung über das proximale Lumen des Katheters die Kreislaufzeit und damit das **Herzzeitvolumen** gemessen werden kann (Thermodilutionsmethode). Moderne PAKs für spezielle Indikationen sind sogar in der Lage, eine kontinuierliche Messung des Herzzeitvolumens zu liefern.

Indikationen. Aufgrund des hohen Komplikationsrisikos, der kurzen möglichen Liegedauer und der Verfügbarkeit weniger invasiver Methoden (z. B. Pulskonturanalyse (S. 129)), welche ebenfalls viele der Parameter (z. B. Herzzeitvolumen) messen können, die der PAK liefert, wird das Verfahren nur **noch selten eingesetzt**. Nur wenn bei ausgewählten Risikopatient*innen (z. B. schweres ARDS, Sepsis, kardiogener Schock, schwerster pulmonaler Hypertonus) oder speziellen Eingriffen (etwa bei Herz- oder Lebertransplantationen) eine kontinuierliche Messung und Kontrolle des pulmonal-arteriellen Drucks und invasiver Kreislaufparameter notwendig ist, wird der PAK heute noch verwendet. Die Indikationsstellung sollte jedoch sehr streng gehandhabt werden.

Komplikationen. Bei der Anlage bzw. Verwendung eines PAKs sind behandlungspflichtige **Herzrhythmusstörungen** und – oft letal endende – **Rupturen großer Pulmonalarterien** möglich. Der Ballon an der Katheterspitze zur Messung des Wedge-Drucks darf immer nur sehr kurz geblockt sein und muss anschließend wieder komplett abgelassen werden, da sich sonst ein Infarkt des durch diese Pulmonalarterie versorgten Lungenabschnitts (**Lungeninfarkt**) entwickeln kann. Wird ein Patient/eine Patientin mit PAK ausnahmsweise und kurz ohne kontinuierliches Monitoring des pulmonal-arteriellen Drucks transportiert, muss der PAK vor dem Transport in eine sichere Position (sicher außerhalb der Pulmonalarterie, also i. d. R. vor dem rechten Vorhof) zurückgezogen werden, um ein „Spontan-Wedge" zu vermeiden.

Monitoring der neuromuskulären Übertragung (Relaxometrie)

Indikationen. Bei **allen Patient*innen**, die ein **Muskelrelaxans erhalten** haben, sollte die neuromuskuläre Funktion kontinuierlich während der Narkose überwacht werden, um eine postoperative Restrelaxierung (S. 107) sicher zu verhindern. Eine Messung zum geplanten Ende der Narkose ist obligat: Vor der Extubation ist immer zu prüfen, ob sich die neuromuskuläre Funktion ausreichend erholt hat.

Durchführung.

- benötigtes Material: 2 Klebeelektroden, Neuromonitoring-Gerät (**Abb. 2.18**)
- Platzierung der Elektroden ca. 3 und 10 cm proximal des Handgelenks auf der Arminnenseite (im Verlauf von N. ulnaris oder N. medianus) zur Erregung des M. adductor pollicis
- Bei der „Train of Four"-Messung (TOF) gibt das Gerät eine Reizfolge von 4 Einzelreizen mit einer Frequenz von 2 Hz und einer Reizstärke von 30–60 mA ab.

Bewertung. Bei **≤ 2 Reizantworten** („Zuckungen") des Daumens ist die Relaxierung **chirurgisch ausreichend**. Nimmt das Gerät alle 4 Reize wahr, kann die TOF-Ratio berechnet werden, d. h. die Stärke des letzten im Vergleich zum ersten Reiz. Für die **Extubation** muss die **TOF-Ratio > 0,9** liegen, damit von einem ausreichenden Abklingen der neuromuskulären Relaxation ausgegangen werden kann.

Transösophageale Echokardiografie (TEE)

Indikationen.

- Notfalldiagnostik bei hämodynamischer Instabilität ungeklärter Ursache
- Beurteilung von Klappenvitien bzw. Rekonstruktionsergebnissen (Kardiochirurgie)
- Beurteilung der globalen und regionalen Pumpfunktion des Herzens sowie des Volumenstatus des Patienten/der Patientin
- Beurteilung der rechtsventrikulären Funktion (Lungenembolie, Rechtsherzversagen)
- Detektion von Luftembolien bei sitzender Lagerung (Neurochirurgie).

Durchführung. Ein spezielles Endoskop, in dessen Spitze eine Ultraschallsonde eingebaut ist, wird – wie bei einer Gastroskopie – in den Ösophagus eingebracht. Durch die unmittelbare Nähe zum Herzen sind die Untersuchungsbedingungen meist ausgezeichnet. Die Untersuchung muss von einem Arzt/einer Ärztin mit ausreichender Erfahrung durchgeführt werden und sollte einem standardisierten Schema („Standardschnitte") folgen, nach welchem die Befunde auch dokumentiert werden.

MERKE

Vor jeder elektiven TEE muss der Patient/die Patientin u. a. **über** seltene, aber schwerwiegende **Verletzungsrisiken** (Ösophagusperforation!) **aufgeklärt** werden.

Urin-Dauerkatheter (DK)

Bei Operationen, die deutlich über 2 Stunden dauern, und, wenn aus anderen Gründen die Urinausscheidung überwacht werden muss (z. B. Polytrauma,

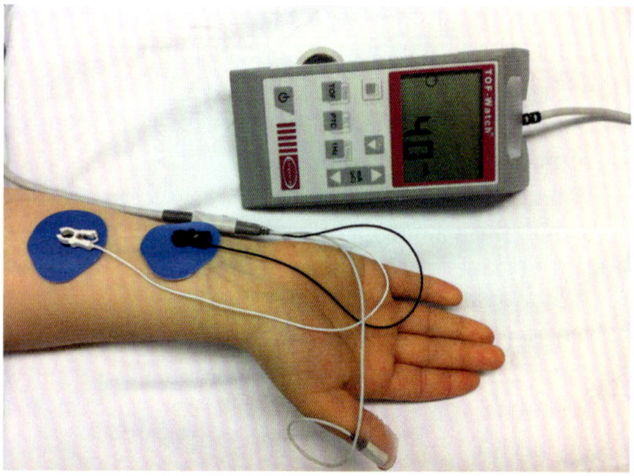

Abb. 2.18 Beispiel für ein **Gerät zum neuromuskulären Monitoring.**

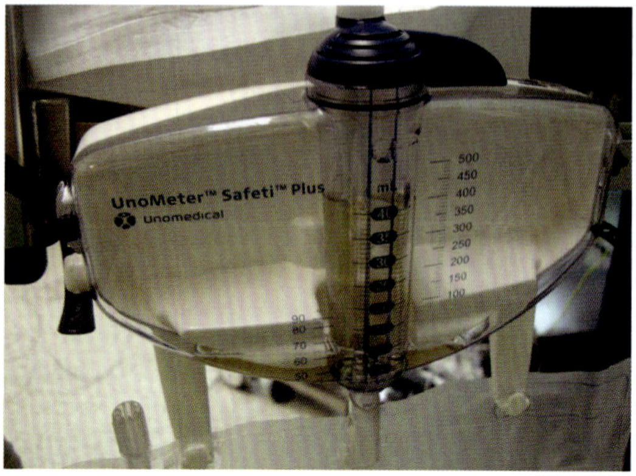

Abb. 2.19 Beispiel für ein **Urometer („Stundenglas") mit Sammelbeutel** (unten) **zur genauen Messung der Urinausscheidung.**

Sepsis etc.), ist i. d. R. ein Urinkatheter zur **Urinableitung** erforderlich. Bei Operationen mit großem Blutverlust erleichtert er zudem die **Flüssigkeitsbilanzierung** (Ein- und Ausfuhr, **Abb. 2.19**). Auch einige **urologische Operationen** (z. B. radikale Prostatektomie) erfordern die Anlage eines Dauerkatheters.

2.2 Einleitung einer Allgemeinanästhesie

Key Point

- **Zu Beginn der Narkoseeinleitung wird der Patient/die Patientin präoxygeniert.**
- **Die Einleitung wird mit der Gabe eines Opioids begonnen, anschließend wird ein Injektionshypnotikum appliziert.**
- **Der nächste Schritt der Standardeinleitung ist die Maskenbeatmung, für die bei Bedarf verschiedene Hilfsmittel zur Verfügung stehen.**
- **Ist die Maskenbeatmung suffizient, wird – im Falle einer Intubationsnarkose (ITN) – ein Muskelrelaxans injiziert und anschließend intubiert.**
- **Bei Intubationsschwierigkeiten stehen ebenfalls zahlreiche Hilfsmittel zur Verfügung.**
- **Die „Cannot-ventilate-cannot-intubate"-Situation ist ein gefürchteter Notfall.**
- **Bei bestimmten Patient*innengruppen wird eine Nicht-Nüchtern-Einleitung (RSI) empfohlen.**
- **Wichtige Komplikationen im Rahmen der Narkoseeinleitung sind Kreislaufdepression, sympathiko- bzw. vagotone Kreislaufdysregulationen, Hypoxämie, Herzrhythmusstörungen und anaphylaktische bzw. anaphylaktoide Reaktionen.**

2.2.1 Synopsis

Im Regelfall wird der Patient/die Patientin zunächst präoxygeniert (S. 43) und erhält anschließend als erstes Einleitungsmedikament ein **Opioid**, z. B. Sufentanil (S. 44). Sobald dieses zu wirken beginnt, wird ein **Injektionshypnotikum**, z. B. Propofol (S. 45), verabreicht und mit der Maskenbeatmung (S. 47) begonnen. Ist diese suffizient, erhält der Patient/die Patientin ein **Muskelrelaxans**, z. B. Rocuronium (S. 51), und wird – sobald dieses ausreichend wirkt – intubiert (S. 53). **Abb. 2.20** gibt einen Überblick über den üblichen Ablauf.

2.2.2 Vorbereitung

Vor der Einleitung einer Allgemeinanästhesie müssen nochmals die **wichtigsten Informationen** zum Patienten/zur Patientin **abgefragt**, alle relevanten **Dokumente geprüft** und sichergestellt werden, dass ggf. benötigte **Zusatzausrüstung** (z. B. Wagen „schwierige Intubation", ZVK-Set) und bereitgestellte **Blutprodukte vorhanden** sind. Näheres dazu findest du im Kapitel über Maßnahmen im Narkoseeinleitungsraum (S. 27). Spätestens jetzt muss mit dem Operateur/der Operateurin Rücksprache gehalten werden, falls eine besondere Tubusart (S. 53) gewünscht wird.

MERKE

Ein Patient/eine Patientin in Narkose kann keine Fragen mehr beantworten, falls irgendwelche Zweifel auftreten!

Vor der Gabe des ersten Medikaments, meist bereits vor der Anlage des i. v.-Zuganges, wird der Patient/die Patientin an das Basismonitoring (S. 28) angeschlossen und ein initialer Blutdruck, die Sauerstoffsättigung (SpO_2) unter Raumluft sowie ein EKG (nochmals genaue Kontrolle: Sinusrhythmus?) regis-

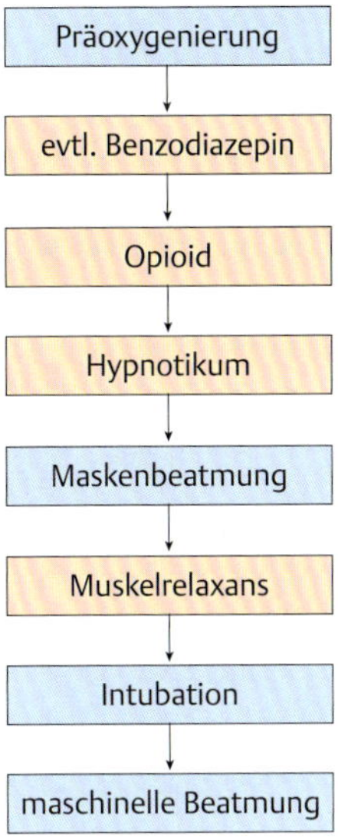

Abb. 2.20 Standardablauf der Narkoseeinleitung.

triert. EKG und SpO_2 werden von nun an kontinuierlich überwacht. Der Blutdruck wird meist in 3- oder 5-minütigen Abständen (am Monitor einstellbar) gemessen.

2.2.3 Präoxygenierung

Zielsetzung. Die Einleitungsmedikamente bewirken eine Atemdepression, sodass der Patient/die Patientin nicht mehr selbst atmet. Durch die vorherige Präoxygenierung soll das Hämoglobin optimal mit Sauerstoff gesättigt und die Lunge komplett mit Sauerstoff gefüllt werden. Dies kann **bei Gesunden** trotz der Atemdepression über **≥ 3 min** einen **Abfall der Sauerstoffsättigung verhindern**, verschafft so ausreichend Zeit zum Sichern der Atemwege und verhindert insbesondere bei unvorhergesehenen Problemen (v. a. unvorhergesehen schwieriger Atemweg) hypoxische Schäden.

MERKE

Diese **Sauerstoffreserve** ist z. B. bei Lungenerkrankungen, adipösen oder kritisch kranken Patient*innen sowie bei Neugeborenen und Säuglingen deutlich **reduziert**.

Praktisches Vorgehen. Dem Patienten/der Patientin wird eine **dicht sitzende Beatmungsmaske** (**Abb. 2.21**) aufgesetzt (meist Vorschaltung eines Bakterien- und Virenfilters zwischen Maske und Narkosegerät), über die er für ca. **3–5 min 100 % Sauerstoff mit hohem Frischgasfluss** (z. B. 10 l/min) atmet. So wird der gesamte Stickstoff aus der Lunge „ausgewaschen" (sog. Denitrogenisierung) und durch Sauerstoff ersetzt. Alternativ kann ein*e Patient*in mit guter Compliance

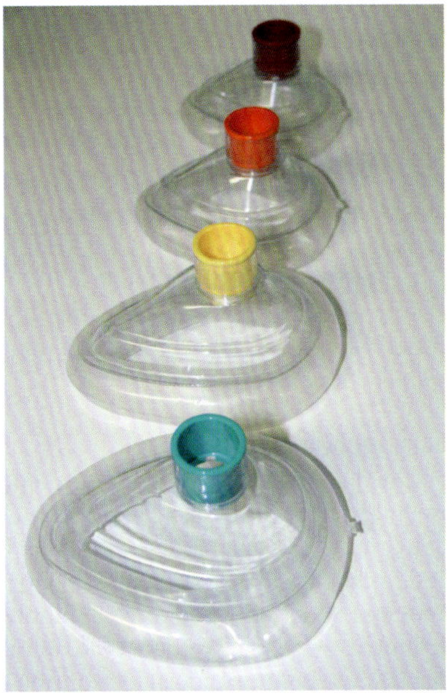

Abb. 2.21 Beispiele für **Einmalmasken für die Beutel-Masken-Beatmung**: Neben der passenden Größe sollte auch immer eine Größe größer und kleiner bereitgehalten werden. Zu kleine und zu große Masken dichten schlecht ab und erschweren die Maskenbeatmung.

auch **5–10 sehr tiefe Atemzüge** (maximale Inspiration und Exspiration) mit 100 % Sauerstoff, hohem Frischgasfluss und dicht sitzender Maske machen.

MERKE

Bereits **1 Atemzug Raumluft** (d. h. Einatmen eines Gasgemisches mit 78 % Stickstoff) macht die **Präoxygenierung ineffektiv**. Die **Maske** muss daher **immer** – auch nach der Präoxygenierung – **dicht aufsitzen**.

2.2.4 Narkoseeinleitungssequenz

Definition. Die Narkose wird durch die Applikation verschiedener Medikamente eingeleitet, darunter in der Regel ein Opioid zur Schmerzausschaltung und ein Hypnotikum, um die Narkose zu induzieren.

Benzodiazepine zur Sedierung

Nähere Informationen zu Benzodiazepinen findest du im Kapitel Prämedikation (S. 19).

MERKE

Immer wenn **Benzodiazepine i. v.** appliziert werden, muss die **Möglichkeit einer Intubation** und Beatmung gegeben sein!

MERKE

Benzodiazepine sind **nach i. v.-Gabe** deutlich **schneller und stärker wirksam** als nach oraler Applikation.

1 mg Midazolam i. v. entspricht etwa 5 mg Midazolam p. o. Zur Prämedikation sind daher meist 1–2 mg Midazolam i. v. ausreichend.

Praxistipp

Midazolam ist in verschiedenen Konzentrationen und Größen erhältlich: 5 mg in 1 ml, 5 mg in 5 ml und 15 mg in 3 ml (Abb. 2.22): In den „kleinen" Ampullen (15 mg/3 ml) kann also mehr Wirkstoff enthalten sein als in den „großen" Ampullen (5 mg/5 ml)!

Opioide zur Schmerzausschaltung

Als nächstes erhält der Patient/die Patientin ein Opioid, da diese Substanzen erst nach ca. 3–5 Minuten ihr Wirkmaximum erreichen. In Deutschland wird am häufigsten **Sufentanil** verwendet. Alternativ können auch **Fentanyl**, **Alfentanil** (bei kurzen Eingriffen) und **Remifentanil** gegeben werden (**Tab. 2.2**). Letzteres sollte nicht als Bolus, sondern als kontinuierliche Infusion über eine Spritzenpumpe appliziert werden.

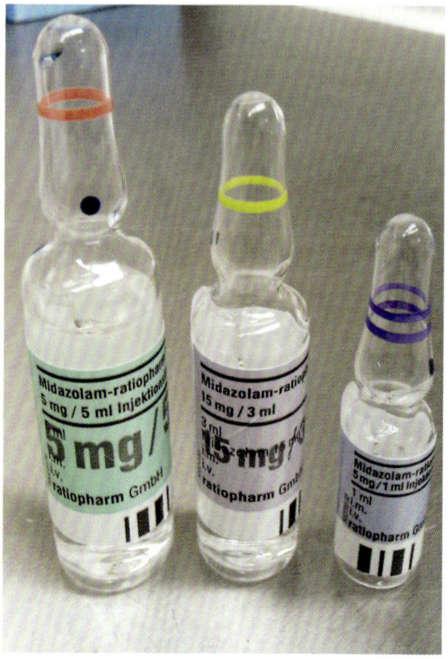

Abb. 2.22 Midazolam-Ampullen in verschiedenen Größen und Konzentrationen (Beispiel eines Herstellers).

MERKE

Alle Opioide sollten **langsam appliziert** werden, da sich (v. a. bei hochwirksamen Substanzen wie Sufentanil und Remifentanil) eine Rigidität der Skelettmuskulatur mit **Thoraxrigidität** entwickeln kann. Diese klingt zwar nach einiger Zeit von selbst wieder ab, kann bis dahin jedoch die Beatmung unmöglich machen und damit zu bedrohlichen Zwischenfällen führen.

Tab. 2.2

Wichtige zur Narkoseeinleitung verwendete Opioide.

	Fentanyl	Sufentanil	Alfentanil	Remifentanil
Ampullengrößen	0,1 mg/2 ml, 0,5 mg/10 ml	50 µg/10 ml (5 µg/ml) 250 µg/5 ml (50 µg/ml)	1 mg/2 ml	1 mg, 2 mg, 5 mg als Trockensubstanz[3]
Indikationen	Analgesie bei Allgemeinanästhesie mit Beatmung, Sedierung auf Intensivstation		kurze Operationen	ambulante Operationen, Eingriffe mit unbekannter Dauer oder bei denen das Analgesieniveau angepasst werden muss
Dosis zur Narkoseeinleitung	1–5 µg/kg KG, meist 0,1–0,2 mg bei Erwachsenen[1]	0,5 µg/kg KG je nach geplantem Eingriff, meist 20–40 µg	8–30 µg/kg KG[2]	1 µg/kg KG über ≥ 30 s oder 0,5–1 µg/kg KG/min über Spritzenpumpe
Dosis zur Narkoseaufrechterhaltung	0,5–1,5 µg/kg KG je nach Operationsverlauf[1]	0,15–0,7 µg/kg KG per Spritzenpumpe: 20–80 µg/h (übliche Verdünnung 10 µg/ml)	5–15 µg/kg KG per Spritzenpumpe: 0,5–5 µg/kg KG/min (selten verwendet)	0,05–2 µg/kg KG/min per Spritzpumpe
Wirkdauer	ca. 45 min	ca. 30 min (Zunahme mit der Infusionsdauer, „Kontext-sensitive HWZ")	15–20 min	3–10 min (unabhängig von Dosis und Infusionsdauer)

*[1] Dosisreduktion bei älteren Patient*innen erforderlich*
[2] Thoraxrigidität häufiger als bei Fentanyl und Sufentanil, daher langsam injizieren
[3] Die Trockensubstanz wird vor der Verwendung mit 0,9 %iger NaCl-Lösung aufgelöst. Die Verdünnungen liegen je nach Krankenhaus bei 20–100 µg/ml und müssen daher unbedingt auf der Spritze angegeben werden.

Pharmakologische Eigenschaften. Weitere Informationen zu Opioiden findest du im Abschnitt Schmerztherapie (S. 279).

- **Nebenwirkungen**: Blutdruckabfall durch periphere Vasodilatation (v. a. bei Hypovolämie), Bradykardie (selten bis Asystolie), Atemdepression, Übelkeit/Erbrechen, Miosis, Obstipation, Thoraxrigidität, Bronchospasmen
- **Kontraindikationen**: Bradyarrhythmien, i. v.-Drogenabusus (relativ), Asthma bronchiale (relativ; Morphin vermeiden), vor und während der Geburt (Gefahr einer Atemdepression beim Neugeborenen)
- **Wechselwirkungen**: Einnahme von MAO-Hemmern innerhalb der letzten 14 Tage (lebensbedrohliche Blutdruckkrisen, Serotoninsyndrom, Auslösen von epileptischen Anfällen), sedierende Pharmaka (→ Wirkverstärkung).

Opioidantagonisten wie Naloxon (vorsichtiges Titrieren, meist 0,2–0,4 mg) können in bedrohlichen und anderweitig nicht behandelbaren Notfallsituationen (z. B. Unmöglichkeit der Beatmung bei der Narkoseeinleitung) die **Wirkung der Opioide aufheben**. Da sie allerdings auch die analgetische Wirkung der Opioide antagonisieren, ist bei operativen Patient*innen mit heftigen Schmerzen zu rechnen.

MERKE

Naloxon ist **kürzer wirksam als Fentanyl und Sufentanil**, sodass mit einem Rebound der Opioidwirkung gerechnet werden muss. Diese Patient*innen müssen daher am Monitor (Aufwachraum, IMC, ICU) überwacht werden, ggf. muss die Naloxon-Gabe wiederholt werden.

Bei der Verwendung des ultrakurzwirksamen Opioids **Remifentanil** muss ein **weiteres Opioid** (z. B. Morphin oder Piritramid) bzw. ein Nichtopioidanalgetikum in ausreichender Dosierung zur Therapie der postoperativen Schmerzen verabreicht werden. Näheres dazu findest du in den Kapiteln über Schmerztherapie (S. 105) und postoperative Schmerztherapie (S. 287). Um **unbeabsichtigte Bolusgaben** zu **vermeiden**, sollte die Infusionsleitung so nahe wie möglich am Patienten/an der Patientin sein. Nach Ende des Eingriffs und vor Narkoseausleitung sollte die Leitung, über die das Remifentanil zugeführt wurde, entfernt und die verwendeten 3-Wege-Hähne und Infusionsleitungen durchgespült werden, um unbeabsichtigte Bolusgaben und damit eine Atemdepression oder Thoraxrigidität zu vermeiden.

Hypnotika zur Narkoseinduktion

Sobald das Opioid zu wirken beginnt (Abfall der Herzfrequenz, Miosis, „ungewohntes Gefühl" beim Patienten/bei der Patientin) wird ein Injektionshypnotikum injiziert, um die Narkose zu induzieren.

MERKE

Hypnotika wirken **atemdepressiv**, aber **nicht analgetisch** (Ausnahme: Ketamin).

Thiopental. Ein stark wirksames Hypnotikum zur Einleitung einer Allgemeinanästhesie ist das **Barbiturat Thiopental** (Ampullen zu 0,5 g und 1 g, Trockensubstanz zum Auflösen, übliche Verdünnung 25 mg/ml). Als sog. **Schlaferzwinger** bewirken Barbiturate eine sehr schnelle Narkoseinduktion. Die Dosierung von Thiopental zur Narkoseeinleitung beträgt 3–5 mg/kg KG, die Wirkung tritt nach 20–50 Sekunden ein und hält für 5–15 Minuten an. Die Eliminationshalbwertszeit beträgt 9–16 Stunden. Thiopental ist **nicht** zur **Aufrechterhaltung der Narkose** geeignet. Wichtige **Nebenwirkungen** sind Blutdruckabfälle mit reflektorischem Anstieg der Herzfrequenz, allergische Hautreaktionen, Übelkeit/Erbrechen, Atemdepression, Broncho- und Laryngospasmen sowie schwere Gewebsnekrosen bei paravasaler Injektion. Zu beachtende **Kontraindikationen** aller Barbiturate sind Porphyrie sowie schwere Leber- und Niereninsuffizienz. Wegen der kreislaufdepressiven Wirkung sollte die Dosis bei Herzinsuffizienz, Volumenmangel oder Schock reduziert bzw. ein anderes Hypnotikum verwendet werden. Wegen der bronchospastischen Wirkung darf Thiopental im Status asthmaticus nicht gegeben werden und ist bei obstruktiven Atemwegserkrankungen generell zu vermeiden.

Praxistipp

Thiopentallösungen sind stark alkalisch (pH-Wert ca. 10) und lösen bei paravasaler Injektion schwere Gewebenekrosen aus. Kontrolliere daher vorher immer gründlich den Zugang! Spüle nach der Injektion den Zugang mit NaCl, da Reste der Lösung viele andere Medikamente (v. a. Muskelrelaxanzien) zum Ausfallen bringen können.

MERKE

Bei allen **Barbituraten** ist die Halbwertszeit wesentlich länger als die Wirkdauer, da die Wirkung durch Umverteilung in das Fettgewebe beendet wird. Sie sollen daher **nicht nachinjiziert** werden und sind i. d. R. **nicht** zur **Aufrechterhaltung einer Narkose** geeignet.

Propofol. Für die meisten Eingriffe wird **Propofol** zur Narkoseeinleitung benutzt. Es wirkt agonistisch an zentralen $GABA_A$-Rezeptoren und nikotinischen Acetylcholinrezeptoren. Bei einer üblichen Dosierung von 1,5–2,5 mg/kg KG führt es zu einer von vielen Patient*innen als **angenehm empfundenen Narkoseinduktion**. Die Wirkung tritt nach etwa 15–20 Sekunden ein und hält ca. 5–8 Minuten an. Propofol eignet sich in einer Dosierung von 4–6 mg/kg KG/h auch zur Aufrechterhaltung der Narkose (S. 87). Wichtige **Nebenwirkungen** sind Blutdruckabfall, Atemdepression, Spontanbewegungen und Muskelzuckungen (v. a. bei der Einleitung) sowie Schluckauf während der Einleitung. Insbesondere bei schneller Injektion, kleinlumigen und sehr weit peripher liegenden Zugängen kann Propofol einen starken, sehr unangenehmen **Injektionsschmerz** auslösen, der durch die Applikation über einen größerlumigen Zugang und bei laufender Infusion sowie die Verwendung der 0,5 %igen Lösung weitgehend vermieden werden kann. Bei Allergien gegen Propofol, Soja (Propofol ist in einer Sojalösung suspendiert), ausgeprägter Hypovolämie oder Volumenmangelschock und nicht behandelter Epilepsie (Senkung der Krampfschwelle!) ist Propofol **kontraindiziert**. Ab dem 1. Lebensmonat kann Propofol 0,5 % oder 1 % gegeben werden, Propofol 2 % erst ab dem 3. Lebensjahr.

MERKE

Nach längerer, hochdosierter Applikation hoher Dosierungen kann sich ein **Propofolinfusionssyndrom** (PRIS) mit EKG-Veränderungen, Rhabdomyolyse und Laktatazidose bis hin zu letalen Verläufen entwickeln. Die **Höchstdosis** von 12 mg/kg/h (kurzzeitig intraoperativ) bzw. 4 mg/kg/h zur Sedierung auf Intensivstationen darf daher nicht überschritten werden.

Praxistipp

Propofol ist derzeit in Ampullen zu 0,5 % (5 mg/ml), 1 % (10 mg/ml) und 2 % (20 mg/ml) erhältlich (Abb. 2.23). Diese Konzentrationen dürfen wegen der Gefahr lebensbedrohlicher Überdosierungen nicht verwechselt werden., Eine entsprechende Beschriftung der Spritze ist daher obligat. Propofol 2 % ist ausschließlich für Sedierungszwecke im Rahmen der Intensivmedizin zu verwenden. Die 0,5 %ige Lösung soll zu weniger Injektionsschmerz bei der Einleitung führen und eignet sich insbesondere für die Verwendung bei Kindern.

Etomidat. Da Etomidat (20 mg/10 ml in wässriger Lösung oder in Öl-in-Wasser-Emulsion) im Vergleich zu anderen Hypnotika nur zu einem relativ geringen Blutdruckabfall führt, eignet es sich für Patient*innen mit **eingeschränkter kardialer Leistungsfähigkeit** (schwere Herzinsuffizienz, hochgradige KHK, große kardiochirurgische Operationen). Es wirkt über eine

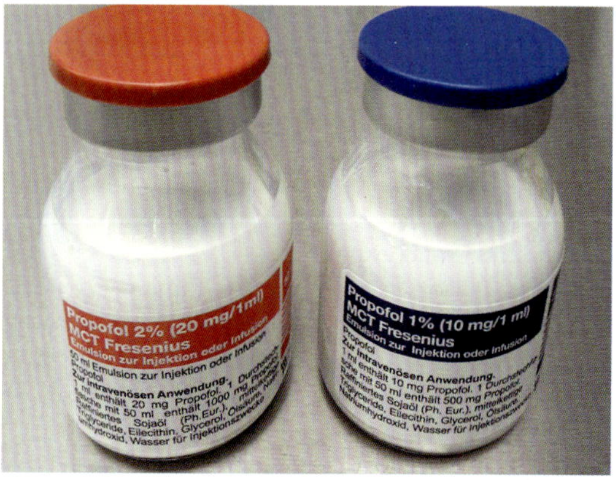

Abb. 2.23 Propofol 50 ml-Stechampullen (verschiedene Konzentrationen, die nicht verwechselt werden dürfen; Beispiel eines Herstellers).

Verstärkung der $GABA_A$- und Glycinwirkung. Zur Narkoseeinleitung werden 0,15–0,3 mg/kg KG gegeben, die **Wirkung** tritt nach 15–20 Sekunden ein. Sie ist allerdings **schwächer** als die von Thiopental oder Propofol und hält nur 2–3 Minuten lang an. Etomidat ist **nicht zur Aufrechterhaltung der Narkose** geeignet. Schon nach einmaliger Gabe **beeinträchtigt** es die **Funktion der Nebennierenrinde**, wodurch der Kortisol- und Aldosteronspiegel im Serum absinkt. Dies limitiert die Anwendung oftmals, insbesondere bei kritisch kranken Patient*innen. Weitere **Nebenwirkungen** sind Myoklonien und Dyskinesien während der Einleitung und ein Injektionsschmerz (v. a. bei wässriger Lösung). **Kontraindikationen** sind Allergien gegen Etomidat, Erdnuss oder Soja (bei der Emulsion). Es sollte auch nicht bei Patient*innen mit schwerem Trauma verwendet werden (deutlich erhöhte Mortalität!). Aufgrund der Nebenwirkungen sollte Etomidat nur in **Kombination mit einem Benzodiazepin**, von erfahrenen Anästhesist*innen und nur in Ausnahmefällen verwendet werden.

Praxistipp

Patient*innen mit eingeschränkter Nebennierenfunktion sollen kein Etomidat erhalten.

Ketamin. Ketamin und sein Stereo-Enantiomer S-Ketamin (auch: Esketamin) wirken über einen Antagonismus an NMDA-Rezeptoren analgetisch und hypnotisch und lösen eine sog. **Dissoziative Bewusstlosigkeit** aus. Die Schutzreflexe bleiben dabei bei niedriger Dosierung erhalten. Ketamin steigert die Herzfrequenz und den Blutdruck, was es zu einem idealen Analgetikum in der Notfallmedizin macht, insbesondere bei schwerverletzten Patient*innen (S. 253). Zur Analgesie werden 0,25–0,5 mg/kg KG Ketamin (bzw. 0,15–0,3 mg/kg KG S-Ketamin) gegeben. Zur Narkoseeinleitung verwendet man etwa 2 mg/kg KG Ketamin (bzw. 1 mg/kg KG S-Ketamin). Die **Wirkung** tritt nach 30–60 Sekunden ein und endet durch Umverteilung nach ca. 20 Minuten. Die dissoziative Anästhesie kann als sehr unangenehm erlebt werden, weshalb Ketamin meist mit einem Benzodiazepin (z. B. Midazolam, 1–2 mg i. v.) kombiniert wird. **Nebenwirkungen** sind neben der bereits erwähnten Blutdruck- und Herzfrequenzerhöhung eine Hypersalivation und eine Erhöhung des myokardialen Sauerstoffverbrauchs sowie des intraokulären und des intrakraniellen Drucks. **Kontraindikationen** sind koronare Herzkrankheit und schweres Schädel-Hirn-Trauma ohne Beatmung.

Exkurs

Maskeneinleitung

Früher wurden Narkosen meist durch die **Gabe volatiler Anästhetika** (z. B. Äther) **über eine Beatmungsmaske** eingeleitet. Bei der „klassischen" Diethylethernarkose am nicht prämedizierten Patient*innen wurden anhand von Atmung, Pupillengröße, Augenbewegungen und Reflexaktivität die **Narkosestadien nach Guedel** unterschieden (1. Analgesie-, 2. Exzitations- oder Erregungs-, 3. Toleranz-, 4. Asphyxie- oder Vergiftungsstadium). Dies hat heute keinerlei Relevanz mehr. Die Maskeneinleitung wurde als Standard aus folgenden Gründen inzwischen **weitgehend verlassen**:

- Die **Zeitspanne** bis zu einer ausreichenden Narkosetiefe ist **länger** als bei der i. v.-Einleitung.
- Während der Einleitung atmet der Patient/die Patientin spontan und hat daher einen **ungesicherten Atemweg**.
- Die Patient*innen können die Einleitung als **sehr unangenehm** empfinden, da volatile Anästhetika einen sehr starken, z. T. stechenden Eigengeruch haben und die Maske dicht über Mund und Nase aufgesetzt werden muss.

Die Maskeneinleitung wird heute routinemäßig **nur** noch von in der **Kinderanästhesie** erfahrenen Fachärzt*innen verwendet, wenn die **Kinder unkooperativ** sind und die **Anlage eines i. v.-Zuganges nicht erfolgreich ist**. Dabei wird bevorzugt Sevofluran (S. 88) **verwendet**. Bei ausreichend prämedizierten Kindern und in der Venenpunktion von Kindern erfahrenen Anästhesist*innen ist dies heute nicht mehr regelhaft nötig.

2.2.5 Maskenbeatmung

Nachdem der Patient/die Patientin das Opioid und das Einleitungshypnotikum erhalten hat, ist er/sie ohne Bewusstsein („schläft") und atmet nicht mehr spontan. Der nächste Schritt ist die **Beutel-Maskenbeatmung** mit dem Handbeatmungsbeutel des Narkosegeräts. An diesem wird das APL-Ventil (Automatic Pressure Limitation) auf „manuell" gestellt und der **Druck** auf **ca. 20 cm H_2O** begrenzt. Dies ist etwas weniger als der übliche Tonus des unteren Ösophagussphinkters, wodurch eine akzidentelle Insufflation von Luft in den Magen („Aufblähen" des Magens) und damit eine Regurgitation von Mageninhalt mit der Gefahr einer Aspiration vermieden werden soll.

Der Kopf des Patienten/der Patientin wird vorsichtig ca. 5–10 cm über der Unterlage in Neutralposition gelagert und dann leicht überstreckt (**Schnüffel**- oder **verbesserte Jackson-Position**). Die Beatmungsmaske in der passenden Größe wird dem Patienten über Mund und Nase aufgesetzt und mit der linken Hand so gehalten, dass Daumen und Zeigefinger ein „C" formen (**C-Griff**, **Abb. 2.24**a). Die übrigen Finger umfassen den Unterkiefer des Patienten/der Patientin und ziehen ihn in Richtung Maske (modifizierter **Esmarch-Handgriff**). So wird auch der Zungengrund angehoben und die Atemwege werden frei gemacht. Die rechte Hand betätigt vorsichtig den Beatmungsbeutel. Die Maskenbeatmung ist erfolgreich, wenn sich der Thorax hebt und bei Loslassen des Beatmungsbeutels wieder senkt. Es sollte ein Tidalvolumen von ca. 6–8 ml/kg KG erreicht werden, die Beatmungsfrequenz während der Einleitung sollte bei etwa 10–12/min liegen. Auf der **Kapnografiekurve** des Beatmungsgeräts wird zurückströmendes CO_2 registriert und das Tidal- und Atemminutenvolumen angezeigt. Bei suffizienter Maskenbeatmung wird – falls eine endotracheale Intubation geplant ist – als nächstes das Muskelrelaxans gegeben. Andernfalls müssen Atemwegshilfsmittel eingesetzt werden.

Die **Maskenbeatmung** ist z. B. bei Vollbartträgern, Adipositas permagna oder zahnlosen Patient*innen sowie bei Tumoren im Hals-, Kopf-, Mund- und Rachenbereich oftmals **schwierig oder unmöglich**. Erscheint sie zwar prinzipiell möglich, aber nicht suffizient, sollte sie **mit einer Hilfsperson** versucht werden: Einer umfasst die Maske mit **„doppeltem C-Griff"** (**Abb. 2.24**b) von beiden Seiten und drückt sie fest über Mund und Nase, während er mit den übrigen Fingern den Unterkiefer anhebt. Die zweite Person komprimiert den Beatmungsbeutel. So ist – ggf. unter Zuhilfenahme eines Atemwegshilfsmittels (s. u.) – bei fast allen Patient*innen eine Maskenbeatmung möglich.

MERKE

Bei nicht nüchternen und/oder stark aspirationsgefährdeten Patient*innen wird im Rahmen der Ileuseinleitung (S. 66) auf eine **Maskenbeatmung verzichtet**.

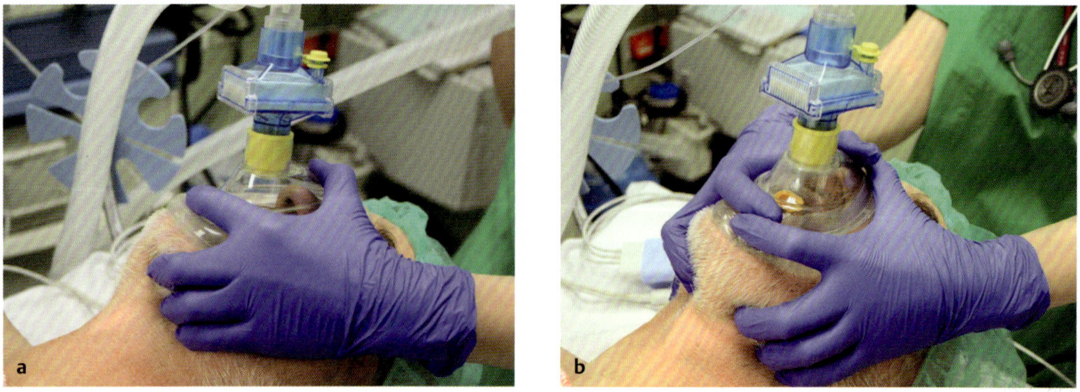

Abb. 2.24 Maskenbeatmung:
a C-Griff
b doppelter C-Griff.

MERKE

Jeder Arzt und jede Ärztin sollte eine **suffiziente Maskenbeatmung beherrschen**, da sie in Fachgebieten, in denen das Atemwegsmanagement nicht zentraler Bestandteil der täglichen Arbeit ist, weitaus wichtiger ist als Intubationsversuche mit allen damit verbundenen Risiken und Komplikationen. Im Notfall kann sie **fast immer** eine **adäquate Ventilation und Oxygenierung** gewährleisten.

Praxistipp

Vor der Narkoseeinleitung sollte man immer nochmals nach Gebissprothesen fragen. Diese sollten bereits auf der Normalstation entfernt worden sein, doch wird dies gelegentlich vergessen. Sehr fest sitzende künstliche Gebisse können auch belassen werden. Insbesondere lockere Brücken oder kleine Prothesen (Aspirationsgefahr!) sollten jedoch unbedingt bereits vor der Maskenbeatmung entfernt werden!

2.2.6 Atemwegshilfsmittel

Definition. Hilfsmittel, um eine Beatmung zu erleichtern.

MERKE

Ist auch mit Guedel- und Wendltubus keine Maskenbeatmung möglich, muss **sofort Hilfe geholt** werden (Oberarzt/Oberärztin).

Guedel- und Wendl-Tubus

Guedel-Tubus. Dieser relativ starre Oropharyngealtubus dient zum Offenhalten der oberen Atemwege und gleichzeitig als Luftleitungsschiene. Er ist in 8 Größen (000 = rosa bis 5 = orange) erhältlich, die wichtigsten Größen für Erwachsene (**Abb. 2.25**) sind 2 (grün), 3 (gelb) und 4 (rot). Zum Einführen wird der Mund des Patienten/der Patientin geöffnet und der Guedel-Tubus **mit der Öffnung nach oben eingeführt**. Sobald er etwa zur Hälfte eingeführt ist, wird er **axial um 180° gedreht**, sodass die Öffnung nun nach unten zeigt. Die vordere Verbreiterung soll vor den Zähnen liegen und ein versehentliches Tieferrutschen oder Verschlucken vermeiden. Bei korrekter Position und Größe **verhindert** der Guedel-Tubus die **Atemwegsverlegung durch die Zunge** und ermöglicht so eine Maskenbeatmung (**Abb. 2.26**).

Praxistipp

Der Guedel-Tubus sollte etwa so groß sein wie der Abstand vom Mundwinkel bis zum Ohrläppchen des Patienten/der Patientin.

MERKE

Ein **Guedel-Tubus** darf nur **bei ausreichend narkotisierten oder bewusstlosen Patient*innen** eingesetzt werden, da er sonst einen starken Würgereiz mit Erbrechen und anschließender Aspiration auslösen kann.

Wendl-Tubus. Der flexible Wendl-Tubus wird über die Nase eingeführt. Seine Spitze kommt im Rachenraum zum Liegen (**Nasopharyngealtubus**, **Abb. 2.27**). Er verhindert so ebenfalls eine Verlegung der oberen Atemwege durch das Zurückfallen der Zunge. Wendl-Tuben sind mit den Außendurchmessern Charrière (Ch) 16–36 erhältlich (**Abb. 2.28**). Gebräuchlich bei Erwachsenen sind die **Größen Ch26–30**. Zunächst wird der Tubus durch Benetzen mit einem Gleitmittel gleitfähig gemacht, um Verletzungen der Nasenschleimhaut und daraus resultierende Blutungen zu verhindern. Anschließend wird er **in den unteren Nasengang des weiteren Nasenlochs** (ggf. vorher tasten) **eingeführt** (niemals gegen starken Widerstand!). Da der Wendl-Tubus fast **keinen**

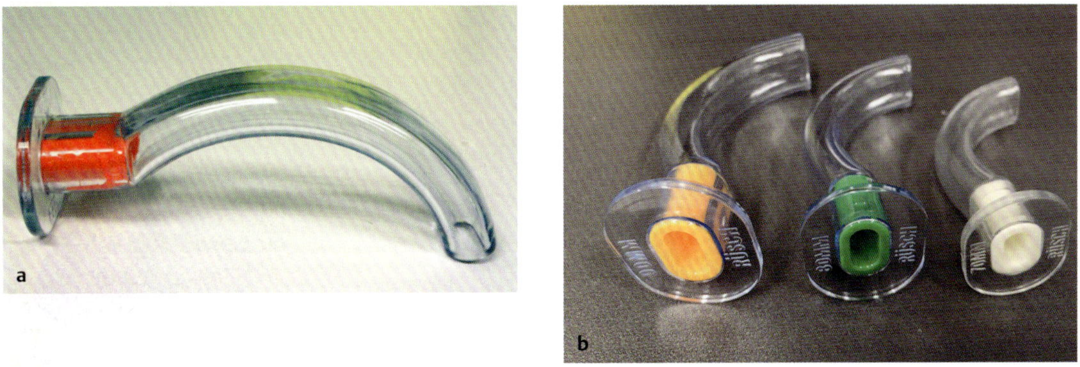

Abb. 2.25 Guedel-Tuben (Beispiele eines Herstellers):
a Größe 4
b verschiedene Größen im Vergleich.

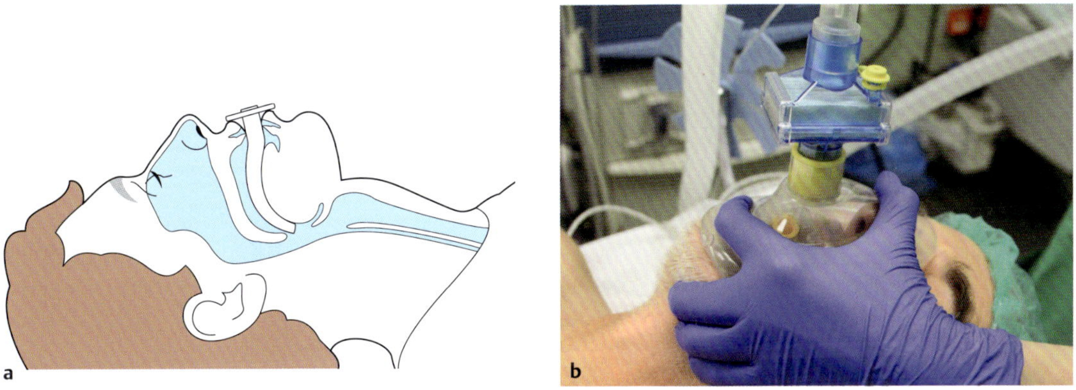

Abb. 2.26 Guedel-Tubus
a korrekte Lage (Quelle: Adams, Flemming, Friedrich et al., Taschenatlas Notfallmedizin, Thieme, 2016)
b Maskenbeatmung mit eingelegtem Guedel-Tubus.

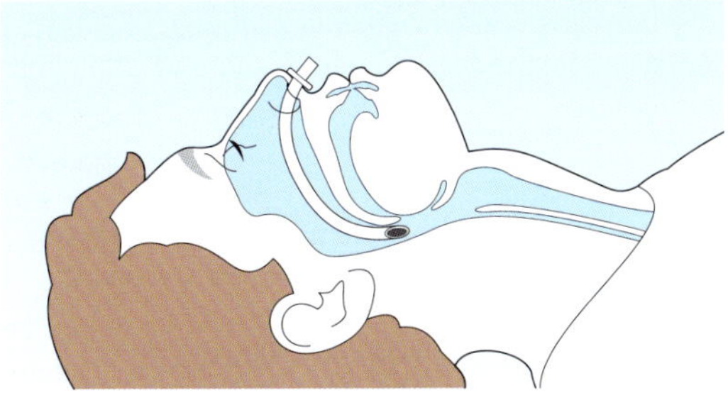

Abb. 2.27 Wendl-Tubus in korrekter Lage. (Quelle: Adams, Flemming, Friedrich et al., Taschenatlas Notfallmedizin, Thieme, 2016)

Würgereiz auslöst, wird er auch häufig postoperativ zum Freihalten der oberen Atemwege (bei Restwirkung der Anästhetika) verwendet.

Supraglottische Atemwegshilfsmittel (SGA)

Indikationen. Supraglottische Atemwegshilfsmittel (SGA) werden hauptsächlich bei **kleineren, elektiven Eingriffen**, die keine endotracheale Intubation erfordern, eingesetzt. Im Vergleich zu Endotrachealtuben werden sie viel besser toleriert (→ geringere Opioiddosis zur Anlage, keine Relaxierung nötig) und führen auch beim Aufwachen zu wesentlich weniger Reiz (→ angenehmeres Aufwachen). Sie haben darüber hinaus für viele kurze Eingriffe die dabei früher übliche Maskenbeatmung ersetzt. Auch die Intubation entfällt (→ schnellerer Ablauf). Typische **Indikationen** für die Verwendung von Larynxmasken sind operative Eingriffe an Haut, Weichteilen und Extremitäten bei weitgehend gesunden Patienten (ASA I–II). **Kontraindikationen** für SGA sind ein hohes Aspirationsrisiko (z. B. Hiatushernien, nicht nüchterne Patient*innen), intraabdominelle und intrathorakale Eingriffe, bestimmte Lagerungen (z. B. Bauchlage) und i. d. R. auch langdauernde Operationen (z. B. > 4 h; relative Kontraindikation).

SGA werden darüber hinaus als **Notfallmaßnahme bei** schwierigem Atemweg (S. 60) zur vorübergehenden Ventilation und Oxygenierung eingesetzt: Sie ermöglichen bei diesen Patient*innen häufig eine gute Ventilation. Ihre Verwendung sollte daher sofort beim Erkennen von Problemen, d. h. bereits vor frustranen konventionellen Intubationsversuchen erwo-

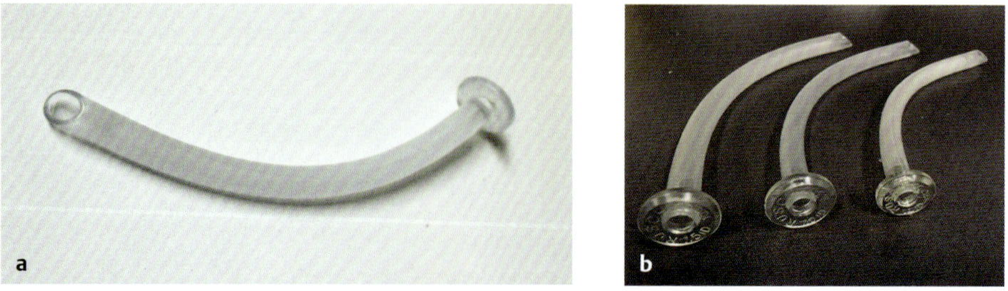

Abb. 2.28 **Wendl-Tuben** (Beispiele eines Herstellers):
a einzelner Tubus
b verschiedene Größen im Vergleich.

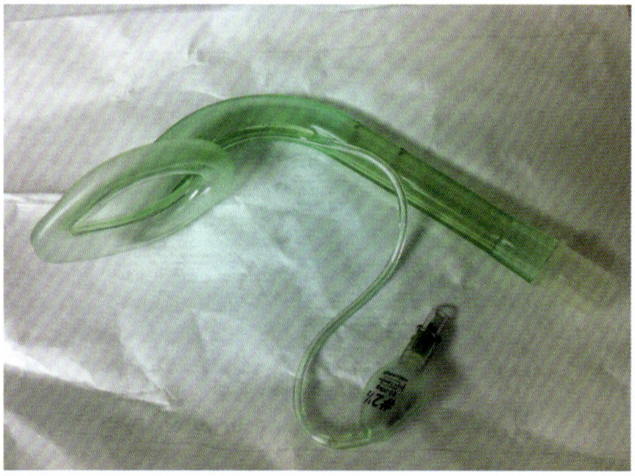

Abb. 2.29 Beispiel für eine **Larynxmaske.**

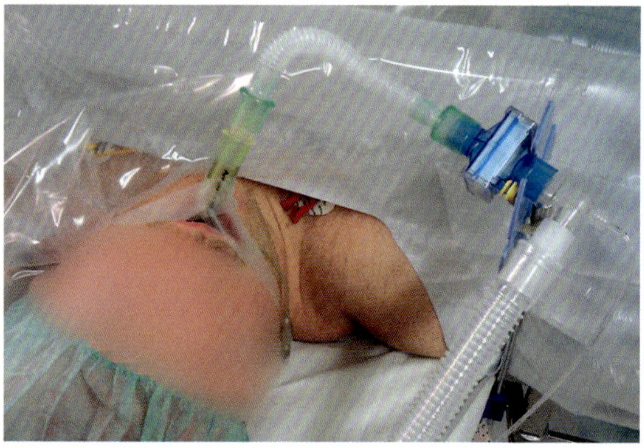

Abb. 2.30 **Patient, der intraoperativ über eine Larynxmaske beatmet wird.**

gen werden. Ist die Ventilation mit diesen Hilfsmitteln problemlos möglich, können in aller Ruhe weitere Hilfsmittel (z. B. Wagen mit alternativen Atemwegshilfsmitteln und allen Utensilien für eine „schwierige Intubation“) oder weitere personelle Ressourcen (z. B. in der Atemwegssicherung sehr erfahrene Fach- oder Oberärzt*innen) geholt werden. Einige neue Larynxmasken ermöglichen zudem das Einführen eines Bronchoskops und somit eine fiberoptische Intubation mithilfe eines dünnen Endotrachealtubus über die liegende Larynxmaske.

Larynxmaske. Die „Kehlkopfmaske“ besteht aus einem **Kunststoffkörper** in verschiedenen Größen (meist für Neugeborene, Säuglinge, Kleinkinder, Kinder und Erwachsene, **Abb. 2.29**), der im Larynx platziert wird und diesen gegen die Umgebung abdichtet, und einem **Schlauch zur Konnektion mit dem Beatmungsgerät** (**Abb. 2.30**). Sie erlaubt sowohl **Spontanatmung** in Sedierung als auch eine **kontrollierte Beatmung**. Meist werden heute Einmalprodukte verwendet. Anatomisch geformte Masken sind leichter einzuführen.

Von besonderer Bedeutung für die korrekte Funktion der Larynxmaske ist die **Auswahl der richtigen Größe**. Diese wird vom Hersteller meist in Abhängigkeit des Körpergewichts empfohlen (z. B. 30–50 kg: Größe 3; 50–70 kg: Größe 4; 70–100 kg: Größe 5). In Abhängigkeit der Größe passt eine unterschiedliche Menge an Luft in den Cuff (Luftmanschette), welche die Larynxmaske abdichtet. Im Grenzbereich sollten Larynxmasken tendenziell eher größer gewählt werden, da zu kleine Masken häufig zu einer Undichtigkeit führen.

Praxistipp
Beachte die Herstellerempfehlungen zum Gebrauch (z. B. korrekte Größe, Cuffvolumen!

Platzierung einer Larynxmaske (**Abb. 2.31**):
- Bereitlegen der erforderlichen Utensilien für eine endotracheale Intubation (S. 56)
- Anziehen der Einmalhandschuhe
- Prüfen des Cuffs auf Dichtigkeit und vollständiges Evakuieren der Luft
- Narkoseeinleitung mit einem Opioid und einem Injektionshypnotikum, bevorzugt Propofol (starke Reflexdämpfung im pharyngealen Bereich)
- Befeuchtung der Larynxmaske, z. B. mit Wasser
- leichte Reklination des Kopfes des Patienten/der Patientin, Öffnen des Mundes und vorsichtiges Einführen der Larynxmaske

- Ist ein federnder Widerstand spürbar, ist die richtige Insertionstiefe erreicht.
- Blocken des Cuffs der Larynxmaske (cave: wesentlich größeres Luftvolumen notwendig als bei Endotrachealtuben; Cuffdruck im geblockten Zustand < 60 cm H_2O)
- ggf. Fixieren der Larynxmaske mit Klebestreifen
- Anschließen des Beatmungsgeräts (maximaler Atemwegsdruck < 20 cm H_2O)
- Durchführen einer manuellen Beatmung: Es sollte keine Luft im Rachen entweichen, der Brustkorb muss sich heben und senken und in der Ausatemluft muss CO_2 detektiert werden.
- Entweicht bei der Beatmung hörbar Luft im Rachen, sitzt die Larynxmaske evtl. nicht optimal (ggf. neu positionieren), wurde der Cuff mit zu wenig Luft geblockt (Herstellerangeben beachten und in 2 ml-Schritten ablassen oder aufblocken), die Größe falsch gewählt (ggf. eine Größe größer oder kleiner wählen) oder die Narkosetiefe ist noch unzureichend (ggf. Narkose vertiefen).

Praxistipp

Einer der häufigsten Gründe für eine trotz richtiger Größe und richtigem Cuffdruck „nicht funktionierende" Larynxmaske ist eine unzureichend tiefe Narkose: Überprüfe und vertiefe ggf. daher immer die Narkosetiefe!

MERKE

Vermeide beim Einführen **Rotationsbewegungen**, um die Uvula nicht zu verletzen!

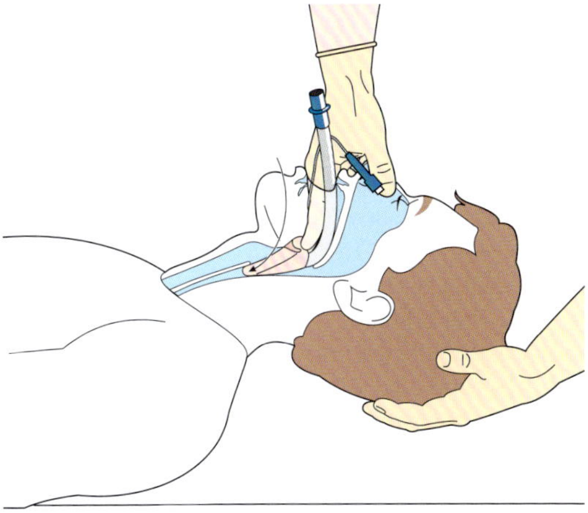

Abb. 2.31 Platzierung einer Larynxmaske. (Quelle: Adams, Flemming, Friedrich et al., Taschenatlas Notfallmedizin, Thieme, 2016)

Praxistipp

Prüfe immer den Cuffdruck mit einem Cuffdruckmesser (meist: max. 60 cmH_2O).

Larynxtubus. Prinzipiell ist auch die Verwendung eines Larynxtubus als SGA im Rahmen einer OP möglich. Er wird jedoch hauptsächlich in Notfallsituationen bei schwieriger (bzw. unmöglicher) Intubation (S. 60) sowie in der Notfallmedizin (S. 204) eingesetzt.

2.2.7 Relaxierung

Ist der Patient/die Patientin über die Maskenbeatmung sicher und effizient zu ventilieren, wird als **Vorbereitung zur endotrachealen Intubation** ein Muskelrelaxans gegeben.

MERKE

Die **repetitive Gabe von Muskelrelaxanzien** kann zu verlängerter Wirkung und Restrelaxierung führen und erfordert daher ein **neuromuskuläres Monitoring**.

Alternativen. Bei Eingriffen mit einem SGA (z. B. Larynxmaske) ist keine Relaxierung notwendig. Das gelegentlich praktizierte Verfahren, für die endotracheale Intubation auf das Muskelrelaxans zu verzichten und dafür eine deutlich **höhere Dosierung des Hypnotikums** (z. B. Propofol) zu wählen, kann zu **Stimmbandschäden** führen und wird aufgrund der ausgeprägteren kardiovaskulären Nebenwirkungen nur von wenigen Patient*innen toleriert.

Pharmakologische Eigenschaften. Alle Muskelrelaxanzien wirken am **Acetylcholinrezeptor an der neuromuskulären Endplatte.** Je nach Aktion am Rezeptor werden depolarisierende (d. h. den Rezeptor erregende und später blockierende) und nicht depolarisierende (d. h. den Rezeptor ohne Erregung blockierende) Muskelrelaxanzien unterschieden. Aufgrund des **günstigeren Nebenwirkungsprofils** werden in der Anästhesie meist nur noch **nicht depolarisierende Relaxanzien** verwendet.

MERKE

Muskelrelaxanzien werden **nach dem idealen Körpergewicht** (als wäre der BMI 23) **dosiert**.

Wichtig zum Verständnis der Wirkung von Muskelrelaxanzien sind folgende Begriffe:

- **Wirkeintritt**: Dauer von der Gabe bis zur suffizienten klinischen Wirkung (gute Intubationsbedingungen)
- **Dauer der klinischen Relaxation**: Dauer zwischen Gabe und Erholung der neuromuskulären Funktion auf 25 % (gute Operationsbedingungen)

Tab. 2.3

Wichtige nicht depolarisierende Muskelrelaxanzien.

	Rocuronium [1]	Atracurium	Cis-Atracurium
Ampullengrößen	50 mg/5 ml 100 mg/10 ml	25 mg/2,5 ml 50 mg/5 ml	5 mg/2,5 ml 10 mg/5 ml
Dosierung (Intubation)	0,5–0,6 mg/kg KG Ileuseinleitung: 1,2 mg/kg KG	0,6 mg/kg KG	0,15 mg/kg KG
Dosierung (Repetition)	ca. 0,1 mg/kg KG	ca. 0,1 mg/kg KG	ca. 0,03 mg/kg KG
Wirkeintritt nach... (dosisabhängig)	0,3 mg: 120 s 0,6 mg: 60 s 1,2 mg: 30 s	0,3 mg: ca. 180 s 0,6 mg: ca. 90–120 s	0,15 mg: ca. 180 s
Wirkdauer (dosisabhängig)	0,6 mg: ca. 40–50 min (erhebliche Varianz)	0,3 mg: ca. 30 min[2] 0,6 mg: ca. 45 min[2]	0,15 mg: ca. 45 min[2]
Kontraindikationen	Allergie gegen den Wirkstoff; besondere Vorsicht bei neuromuskulären Erkrankungen (v. a. Myasthenia gravis), Schwangerschaft und Stillzeit	zusätzlich zu Rocuronium: schweres Asthma bronchiale, Atopie	wie Rocuronium
Nebenwirkungen	anaphylaktische Reaktionen, Tachykardie, Hypotonie, angioneurotisches Ödem	Histaminfreisetzung (Hautrötung und Flush), Bronchospasmus, Hypotonie, Tachykardie, anaphylaktische Reaktionen	Bradykardie, Hypotonie, Hautrötung, sehr selten anaphylaktische Reaktionen
Wechselwirkungen	Inkompatibilität mit vielen Medikamenten (Zugang vor Applikation spülen) verstärkte Wirkung bei gleichzeitiger Applikation von volatilen Anästhetika verlängerte Wirkdauer bei gleichzeitiger Applikation u. a. von Antibiotika, β-Blockern, Kalziumantagonisten, Antiarrhythmika, Diuretika, Magnesium und Ketamin		

[1] aufgrund der kurzen Anschlagzeit bei hoher Dosis auch zur Ileuseinleitung (S. 66) geeignet
[2] z. T. spontaner Zerfall (Hoffmann-Elimination) und Abbau über unspezifische Plasmaesterasen (nicht Cholinesterase) → etwas geringere Varianz der Wirkdauer als bei Rocuronium

- **Wirkdauer**: Dauer zwischen Gabe und Erholung der neuromuskulären Funktion auf 90 % (suffiziente Spontanatmung wieder möglich)
- **Erholungsindex**: Zeit zwischen 25 %iger und 75 %iger Erholung.

MERKE

Da die **Wirkdauer** bei Relaxanzien intraindividuell sehr **stark variiert**, macht ihre Verwendung **immer** ein Monitoring der neuromuskulären Funktion (S. 41) **erforderlich**.

Nicht depolarisierende Muskelrelaxanzien. Die Substanzen sind synthetische **Derivate** des natürlich vorkommenden Pfeilgifts **Tubocurarin** und **blockieren** den **Acetylcholinrezeptor**, ohne ihn zu erregen. Er kann daher von in den synaptischen Spalt ausgeschüttetem Acetylcholin nicht mehr erregt werden, was zu einer schlaffen Lähmung aller Skelettmuskeln führt. **Tab. 2.3** zeigt die am häufigsten verwendeten Wirkstoffe, weitere verfügbare Substanzen sind Vecuronium, Mivacurium und Pancuronium.

Depolarisierende Muskelrelaxanzien. **Succinylcholin** (**Suxamethonium**) ist die einzige verfügbare Substanz dieser Gruppe. Es **erregt** den **Acetylcholinrezeptor** der neuromuskulären Endplatte, was zu einer Depolarisation und einer kurzzeitigen Muskelerregung führt (sichtbare Faszikulationen). Da es jedoch durch die Acetylcholinesterase deutlich langsamer abgebaut wird als Acetylcholin, **blockiert** es den **Rezeptor für Acetylcholin**, was dann zur Muskelrelaxierung führt. Succinylcholin hat zwar den **schnellsten Wirkeintritt und die kürzeste Wirkdauer** aller Muskelrelaxanzien, aufgrund der potenziell schwerwiegenden Nebenwirkungen (s. u.) sollte es jedoch **nur** noch für die endotracheale Intubation **im Notfall** und einige spezielle Indikationen (z. B. Elektrokrampftherapie) verwendet werden. Für die Ileuseinleitung (S. 66) steht mit **Rocuronium** eine ebenfalls schnell wirksame und nebenwirkungsärmere Alternative zur Verfügung.

- **Ampullengrößen**: 100 mg/5 ml (2 %), 50 mg/5 ml (1 %), 100 mg/2 ml (5 %), 500 mg Trockensubstanz
- **Dosierung zur Intubation**: 1–1,5 mg/kg KG
- **keine repetitiven Gaben**: Bei Plasmaspiegeln oberhalb des therapeutischen Bereichs (z. B. durch repetitive oder kontinuierliche Gabe) kann es zur Desensibilisierung der terminalen Nervenendigungen kommen. Die Folge ist eine Repolarisation der gegenüber Acetylcholin unempfindlich gewordenen Membran mit einem langanhaltenden, nicht antagonisierbaren Phase-II- oder Dual-Block.

- **Wirkeintritt** nach 40–60 s: Faszikulationen sind zuerst an den Augenmuskeln sichtbar. Erreichen sie die Beine, ist die maximale Wirkung erreicht.
- **Wirkdauer**: 5,5–7,5 min (extrem verlängert bei Cholinesterasemangel)
- **Kontraindikationen**:
  - absolut: (familiäre) Disposition zu maligner Hyperthermie, Hyperkaliämie, Immobilisation, Polytrauma oder Verbrennungen (bis zu 1 Jahr zurückliegend!), neuromuskuläre Erkrankungen
  - relativ: Cholinesterasemangel, penetrierende Augenverletzungen, Glaukom
- **Nebenwirkungen**: vorübergehende Hyperkaliämie, Faszikulationen, postoperative Myalgien, Herzrhythmusstörungen (Bradykardie, Asystolie), Anaphylaxie, Masseter-Spasmus (oftmals erster Hinweis auf maligne Hyperthermie!), maligne Hyperthermie (S. 96), kurzzeitige Erhöhung des intrakraniellen und intraokulären Drucks
- **Wechselwirkungen**: Aminoglykoside, β-Blocker, Lidocain (Verstärkung der Arrhythmiegefahr, v. a. Bradyarrhythmien).

Die Faszikulationen und Myalgien können durch die vorherige Gabe einer kleinen Menge eines nicht depolarisierenden Muskelrelaxans (z. B. 5–10 mg Atracurium) abgeschwächt und weitgehend vermindert werden („**Präcurarisierung**"). Dies wurde mittlerweile allerdings verlassen, da es **keine Vorteile** für die Patient*innen bietet. Besser sollte zugunsten eines nicht depolarisierenden Muskelrelaxans auf die Gabe von Succinylcholin verzichtet werden. Bei **Cholinesterasemangel** (angeboren oder bei Leberfunktionsstörungen) ist die **Wirkdauer** von Succinylcholin (und des heute selten verwendeten nicht depolarisierenden Relaxans Mivacurium) **extrem verlängert**. Diese Patient*innen müssen über mehrere Stunden bis zur vollständigen Erholung der neuromuskulären Funktion **weiter sediert und beatmet** werden. Alternativ kann Serumcholinesterase (z. B. in gefrorenem Frischplasma) gegeben werden. Acetylcholinesterasehemmer sind unwirksam.

Antagonisierung der Wirkung von Muskelrelaxanzien. Bei Unmöglichkeit zur Intubation oder Überhang der Muskelrelaxanzien bei der Narkoseausleitung (S. 107) kann es notwendig sein, die Wirkung der Muskelrelaxanzien zu reversieren oder zu antagonisieren.

Nicht depolarisierende Substanzen können mit **Cholinesterasehemmern** (0,01–0,04 mg/kg KG **Neostigmin** oder 150 µg/kg KG **Pyridostigmin**) antagonisiert werden: Diese hemmen den Abbau von Acetylcholin, wodurch im synaptischen Spalt mehr Acetylcholin zur Verfügung steht, welches das Relaxans vom Rezeptor verdrängt. Da Cholinesterasehemmer schwere **Bradykardien** auslösen können, sollten sie langsam und **nach Applikation von 0,5 mg Atropin** injiziert werden. Zudem ist ihre Halbwertszeit kürzer als die der meisten Relaxanzien (Reboundgefahr!).

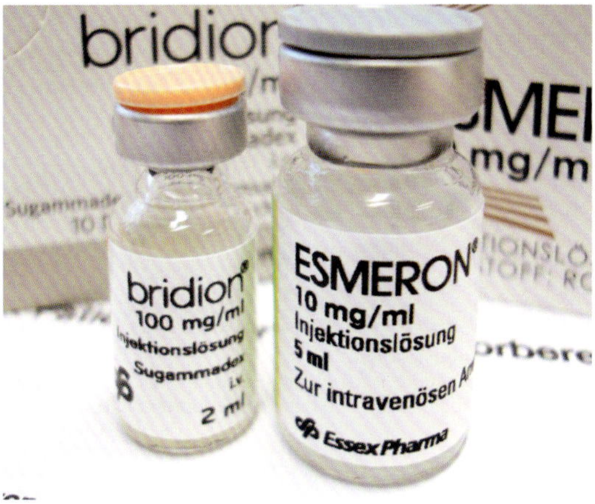

Abb. 2.32 **Ampullen von Sugammadex und Rocuronium** (Beispiel eines Herstellers).

Die Wirkung von **Rocuronium** und Vecuronium kann durch den steroidalen Enkapsulator **Sugammadex** (Dosierung: 2–4 mg/kg KG, Notfall-Antagonisierung einer Ileuseinleitungsdosis: 16 mg/kg KG, **Abb. 2.32**) aufgehoben werden: Dieser umschließt („enkapsuliert") das Relaxans vollständig und irreversibel, sodass es nicht mehr wirken kann. Sugammadex **wirkt schneller** (innerhalb von 1–2 min) als Cholinesterasehemmer und es besteht **keine Reboundgefahr**. Allerdings schränkt der **hohe Preis** die routinemäßige Anwendung derzeit noch ein.

2.2.8 Endotracheale Intubation

Das einzige Atemwegshilfsmittel, das einen weitgehenden Aspirationsschutz bietet, ist ein geblockter endotrachealer Tubus. Die meisten der heute verwendeten Endotrachealtuben sind **High-Volume-Low-Pressure-Cuff-Modelle** (HVLP), die auch bei niedrigem Cuffdruck durch einen etwas größeren Ballon einen sicheren Aspirationsschutz und eine gute Abdichtung gewährleisten.

Tubusformen

Die Wahl der Tubusart hängt stark von der geplanten Operation und der intraoperativen Lagerung ab. In Rücksprache mit dem Operateur/der Operateurin ist unbedingt vor der Einleitung zu klären, welcher Tubus verwendet werden soll.

Endotrachealtubus nach Magill. Dieser **Standardtubus** (**Abb. 2.33a**) ist in vielen Ausführungen und Farben verfügbar. Als **Größenmaß** dient der **Innendurchmesser** (Internal Diameter, ID), der auf dem Tubus in Millimeter (mm) angegeben ist. Bei **Frauen** werden meist die Größen **6,5–7,5**, bei **Männern** die Größen **7,5–8,5** verwendet. Insbesondere wenn ein

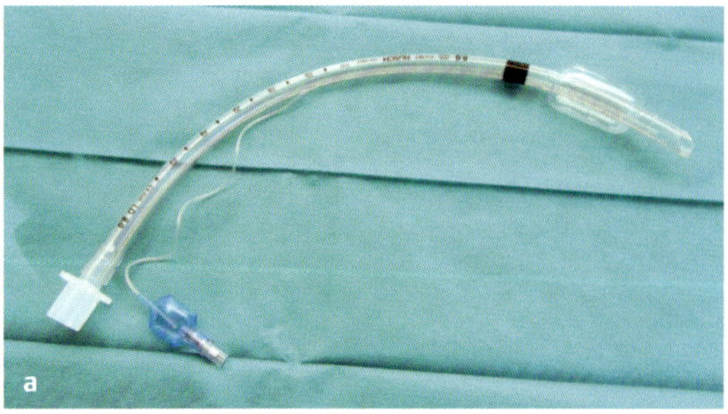

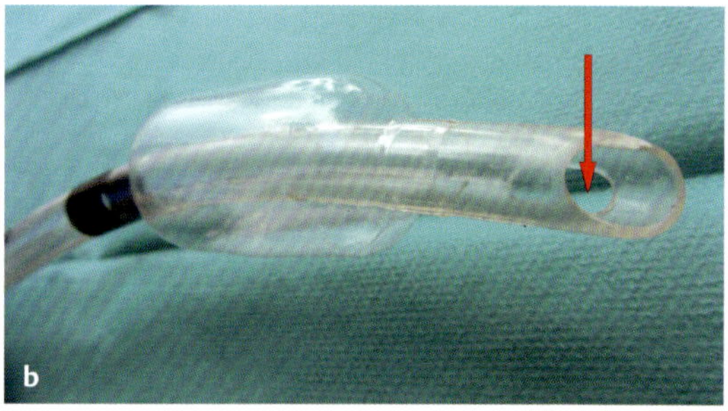

Abb. 2.33 Tubusformen:
a Endotrachealtubus nach Magill (Beispiel eines Herstellers)
b „Murphy-Auge" an der Spitze eines Endotracheatubus.

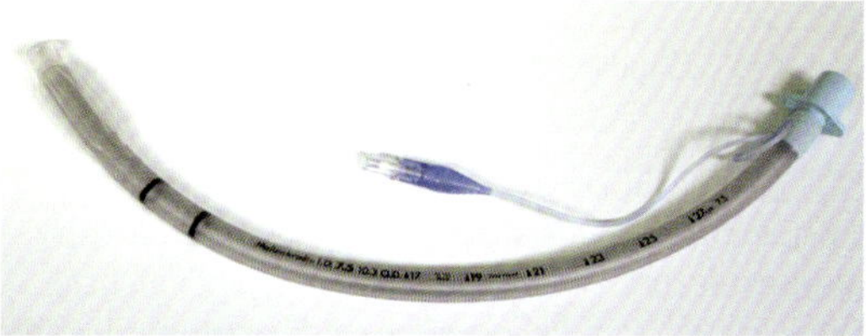

Abb. 2.34 Woodbridge-Tubus(Beispiel eines Herstellers).

postoperativer Intensivaufenthalt vorgesehen ist, sollte ein etwas **größerer Tubus** gewählt werden, um das eigenständige Atmen während der Weaning-Phase (S. 143) zu erleichtern. Moderne Endotrachealtuben haben im Regelfall ein sog. **Murphy-Auge** (**Abb. 2.33b**), eine seitliche Öffnung, die bei Verlegung des Tubusendes trotzdem eine ausreichende Ventilation zulässt.

Woodbridge-Tubus. Dieser **sehr flexible Spiraltubus** (**Abb. 2.34**) ist durch eine eingearbeitete Metallspirale sicher gegen Abknicken oder Abdrücken geschützt, muss aber wegen seiner hohen Flexibilität mit einem **Führungsstab** (**Abb. 2.39**) platziert werden. Er wird insbesondere bei speziellen Lagerungen (z. B. Bauchlage) und bei OPs im Kopf- und Halsbereich (z. B. bei der Anwendung von Mundsperrern zum Offenhalten des Mundes) verwendet.

Anatomisch geformter Tubus (AGT). Diese Sonderform des Magill-Tubus ist **U-förmig gebogen** und wird **nach unten ausgeleitet** und fixiert. Der AGT wird v. a. in der HNO- und in der Mund-Kiefer-Gesichtschirurgie angewendet und sorgt für mehr Übersicht im OP-Feld.

Spezielle nasotracheale Tuben. Zwar können die meisten Standardtuben auch für die nasotracheale Intubation verwendet werden, spezielle Nasotrachealtuben (z. B. **Abb. 2.35**) für oralchirurgische Eingriffe sind jedoch aus deutlich weicherem Material gefertigt und ermöglichen eine **schonendere und atraumatische Intubation**. Bei nasotrachealer Intubation muss oft die Magill-Zange (S. 56) zum Einführen des Tubus durch die Stimmritze verwendet werden. Dabei darf der Tubus nicht im Bereich des Cuffs gefasst werden, um diesen nicht zu beschädigen.

Doppellumentuben. Diese Tuben (**Abb. 2.36**) ermöglichen bei intrathorakalen Eingriffen an Lunge, Herz, Mediastinum oder Ösophagus die Beatmung nur einer Lunge (**Einlungenventilation**), was jedoch relativ umfangreiche Vorbereitungen erfordert (präoperativer Lungenfunktionstest, evtl. Ausgangs-BGA). **Meist** werden **linksläufige Doppellumentuben** (d. h. bronchiales Lumen liegt im linken Hauptbronchus) verwendet, seltener rechtsläufige Tuben und weitere Sonderformen. Der Tubus sollte **unter bronchoskopischer Kontrolle platziert** werden, um sicherzustellen, dass das Tubusende im richtigen Hauptbronchus an der richtigen Stelle zu liegen kommt. Nach Umlagerung muss die Lage nochmals bronchoskopisch kontrolliert werden. Bei Beginn der Einlungenventilation und danach engmaschig (z. B. alle 15–20 Minuten) sollten **Blutgasanalysen** gemacht werden.

MERKE

Der **bronchiale Cuff** darf nur **mit sehr geringen Luftmengen geblockt** werden (meist ≤ 1 ml), ein Überblocken kann zur lebensbedrohlichen Bronchialruptur führen!

Stimulationstubus. Bei **Schilddrüseneingriffen** wird meist ein Stimulationstubus (**Abb. 2.37**) verwendet, über den intraoperativ jederzeit die **Funktion des N. laryngeus recurrens überprüft** werden kann. Zu diesem Zweck wird der Tubus unter laryngoskopischer Sicht so platziert, dass die beiden Elektroden an rechtem und linkem Stimmband anliegen. Da diese Tuben deutlich wandstärker als Standardtuben sind, muss – gemessen am üblichen Maß des Innendurchmessers (ID) – eine etwas **kleinere Größe** gewählt werden, als man sie bei einem konventionellen Tubus verwenden würde. Alternativ kann ein konventioneller Endotrachealtubus mit entsprechenden Stimulationselektroden beklebt werden. Dabei ist zu beachten, dass die Elektroden im Bereich der

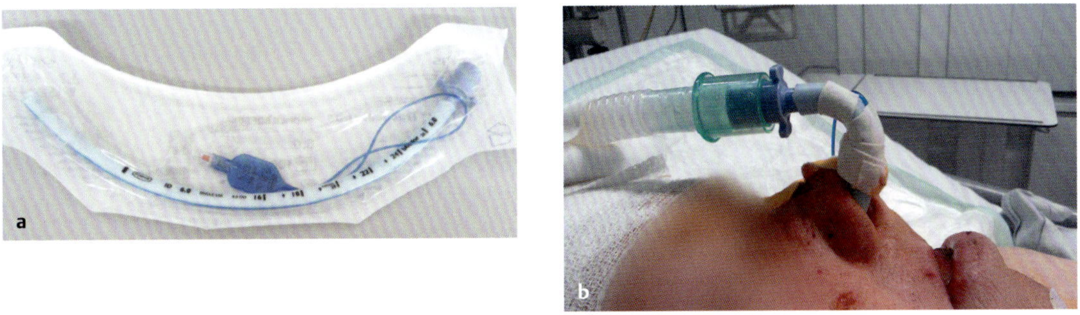

Abb. 2.35 Nasotrachealtubus:
a spezieller Tubus für die nasotracheale Intubation (Beispiel eines Herstellers)
b Patient, der über einen Nasotrachealtubus beatmet wird.

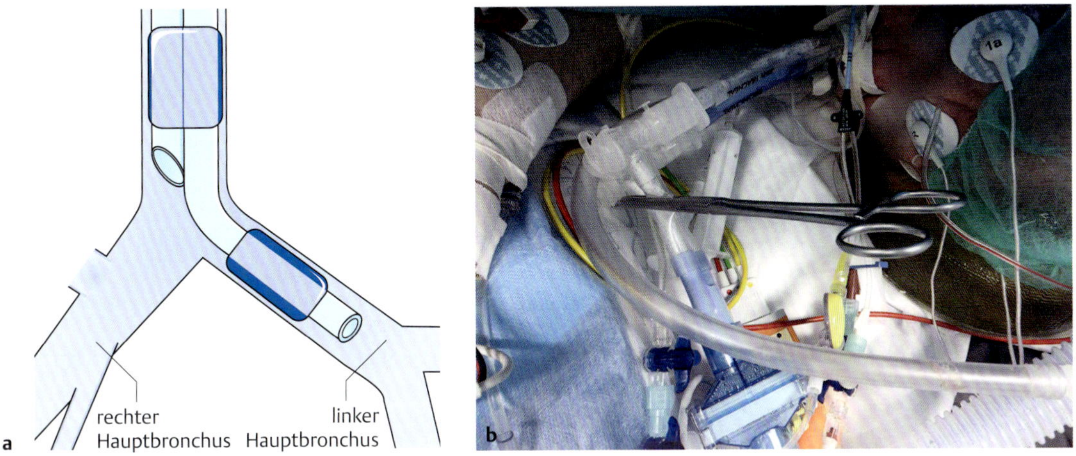

Abb. 2.36 Doppellumentubus
a anatomische Positionierung (Quelle: Hinkelbein, Genzwürker, Fallbuch Anästhesie, Intensivmedizin, Notfallmedizin und Schmerzmedizin, Thieme 2014)
b intraoperativer Situs.

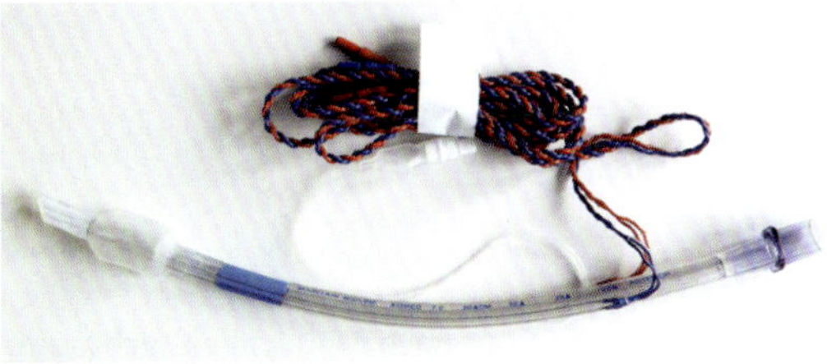

Abb. 2.37 Beispiel für einen **Stimulationstubus.** (Quelle: Genzwürker, Hinkelbein, Fallbuch Anästhesie, Intensivmedizin, Notfallmedizin und Schmerztherapie, Thieme, 2014)

schwarzen Tubusmarkierung festgeklebt werden und dann in der Stimmbandebene zu liegen kommen.

Hilfsmittel zur Intubation

Bei jeder endotrachealen Intubation wird ein **Laryngoskop** benötigt, um die Zunge aus dem Blickfeld zu bewegen und Sicht auf die Stimmbandebene zu erzielen. **Weitere Hilfsmittel** können das Einführen des Tubus erleichtern, wenn er – v. a. bei nicht vollständiger Sicht auf die Stimmbandebene – nicht problemlos zu platzieren ist. Ist mit diesen einfachen Hilfsmitteln keine adäquate Sicht auf die Stimmbandebene möglich und scheint eine Tubusplatzierung somit wenig aussichtsreich, liegt wahrscheinlich ein schwieriger Atemweg (S. 60) vor. Dann muss die Maskenbeatmung sofort fortgesetzt und ein erfahrener Facharzt/eine erfahrene Fachärztin zu Hilfe gerufen werden.

Laryngoskop. Der **Spatel nach Macintosh** (**Abb. 2.38**) wird aufgrund seiner gebogenen Form am häufigsten verwendet. Verfügbar sind die Größen 00 (unreife Frühgeborene) bis 5 (sehr große Menschen). Für die meisten Erwachsenen wird die **Größe 3** verwendet und bei unzureichender Spatellänge auf Größe 4 ausgewichen.

Führungsstab. Dieser semirigide, d. h. starre, aber dennoch formbare Stab wird in den **Endotrachealtubus** (**Abb. 2.39**) eingeführt, um ihn **in Form** zu **halten** (immer notwendig beim Woodbridge-Tubus). Insbesondere wenn nur die Epiglottis und ein kleiner

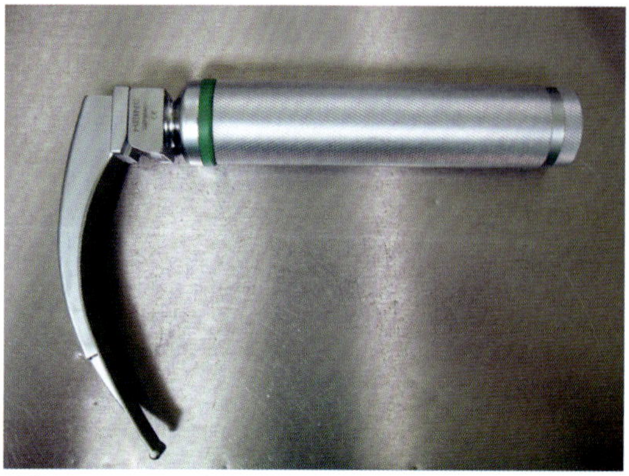

Abb. 2.38 Beispiel für ein **Laryngoskop mit Macintosh-Spatel der Größe 3.**

Teil der Stimmbandebene zu sehen sind, erleichtert ein etwas nach ventral gebogener Führungsstab die Platzierung des Tubus. In **Notfallsituationen** und bei der Ileuseinleitung (S. 66) sollte immer mit Führungsstab intubiert werden.

MERKE

Der **Führungsstab** muss nach Einführen des Tubus durch die Stimmbänder oralwärts **von einer Hilfsperson fixiert** und der Tubus wie über einen Seldinger-Draht weiter vorgeschoben werden, ansonsten sind schwere Verletzungen des Tracheobronchialsystems möglich. Der Führungsstab **darf nicht über das Tubusende hinausragen**!

Magill-Zange. Diese abgewinkelte Zange (**Abb. 2.40**) dient v. a. bei nasotrachealer Intubation dazu, den Tubus im Rachenraum zu fassen und dann korrekt zu positionieren. Dabei muss jedoch vorsichtig vorgegangen werden, um mit der Zange nicht den Tubuscuff zu beschädigen.

Technik der endotrachealen Intubation

MERKE

Führe die **Intubation** grundsätzlich immer gemeinsam mit mindestens einer Pflegekraft durch, **niemals alleine**!

Das folgende **Equipment** (inkl. Reserve- und Notfallmaterial) muss räumlich verfügbar sein:

- Endotrachealtubus in der richtigen Größe, evtl. Prüfen des Cuffs auf Dichtigkeit (einmal blocken und Luft wieder evakuieren)
- Einmalhandschuhe
- Beatmungsbeutel mit passender Gesichtsmaske
- Magill-Zange
- Pflasterstreifen zum Fixieren des Tubus

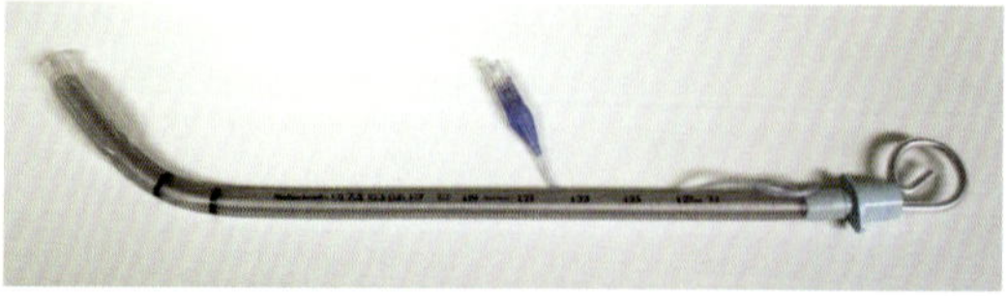

Abb. 2.39 Beispiel für einen **Woodbridge-Tubus mit Führungsstab.**

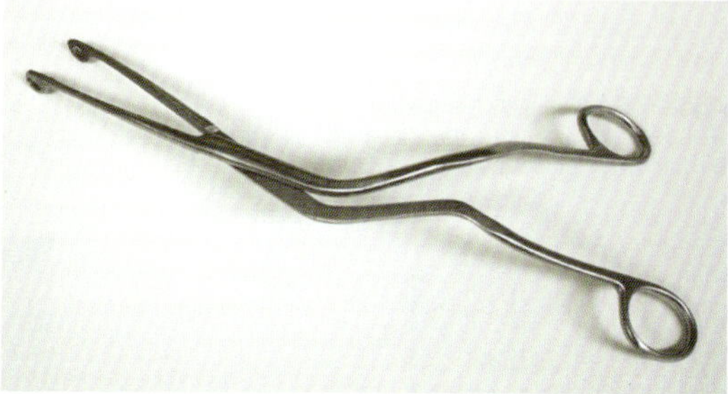

Abb. 2.40 Magill-Zange.

- Führungsstab
- funktionsfähiges und getestetes Beatmungsgerät
- Blockerspritze (10 ml)
- funktionsfähiges und getestetes Laryngoskop
- passender Laryngoskop-Spatel
- Reserve-Spatel in anderen Größen und ggf. Formen
- Guedel- oder Wendl-Tubus in passender Größe
- funktionsfähige Absaugpumpe
- Medikamente (Opioid, Hypnotikum, Muskelrelaxans, Noradrenalin gebrauchsfertig aufgezogen; alle anderen Notfallmedikamente griffbereit).

MERKE

Prüfe immer die **Funktionsfähigkeit** des gesamten erforderlichen Materials (u. a. Beatmungsbeutel, Narkosegerät, Laryngoskop), bevor du beginnst!

Praxistipp

Berühre den Tubus nach Möglichkeit nicht, um eine unnötige Kontamination mit Keimen zu vermeiden.

Sobald der Patient/die Patientin eine ausreichende Dosis von Opioid, Hypnotikum und – bei suffizienter Maskenbeatmung – Muskelrelaxans erhalten hat, kann intubiert werden (**Abb. 2.41**):

- Gleitfähigmachen des Tubus mit einigen Tropfen Gel
- Lagern des Kopfes des Patienten/der Patientin – wie vor der Maskenbeatmung – vorsichtig in Neutralposition, anschließend leichtes Überstrecken (Schnüffelstellung)

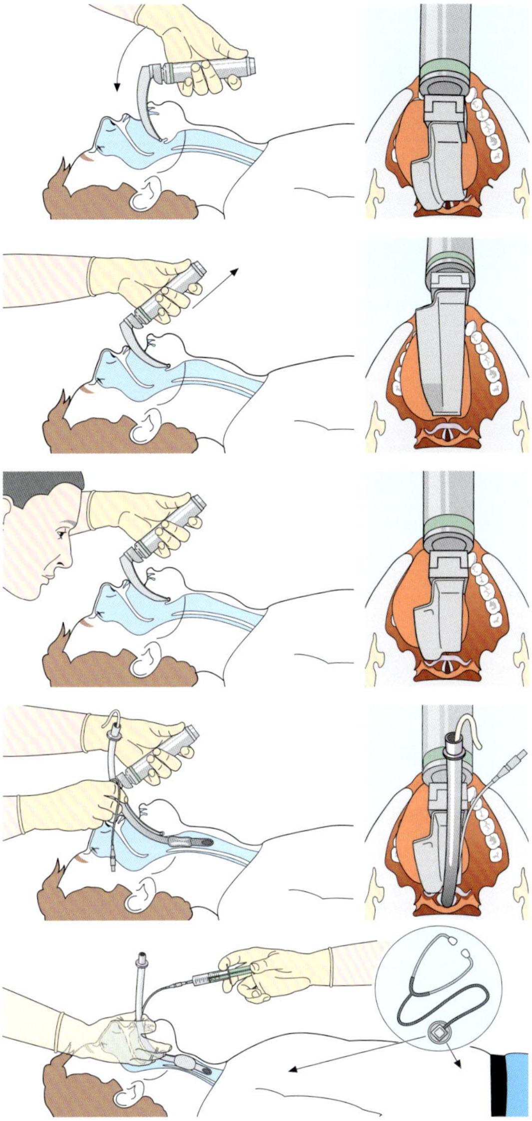

a) Einführen des Laryngoskopspatels mit der linken Hand vom rechten Mundwinkel aus entlang des Zungengrundes. Die Zunge wird dabei nach links verdrängt.

b) Bei Erreichen des Umschlagwinkels zwischen Epiglottis und Zungengrund wird vorsichtig ein gerader Zug in Richtung des Griffes ausgeübt.

c) Sollte kein freier Blick auf die Stimmbandebene möglich sein, kann durch vorsichtiges Verschieben des Kehlkopfes nach dorsal, kranial und rechts (BURP) versucht werden, die Sicht zu verbessern.

d) Einführen des Tubus unter Sicht, bis der Cuff die Stimmbandebene passiert hat.

e) Blockung des Tubus und Auskultation (Epigastrium und Thoraxflanken beidseits)

Abb. 2.41 Durchführung einer endotrachealen Intubation. (Quelle: Adams, Flemming, Friedrich et al., Taschenatlas Notfallmedizin, Thieme, 2016)

- Öffnen des Mundes mit Daumen und Mittelfinger der rechten Hand (Kreuzgriff)
- Entfernen lockerer Zahnprotesen (spätestens jetzt, besser aber schon vor Einleitungsbeginn)
- vorsichtiges Einführen des Laryngoskops mit der linken Hand, dabei Verdrängen der Zunge mit dem Laryngoskopspatel nach links („Aufladen" der Zunge erschwert die Sicht auf die Stimmbänder!); die Spitze des Laryngoskop-Spatels sollte sich oberhalb der Epiglottis (Vallecula) befinden, die Epiglottis soll gut sichtbar sein (oft verdeckt sie aber die Sicht auf die Stimmbänder).
- Ausüben eines starken Zuges am Laryngoskopgriff in Richtung „vorne oben" (45°), **ohne** dabei das Laryngoskop zu **kippen** („Hebeln") – durch den Zug wird der Zungengrund verdrängt, die Epiglottis „aufgestellt" und die Sicht auf die Stimmbänder frei
- bei Sicht auf die Stimmbänder (**Abb. 2.42**) Platzieren des Tubus
- bei fehlender Sicht auf die Stimmbänder evtl. von außen vorsichtig auf den Kehlkopf drücken (BURP - „Backward Upward Rightward Pressure"): Durch Druck von außen auf den Kehlkopf wird dieser sanft nach dorsal (backward), kranial (upward) und auf die rechte Seite des Patienten/der Patientin (rightward) bewegt. So kann oftmals die Glottisebene in die Sichtachse des Intubierenden ge-

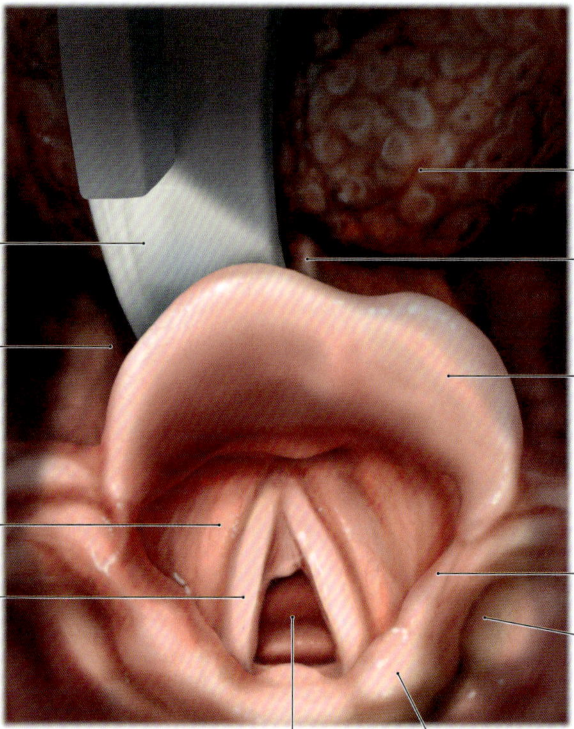

Abb. 2.42 Laryngoskopischer Blick auf die Stimmritze. (Quelle: Schünke M, Schulte E, Schumacher U. Prometheus. LernAtlas der Anatomie. Kopf, Hals und Neuroanatomie. Illustrationen von M. Voll und K. Wesker. 6. Aufl. Stuttgart: Thieme; 2022)

bracht werden (→ besserer Sichtbefund nach Cormack und Lehane, **Abb. 2.43**).

- Tubus mit der rechten Hand vorsichtig am Laryngoskopspatel vorbei in die Trachea schieben
- Bei Verwendung eines Führungsstabes sollte dieser kurz vor Passage der Stimmbänder von der Hilfsperson festgehalten und nur noch der Tubus vorgeschoben werden. Sobald der Tubus die Stimmbänder passiert hat, muss der Führungsstab entfernt werden (Gefahr schwerster Verletzungen bis hin zur Trachealruptur!).
- auf die Markierung achten, damit der Tubus nicht zu tief eingeführt wird (nur bis die schwarze Markierung am Tubus gerade hinter den Stimmbändern verschwunden ist)
- Festhalten des Tubus zu jeder Zeit, bis der Tubus fixiert ist (Vermeiden von akzidentellen Dislokationen)
- Blocken des Tubuscuffs durch die Hilfsperson
- Überprüfen der Tubuslage (s. u.)
- Anschluss des Tubus an das Beatmungsgerät
- Fixieren des Tubus (z. B. mit Pflaster oder Binde)
- Überprüfen des Cuffdrucks mit einem Manometer (< 20 cmH_2O)
- Dokumentation der Intubation (auch die problemlose Intubation muss als solche dokumentiert werden!).

Praxistipp

Bei Verwendung eines Führungsstabes solltest du unbedingt auch auf diesen etwas Gel geben, da er sich ansonsten nach erfolgreicher Intubation nur sehr schwer oder gar nicht entfernen lässt.

MERKE

Ein „**Hebeln**“ mit dem Laryngoskop verbessert die Sicht auf die Epiglottis nicht, **gefährdet** aber in höchstem Maß die **Schneidezähne des Oberkiefers**.

MERKE

Rufe rasch um Hilfe, wenn der Tubus nicht sicher platziert werden kann oder ein schwieriger Atemweg zu erwarten ist.

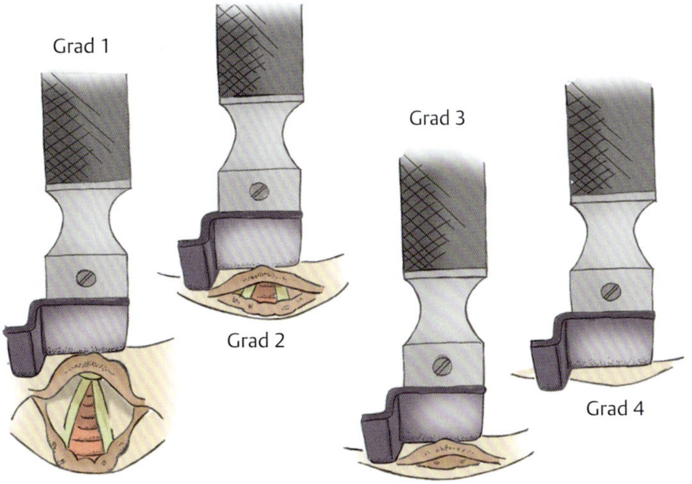

Abb. 2.43 Laryngoskopiebefunde nach Cormack und Lehane: **Grad 1**: größter Teil der Glottis sichtbar; **Grad 2**: nur hintere Kommissur sichtbar; **Grad 3**: nur Epiglottis sichtbar; **Grad 4**: Epiglottis nicht sichtbar. (Quelle: Striebel, Anästhesie Intensivmedizin Notfallmedizin, Thieme, 2020)

Praxistipp

Bei gut oxygenierten Patient*innen in ASA-Klasse I oder II fällt die Sauerstoffsättigung bei Apnoe meist erst nach > 3 min ab.

Lagekontrolle des Tubus

Sichtkontrolle bei der Intubation. Ein sicheres, allerdings nicht immer erreichbares Zeichen der korrekten endotrachealen Intubation ist das Einführen des Tubus durch die Stimmbänder unter direkter laryngoskopischer Sicht.

Kapnografie bzw. -metrie. Die wichtigste Maßnahme zur Lagekontrolle (auch im Verlauf und nach Umlagerungen) ist die **lückenlose Detektion des $p_{et}CO_2$** mittels Kapnografie bzw. -metrie (S. 29): Jeder Beatmung sollte ein Ausschlag in der Kapnografiekurve folgen, der $p_{et}CO_2$ ist in der Kapnometrie deutlich positiv (35–45 mmHg). Bei einer Tubusfehllage kann zwar theoretisch während der ersten Atemzügen auch im Magen vorhandenes CO_2 falsch-positive Resultate verursachen, die Kurve wird dabei aber bei jedem Atemzug kleiner und geht bald gegen 0.

MERKE

Eine vorhandene CO_2-Kurve **schließt** eine **zu tiefe** (einseitige) **Intubation** jedoch **nicht aus**!

Weitere sichere Zeichen der korrekten Tubuslage. Die Tubuslage kann auch **fiberoptisch** oder **bildgebend** (Röntgen, CT, MRT) **kontrolliert** werden. Eine fiberoptische Lagekontrolle wird oft bei Doppellumentuben durchgeführt. Eine bildgebende Kontrolle ist zur Lagekontrolle eigentlich nie indiziert, wird aber oft aus anderen Gründen durchgeführt (z. B. Röntgen-Thorax oder Thorax-CT): Wird dort nebenbefundlich eine Fehllage (z. B. zu tiefe oder gar einseitige Intubation) festgestellt, muss dies natürlich umgehend korrigiert werden. Die **intraoperative Sichtbarkeit** des Tubus in Situ (z. B. bei Tracheotomie) ist ebenfalls ein sicheres Zeichen der korrekten Intubation.

Auskultation. Die Auskultation ist **kein sicheres Zeichen** für eine korrekte Tubuslage: Sind über dem Epigastrium **„blubbernde"**, atemsynchrone **Geräusche** hörbar, ist eine **ösophageale Tubusfehllage** sehr wahrscheinlich, allerdings auch nicht bewiesen! Bei **manueller Beatmung** können leicht forcierte Atemstöße bei korrekter Tubuslage zu deutlich auskultierbaren Atemgeräuschen über beiden Lungenflügeln führen. Bei maschineller Beatmung sind die Geräusche meist nur sehr leise und nur von Geübten sicher zu identifizieren (→ Patienten/Patientin zur Lagekontrolle stets manuell beatmen). Auskultiert werden sollte nicht über den Hauptbronchien, sondern **eher peripher**, da Atemgeräusche der anderen Seite weitergeleitet werden und eine einseitige Intubation sonst überhört werden kann.

MERKE

Bist du nicht sicher, ob der Tubus tracheal oder ösophageal liegt, ziehe ihn zügig (nach Entblocken!) wieder heraus (**„When in doubt, take it out"**)!

Kontrolle der Tubustiefe. Insbesondere bei schwieriger Intubation wird der Tubus häufig zu weit vorgeschoben. Eine Tubuslage von **20 cm ab Zahnreihe bei Frauen** bzw. **21 cm ab Zahnreihe bei Männern** ist meist ausreichend und verhindert eine endobronchiale Fehllage und damit eine ungewollte einseitige Ventilation. Wird bei Erwachsenen der Tubus > 22–23 cm vorgeschoben, ist eine einseitige endobronchiale Intubation wahrscheinlich. Ein **zu weit vorgeschobener Tubus** wird entblockt, vorsichtig **um ca.**

1–2 cm zurückgezogen (am besten unter laryngoskopischer Sicht) und wieder geblockt. Anschließend muss erneut die Lage kontrolliert werden.

2

Praxistipp

Unerfahrene platzieren den Tubus meist viel zu tief.

2.2.9 Schwieriger Atemweg

Allgemeines

Definition.

- **schwieriger Atemweg**: Überbegriff über Schwierigkeiten bei Maskenbeatmung, Laryngoskopie oder Intubation
- **schwierige Maskenbeatmung**: Durchschnittlich ausgebildeten Anästhesist*innen gelingt es trotz passender und richtig positionierter Beatmungsmaske nicht, eine adäquate Ventilation zu erzielen.
- **schwierige Laryngoskopie**: Durchschnittlich ausgebildeten Anästhesist*innen gelingt es in mehreren Versuchen nicht, mit dem Laryngoskop einen ausreichenden Blick auf die Stimmbandebene zu erlangen.
- **schwierige Intubation**: Die korrekte Positionierung des Tubus benötigt > 3 Versuche oder > 5 Minuten.

Etwa 3–5 % der Patient*innen sind durch den ersten Anästhesisten/die erste Anästhesistin nicht zu intubieren, bei etwa 1 % aller Patient*innen hat auch der/die zweite Anästhesist*in Probleme.

Erwartet und unerwartet schwierige Intubation. Im Optimalfall werden potenziell **schwierige Intubationsverhältnisse bereits bei der** präoperativen Visite (S. 13) **erkannt**, um bereits vor der Einleitung Vorkehrungen treffen zu können und ggf. eine andere Form der Atemwegssicherung zu wählen (**erwartet schwieriger Atemweg**). Da aber auch bei präoperativ unkompliziert erscheinenden Verhältnissen jederzeit Probleme möglich sind (**unerwartet schwieriger Atemweg**), ist es essenziell, neben der konventionellen Intubation **immer mehrere Alternativen im Kopf** zu haben, auf die man im Notfall zurückgreifen kann – auch wenn gerade keine Hilfe in unmittelbarer Nähe ist (z. B. im Nacht- oder Notarztdienst). Airway-Algorithmen (**Abb. 2.44**) haben sich in diesem Zusammenhang sehr bewährt und die Patient*innensicherheit sowie das Ergebnis maßgeblich verbessert.

Hilfsmittel

Die folgenden Hilfsmittel ermöglichen bei schwierigem Atemweg entweder eine bessere Sicht auf die Stimmbandebene oder die Platzierung trotz fehlender direkter Sicht. Supraglottische Atemwegshilfsmittel (S. 49) erlauben oft eine gute Ventilation, bis Hilfe oder entsprechendes Equipment geholt wurden.

Eschmann-Stab. Das Ende dieses starren, an der Spitze etwas gebogenen Plastikstabs kann bei schwierigen Intubationsverhältnissen unter Sicht zwischen den Stimmbändern positioniert und etwas vorgeschoben werden. Der **Endotrachealtubus** wird dann – analog der Seldinger-Technik – **über den Stab „aufgefädelt" und in die Trachea vorgeschoben**. Da dabei erhebliche Verletzungen möglich sind, sollte der Stab nur von erfahrenen Anästhesist*innen verwendet werden.

Cook Airway Exchange Catheter. Der **„Cook-Stab"** (Cook-AEC) **erleichtert** den **Tubuswechsel** bei schwierigem Atemweg und bietet eine Leitstruktur nach der Extubation bei einem schwierigen Atemweg. Er wird in das Lumen eines bereits liegenden Endotrachealtubus vorgeschoben. Da er ein Lumen zur Sauerstoffinsufflation und ein Ansatzstück für einen Beatmungsbeutel besitzt, ist eine **apnoeische Oxygenierung** der Patient*innen **möglich** (allerdings keine Ventilation im eigentlichen Sinn). Die Trachealtuben können so analog zur Seldinger-Technik ausgetauscht werden, wobei ein Helfer den Cook-Stab immer sehr gut fixieren muss. Sinnvoll ist der Einsatz auch, wenn nur ein Standardtubus, nicht aber ein dickerer Spezialtubus (z. B. Doppellumen- oder Stimulationstubus) platziert werden konnte: So können Patient*innen zunächst gefahrlos ventiliert und der Tubus nach Optimierung der Intubationsbedingungen ausgetauscht werden.

McCoy-Spatel. Dieser **Laryngoskopspatel** ist wie der Macintosh-Spatel (**Abb. 2.38**) geformt, besitzt jedoch zusätzlich eine **über einen Hebel klappbare Spitze zum Anheben der Epiglottis (Abb. 2.45)**. Er kann in manchen Fällen bei schwieriger Sicht auf die Epiglottis die endotracheale Intubation deutlich erleichtern und ist in vielen Kliniken das erste Hilfsmittel, das bei schwieriger Intubation verwendet wird. Meist befinden sich McCoy-Spatel in verschiedenen Größen auf dem Wagen „schwierige Intubation".

Miller-Spatel. Bei diesem geraden Laryngoskopspatel (**Abb. 2.46**) muss die **Epiglottis mit aufgeladen** und angehoben werden, wodurch sie – insbesondere bei Kindern (weiche Epiglottis!) – **aus der Sichtachse gedrängt** wird. **Bei Erwachsenen** ist diese Spatelform oft **unvorteilhaft**, da die Sicht auf die Stimmbandebene aufgrund der Steifigkeit der Epiglottis (cave: Traumatisierung!) und der anatomischen Gegebenheiten (cave: Verletzung der oberen Schneidezähne!)

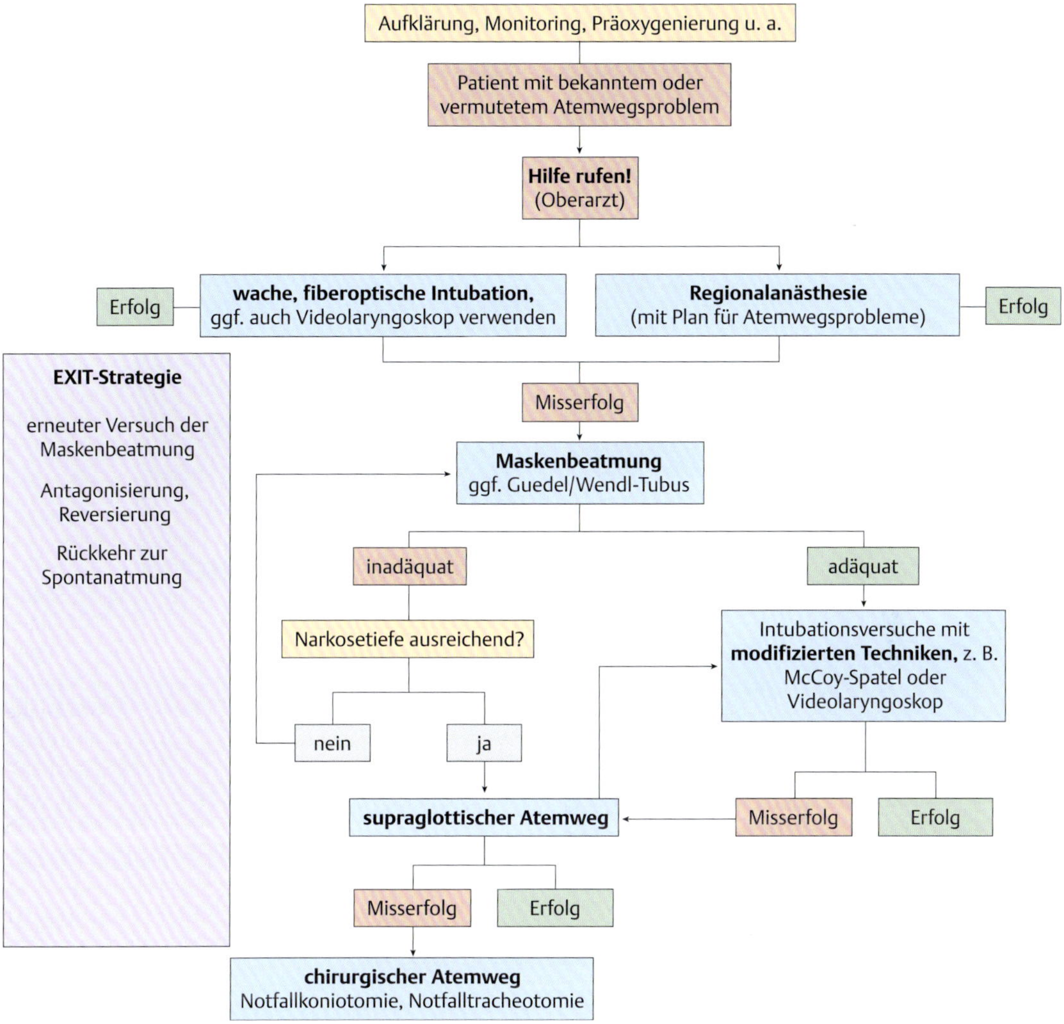

Abb. 2.44 Airway-Algorithmus für den erwartet schwierigen Atemweg in der Anästhesiologie: Zentraler Punkt ist hierbei immer „Hilfe holen“!

schlecht sein kann. Der Miller-Spatel ist in vielen Kliniken Standard für die Intubation von Kindern und oft auch auf dem Wagen „schwierige Intubation“ zu finden.

Fiberoptische Intubation mithilfe eines Intubationsbronchoskops. Dieses Verfahren war über viele Jahre das wichtigste Hilfsmittel bei schwierigem Atemweg und gilt bis heute als **Goldstandard bei geplant schwierigem Atemweg**. Seit der Einführung der Videolaryngoskope (s. u.), die eine Sicht auf die Stimmbandebene und somit auch oft eine Intubation ohne direkte Sicht ermöglichen, wird die fiberoptische Intubation seltener eingesetzt. In folgenden Situationen ist sie weiterhin das Verfahren der Wahl:

- vorbeschriebener, sehr schwieriger Atemweg
- schwere Einschränkung oder Unmöglichkeit der Mundöffnung
- anatomische Hindernisse (z. B. massive Struma, obstruierende Tumoren im Mund-Kiefer- oder HNO-Bereich, Makroglossie)
- instabile Halswirbelkörperfrakturen
- Unmöglichkeit der Reklination (z. B. bei Morbus Bechterew oder rheumatoider Arthritis).

Bei erwartet schwierigem Atemweg wird die fiberoptische Intubation am wachen Patienten/an der Patientin bei erhaltener Spontanatmung durchgeführt (**wache fiberoptische Intubation**). Dies erhöht die Erfolgsrate, da die Zunge nicht durch die Einleitungshypnotika zurückfällt und die Atemwege verlegt. Zudem besteht bei wachen Patient*innen keine Hypoxiegefahr durch die Apnoe. Verfügbar sind sowohl qualitativ hochwertige Mehrwegbronchoskope als auch Einmal-Geräte.

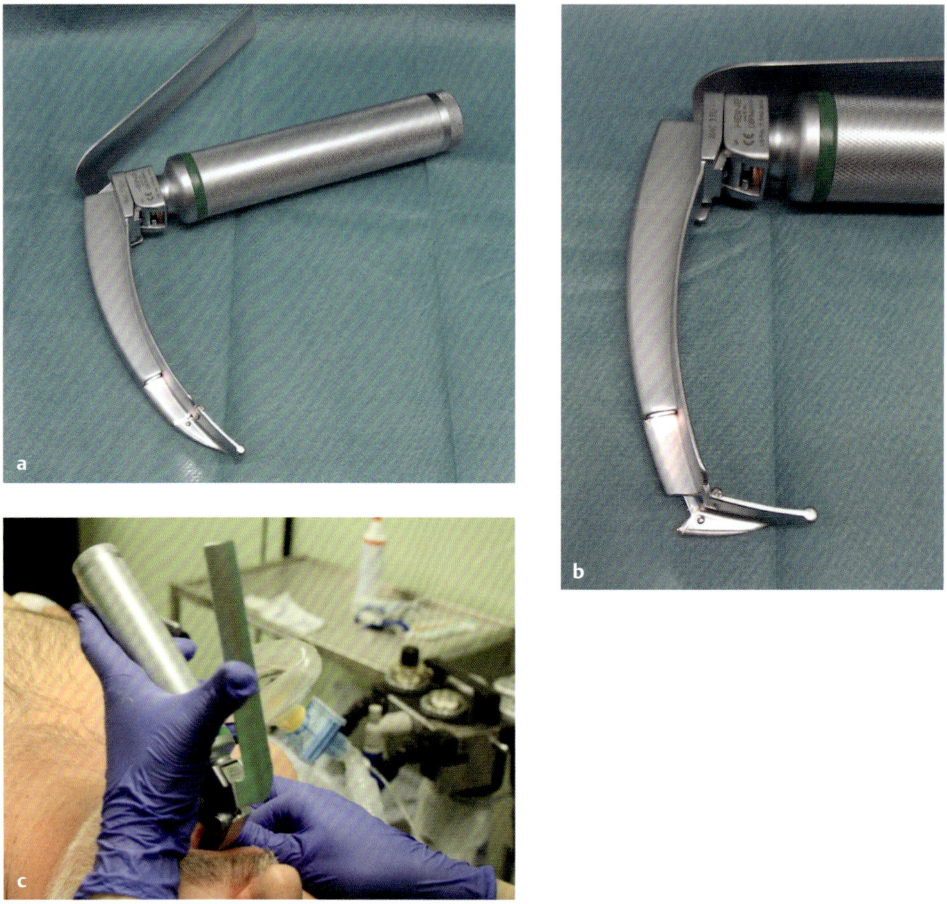

Abb. 2.45 Hilfsmittel zur Intubation:
a **McCoy-Spatel** (Beispiel eines Herstellers), der Hebel dient zum Klappen der Spitze
b **maximal gekippte Laryngoskopspitze**; bei gedrücktem Hebel klappt die Spitze, was die Epiglottis anheben und den Blick auf die Stimmbandebene freigeben kann
c **McCoy-Spatel im Einsatz bei schwieriger Intubation**.

Durchführung einer wachen fiberoptischen Intubation (**Abb. 2.47**):
- Abschwellen der Nasenschleimhäute durch Applikation vasokonstriktorischer Nasentropfen in beide Nasenlöcher
- Vorbereiten des flexiblen Intubationsbronchoskops
- Auffädeln eines passenden Endotrachealtubus auf das Intubationsbronchoskop
- ausreichende (!) Applikation topischer Lokalanästhetika zur Anästhesie von Rachen und Kehlkopf (z. B. Xylocain 2 % Pumpspray) oder Vernebelung von Lokalanästhetika über eine Gesichtsmaske (ca. 5 min)
- Anlegen eines sicheren i. v. Zugangs, Aufziehen und griffbereites Bereitlegen aller Medikamente (S. 43) und Notfallmedikamente (S. 306)
- evtl. Sedierung (z. B. Remifentanil über Spritzenpumpe, die Spontanatmung muss aber zu jeder Zeit erhalten bleiben)
- Gleitfähigmachen des Tubus mit Xylocain-Gel
- Eingehen mit dem Bronchoskop durch das besser durchgängige Nasenloch, Identifizieren pharyngealer Strukturen und Vorgehen unter Sicht, bis die Stimmbänder zu sehen sind
- Das Vorschieben des Endotrachealtubus bereits bis in den Rachen erleichtert das Auffinden des Kehlkopfes und das folgende Vorgehen.
- Passage durch die Stimmbänder mit der Spitze des Bronchoskops
- nach der Passage der Stimmbänder Identifizierung der Carina der Trachea
- vorsichtiges Vorschieben des Endotrachealtubus über die Stimmbänder (Bronchoskop als Führungsschiene), Passage der Stimmbänder sehr

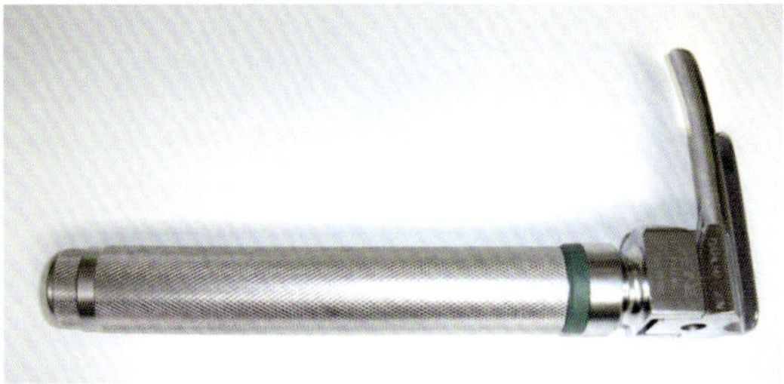

Abb. 2.46 Beispiel für einen **Miller-Spatel.**

vorsichtig in tiefer Inspiration (niemals gegen Widerstand!)
- Verifizieren der korrekten Lage mit dem Bronchoskop (cave: oft Auslösung eines starken Hustenreizes durch den Tubus und den Cuff
- Zurückziehen des Bronchoskops
- Anschluss an die Kapnografie und Nachweis von endexpiratorischem CO_2 wird empfohlen
- bei sicherer Tubuslage (Bronchoskopie + CO_2) erfolgt nun die rasche Narkoseeinleitung mit Hypnotikum und Opioid (Muskelrelaxans ist in der Regel nicht mehr erforderlich)
- Einstellen der kontrollierten Ventilation am Beatmungsgerät.

Patient*innen, die wach fiberoptisch intubiert wurden, sollen erst bei vollständiger Wachheit und erhaltenen Schutzreflexen extubiert werden. Es empfiehlt sich für eine u. U. notwendige Reintubation, **bei der Extubation** den Wagen „schwierige Intubation" und das Bronchoskop in Reichweite zu haben.

Praxistipp
Bei Menschen aus Mitteleuropa ist der rechte Nasengang meist größer als der linke.

Videolaryngoskope. Diese speziellen Laryngoskope (**Abb. 2.48**) haben an der Spitze des Laryngoskopspatels neben der Lichtquelle eine kleine **Videokamera**, die ein Videobild auf einen kleinen Bildschirm überträgt, der sich – je nach Bauart des Geräts – seitlich am Griff oder getrennt in einer eigenen Einheit befindet. Moderne Geräte sind tragbar und werden unabhängig vom Stromnetz über Akkus betrieben. Neben konventionellen Spatelformen (v. a. zu Ausbildungszwecken verwendet) sind auch spezielle, **stärker gekrümmte Spatelformen** für den schwierigen Atemweg erhältlich. Durch die starke Krümmung ist zwar eine direkte Sicht auf die Stimmbandebene (direkte Laryngoskopie) nicht mehr möglich, das Videobild ermöglicht aber eine indirekte Sicht auf die Stimmbandebene („um die Ecke schauen"). Im Unterschied zur fiberoptischen Intubation bedeutet jedoch die Visualisierung der Stimmbandebene noch nicht die sichere Intubation. Vielmehr muss der Tubus mit einem Führungsstab so dirigiert werden, dass er der Form des Spatels folgt. Dies erfordert Übung im Umgang mit dem Instrumentarium. Viele Patient*innen, die wegen einer fehlenden Einsehbarkeit der laryngealen Strukturen nicht konventionell intubierbar sind, können mithilfe von Videolaryngoskopen und einem Tubus mit Führungsstab relativ problemlos endotracheal intubiert werden. Die Videolaryngoskopie hat die fiberoptische Intubation stark zurückgedrängt, in vielen Kliniken ist ein Vi-

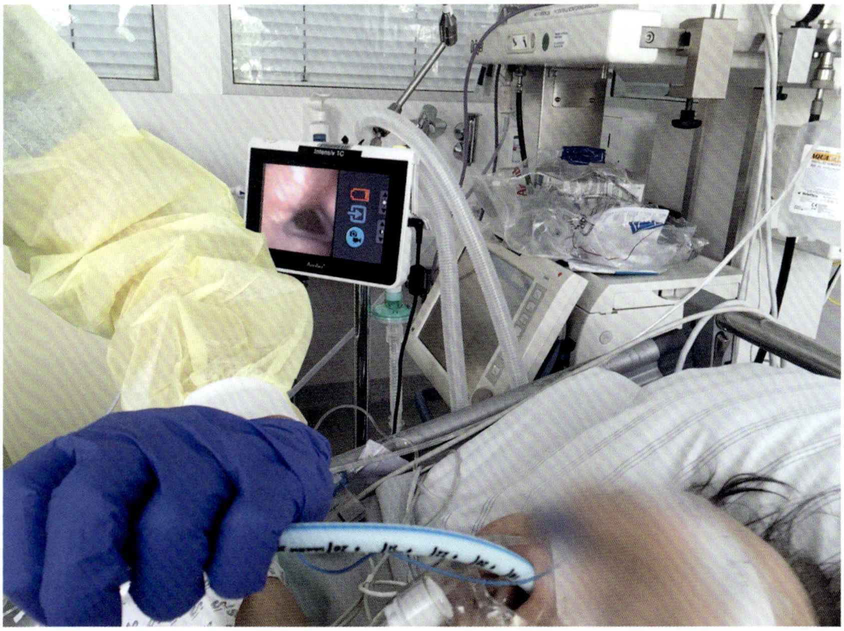

Abb. 2.47 Nasale Intubation mittels Intubationsendoskop.

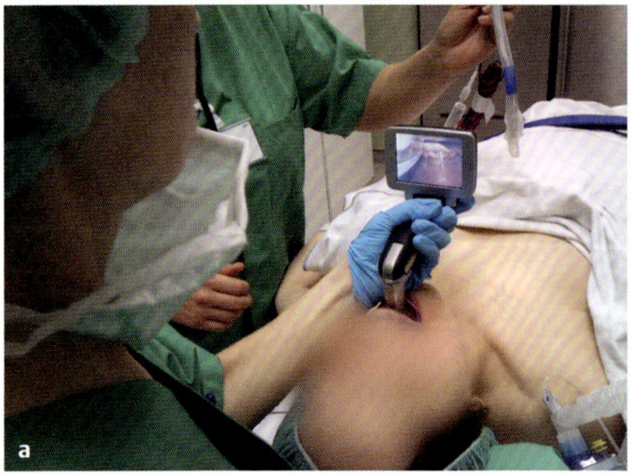

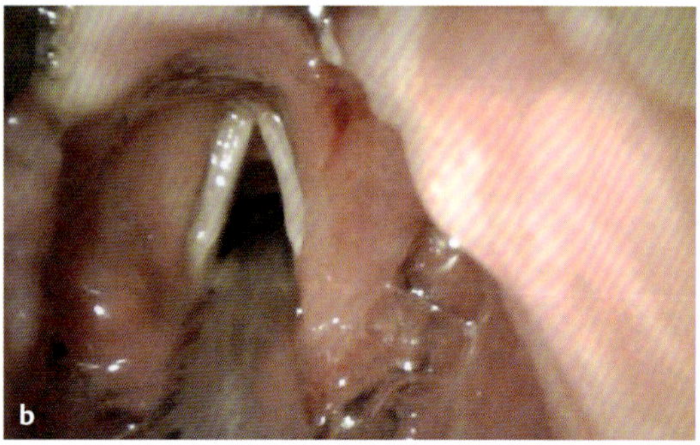

Abb. 2.48 Videolaryngoskop
a videolaryngoskopische Intubation
b Blick auf die Stimmbandebene eines Patienten auf dem Videobildschirm → korrekte Tubuslage zwischen den Stimmbändern.

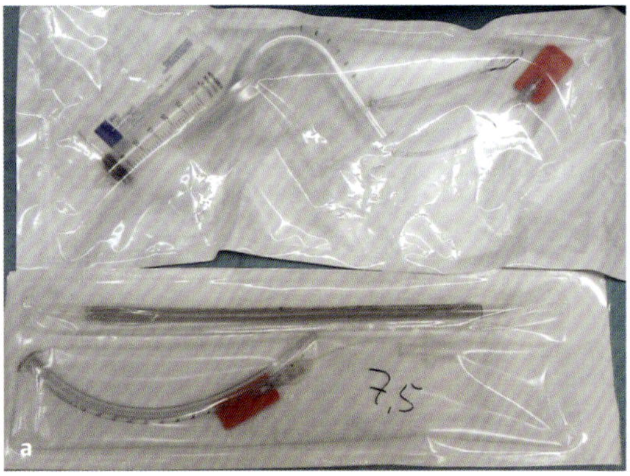

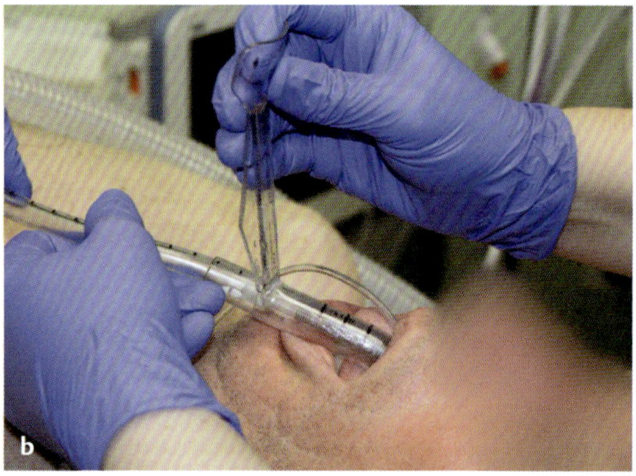

Abb. 2.49 Intubations-Larynxmaske:
a oben: Beispiel für eine spezielle Larynxmaske, die sich wie eine konventionelle Larynxmaske einlegen und benutzen lässt, unten: dazugehöriger Endotrachealtubus, der sich über die liegende Larxnymaske platzieren lässt, sowie Zwischenstück
b Intubation mit der Intubations-Larynxmaske.

deolaryngoskop als „First Line"-Device bei unerwartet oder auch erwartet schwieriger Intubation verfügbar.

MERKE

Sei jedoch insbesondere **beim Einführen des Tubus sehr vorsichtig**, da durch die indirekte Sicht auf die Stimmbandebene Verletzungen beim Vorschieben möglich sind.

Intubations-Larynxmaske. Die Intubations-Larynxmaske (z. B. **Abb. 2.49**) wird zunächst wie eine gewöhnliche Larynxmaske **supraglottisch positioniert**. Patient*innen können darüber ventiliert werden. Zusätzlich kann jedoch durch das Lumen ein speziell für diese Larynxmaske geeigneter, an der Spitze sehr weicher **Tubus** meist bis **in die Trachea vorgeschoben** werden. War dies erfolgreich, so kann mit Hilfe eines Zwischenstücks die Intubations-Larynxmaske entfernt und lediglich der Endotrachealtubus belassen werden.

Supraglottische Atemwegshilfsmittel. Diese sind im Kapitel Atemwegshilfsmittel (S. 49) genau beschrieben.

Notfallsituation: „Cannot ventilate, cannot intubate"

Funktioniert weder die Maskenbeatmung (optimiert mit Guedel-Tubus und 2 Helfer*innen) noch die Intubation (mit optimierten Bedingungen), besteht ein **lebensbedrohlicher Notfall** (**Abb. 2.51**): Es ist nur eine Frage der Zeit, bis der Patient/die Patientin hypoxisch wird. In dieser Situation müssen sofort **Spezialist*innen hinzugezogen** werden, d. h. in der Regel ein in der Atemwegssicherung erfahrener Oberarzt bzw. eine Oberärztin und ggf. die Kolleg*innen der MKG- oder HNO-Chirurgie zur Tracheotomiebereitschaft. Die Ausrüstung zur „schwierigen Intubation" muss sofort geholt und alle erforderlichen Notfall-

medikamente zur sofortigen Anwendung bereitgelegt werden.
Es sollte versucht werden, die Narkose sofort durch die **Gabe eines** Opioid-Antagonisten (S. 44) zu beenden und den Patienten/die Patientin aufwachen oder zumindest – bei noch vorhandener Hypnotikawirkung – wieder **spontan atmen** zu lassen. Ist dies nicht aussichtsreich oder nicht möglich, ist bei Versagen anderer Atemwegshilfen wie Larynxmaske oder Larynxtubus der letzte Ausweg zur Abwendung der akuten Lebensgefahr eine **Koniotomie** oder eine **Nottracheotomie**.

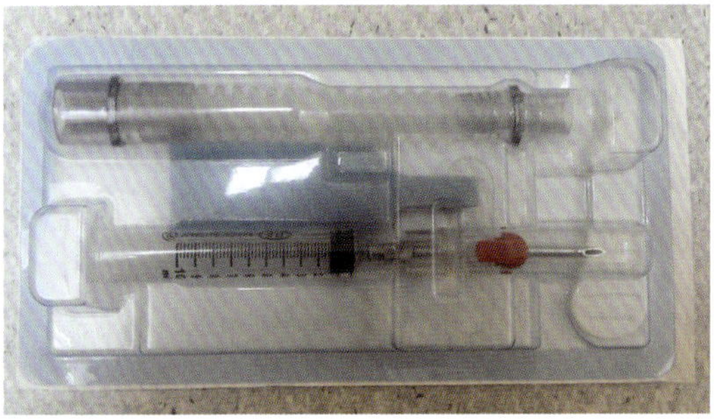

Abb. 2.50 Beispiel für ein **Koniotomie-Set.**

MERKE

Eine „cannot ventilate, cannot intubate"-Situation ist ein **lebensbedrohlicher Notfall**.

Koniotomie. Auf dem Wagen „schwierige Intubation" sollten sich auch **Notfall-Koniotomiebestecke** befinden, die nach Punktion des Lig. cricothyroideum und Einführen der Koniotomiekanüle eine Ventilation ermöglichen (über einen Norm-Konnektor zum Anschluss von Beatmungsbeutel und Beatmungsgerät). Sie verursachen jedoch **häufig Verletzungen der Trachea** und müssen nach Stabilisierung und Sicherstellung einer ausreichenden Oxygenierung **schnellstmöglich durch ein Tracheostoma ersetzt** werden.

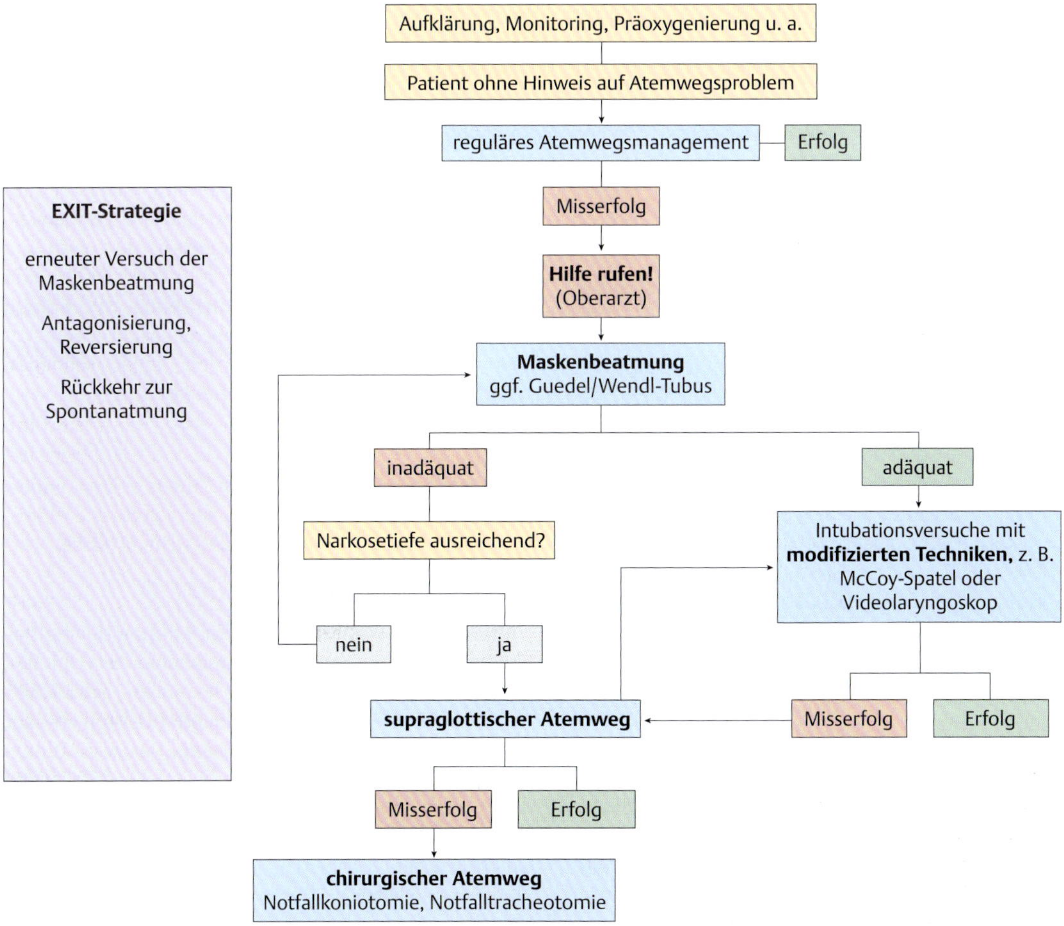

Abb. 2.51 Airway-Algorithmus für den unerwartet schwierigen Atemweg bei Erwachsenen.

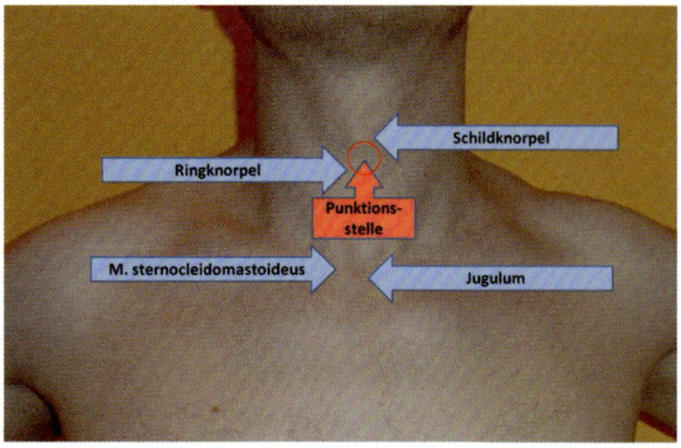

Abb. 2.52 **Punktionsstelle für die Koniotomie (roter Kreis).**

MERKE

- **Koniotomie**: Zugang über die Membran zwischen Ring- und Schildknorpel (Lig. cricothyroideum, **Abb. 2.52**)
- **Tracheotomie**: Zugang unterhalb des Schildknorpels (**Abb. 8.4**).

Indikationen:
- „cannot ventilate, cannot intubate"-Situation
- anaphylaktische Reaktion oder Quincke-Ödem mit Verlegung der Atemwege
- Polytrauma mit massiven Verletzungen im Gesichts- und Rachenbereich, wenn keine Ventilation und Oxygenierung möglich ist.

Erforderliches Material für eine sterile Punktion:
- sterile Einmalhandschuhe
- sterile Kompressen
- Desinfektionsspray
- steriles Pflaster
- steriles Abdeck- bzw. Lochtuch
- Punktionsset.

Die **Punktionsstelle**, das Lig. cricothyroideum (Lig. conicum), liegt in der Mitte zwischen Ring- und Schildknorpel (**Abb. 2.52**). Sie ist bei Männern besser tastbar als bei Frauen und adipösen Patient*innen.

Praktisches Vorgehen:
- möglichst weites Überstrecken des Kopfes, d. h. etwas erhöhte Lagerung der Schultern, z. B. mit Kissen
- großzügiges und großflächiges Desinfizieren der Punktionsstelle (möglichst 3 ×), dazwischen mit sterilen Kompressen abwischen und mit sterilem Tuch abdecken
- Einstechen mit der Punktionskanüle unter 45° durch die Haut über der Punktionsstelle, dabei Stabilisieren der Kanülenflügel
- Vorschieben unter Aspiration mit aufgesetzter Spritze, bis Luft aspiriert wird (= Trachea)
- Festhalten von Spritze und Stahlmandrin, weiter vorsichtiges Vorschieben der Kunststoffkanüle
- Entfernen der Spritze mit Stahlkanüle
- Fixieren der Kunststoffkanüle mit Pflaster oder Bändchen.

Über den Konnektor an der Plastikkanüle ist nun eine **Oxygenierung möglich** (z. B. mit hohem Sauerstofffluss oder behelfsmäßig mit einem Beatmungsbeutel). Eine **ausreichende Ventilation gelingt** jedoch über die Punktionskanüle meist **nicht**, weshalb zur Sicherstellung der CO_2-Elimination ein definitiver Atemweg (Tracheostoma) geschaffen werden muss.

Praxistipp

Der Abstand zwischen Hautoberfläche und Trachea ist meist größer als erwartet!

MERKE

Blutungen durch **Verletzungen der Schilddrüse** sind nicht selten!

2.2.10 Nicht-Nüchtern-Einleitung

Synonyme. Rapid Sequence Induction (RSI), Ileus-, Blitz-, Crash- oder Crush-Einleitung

Problematik. Eine **Aspiration** im Rahmen der (Allgemein-)Anästhesie ist eine seltene, aber **gefürchtete Komplikation**. Die Inzidenz beträgt bei elektiven Eingriffen bis zu 1 : 5 000, ist jedoch bei Notfalleingriffen auf bis zu 1 : 500 erhöht. Dabei gelangen Flüssigkeiten bzw. feste Bestandteile in die Trachea bzw. in die unteren Atemwege. Insbesondere saures Magensekret kann die Lunge innerhalb kürzester Zeit massiv schädigen und u. U. zu **akutem Lungenversagen** (ARDS; Mendelsohn-Syndrom) und zum Tod führen. Um dieses Risiko zu minimieren, sollte eine Allgemeinanästhesie **bei** Erwachsenen mit **hohem Aspirationsrisiko** (s. u.) **nur** mit der **Nicht-Nüchtern-Einleitung** durchgeführt werden, einer schnellen Narkoseeinleitung ohne Zwischenbeatmungen.

MERKE

Aspirationsgefährdete Patient*innen sollten **endotracheal intubiert** werden, da supraglottische Atemwegshilfsmittel (S. 49) nicht ausreichend sicher vor einer Aspiration schützen.

Ätiologie der Aspiration. Die im Rahmen der Narkoseeinleitung verabreichten **Medikamente** (Opioide, Sedativa, Hypnotika, Muskelrelaxanzien) **schwächen** die **Schutzreflexe** wie Schlucken oder Husten **ab** oder bringen sie zum völligen Erlöschen. Das Aspirationsrisiko ist daher v. a. während der **Narkoseeinleitung** (z. B. Maskenbeatmung), bei **intraoperativen Lageveränderungen** (→ immer Cuffdruck-Kontrolle, um Undichtigkeiten frühzeitig zu erkennen) und bei der **Narkoseausleitung** (Überhang von Narkosemedikamenten → verringerte Schutzreflexe) hoch. Ein korrekt geblockter Endotrachealtubus kann eine relevante Aspiration zwar meist zuverlässig verhindern, „stille" Aspirationen (Mikroaspirationen am Cuff vorbei) sind aber letztlich immer möglich.

Indikationen. Bei Vorliegen eines oder mehrerer der folgenden Risikofaktoren wird i. d. R. eine Nicht-Nüchtern-Einleitung durchgeführt:

- Notfallpatient*innen
- Nahrungsaufnahme innerhalb der letzten 6 Stunden bei dringlicher OP-Indikation (sonst abwarten!)
- Traumapatient*innen (verzögerte Magenentleerung)
- bewusstseinsgetrübte Patient*innen, Schluckstörungen
- Ileus und andere stenosierende Erkrankungen des Gastrointestinaltrakts
- akutes Abdomen (z. B. Abdominaltrauma, akute Entzündungen im Abdomen)
- obere gastrointestinale Blutung
- starker gastroösophagealer Reflux (tägliches Sodbrennen, Reflux beim Bücken oder in der Nacht), Hiatushernie, Z. n. Ösophagusresektion mit Magenhochzug
- Schwangerschaft (ab der 12. SSW), Notfallsectio (sofern keine Spinalanästhesie möglich ist)
- alkoholisierte oder intoxikierte Patient*innen

Diese Risikofaktoren müssen im Rahmen der Prämedikationsvisite erkannt und entsprechend dokumentiert werden. **Im Einzelfall** können Patient*innen mit den genannten Risikofaktoren **auch normal intubiert** werden, wenn die zu erwartenden Risiken höher sind als der mögliche Nutzen (v. a. bei zu erwartender schwieriger Intubation).

Praxistipp

Eine Nicht-Nüchtern-Einleitung sollte durch einen erfahrenen Fach-/Oberarzt bzw. eine erfahrene Fach-/Oberärztin (oder unter dessen/deren unmittelbarer Anleitung) durchgeführt werden.

Unterschiede zur regulären Narkoseeinleitung. Im Gegensatz zur „Standardeinleitung" (**Abb. 2.20**) wird auf die **Maskenbeatmung** vor der Gabe des Muskelrelaxans **verzichtet** (Ausnahme Kinder!). Als Muskelrelaxans (S. 51) sollte eine sehr schnell wirkende Substanz verwendet werden: Früher wurde generell das depolarisierende Muskelrelaxans **Succinylcholin** empfohlen, heute kann alternativ die nicht depolarisierende Substanz **Rocuronium** verwendet werden. Die Wahl des Muskelrelaxans ist hinsichtlich der Nebenwirkungen im Einzelfall zu prüfen.

Vorbereitung. Vor elektiven Eingriffen erhalten die Patienten eine **Prämedikation**, um den pH-Wert des Magensaftes anzuheben (S. 19). Grundlegende Voraussetzung ist die gründliche **Vorbereitung des anästhesiologischen Arbeitsplatzes**. Die Funktion der Hilfsmittel muss überprüft werden und sie müssen in unmittelbarer Reichweite liegen.

erforderliche Hilfsmittel:

- Laryngoskop mit Macintosh-Spatel Größe 3 (Ersatzspatel Größe 4, ggf. McCoy- oder Miller-Spatel muss unmittelbar bereit liegen)
- Endotrachealtubus (ID 7,5 mm für Männer; 7,0 mm für Frauen) mit starrem, vorgeformtem Führungsstab
- Blockerspritze
- großlumiger, starrer Sauger (eingeschaltet und unmittelbar griffbereit)
- Einleitungsmedikamente (z. B. Fentanyl, Propofol, Rocuronium) in ausreichender Menge und aufgezogen (immer auch Reservedosis aufziehen!)
  - bei Verwendung von Rocuronium: für den Fall, dass die Intubation unmöglich ist, Sugammadex (S. 53) bereitlegen
- Magensonde und Ablaufbeutel
- Utensilien für einen unerwartet schwierigen Atemweg (z. B. Wagen „schwierige Intubation").

Ablauf einer Nicht-Nüchtern-Einleitung.

- sicheren i. v.-Zugang etablieren
- bei besonders aspirationsgefährdeten Patient*innen ggf. Magensonde (S. 68) legen, absaugen und wieder entfernen
- 20 ml Natrium-Citrat p. o. verabreichen (→ Alkalisierung des Magensekrets)
- Oberkörperhochlagerung, optimale Lagerung des Kopfes (verbesserte Jackson-Position)
- ausreichende Präoxygenierung (3–5 min mit dicht sitzender Maske und Sauerstofffluss > 10 l/min)
- Infusion zügig laufen lassen
- Absaugeinrichtung eingeschaltet in unmittelbare Reichweite (neben den Kopf) legen
- rasche Applikation der Einleitungsmedikamente unmittelbar hintereinander:
  - Opioid (z. B. Fentanyl 2 µg/kg KG)
  - Hypnotikum (z. B. Propofol 2 mg/kg KG)
  - Muskelrelaxans (z. B. Rocuronium 1,2 mg/kg KG oder Succinylcholin 1–1,5 mg/kg KG)
- weiteres Vorhalten der Sauerstoffmaske mit hohem Fluss und Abwarten der Anschlagzeit des Relaxans (keine Zwischenbeatmungen!)
- nach ca. 60 s Einführen des Laryngoskops, ggf. von Hilfsperson BURP-Manöver (S. 57) durchführen lassen (keine Empfehlung mehr für Krikoiddruck!)
- Einführen des Tubus, Entfernen des Führungsstabs, Tubus weiter vorschieben
- sofortiges Blocken des Tubus durch eine Hilfsperson

- Konnektion der Beatmungsschläuche und Auskultation (Magen vor Lunge!)
- Beachten der Kapnometrie und adäquates Einstellen des Beatmungsgeräts
- Kontrolle der Tubuslage (S. 59)
- Fixieren des Tubus
- (erneutes) Legen einer Magensonde.

Komplikationen. Behandlungsbedürftige **Hypotonien** sowie **Zahnschäden** und **Larynx- oder Trachealverletzungen** durch den Führungsstab sind im Rahmen einer Nicht-Nüchtern-Einleitung häufiger. Um eine **Fehlintubation** sofort zu erkennen, sollte immer zuerst über dem Epigastrium auskultiert werden. Ist eine Intubation nicht möglich, muss zur Vermeidung eines Absinkens der Sauerstoffsättigung und damit einer Hypoxie – trotz des Risikos einer Aspiration – eine vorsichtige Maskenbeatmung (S. 47) begonnen werden. Ist dies nicht möglich („cannot intubate, cannot ventilate-Situation (S. 64)"), muss sofort nach dem entsprechenden Algorithmus vorgegangen werden.

Besonderheiten bei der Narkoseausleitung. Siehe Kapitel Narkoseausleitung (S. 101).

2.2.11 Magensonde

Indikationen. Die Anlage einer Magensonde ist sinnvoll, wenn postoperativ eine **längere enterale Ernährung** geplant ist bzw. eine orale Ernährung nicht möglich ist (z. B. nach Eingriffen im Mund-Kiefer-Gesichtsbereich; hier Verwendung einer mehrlumigen, speziellen Ernährungssonde), sowie zur **Ableitung von Mageninhalt** bei Ileus, bei Notfalleingriffen an nicht nüchternen Patient*innen oder auch für spezielle operative Lagerungen (z. B. Bauchlage; hier reicht oft eine einlumige Ablaufsonde). Die präoperative Anlage der Magensonde bei nicht nüchternen, wachen Patient*innen kann Erbrechen auslösen, weshalb dies in einigen Krankenhäusern nicht üblich ist.

MERKE

Bei der Einleitung hoch aspirationsgefährdeter, nicht nüchterner Patient*innen (hoher Ileus, präoperative Übelkeit/Erbrechen) soll eine **Magensonde** bereits **vor Narkosebeginn** (also bei wachen Patient*innen; unangenehm) eingelegt und der gesamte Mageninhalt abgesaugt werden. Danach wird die Magensonde wieder entfernt, da sie sonst die Intubation erschwert und als Schiene für Regurgitation dienen könnte.

Kontraindikationen. Patient*innen mit Ösophagusvarizen (Gefahr der Auslösung von lebensbedrohlichen Blutungen), Frakturen des Gesichtsschädels (Gefahr der intrakraniellen Lage) sowie Tumoren oder Verletzungen im Mund-Rachen-Raum oder im Ösophagus (Verletzungs- und Blutungsgefahr) sollten keine starre Magensonde erhalten.

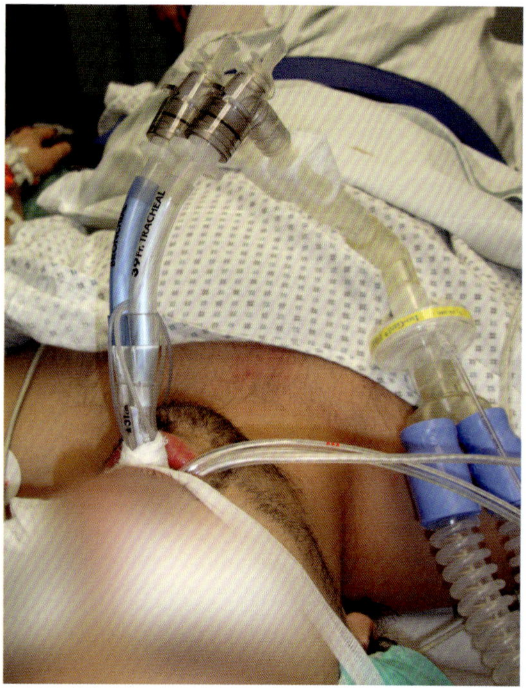

Abb. 2.53 **Mit einem Doppellumentubus intubierter Patient mit orogastraler Magensonde (rote Markierung) und oraler Temperatursonde.**

Orogastrale Magensonden. Magensonden, die nur **zur Ableitung von Mageninhalt** dienen, werden i. d. R. durch den Mund bis in den Magen gelegt. Diese Sonden sind **einfacher zu legen** und häufig etwas steifer, wodurch aber das **Verletzungsrisiko** höher ist (keinesfalls mit Gewalt vorgehen!). Zur Anlage einer Magensonde bei narkotisierten Patient*innen kann auch nochmals das Laryngoskop zu Hilfe genommen und die Sonde unter laryngoskopischer Sicht in den Ösophagus eingeführt werden. Die **Lage** wird durch Insufflation von Luft über eine Blasenspritze und gleichzeitige epigastrische Auskultation **kontrolliert** (korrekte Lage: deutliches, lautes „Blubbern"). Anschließend wird der Ablaufbeutel angeschlossen und die Magensonde fixiert (**Abb. 2.53**).

Nasogastrale Magensonden. Ist eine **längere Liegedauer** oder die **Anlage an wachen Patient*innen** geplant, werden meist nasogastrale Sonden verwendet. Die Magensonde wird mit etwas Gleitmittel **in den unteren Nasengang** eingeführt, bis die Spitze im Rachen zu sehen ist. Anschließend wird sie bei narkotisierten Patient*innen **unter laryngoskopischer Sicht** mit Hilfe einer Magill-Zange in den Ösophagus eingeführt und vorgeschoben, wache Patient*innen werden zum aktiven Schlucken aufgefordert, während die Sonde vorsichtig vorgeschoben wird. Nach

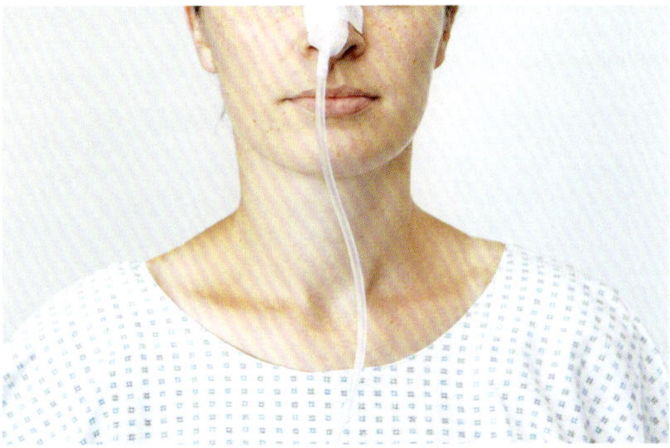

Abb. 2.54 Nasogastrale Magensonde. (© K. Oborny/Thieme, posed by a model)

der Lagekontrolle (s. o.) wird die Sonde mit einem Pflaster an der Nase fixiert (**Abb. 2.54**).

2.2.12 Komplikationen

Herzrhythmusstörungen

Herzrhythmusstörungen im Zusammenhang mit der Narkoseeinleitung sind relativ häufig. Insbesondere während der Atemwegssicherung (Laryngoskopie, Intubation) kann der starke vagale Reiz bei unzureichend narkotisierten oder vegetativ sensiblen Patient*innen **Bradykardien** bis hin zur **Asystolie** auslösen. Tritt dies während der **Laryngoskopie** auf, sollte das Laryngoskop rasch entfernt werden. Meist limitieren sich die Rhythmusstörungen dann von selbst. Vor dem nächsten Versuch einer Laryngoskopie sollte 0,01 mg/kg KG Atropin gegeben werden. Auch **Medikamente** (alle Opioide, Succinylcholin, Bolusgaben von Vasopressoren wie Noradrenalin) können (passagere) Bradykardien auslösen. Nicht alle Bradykardien im Rahmen der Narkoseeinleitung sind behandlungsbedürftig, die meisten sind nach kurzer Zeit selbstlimitierend. Bei adäquatem Blutdruck (Mitteldruck je nach Vorerkrankungen > 65 mmHg, Herzfrequenz > 40/min) können sie daher kurz toleriert werden. Ansonsten sollte mit **Atropin** (0,01 mg/kg KG) und in lebensbedrohlichen Fällen mit **Adrenalin** (bei Erwachsenen initial 5–10 µg i. v.) therapiert werden. Bei Asystolie muss mit **CPR-Maßnahmen** (S. 219) begonnen werden (sehr selten erforderlich).

Anaphylaxie

Definitionen. **Anaphylaxie** bezeichnet eine allergische Typ I-Reaktion durch Reaktion eines Allergens mit vorbestehenden IgE-Antikörpern mit massiver (systemischer) Ausschüttung von Histamin und weiteren Mediatoren. Der Begriff sollte nur verwendet werden, wenn allergologische Prüfungen einen immunologischen Mechanismus bestätigt haben.

Die **anaphylaktoide Reaktion** ist eine antikörperunabhängige, d. h. nicht immunologische (!) Wechselwirkung eines chemischen, physikalischen oder osmotischen Stimulus mit den Mastzellen, die ebenfalls zur Histamin- und Mediatorfreisetzung führt. Klinisch unterscheiden sich die beiden Reaktionen nicht, die **anaphylaktoide Reaktion** kann aber – im Gegensatz zur anaphylaktischen Reaktion – bereits **bei erstmaliger Gabe eines Medikaments** auftreten. Aufgrund der gemeinsamen Klinik und Therapie wird im Folgenden nur noch der Begriff „anaphylaktisch" verwendet.

Epidemiologie. Die Häufigkeit einer perioperativen Anaphylaxie beträgt etwa 1 : 15 000 mit erhöhter Prävalenz bei Frauen. Die Letalität liegt bei bis zu 6 %.

Ätiologie. Grundsätzlich kann jedes Medikament anaphylaktische Reaktionen auslösen. Verzögerte Reaktionen sind in der Akutsituation – insbesondere im Rahmen einer Allgemeinanästhesie aufgrund der Vielzahl der verwendeten Medikamente – nicht immer eindeutig einem Auslöser zuzuordnen. Die **häufigsten Auslöser** in der Anästhesiologie sind:

- **Muskelrelaxanzien** (v. a. Succinylcholin, aber auch Rocuronium, Mivacurium, Atracurium und Pancuronium): Anteil ca. 60–75 %
- **Latex**: Anteil ca. 15–20 %
- i. v.-Anästhetika (z. B. Thiopental, Propofol)
- kolloidale Volumenersatzmittel (z. B. Gelatine)
- Lokalanästhetika (z. B. Prilocain; Amidverbindungen)
- Röntgen-Kontrastmittel
- i. v.-Antibiotika (v. a. Aminopenicilline)
- Analgetika (v. a. Metamizol, Morphin).

Klinik. Die freigesetzten Mediatoren bewirken meist innerhalb weniger Minuten eine **Bronchokonstriktion**, eine ausgeprägte Vasodilatation mit **Blutdruckabfall** und begleitender **Tachykardie** sowie ein „Capillary Leak" mit ausgeprägten **Flüssigkeitsverlusten** in den Extrazellulärraum. Je nach Ausprägung resultiert daraus ohne Therapie ein **anaphylaktischer Schock** (Schocksymptomatik bis hin zum Herz-Kreislauf-Stillstand). **Frühsymptome** wie allgemeines Unwohlsein, Flush, Kopfschmerzen und Juckreiz, die bei wachen Patient*innen auf eine Anaphylaxie hinweisen, bleiben während einer Allgemeinanästhesie **meist unerkannt. Hautsymptome** wie Urtikaria oder Ödeme (**Abb. 2.55**) werden oft erst spät bemerkt, da der Patient/die Patientin im OP überwiegend zugedeckt ist und meist nur kleine Hautareale sichtbar sind. Erste Zeichen sind deshalb oft ein **Blutdruckabfall**, der von einer **Tachykardie** begleitet wird, sowie ein **Ansteigen des Beatmungsdrucks** als Ausdruck eines beginnenden Bronchospasmus.

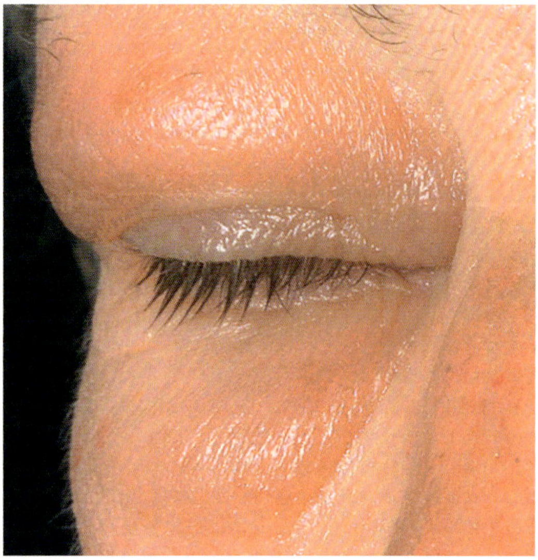

Abb. 2.55 Allergische Reaktion mit Lidödem. (Quelle: Moll, Duale Reihe Dermatologie, Thieme, 2024)

Praxistipp

Denke bei perioperativen Auffälligkeiten immer an eine anaphylaktische Reaktion und rufe bei entsprechenden Hinweisen immer sofort den zuständigen anästhesiologischen Fach-/Oberarzt oder die zuständige anästhesiologische Fach-/Oberärztin bzw. informiere den Operateur/die Operateurin!

Therapie. Wichtigste Sofortmaßnahme ist das sofortige **Beenden der Allergenzufuhr**! Infusionen müssen sofort gestoppt und samt Infusionssystem und allen Leitungen und Verlängerungen ausgetauscht werden. Wichtigstes Medikament der ersten Wahl in der medikamentösen Therapie der Anaphylaxie ist **Adrenalin** (bei Erwachsenen und Kindern > 12 Jahren: **300–600 µg i. m.,** bei unzureichender Wirkung Wiederholung der Dosis nach 5–10 min). Die intramuskuläre Gabe ist auch bei bereits liegendem i. v.-Zugang der intravenösen Gabe vorzuziehen. Die intravenöse Gabe (i. d. R. kontinuierliche Infusion über Spritzenpumpe) wird nur noch sehr erfahrenen Anwender*innen empfohlen, da die Dosis vorsichtig titriert werden muss und mit deutlich gravierenderen Nebenwirkungen gerechnet werden muss. Eine sofortige **Sauerstoffzufuhr** sichert die Oxygenierung; bei beatmeten Patient*innen soll die inspiratorische Sauerstoffkonzentration zunächst bis zur Stabilisierung auf 100 % (F_iO_2 1,0) erhöht werden. Liegt bereits ein Schock vor, so ist die Gabe von **Volumenersatzmitteln** (initial 500–1000 ml kristalline Infusionslösung; Vorsicht bei kolloidalen Lösungen, da sie selbst anaphylaktische Reaktionen auslösen können) bis zur Wiederherstellung eines ausreichenden Blutdrucks erforderlich. **Antihistaminika** können insbesondere die Hautsymptome lindern und können supportiv gegeben werden, dürfen die wichtigen Maßnahmen (Adrenalin, Sauerstoff, Volumengabe) aber keinesfalls verzögern. H_1-Antihistaminika der ersten Generation (z. B. Dimetinden 0,1 mg/kg KG) können intravenös verabreicht werden, bei wachen Patient*innen können alternativ auch H_1-Antihistaminika der neueren Generationen (z. B. Cetirizin 10 mg) oral gegeben werden. Für H_2-Antihistaminika gibt es bei der Anaphylaxie keinerlei Evidenz. **Glukokortikoide** sind aufgrund des langsamen Wirkeintritts nicht mehr Teil der initialen Therapie der Anaphylaxie.

Postoperativ sollten Patient*innen nach anaphylaktischen Reaktionen adäquat **überwacht** und bei weiterer Therapiebedürftigkeit (z. B. bezüglich Kreislauf, Atmung, Flüssigkeitshaushalt) auf eine **Intensivstation** übernommen werden.

Prophylaxe. Im Rahmen der Prämedikationsvisite (S. 13) sollte immer explizit nach bekannten Allergien und Zwischenfällen bei vorangegangenen Narkosen gefragt werden! Wird die Narkose von einem/einer anderen als dem/der prämedizierenden Anästhesisten/Anästhesistin durchgeführt, sollte dieser/diese den Patienten/die Patientin vor der Einleitung **nochmals nach Allergien fragen**.

Tab. 2.4

Stadieneinteilung der anaphylaktischen Reaktion.

Stadium	Symptome
I	disseminierte Hautreaktion (Urtikaria, Flush), bei wachen Patient*innen Unwohlsein, Übelkeit, Kopfschmerzen
II	Kreislaufdysregulation, Dyspnoe, Schwellung von Augenlidern, Lippen oder Zunge, bei wachen Patienten Stuhl- und Urindrang, evtl. Erbrechen
III	Schock, Bronchospasmus, Bewusstseinstrübung, bei wachen Patient*innen Schluckbeschwerden, verwaschene Sprache
IV	Herz-Kreislauf-Stillstand

Weitere Komplikationen

Hypotensive und hypertensive Kreislaufreaktionen (S. 95) sind ebenfalls relativ häufig. Bei zu flacher Narkose können ein Laryngospasmus (S. 102), ein Bronchospasmus (S. 96) oder **Würgen**, was schlimmstenfalls auch eine **Aspiration** hervorrufen kann, auftreten.

2.3 Regionalanästhesie

Key Point

- **Regionalanästhesie ist definiert als eine Schmerzausschaltung bestimmter Gebiete des Körpers.**
- **Die erwünschte Wirkung von Lokalanästhetika entsteht durch eine Blockade von Natriumkanälen an peripheren Nerven.**
- **Bei versehentlicher intravasaler Gabe kann eine Lokalanästhetika-Intoxikation resultieren.**
- **Wichtige Regionalanästhesieverfahren an den Extremitäten sind die axilläre und die interskalenäre Plexusanästhesie (Arm) sowie die Blockade des N. femoralis und des N. ischiadicus (Bein).**
- **Rückenmarksnahe Verfahren sind die Spinal- und die Epiduralanästhesie, die kombinierte Spinal- und Epiduralanästhesie und der Kaudalblock.**

Definitionen. Die **Regionalanästhesie** ist definiert als eine Schmerzausschaltung bestimmter Gebiete des Körpers ohne Beeinträchtigung des Bewusstseins. Als **Kombinationsanästhesie** wird eine Kombination von Allgemein- und Regionalanästhesie (z. B. thorakale Periduralanästhesie + Allgemeinanästhesie in der Thorax- und Abdominalchirurgie) bezeichnet.

2.3.1 Lokalanästhetika

Wirkprinzip. Alle Lokalanästhetika **blockieren spannungsabhängige Na^+-Kanäle** (in hoher Konzentration zusätzlich K^+-Kanäle) in der Zellmembran von Neuronen. Nachdem das Lokalanästhetikum auf die Haut oder Schleimhaut aufgebracht bzw. in das Versorgungsgebiet (z. B. Hautquaddel) oder den Verlauf (Leitungsanästhesie) eines Nervs injiziert ist, hemmt es die Entstehung und Fortleitung von Aktionspotenzialen. **Dünne**, **nicht myelinisierte Nervenfasern** sind **sensibler** gegenüber dieser Wirkung als dicke, myelinisierte Fasern, entsprechend werden die Leitungsqualitäten in folgender Reihenfolge ausgeschaltet:

- Schmerz
- Temperaturempfinden
- Berührung
- Druck
- Motorik.

Beim Nachlassen der Lokalanästhesie kehren die Qualitäten in umgekehrter Reihenfolge wieder zurück.

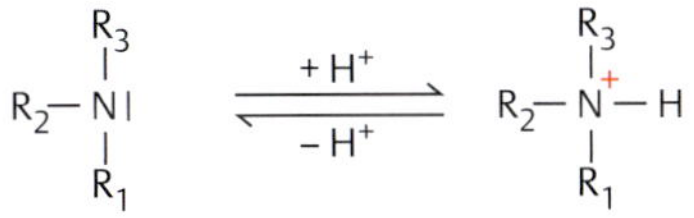

Abb. 2.56 Penetrations- und Wirkform eines Lokalanästhetikums. (Quelle: Graefe, Lutz, Bönisch, Duale Reihe Pharmakologie und Toxikologie, Thieme, 2016)

Praxistipp

Die Kenntnis dieser Reihenfolge der Sensibilitätsausfälle erlaubt dir, die Ausbreitung der Lokalanästhesie auszutesten. Beim Aufsprühen von alkoholischer Desinfektionsmittellösung entsteht Verdunstungskälte. Wird das Aufsprühen nicht mehr als „kalt", sondern nur noch als „nass" empfunden, so ist das Schmerzempfinden in diesem Bereich ebenfalls ausgeschaltet.

Mit **hohen Konzentrationen** von Lokalanästhetika ist auch eine **motorische Blockade** möglich. Diese ist intraoperativ häufig erwünscht, um Bewegungen im OP-Bereich zu unterdrücken. Bei der postoperativen Schmerztherapie (S. 292) ist dies i. d. R. jedoch unerwünscht, weshalb deutlich **geringere Konzentrationen** verwendet werden.

Pharmakokinetik. Alle Lokalanästhetika sind chemisch ähnlich aufgebaut (hydrophile Aminogruppe + lipophiler, aromatischer Rest). Die beiden Anteile sind durch eine Zwischenkette mittels Amid- (moderner **Amidtyp**) oder Esterbindung (älterer **Estertyp**) verbunden. An dieser Stelle greifen die abbauenden Enzyme an. Die Wirkung ist abhängig vom **pH-Wert**: In basischem Milieu wird das Proton abgegeben, das Molekül wird **lipophil** (nichtionisierte Form, freie Base) und kann **gut** in die Nervenzellen **diffundieren**. In saurem Milieu lagert sich ein Proton an die Aminogruppe an, das Lokalanästhetikum wird **kationisch-amphiphil** (ionisierte, dissoziierte Form) und **biologisch wirksam** (**Abb. 2.56**). Dies erklärt, warum Lokalanästhetika in entzündetem Gewebe aufgrund des dort niedrigen pH-Werts kaum wirken: Sie können nicht in die Neuronen diffundieren und erreichen damit ihren Wirkort nicht.

Substanzen. Bei einmaliger Injektion („**Single Shot**") hängt die Wirkdauer vom verwendeten Lokalanästhetikum ab (**Tab. 2.5**). Bei vielen Verfahren sind jedoch über Katheter auch eine **kontinuierliche Zufuhr** oder repetitive Applikationen möglich.

Tab. 2.5

Häufig verwendete Lokalanästhetika.

Substanz	Wirkeintritt	Wirkdauer	Proteinbindung	chemischer Typ	Bemerkung
Lidocain	schnell	60–120 min	65 %	Amid	auch als Antiarrhythmikum (Klasse Ib) verwendet in 1:1-Mischung mit Prilocain zur Oberflächenanästhesie geeignet
Mepivacain	schnell	90–180 min	75 %	Amid	sehr schnell wirkend, ideal für Lokalanästhesie der Haut vor schmerzhaften Punktionen.
Prilocain (hyperbar)	schnell	60–120 min	55 %	Amid	Methämoglobin-Bildner → kontraindiziert bei Kindern und Schwangeren sowie bei Anämie und Glucose-6-Phosphat-Dehydrogenasemangel gut geeignet als Zusatz bei Plexusanästhesie (schneller Wirkeintritt) und für extrem kurze Spinalanästhesie
Bupivacain (iso- oder hyperbar)	langsam	4–5 h	95 %	Amid	höchste Toxizität aller LA (v. a. kardiale Arrhythmien und ZNS-Nebenwirkungen) gut geeignet für Spinalanästhesie
Ropivacain	langsam	4–6 h	94 %	Amid	weniger motorische Blockaden, geringere Kardiotoxizität im Vergleich zu Bupivacain → häufig zur postoperativen Analgesie bei rückenmarksnahen und peripheren Katheterverfahren verwendet gut geeignet für PDA und Plexusanästhesie (ggf. in Kombination mit Prilocain für schnelleren Wirkeintritt)
Procain	langsam	45–60 min	5 %	Ester	zur Oberflächenanästhesie
Benzocain	schnell	30–45 min	6 %	Ester	zur Oberflächenanästhesie

2.3.2 Kontraindikationen

Generell sind Regionalanästhesieverfahren bei **Infektionen im Punktionsgebiet** absolut kontraindiziert. Bei **Gerinnungsstörungen** ist die Indikation wegen der Gefahr von Hämatomen im Injektionsgebiet mit Druckschädigung der Nerven streng zu stellen. Die wichtigste und sensitivste Methode zur Diagnose einer klinisch relevanten Gerinnungsstörung ist die sorgfältige **Gerinnungsanamnese**. Bei rückenmarksnahen Anästhesieverfahren mit dem Risiko des spinalen Hämatoms und daraus resultierender **Querschnittslähmung** muss die Gerinnungsanamnese leer und die laborchemische Gerinnungskontrolle normal sein. Bei **Einnahme von gerinnungshemmenden Medikamenten** sind bestimmte **Zeitabstände** zwischen letztmaliger Verabreichung und rückenmarksnaher Punktion (und auch Katheterentfernung!) **unbedingt einzuhalten** (siehe hierzu auch das Kapitel zur präoperativen Kontrolle der Dauermedikation (S. 20)).

2.3.3 Lokalanästhetika-Intoxikation

Bei jeder Injektion von Lokalanästhetika ist eine versehentliche **intravasale Gabe** und damit eine systemische Verteilung möglich. In diesem Fall blockieren sie nicht nur die neuronalen Natriumkanäle, sondern auch entsprechende Kanäle im ZNS und – bei hoher Konzentration – am Erregungsbildungs- und Reizleitungssystem des Herzens. **Symptome** einer Intoxikation sind plötzliche Unruhe, Schwindel, Kribbeln (v. a. im Gesicht und speziell um den Mund), metallischer Geschmack auf der Zunge, Tinnitus, Blutdruckabfall, Bradykardie und generalisierte epileptische Anfälle. Bei Verdacht auf eine systemische Intoxikation muss die **weitere Zufuhr sofort gestoppt** werden (z. B. sofortiges Beenden der Injektion bzw. Stoppen der Schmerzpumpe). Je nach Ausprägung der Symptome müssen sofort **Maßnahmen** ergriffen werden, z. B. Infusion von Lipiden (LCT-Lipidlösungen, „**Lipid-Resuscitation**“), um das lipophile Lokalanästhetikum chemisch zu binden und so die systemische Toxizität zu mindern, Gabe von **Benzodiazepinen** (Diazepam, Lorazepam, Midazolam) bei epileptischen Anfällen, ggf. **Intubation** und **Beatmung**, ggf. **kardiopulmonale Reanimation**.

Fallbeispiel

Du hast den Notfall-Funker in deiner Tasche schon beinahe vergessen, als dieser sich mit lautem Piepsen wieder in Erinnerung ruft. Du schnappst dir den Notfallkoffer und eilst gemeinsam mit einer Pflegekraft in einen Eingriffsraum der Poliklinik. Dort herrscht große Aufregung: Ein 44-jähriger Mann wollte sich einen großen Nävus am Oberschenkel entfernen lassen. Der unter Lokalanästhesie geplante Eingriff fand ohne anästhesiologische Beteiligung statt. Der durchführende Kollege musste große Mengen Lokalanästhetikum injizieren. Kurze Zeit nach der Injektion habe der Mann einen **metallischen Geschmack** empfunden und ein „**Klingeln**“ im Ohr gehört. Als er dann auf Nachfragen nicht mehr adäquat antwortete, **somnolent** wurde und auch einen **Nystagmus** entwickelte, erkannte man den Ernst der Lage und alarmierte das Notfallteam. Bei deinem Eintreffen zeigt das Pulsoxymeter eine **Sättigung von 80 %** bei einer **Pulsfrequenz von 36/min**, ein EKG ist nicht angeschlossen. Noch während du die Sauerstoffmaske auspackst, beginnt ein generalisierter, tonisch-klonischer **epileptischer Anfall**. Du verabreichst dem Patienten 5 mg **Midazolam** über den liegenden Zugang, worauf der epileptische Anfall sistiert. Die **Beatmung** mit dem Beatmungsbeutel funktioniert problemlos, die Sättigung erreicht kurz darauf 100 %. Du gibst 0,2 mg **Fentanyl**, 200 mg **Propofol** und 50 mg **Rocuronium** und **intubierst** den Patienten endotracheal. Auf Nachfrage gibt der Kollege an, dass er vergessen habe, bei der Injektion des Lokalanästhetikums einen Aspirationsversuch zu machen. Du bringst den Patienten auf die Intensivstation, wo er sofort 1,5 ml/kg KG einer 20 %igen **Lipidemulsion** erhält, gefolgt von einer weiteren Infusion von 0,5 ml/kg KG/min über die nächsten 60 Minuten, um das Lokalanästhetikum zu binden. Nach dieser Therapie normalisieren sich Herzfrequenz und EKG. Der **Propofol**-Perfusor, der zur Sedierung gestartet worden war, kann noch am selben Abend beendet werden. Der Patient erwacht kurze Zeit später und wird problemlos extubiert. Die neurologische Untersuchung ist unauffällig, der Patient kann sich an das Geschehen nicht erinnern.

2.3.4 Verfahren

Obere Extremität

Die wichtigsten Regionalanästhesieverfahren der oberen Extremität sind die axilläre und die interskalenäre Plexusblockade (**Abb. 2.57**).

Axilläre Plexusblockade. Bei dieser relativ einfachen, nebenwirkungsarmen Technik (möglich als „Single-Shot"- oder als Katheterverfahren) wird der Plexus brachialis im Bereich der Axilla (→ Blockade von **N. medianus, N. radialis, N. ulnaris**) blockiert (**Abb. 2.58**). Das Verfahren eignet sich für **Eingriffe im Ellenbogenbereich** und weiter distal. Bei Eingriffen in Blutleere (S. 84) empfiehlt sich die zusätzliche Blockade des **N. musculocutaneus**, da das Anlegen der Blutsperre sonst als sehr schmerzhaft empfunden werden kann. Für die Punktion wird der Arm abduziert und neben den Kopf nach oben gelegt. Nun wird in der Axilla die A. axillaris palpiert. Nach entsprechender Desinfektion werden mit einer Plexusnadel mit Nervenstimulation die um die A. axillaris verlaufenden Faszikel des Plexus nacheinander aufgesucht (spezifische Muskelantworten der 3 Hauptnerven) und Lokalanästhetikum injiziert. **Ultraschallgesteuerte Punktionen** gewinnen aufgrund der u. U. geringeren Versagerrate in den letzten Jahren immer mehr an Bedeutung. Die wichtigste **Komplikation** ist eine versehentliche **Punktion der A. oder V. axillaris.**

Interskalenäre Plexusblockade (ISP). Durch die Blockade der oberen Anteile des Plexus brachialis sind **Operationen am gesamten Arm und an der Schulter** möglich (**Abb. 2.59**). Eine „Single Shot"-Injektion ist zwar möglich, meist wird allerdings im Rahmen einer **Kombinationsanästhesie** ein Katheter angelegt, um insbesondere nach schmerzhaften Eingriffen ein sehr effektives Verfahren zur postoperativen Analgesie zur Verfügung zu haben. Für Eingriffe an der Hand ist der ISP weniger geeignet als die axilläre Plexusblockade. Punktiert wird – häufig unter sonografischer Kontrolle – am Hinterrand des M. sternocleidomastoideus durch die **hintere Skalenuslücke** (zwischen den Mm. scaleni anterior und medius). Mögliche Nebenwirkungen sind eine **Blockade der sympathischen Fasern des Ganglion stellatum** (→ Horner-Syndrom mit Miosis, Ptosis und Pseudoenophthalmus), eine **Blockade des N. phrenicus** (→ Zwerchfellparese), eine Blockade des **N. laryngeus recurrens** (→ Heiserkeit) sowie äußerst selten ein **Pneumothorax**, akzidentelle **Gefäßläsionen** oder eine **hohe Spinal- oder Epiduralpunktion**. Bei kontralateraler Rekurrens- oder Phrenikusparese, schweren pulmona-

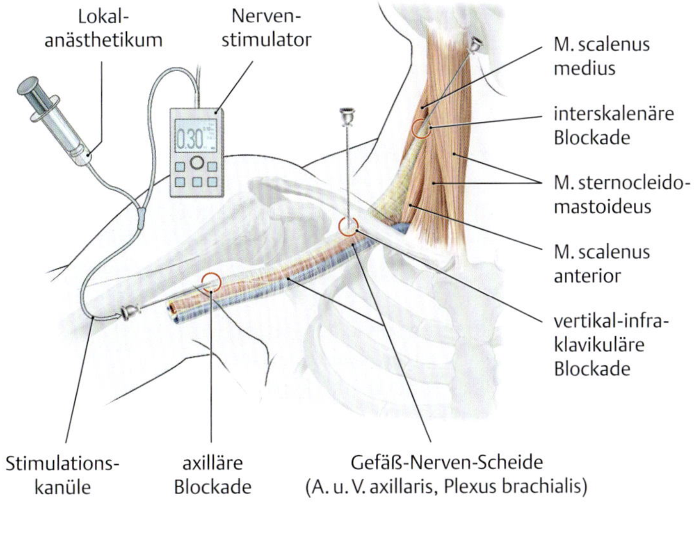

Abb. 2.57 Punktionsorte für die axilläre, die vertikal-infraklavikuläre und die interskalenäre Blockade. (Quelle: Schünke M, Schulte E, Schumacher U. Prometheus. LernAtlas der Anatomie. Allgemeine Anatomie und Bewegungssystem. Illustrationen von M. Voll und K. Wesker. 6. Aufl. Stuttgart: Thieme; 2022)

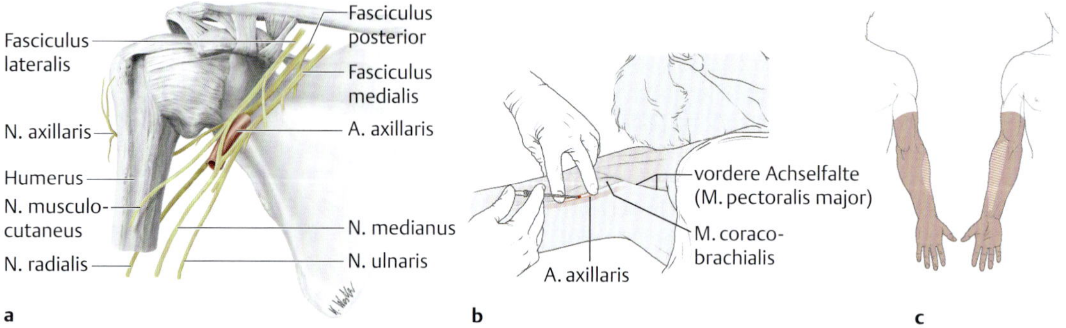

a b c

Abb. 2.58 Axilläre Plexusblockade:
a topografische Zuordnung des Plexus brachialis in der Axilla, (Quelle: Schulte am Esch, Bause, Kochs et al., Duale Reihe Anasthesie. Illustration von K. Wesker. Thieme, 2011)
b Punktionstechnik (Quelle: Schünke M, Schulte E, Schumacher U. Prometheus. LernAtlas der Anatomie. Allgemeine Anatomie und Bewegungssystem. Illustrationen von M. Voll und K. Wesker. 6. Aufl. Stuttgart: Thieme; 2022)
c Analgesiezone (dunkel = sicher, schraffiert = unsicher). (Quelle: Schulte am Esch, Bause, Kochs et al., Duale Reihe Anästhesie, Thieme, 2011)

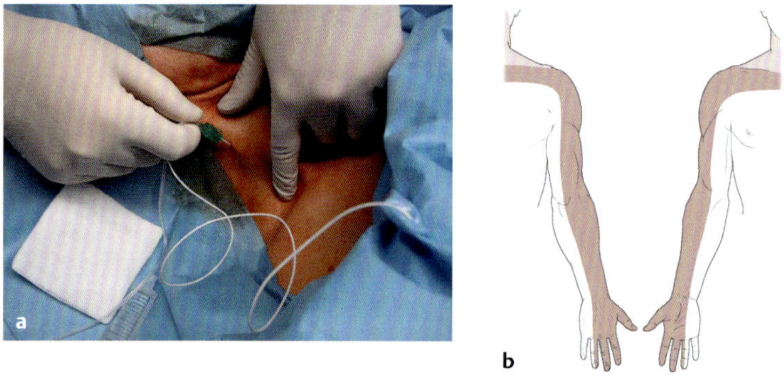

b

Abb. 2.59 Interskalenäre Blockade:
a Anlage einer Single-Shot ISP
b Analgesiezone (dunkel = sicher, hell = unsicher). (Quelle: Schulte am Esch, Bause, Kochs et al., Duale Reihe Anästhesie, Thieme, 2011)

len Funktionsstörungen und Pneumothorax ist die ISP **kontraindiziert**.

MERKE

Eine **ISP** darf **niemals auf beiden Seiten** angelegt werden, da dies zu respiratorischer Insuffizienz führen kann.

Supraklavikuläre Plexusblockade. Bei der Anlage werden die Fasern des Plexus brachialis oberhalb der Klavikula mittels Ultraschalls aufgesucht und die drei Faszikel des Plexus brachialis sonografisch gesteuert blockiert. Die Blockade entspricht der des Plexus axillaris, wirkt jedoch meist rascher und führt häufiger zu einer kompletten Blockade. Durch die sonografische Kontrolle (besonders bei *„in-plane"*-Punktion, d. h. mit durchgängiger Visualisierung der Nadel und der Zielstrukturen sowie der Pleura) handelt es sich um ein relativ leicht zu erlernendes, sehr sicheres Verfahren. Insbesondere im Vergleich zur infraklavikulären Plexusblockade (ventraler infraklavikulärer Plexus, VIP) hat die supraklavikuläre Methode eine deutlich niedrigere Komplikationsrate hinsichtlich des Risikos für einen **Pneumothorax**.

Periduralanästhesie (PDA)

Synonym. Epiduralanästhesie

Definition. Bei der PDA werden durch das **Einbringen eines Lokalanästhetikums in den Periduralraum** selektiv einige Rückenmarkssegmente betäubt. Die **Wirkung tritt langsamer ein** als bei der Spinalanästhesie (nach ca. 20–30 min), weil der Diffusionsweg zu den Nervenfasern länger ist.

Indikationen. Die PDA erlaubt eine alleinige intra- und/oder postoperative Analgesie (S. 292), aber auch eine intraoperative Kombinationsanästhesie. Einsatzgebiete sind die **Geburtshilfe** (Anlage typischerweise lumbal) sowie zunehmend auch große **viszeral-**, **thorax-** und **gefäßchirurgische** sowie **gynäkologische** und **urologische Eingriffe** (als Kombinationsanästhesie zusammen mit einer Allgemeinanästhesie, Anlage typischerweise thorakal), insbesondere im Rahmen moderner multimodaler Analgesie-Konzepte. **Tab. 2.6** zeigt typische **Anlagehöhen** für verschiedene Eingriffe. Die **Kombinationsanästhesie** bie-

Tab. 2.6

Typische Anlagehöhen für Operationen, die häufig in PDA durchgeführt werden (K: Kombinationsanästhesie erforderlich).

	Operationen	Anlagehöhe	K
Allgemeinchirurgie	Lungenteilresektion, thorakoabdominelle Ösophagektomie	Th 5–7	+
	Gastrektomie, OP nach Whipple (Pankreaskopftumor), Lebereingriffe, Eingriffe an der Nebenniere	Th 6–8	+
	(Hemi-)Kolektomie, Sigmaresektion, tiefe anteriore Rektumresektion	Th 8–10	+
	Operationen, die eine große mediane Laparotomie erfordern	Th 7–9	+
Gynäkologie	OP nach Wertheim-Meigs (Exenteratio), abdominelle Hysterektomie	Th 8–10	+
	Sectio caesarea	L 2/3	–
Urologie	thorakoabdominelle Nephrektomie	Th 6–8	+
	radikale Prostatektomie	Th 8–10	+
	Zystektomie mit Ileumconduit	Th 9–11	+

tet den großen Vorteil, dass bei korrekt liegendem PDK während der OP (außer zur Intubation und zur Toleranz von Endotrachealtubus und Beatmung) nur wenig Opioide gegeben werden müssen, was meist zu sehr kurzen Aufwachzeiten führt und viele Komplikationen (z. B. postoperativ nötige lange Nachbeatmung, Darmatonie durch hohe kumulative Opioiddosierungen) vermeidet. Durch die suffiziente Analgesie können sich die Patient*innen auch schmerzfrei bewegen, früh mobilisiert werden und haben dadurch geringere Raten an Pneumonien und Thromboembolien. Für **intrathorakale oder intraabdominelle Eingriffe** sollte keine ausschließliche peridurale Anästhesie durchgeführt werden; diese Eingriffe erfordern i. d. R. eine **Kombinationsanästhesie**, also eine **zusätzliche Intubationsnarkose** (z. B Laparotomie, Thorakotomie, laparoskopische oder thorakoskopische Eingriffe). Prinzipiell sind für **Eingriffe an der Leiste und der unteren Extremität** sowie für die **Sectio caesarea** lumbale Periduralanästhesien als alleiniges Anästhesieverfahren möglich. Diese wurden früher auch regelhaft angewandt: Insbesondere bei orthopädischen und urologischen Eingriffen haben sie jedoch ein sehr **ungünstiges Risikoprofil** (sehr hohe Rate an Infektionen und spinalen Hämatomen bis hin zum Querschnitt) und sollten aufgrund der Verfügbarkeit wesentlich komplikationsärmerer Verfahren (z. B. Blockade von N. femoralis und N. ischiadicus) nicht mehr regelhaft durchgeführt werden.

Kontraindikationen.

- fehlende Einverständniserklärung
- Gerinnungsstörungen (Zeitabstände bei Einnahme von Gerinnunshemmern s. Kapitel zur präoperativen Kontrolle der Dauermedikation (S. 20))
- Sepsis
- Infektionen an der Punktionsstelle
- Deformitäten der Wirbelsäule (relative Kontraindikation).

MERKE

Eine **unauffällige Blutungsanamnese** und laborchemisch **adäquate Blutgerinnung** (Quick > 60 %, PTT < 40 s, Thrombozyten möglichst > 100 000/µl) ist obligat, um schwerwiegende Komplikationen (z. B. spinales Hämatom mit Querschnittslähmung) zu vermeiden.

Anatomische Grundlagen. Im Raum zwischen Dura mater und Lig. flavum, dem **Peri**- oder **Epiduralraum**, liegen die Nervenwurzeln der jeweiligen Rückenmarksegmente, Fettgewebe und darin eingebettet der Plexus venosus vertebralis. Um den Periduralraum zu erreichen, müssen folgende Strukturen mit der Kanüle überwunden werden:

- Haut
- subkutanes Fettgewebe
- Ligg. supra- und interspinalia
- Lig. flavum.

Anlage eines Periduralkatheters (PDK). Wie bei allen Katheterverfahren muss **unter streng aseptischen Kautelen**, d. h. keimfrei unter Verwendung von Haube, Mundschutz, sterilem Kittel und sterilen Handschuhen, gearbeitet werden. Für die Punktion wird meist eine **Tuohy-Kanüle (Abb. 2.61)** mit atraumatischem Schliff verwendet (gängige Größen: 16–18 G, Länge: 8–10 cm). Aufgrund ihrer speziellen Krümmung ist sie an der Spitze stumpf, was Verletzungen der Dura mater verhindern soll. Das Lumen der Hohlnadel öffnet sich nicht wie gewöhnlich zum Nadelende hin, sondern seitlich gerichtet. Bei der Punktion sollte die **Öffnung der Nadel** nach Möglichkeit **nach oben** (kranial) zeigen, um das Einlegen eines PDKs zu ermöglichen. Auf der Kanüle befindet sich eine Zentimeterskala, um später die Punktionstiefe dokumentieren zu können.

Benötigte Materialien:

- steriles Punktionsset: Tuohy-Kanüle, dünner PDK, Kanülen und Spritzen für lokale Betäubung, Abdecktücher, sterile Tupfer, Lochtuch

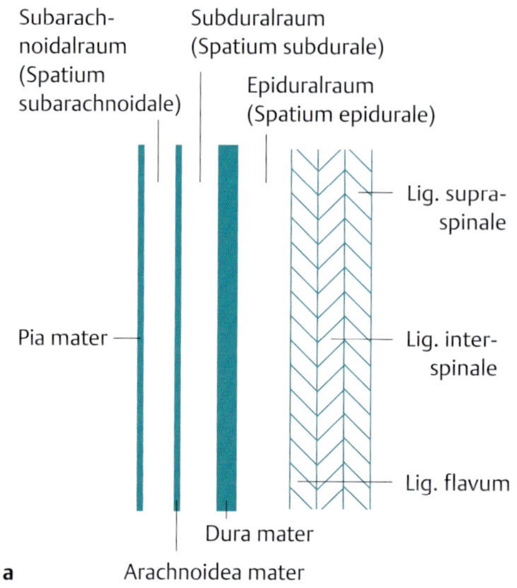

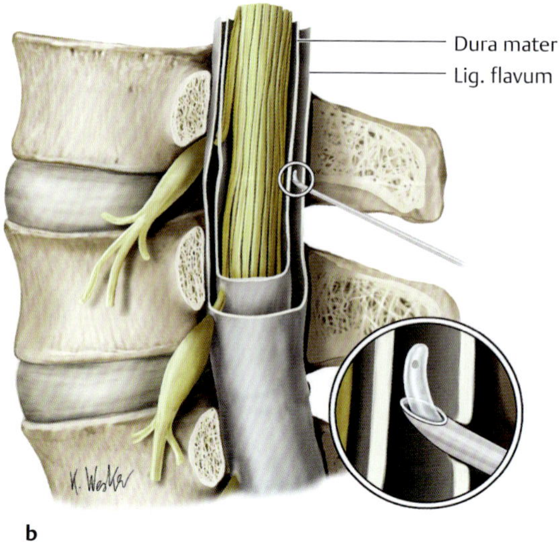

Abb. 2.60 Anatomie des Periduralraums:
a Schema (Quelle: Genzwürker, Hinkelbein, Fallbuch Anästhesie, Intensivmedizin, Notfallmedizin und Schmerztherapie, Thieme, 2014)
b Einlage eines PDKs mit Tuohy-Nadel. (Quelle: Schulte am Esch, Bause, Kochs et al., Duale Reihe Anasthesie. Illustration von K. Wesker. Thieme, 2011)

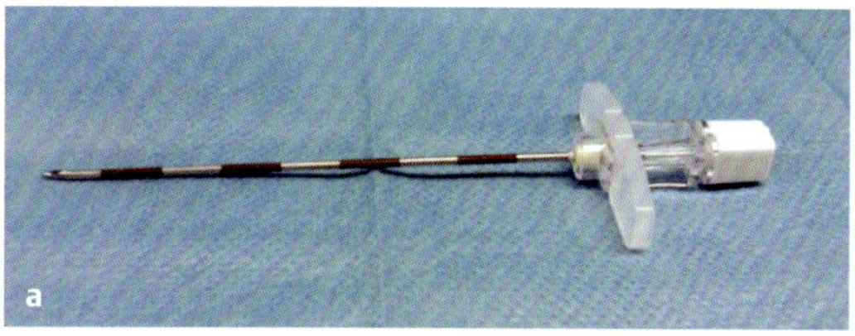

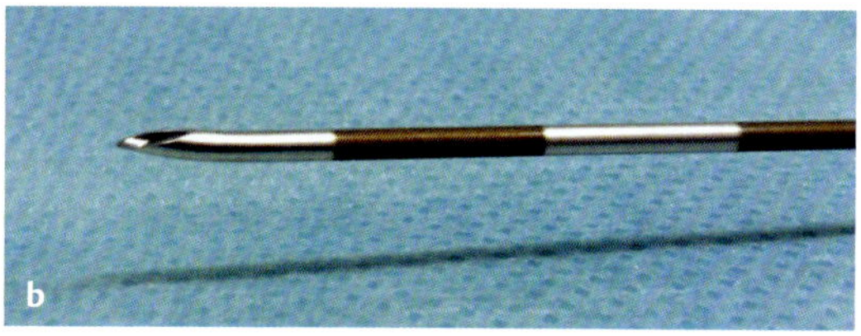

Abb. 2.61 Nadeln für die Periduralanästhesie:
a Tuhoy-Nadel
b Detailaufnahme der Spitze.

- Lokalanästhetikum (z. B. 5 ml Mepivacain 1 %) + Kanüle für die Lokalanästhesie an der Einstichstelle
- spezielle, leichtgängige 10 ml-Spritze („Loss-Spritze"), mit NaCl gefüllt
- 20 ml-Spritze mit Lokalanästhetikum für die peridurale Anwendung (z. B. Ropivacain 0,5 %, evtl. mit Opioid-Zusatz)
- Desinfektionsmittel
- steriler Kittel, sterile Einmalhandschuhe, sterile Tupfer/Kompressen
- Fadenmesser, ggf. Schere
- ggf. periphervenöser Zugang (16–18 G) für Hauttunnelung
- Pflaster (z. B. Steri-Strips) zur Katheterfixierung
- steriler Verband.

Praxistipp
Zur Punktion muss immer eine Hilfsperson (Pflegekraft) anwesend sein.

Sehr wichtig für den Erfolg der PDK-Anlage ist die **korrekte Lagerung** des Patienten/der Patientin: Der Patient/die Patientin soll – im Sitzen oder in Seitenlage – die Wirbelsäule anteflektieren, um die Zwischenwirbelräume zu vergrößern (im Sitzen „Schultern hängen lassen, Kinn auf die Brust, Katzenbuckel machen"). Im Sitzen ist es sinnvoll, wenn eine Hilfsperson den Patienten/die Patientin von vorne die Schultern stützt.

MERKE

Die PDK-Anlage ist **an sitzenden Patient*innen** meist **einfacher**, da die Orientierungspunkte im Liegen oft schwieriger zu tasten sind.

Methoden der Katheteranlage. Bei der **Widerstandsverlust-Methode** („Loss of Resistance" [LOR]) wird eine besonders leichtgängige, mit steriler NaCl-Lösung gefüllte Spritze auf die Tuohy-Kanüle aufgesetzt (**Abb. 2.62**a). Auf den Kolben dieser Spritze wird während der gesamten Punktion ein leichter oder intermittierender Druck ausgeübt. In den Bändern ist praktisch keine Injektion möglich. Nach Überwinden des Lig. flavum ist plötzlich eine sehr leichtgängige Injektion möglich („LOR"); der Widerstandsverlust zeigt die korrekte Lage. Gelegentlich wird die **Methode des „hängenden Tropfens"** angewendet: Im Periduralraum herrscht bei tiefer Inspiration ein deutlicher Unterdruck. Ein an den Luer-Konnektor der Tuohy-Kanüle „angehängter" Tropfen NaCl wird bei Erreichen des Periduralraums bei Inspiration des Patienten/der Patientin durch die Kanüle eingesogen (**Abb. 2.62**b) und zeigt so die korrekte Lage der Kanüle im Epiduralraum an.

Katheteranlage (Loss of Resistance-Technik [LOR]):

- unsteriles Aufsuchen der Punktionsstelle je nach gewünschtem Ort der Blockade (anatomische Orientierungshilfen: Vertebra prominens: C7; Verbindungslinie der beiden Darmbeinschaufeln: L4/L5)
- Markieren der Punktionsstelle durch leichtes Eindrücken mit dem Fingernagel, festes Aufsetzen einer 2 ml-Spritze auf die Haut und anschließende Aspiration, oder mittels eines speziellen Haut-Markers
- großflächige und intensive Sprühdesinfektion der Umgebung der Einstichstelle (alternativ: Wischdesinfektion folgend dem nächsten Punkt)
- Anziehen des sterilen Kittels und der Handschuhe
- Abkleben der Einstichstelle mit einem sterilen Lochtuch
- Infiltrieren der Einstichstelle mit einem Lokalanästhetikum, auch bis ca. 2 cm Tiefe
- erneute Desinfektion der Punktionsstelle
- Punktion mit leicht (lumbal, ca. 15–30°) bis stark (hoch-thorakal, 30–45°) nach kranial geneigter Tuohy-Kanüle (zur Punktion immer den zur Kanüle gehörigen Mandrin verwenden → Vermeiden der Verschleppung von Hautzylindern), um zwischen den dachziegelartig übereinanderliegenden Dornfortsätzen hindurchzukommen
- nach wenigen cm deutliche Erhöhung des Widerstands bei Erreichen der Ligg. interspinalia
- Entfernen des Mandrins
- Aufsetzen der sehr leichtgängigen, mit steriler NaCl-Lösung gefüllten LOR-Spritze
- weiteres, vorsichtiges Vorschieben der Kanüle, dabei mit der anderen Hand kontinuierliches Drücken auf den Stempel der Spritze: Innerhalb des Bandapparats ist der Widerstand so groß, dass sich nichts spritzen lässt. Dabei stützt man sich mit der die Kanüle führenden Hand am Patienten/an der Patientin ab, um ein versehentliches zu tiefes Vorschieben bei Widerstandsverlust sicher zu vermeiden.
- Bei Erreichen des Periduralraums nimmt der Widerstand plötzlich ab („Loss of Resistance"), die NaCl-Lösung lässt sich sehr leicht in das Fettgewebe des Periduralraums injizieren.
- Ablesen (und späteres Notieren) der Punktionstiefe anhand der Markierungen auf der Kanüle
- Entfernen der Spritze unter Fixierung der Kanüle und Vorschieben des Katheters über die liegende Kanüle in den Epiduralraum (ca. 8–10 cm anhand der Markierungen auf dem Katheter)
- vorsichtiges Entfernen der Kanüle: Achte unbedingt darauf, den Katheter nicht mit herauszuziehen!
- Zurückziehen des Katheters, bis nur noch 3–5 cm des Katheters im Periduralraum verbleiben

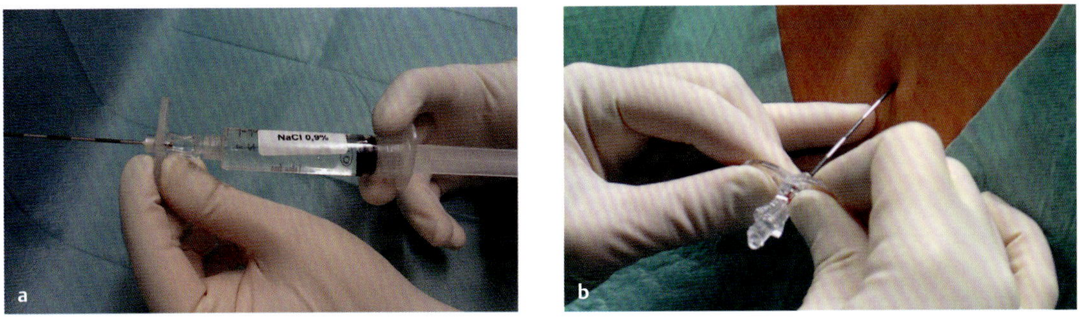

Abb. 2.62 Punktion des Periduralraums:
a Loss-of-Resistance-Technik mit aufgesetzter, leichtgängiger, mit NaCl gefüllter Spritze
b Methode mit hängendem Tropfen.

MERKE

Ziehe niemals den **Katheter durch die Kanüle zurück**, da er abscheren und abreißen kann!

MERKE

Bei **Muskelzuckungen** oder **Parästhesien** während des Vorschiebens muss der **Katheter entfernt** und neu platziert werden, da diese für ein seitliches Abweichen des Katheters sprechen.

- Anschließen des Normkonnektors an den Katheterschlauch
- Aspirationsversuch mit einer 2 ml-Spritze: Es darf keine Flüssigkeit aspirabel sein.

MERKE

Wird **Blut** oder **klare Flüssigkeit** (Liquor) **aspiriert**, besteht eine **Fehllage** des Katheters. Er sollte sofort entfernt und auf einer anderen Höhe (eine Etage höher oder tiefer) neu angelegt werden.

- Applikation einer Testdosis Lokalanästhetikum (z. B. 3 ml Ropivacain 0,5 %) über den liegenden Katheter zum Ausschluss einer intravasalen oder intraspinalen Lage
- bei fehlender Wirkung der Testdosis nach ca. 3 min („negativ", d. h. keine Parästhesien, motorische Ausfälle oder systemischen Reaktionen) Applikation der gewünschten Menge Lokalanästhetikum über den PDK.

Tunnelung des Katheters. Ist eine **Verweildauer** des PDKs **> 3–5 Tage** geplant, kann er zur Verringerung der Infektionsgefahr und zur Vermeidung akzidenteller Dislokationen subkutan getunnelt werden. Dazu wird z. B. vor der Entfernung der Tuohy-Kanüle nach Lokalanästhesie mit einem **periphervenösen Zugang** (16–18 G) von der Einstichstelle auf einer Länge von ca. 2 cm subkutan nach lateral punktiert. Nach Entfernen des Stahlmandrins wird der Kunststoffschlauch des periphervenösen Zugangs am ansatznahen Ende abgeschnitten, sodass nur der durch das subkutane Fettgewebe gezogene Teil in situ verbleibt. Nun wird die Tuohy-Kanüle entfernt und der PDK durch den verbliebenen Venenkatheter-Anteil gezogen. Abschließend wird der Venenkatheter entfernt. Weitere Informationen zur postoperativen Schmerztherapie findest du im Abschnitt Schmerztherapie (S. 287).

Praxistipp

Die Länge der subkutanen Untertunnelung muss bei der Lage des PDKs („Hautniveau") mitgerechnet werden.

Applikation von Medikamenten über den PDK. Die **Dosis des Lokalanästhetikums** bestimmt im Wesentlichen die **Ausbreitung** der PDA (höhere Dosis → mehr Segmente nach oben und unten werden blockiert). Durch die **Konzentration** des Lokalanästhetikums kann die **Qualität der Blockade** gesteuert werden, d. h. ob nur Schmerz- und sensible Fasern oder auch motorische Nervenfasern ausgeschaltet werden (z. B. Ropivacain: 0,2 % → nur Analgesie; 0,75–1 % → auch sensorische und motorische Blockade, Muskelrelaxierung). So ist auch eine alleinige Schmerzausschaltung bei erhaltener Motorik möglich („Walking Epidural" z. B. in der Geburtshilfe und zur postoperativen Schmerztherapie). Zusätzlich beeinflussen auch die **Lagerung**, die Auswahl der **Substanz** und die **Injektionsgeschwindigkeit** die **Ausdehnung** der PDA. Das heute meistverwendete Lokalanästhetikum zur epiduralen Anwendung ist **Ropivacain** (zur OP bis zu 1 %, postoperativ als kontinuierliche Applikation 0,15–0,2 %). Die **zusätzliche Gabe eines Opioids** (cave: Zulassung für die peridurale Applikation!) verstärkt die analgetische Wirkung. Ein möglicher Zusatz ist z. B. 0,75 µg/ml **Sufentanil**. Da auch bei epidural verabreichten Opioiden mit systemischen Wirkungen zu rechnen ist, dürfen in manchen Krankenhäusern Patient*innen mit PDK mit Opioidzusatz nicht auf die Normalstation verlegt werden.

Komplikationen und Nebenwirkungen. Informationen zu Komplikationen und Nebenwirkungen der Periduralanästhesie findest du im Kapitel Schmerztherapie (S. 296).

Spinalanästhesie

Definition. Bei der Spinalanästhesie wird das **Lokalanästhetikum in den Subarachnoidalraum**, d. h. nach intrathekal, injiziert. Im Gegensatz zur PDA wird sie **i. d. R.** als **Single-Shot-Verfahren** mit nur einmaliger Injektion zur intraoperativen Analgesie durchgeführt.

Anatomische Grundlagen. Das **Rückenmark endet** bei gesunden Erwachsenen mit dem Conus medullaris i. d. R. **auf Höhe von L 2**. Die tieferen Nervenwurzeln ziehen im Liquor cerebrospinalis als Cauda equina nach kaudal zu den korrespondierenden Foraminae intervertebrales. Unterhalb von L 2 ist zwischen der Pia mater, die den Nervenwurzeln der Cauda equina anliegt, und der einander anliegenden Arachnoidea und Dura mater somit ein relativ **großer Liquorraum**, in dem keine Gefahr einer Rückenmarksverletzung besteht (**Abb. 2.63**): Die **Nervenwurzeln weichen** bei der Punktion **zur Seite**. Eine Spinalanästhesie kann daher nur im lumbalen Bereich angelegt werden.

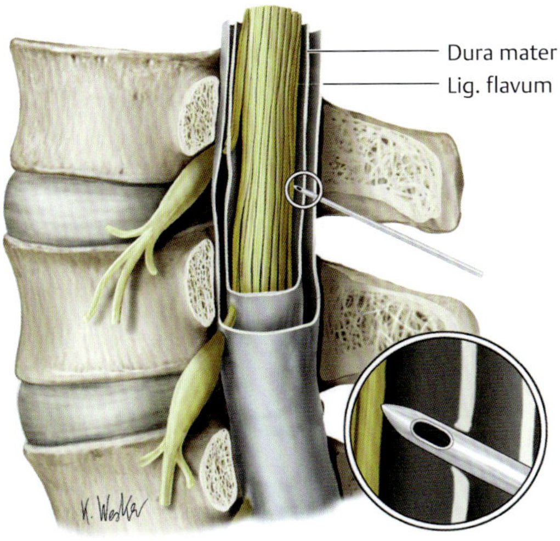

Abb. 2.63 Anatomische Verhältnisse bei Anlage einer Spinalanästhesie. (Quelle: Schulte am Esch, Bause, Kochs et al., Duale Reihe Anasthesie. Illustration von K. Wesker. Thieme, 2011)

MERKE

Punktionsorte für die Spinalanästhesie sind ausschließlich die Zwischenwirbelräume L3/L4, L4/L5 und in Ausnahmefällen L2/L3).

Verwendete Lokalanästhetika. **Tab. 2.7** zeigt die für die Spinalanästhesie verwendeten Wirkstoffe und deren Wirkdauer. Je nach gewünschter Anästhesiehöhe (**Tab. 2.8**) und Konstitution des Patienten/der Patientin schwankt die benötigte Dosis des Lokalanästhetikums. Bei Schwangeren und adipösen Patient*innen muss die Dosis deutlich reduziert werden!

Verhalten der Lokalanästhetika im Subarachnoidalraum. Die Lokalanästhetika verteilen sich nach der Injektion im Subarachnoidalraum und beginnen innerhalb weniger Sekunden bis Minuten zu wirken. Sie blockieren dabei nicht nur die Vorder- und Hinterwurzeln der Spinalnerven, sondern auch autonome Nervenfasern. Näheres dazu im Abschnitt Lokalanästhetika (S. 71). Dabei ist die Dichte der Lösungen wichtig:

- **Isobare Lösungen** haben nahezu die gleiche Dichte wie der Liquor cerebrospinalis und verteilen sich nach der Injektion gleichmäßig.
- **Hyperbare Lösungen** sinken aufgrund der höheren Dichte nach unten ab und erlauben somit tiefe Spinalanästhesien bzw. eine gezielte Ausbreitung durch Lagerung des Patienten/der Patientin.
- **Hypobare Lösungen** steigen bei sitzenden Patient*innen nach oben.

Tab. 2.7

Lokalanästhetika, die für die Spinalanästhesie verwendet werden.

	Wirkdauer
Bupivacain (0,5 % hyperbar oder isobar)	60–240 min
Mepivacain (4 % hyperbar)	45–90 min
Prilocain (2 % hyperbar)	30–70 min

Tab. 2.8

Analgesieniveaus bei Spinalanästhesie.

Analgesiehöhe	Dosierung (Bupivacain 0,5 % hyperbar[1])	Indikationen
bis S 1 (Sattelblock)	0,8–1,2 ml	z. B. kleine Eingriffe im Genital- und Perianalbereich
bis Th 12 (tiefe Spinalanästhesie)	1,0–2,0 ml	z. B. arthroskopische Eingriffe am Knie, Haut- oder Weichteileingriffe am Bein
bis Th 10	1,5–2,5 ml	z. B. Leistenhernienoperation, urologische OPs (Ureterorenoskopie)
bis Th 5 (cave!)	2,0–2,8 ml	z. B. Sectio caesarea, Nabelhernien-OP

[1] *an sitzenden Patient*innen*

Indikationen und Ausdehnung der Blockade. **Tab. 2.8** zeigt typische Analgesieniveaus und die dafür typischerweise bei sitzenden Patient*innen benötigten Dosierungen des häufig verwendeten Präparats Bupivacain 0,5 % hyperbar. **Abb. 2.64** gibt einen Überblick über die segmentale Innervation.

MERKE

Bei einer Spinalanästhesie, die **über Th 5** hinausgeht, wird u. U. die Atemmuskulatur motorisch blockiert und es entwickelt sich eine **respiratorische Insuffizienz**.

Kontraindikationen.

- fehlende Aufklärung des oder Ablehnung durch den Patienten/die Patientin
- manifeste Hypovolämie
- Infektionen im Bereich der Punktionsstelle
- Gerinnungsstörungen (Thrombozyten < 100 000/µl, Quick-Wert < 60 % oder aPTT > 40 s)
- erhöhter Hirndruck
- Operationen, die länger dauern als die Wirkung der Lokalanästhetika (i. d. R. ≤ 2 h, vgl. **Tab. 2.5**).

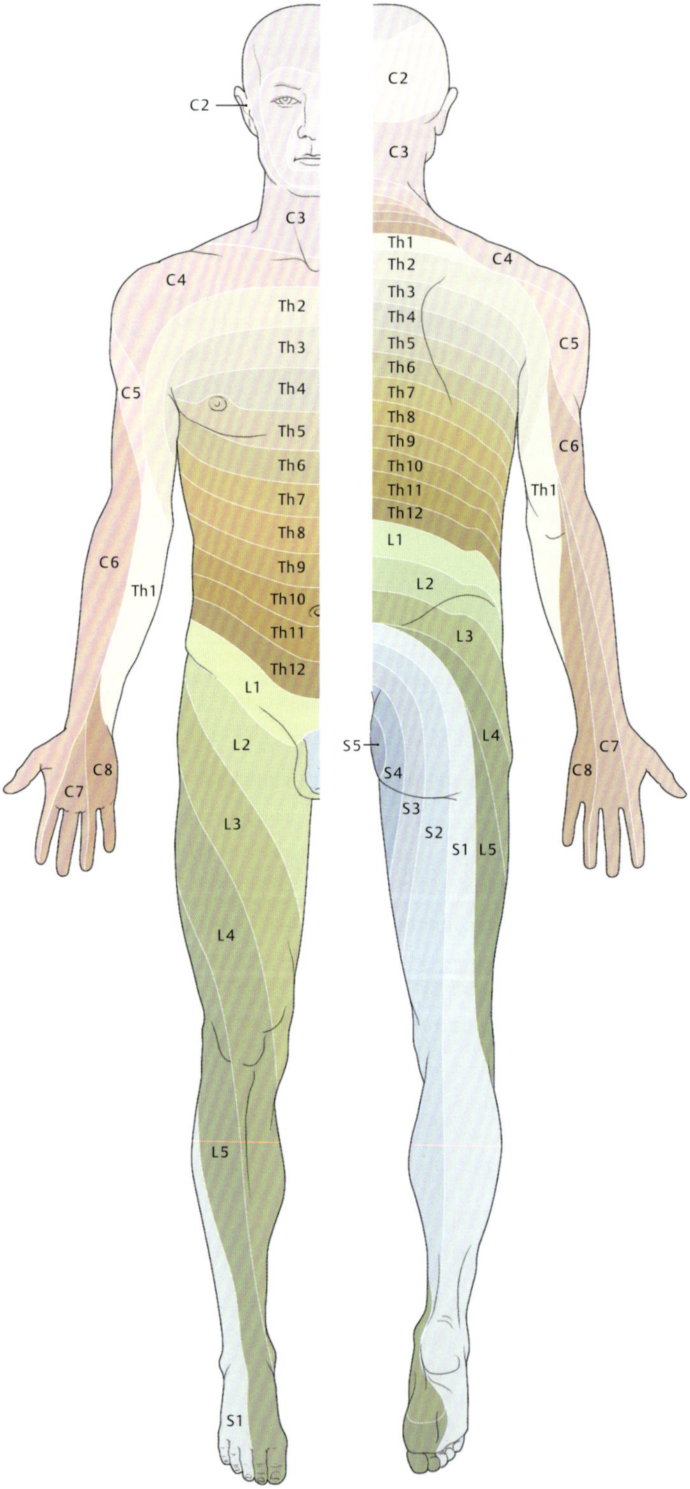

Abb. 2.64 Schema der radikulären (segmentalen) sensiblen Innervation. (Quelle: Schünke M, Schulte E, Schumacher U. Prometheus. LernAtlas der Anatomie. Allgemeine Anatomie und Bewegungssystem. Illustrationen von M. Voll und K. Wesker. 6. Aufl. Stuttgart: Thieme; 2022)

MERKE

Beachte unbedingt die Zeitabstände zwischen der Anlage einer Spinalanästhesie und der Gabe von Medikamenten zur Thromboembolieprophylaxe (siehe Kapitel zur präoperativen Kontrolle der Dauermedikation (S. 20))!

Anlage einer Spinalanästhesie. benötigte Materialien:

- steriles Lochtuch
- sterile Handschuhe, ggf. steriler Kittel (siehe lokale Hygienevorschrift)
- steriles Tuch zum Ablegen der benötigten Materialien
- sterile 5 ml-Spritze für das Lokalanästhetikum
- Spinalnadel (Whitacre, Sprotte oder Quincke, 27 G oder 25 G, **Abb. 2.65**)
- Lokalanästhetikum für die Spinalanästhesie
- Kanüle zum Aufziehen
- sterile 5 ml-Spritze und kleine Kanüle für die Lokalanästhesie an der Einstichstelle
- Lokalanästhetikum für die Haut (z. B. 1 ml Mepivacain 1 %).

Lagerung: Punktiert wird am **sitzenden** Patienten/an der sitzenden Patientin, der/die von einer Hilfsperson von vorne gestützt werden sollte. Die Punktion ist am einfachsten, wenn der Patient/die Patientin dabei den Rücken abrundet („**Katzenbuckel**").

Durchführung der Punktion:

- Identifikation der Einstichstelle (Orientierungshilfe: Verbindungslinie der beiden Darmbeinkämme → Dornfortsatz von L4)
- Markieren der Einstichstelle (z. B. sanftes Eindrücken mit dem Fingernagel)
- Sprühdesinfektion der Punktionsstelle und der Umgebung (alternativ: Wischdesinfektion folgend dem nächsten Punkt)
- Anziehen (des sterilen Kittels und) der sterilen Handschuhe
- Aufkleben des sterilen Lochtuchs
- steriles Aufziehen des Lokalanästhetikums für die Spinalanästhesie und für die Infiltration der Punktionsstelle (unbedingt 2 verschiedene Spritzen verwenden!)
- Setzen einer subkutanen Quaddel an der Einstichstelle
- Einführen der Führungskanüle genau in der Mittellinie in den Zwischenwirbelraum, Durchstechen von Haut, Subkutis und Lig. interspinale (bei knöchernem Widerstand Korrektur der Lage)
- Vorschieben der Spinalnadel (mit Mandrin!) durch die Führungskanüle
- Durchstoßen des Lig. flavum („radiergummiartiger" Widerstand) und der Dura mater (kurzer spürbarer Widerstand, danach Abnehmen des Widerstands)
- Entfernen des Mandrins: Klarer Liquor sollte aus der Spinalnadel tropfen.
- Aufsetzen der Spritze mit dem Lokalanästhetikum
- Aspiration (Barbotage = wiederholte Aspiration kleiner Mengen von Liquor während Anlage der Spinalanästhesie zur Lagekontrolle): Der Liquor muss im Lokalanästhetikum Schlieren ziehen und klar sein.
- Injektion der vorher berechneten Menge Lokalanästhetikum.

MERKE

Wird **Blut** oder **blutiger Liquor** aspiriert, muss die **Nadel entfernt** und die Punktion ggf. auf einer anderen Höhe wiederholt werden.

Nach der Injektion spürt der Patient/die Patientin meist sofort ein **Wärmegefühl** in den Beinen oder im Gesäß. Nun werden alle **Kanülen entfernt** und ein **steriles Pflaster** über die Einstichstelle geklebt. Der Patient/die Patientin wird (bei Verwendung hyperbarer Lösungen) je nach gewünschter Ausbreitung mit leicht oder stärker erhöhtem Oberkörper oder ggf. seitlich **gelagert**, bis die gewünschte Anästhesieausbreitung (substanzspezifische **Fixierungszeit**, z. B. 5–10 min bei Mepivacain 4 %) erreicht ist.

Nebenwirkungen.

- **Sympathikusblockade**: Bei einem Analgesieniveau oberhalb von L4 werden auch sympathische Fasern blockiert, wodurch die Beingefäße dilatiert werden. Die Folge ist ein venöses Pooling mit

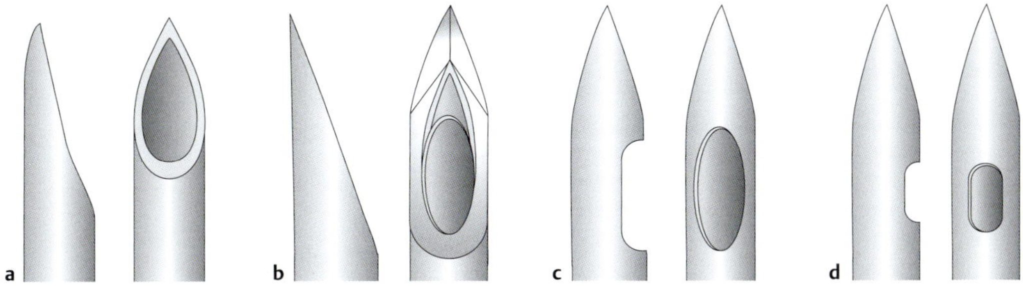

Abb. 2.65 Spinalnadeltypen: a Greene, **b** Quincke-Babcock, **c** Sprotte, **d** Whitacre. (Quelle: Zacharowski, Marx, Referenz Anästhesie, Thieme, 2020)

Blutdruckabfall. **Vasopressoren** (z. B. Ephedrin, Noradrenalin) müssen immer griffbereit sein. Bei höherer Spinalanästhesie können auch die Nn. accelerantes blockiert werden, es resultiert eine **Bradykardie**. Sofern diese Bradykardie kreislaufrelevant wird, kann das Parasympatholytikum **Atropin** gegeben werden. Präventiv sollte eine Hypovolämie vor der Anlage einer Spinalanästhesie durch die Infusion von kristalliner Infusionslösung ausgeglichen werden.
- **postpunktioneller Kopfschmerz**: Gelegentlich klagen Patient*innen **am 2. Tag nach der Punktion** über Kopfschmerzen, die sich beim Stehen und Gehen verschlechtern und im Liegen bessern. Die Ursache ist mutmaßlich ein Liquorleck an der Punktionsstelle. Inzidenz und Ausprägung der Beschwerden hängen von Art und Größe der verwendeten Spinalnadel ab: **Die Verwendung dünner** (25 G, 27 G), **atraumatischer** (z. B. Whitacre-Nadel mit stumpfer „Pencil-Point"-Spitze oder Sprotte-Nadel) **Spinalnadeln senkt das Risiko**. Die häufigste Ursache ist eine PDK-Anlage mit akzidenteller Duraperforation. Bei Persistenz und Therapieresistenz kann versucht werden, das Liquorleck mit einer epiduralen Injektion von Eigenblut („Blutpatch") zu verschließen.
- „**totale Spinalanästhesie**" (manchmal auch „hohe Spinalanästhesie" genannt) durch zu hohes Aufsteigen des Lokalanästhetikums
  - Symptome: rasch eintretende Hypotension, Apnoe, Bewusstlosigkeit, Mydriasis, u. U. Kreislaufstillstand
  - Therapie: Intubation, Beatmung, ggf. Katecholamine, ggf. CPR
- **neurologische Komplikationen**, **intraspinale Blutungen** und Infektionen (S. 296) sind zwar möglich, bei sorgfältiger Durchführung aber sehr selten
- Verletzung von Nervenstrukturen oder Gefäßen
- allergische Reaktionen
- Lokalanästhetikaintoxikation (S. 72).

Kombinierte Spinal- und Epiduralanästhesie (CSE)

Bei diesem Verfahren wird zunächst auf Höhe von L2/3 oder L3/4 eine modifizierte Tuohy-Kanüle in den Epiduralraum eingebracht und anschließend mit einer etwas längeren Spinalnadel durch das Lumen der im Epiduralraum liegenden Nadel der Subarachnoidalraum punktiert. Eine **Spinalanästhesie** wird angelegt, anschließend wird die Spinalnadel entfernt und über die noch liegende Tuohy-Nadel ein **Periduralkatheter** eingelegt. Indikationen und Kontraindikationen entsprechen jenen der beiden einzelnen Verfahren. Wichtige **Nachteile** sind, dass die Lage des Periduralkatheters nicht mehr durch eine Testdosis kontrolliert werden kann und der PDK nur lumbal angelegt werden kann.

Kaudalblock

Synonym. Kaudalanästhesie

Indikationen. Diese Sonderform der Periduralanästhesie bei **Kindern** wird v. a. in Kombination mit einer Allgemeinanästhesie (**Kombinationsanästhesie**) zur Reduktion des intraoperativen Analgetikabedarfs und zur Vermeidung postoperativer Schmerzen durchgeführt. **Indikationen** sind z. B. abdominalchirurgische und urologische Eingriffe, Leistenhernien-Operationen sowie andere Operationen im Bereich der unteren Körperhälfte. In kinderanästhesiologischen Zentren sind bei kooperativen Kindern auch Eingriffe nur in Kaudalanästhesie („Mono-Kaudale") möglich.

Durchführung. Das Kind wird auf die Seite gelagert und der Hiatus sacralis (Tasten der Cornua sacralia kranial der Rima ani) identifiziert (**Abb. 2.66**). Die Punktionsstelle wird sorgfältig desinfiziert und mit sterilen Tüchern abgedeckt. Zur Punktion werden meist **spezielle Kanülen für die Kaudalanästhesie** (häufig mit Spitze mit sog. Crawford-Schliff) verwendet. Punktiert wird zunächst im steilen Winkel zur Haut. Nach dem spürbaren Durchtritt durch das Lig. sacrococcygeum wird die Nadel abgesenkt und vorsichtig ca. 3–5 mm weitergeschoben. Nach negativer Aspiration wird 1 ml/kg KG Ropivacain 0,2 % (bis zu 1,5 ml/kg KG, je nach gewünschter kranialer Ausbreitung) injiziert. Bei korrekter Lage darf sich subkutan keine Quaddel bilden, sonst besteht eine subkutane Fehllage. Dem Lokalanästhetikum können Adjuvantien (z. B. Sufentanil und/oder Clonidin) beigemengt werden, um die Wirkung zu verstärken.

Untere Extremität

Die wichtigsten Verfahren sind die Blockade des N. femoralis und die des N. ischiadicus. Bei beiden Verfahren ist sowohl eine **Single-Shot**-Anästhesie –

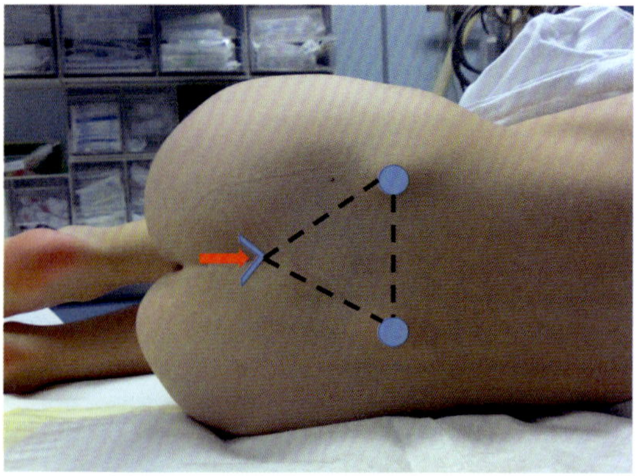

Abb. 2.66 Punktionsort für den Kaudalblock.

v. a. für die intraoperative Kombinationsanästhesie – als auch eine **Katheteranlage** für die postoperative Analgesie möglich (**Abb. 2.67**). Die wichtigste Indikation sind **Kniegelenksersatz-Operationen**. Die Verfahren sind einfacher und – bei vergleichbarer analgetischer Wirkung – nebenwirkungsärmer als rückenmarksnahe Verfahren. Mögliche Komplikationen sind **Nervenschädigungen** bei intraneuraler Applikation des Lokalanästhetikums sowie eine Lokalanästhetikaintoxikation (S. 72) bei intravasaler Applikation.

N. femoralis („3-in-1-Block" nach Winnie). Der Patient/die Patientin befindet sich in Rückenlage mit leicht außenrotiertem Bein. Die **A. femoralis** wird **ca. 5 cm kaudal des Leistenbandes** palpiert. Anschließend wird der Punktionsbereich desinfiziert und ein steriles Lochtuch aufgeklebt. Nach dem Anlegen der sterilen Handschuhe und nochmaliger Palpation wird 1–2 cm **lateral der A. femoralis** (Merke: IVAN: **I**nnen – **V**ene – **A**rterie – **N**erv) mit der Plexusnadel eingestochen und der Nerv aufgesucht. Er kann mittels Nervenstimulation, Sonografie oder der Kombination beider Verfahren identifiziert werden. Bei Stimulation des Nervs zuckt der M. quadriceps femoris. Die Nadelspitze wird so platziert, dass es zu **Bewegungen der Patella** („tanzende Patella") kommt. Nun werden ca. 30 ml Lokalanästhetikum (z. B. Ropivacain 0,5–0,75 %) injiziert und ggf. ein Katheter eingelegt (**Abb. 2.68**).

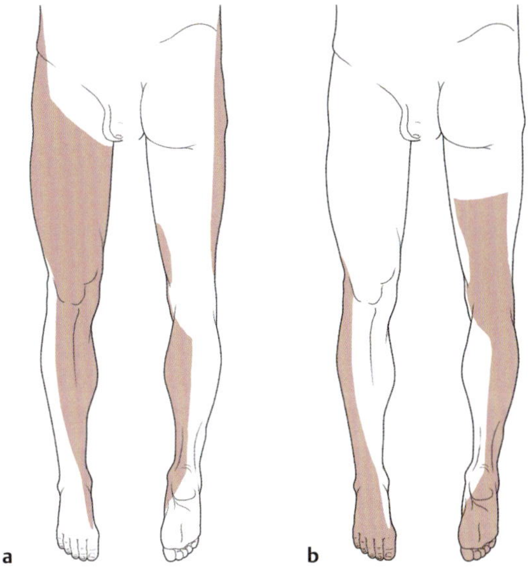

Abb. 2.67 Analgesiezonen bei Nervenblockaden an der unteren Extremität:

a Blockade des N. femoralis (Quelle: Schulte am Esch, Bause, Kochs et al., Duale Reihe Anästhesie, Thieme, 2011)
b Blockade des N. ischiadicus (ventraler Zugang). (Quelle: Schulte am Esch, Bause, Kochs et al., Duale Reihe Anästhesie, Thieme, 2011)

Exkurs

Die Bezeichnung **„3-in-1-Block"** stammt vom Erstbeschreiber des Verfahrens, der davon ausging, dass neben dem N. femoralis auch der N. cutaneus femoris lateralis und der N. obturatorius betäubt werden. Dies ist jedoch kaum der Fall, weshalb diese **inkorrekte Bezeichnung** eigentlich nicht mehr verwendet werden sollte.

N. ischiadicus (ventraler Zugang). Dieses ebenfalls verhältnismäßig einfach anzuwendende Verfahren wird **meist mit einem N. femoralis-Block kombiniert**. Zum Aufsuchen der Punktionsstelle wird die gedachte Verbindungslinie zwischen Spina iliaca anterior superior und Tuberculum pubicum in 3 Abschnitte unterteilt. Zwischen medialem und mittlerem Drittel wird nun eine senkrechte Linie gezogen. Der **Punktionsort** befindet sich auf dieser Linie etwa 1 Handbreit weiter distal, auf einer parallel zur ersten Linie gezogenen Linie durch den Trochanter major (**Abb. 2.69**). Nach sterilem Abwaschen wird mit einer 15 cm langen Plexusnadel unter kontinuierlicher Stimulation punktiert und auf der medialen Seite am Femur vorbei in die Tiefe gegangen. Bei Erreichen

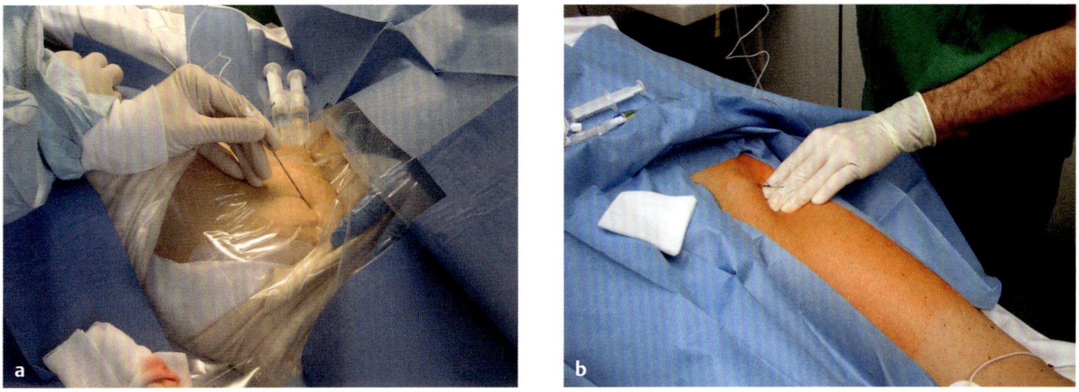

Abb. 2.68 Femoralis-Katheter:
a Anlage des Katheters
b Katheter in situ.

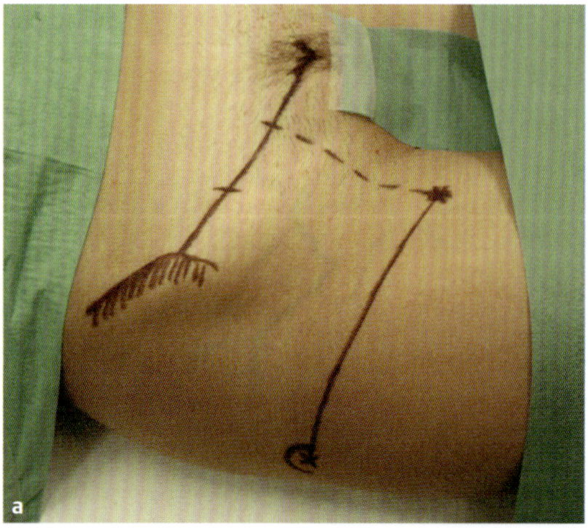

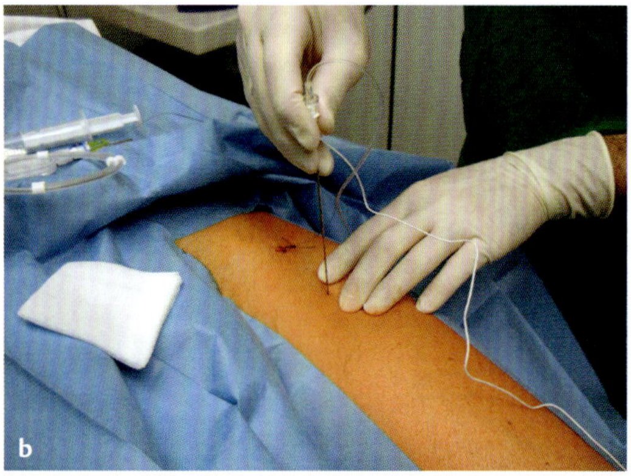

Abb. 2.69 Blockade des N. ischiadicus:

a Aufsuchen des Punktionsortes (Quelle: Schulte am Esch, Bause, Kochs et al., Duale Reihe Anästhesie, Thieme, 2011)

b Anlage des Katheters.

des N. ischiadicus zeigt sich eine **Plantarflexion des Fußes**. Nach korrekter Positionierung der Nadel werden ca. 30 ml eines langwirksamen Lokalanästhetikums (z. B. Ropivacain 0,5–0,75 %) injiziert, ggf. ein Katheter gesetzt, die Nadel entfernt und ein steriler Verband angelegt.

Weitere Verfahren. Gelegentlich werden **distale Ischiadikus**- oder **Poplitealblockaden** oder ein ringförmig über dem Sprunggelenk angelegter **Fußblock** eingesetzt, um schmerzfreie Operationen am Fuß zu ermöglichen.

Operationen in Blutsperre

Vor allem **traumatologische Eingriffe** werden oft mit einer sog. Blutsperre in „**Blutleere**" durchgeführt. Dabei wird die Extremität mit elastischen Gummibandagen stramm eingewickelt, anschließend proximal eine pneumatische Manschette etwa 100 mmHg über den systolischen Blutdruck (meist 250 mmHg) aufgepumpt und die elastische Bandage entfernt. Die Extremität ist dann nicht mehr durchblutet. So kann der **Blutverlust minimiert** und die Operation dank unblutigem OP-Gebiet meist zügig vorangebracht werden. Probleme bereitet die Blutsperre v. a. hinsichtlich der Analgesie: Zum einen ist die stramm aufgepumpte Manschette **sehr schmerzhaft**, zum anderen entwickelt sich in der Extremität eine immer stärker werdende Ischämie mit anschließendem Reperfusionsschmerz. Analgetika helfen hier kaum, allerdings wirken gezielte Nervenblockaden (z. B. N. musculocutaneus) gut. Ggf. muss entweder die Blutsperre abgelassen oder das Anästhesieverfahren gewechselt werden. Der Anlagezeitraum muss auf dem Narkoseprotokoll minutengenau dokumentiert werden, der Operateur/die Operateurin ist regelmäßig auf die bestehende Ischämiedauer hinzuweisen. Blutsperren dürfen i. d. R. bis **maximal 2 Stunden** angelegt bleiben.

3

Während der OP

Vitalwerte sichern

Verpatzte Mittagspause

Dr. Bauer* ist heute als Anästhesistin im traumatologischen OP-Saal eingeteilt. Nach einer mehrstündigen Operation will sie sich gerade im Dienstzimmer ein verspätetes Mittagessen gönnen, als die diensthabende Unfallchirurgin anruft: „Entspann dich nicht zu sehr: Ich habe hier in der Notaufnahme einen 19-Jährigen, der mit dem Motorrad auf der Landstraße verunglückt ist. Zu seinem Glück hat er sich „nur" beide Oberschenkel gebrochen, bei dieser Geschwindigkeit hätte noch viel mehr passieren können! Wir müssen ihn aber so schnell wie möglich operieren!"

Bericht der Notärztin

Dr. Bauer sieht sich das Notarzteinsatzprotokoll an: Der Patient ist 19 Jahre alt, 1,72 m groß, wiegt etwa 70 kg mit sportlicher Statur. Vorerkrankungen, Allergien oder Medikamenteneinnahmen seien nicht bekannt. Von der Notärztin hat er bislang 500 ml einer Vollelektrolytlösung und 0,1 mg Fentanyl erhalten und war kardiopulmonal zu jeder Zeit stabil.

Einleitung der Narkose

Der Patient ist bereits im Einleitungsraum, das Basismonitoring ist etabliert: Blutdruck 105/60 mmHg, Herzfrequenz 75/min. Der Patient ist bei Bewusstsein. Dr. Bauer klärt ihn zügig über die Allgemeinanästhesie auf und fragt nach chronischen Erkrankungen und Allergien. Der Patient erklärt sich mit allem einverstanden und gibt keine Vorerkrankungen oder Allergien an. Schließlich muss noch über das Vorgehen bei der Einleitung entschieden werden. Dr. Bauer fragt den Patienten: „Wann haben Sie denn das letzte Mal etwas gegessen?" Der Patient überlegt kurz und meint dann: „Ich habe recht lang geschlafen und dann noch kräftig gefrühstückt, bevor ich losgefahren bin. Das muss so vor 2 Stunden gewesen sein." Dr. Bauer entschließt sich daher, eine Nicht-Nüchtern-Einleitung durchzuführen. Dazu verabreicht sie 0,3 mg Fentanyl, 200 mg Propofol und 100 mg Rocuronium.

Plötzlicher Blutdruckabfall

Dr. Bauer kann den Patienten problemlos beim ersten Versuch intubieren. Danach fällt ihr jedoch auf, dass die Herzfrequenz nach der Gabe der Einleitungsmedikamente auf 130/min angestiegen ist. Die Kontrollmessung des Blutdrucks bestätigt den Verdacht: 66/34 mmHg! Dr. Bauer erklärt sich diesen Blutdruckabfall mit dem deutlichen Blutverlust (hämorrhagischer Schock) aufgrund der beiden Femurfrakturen und verabreicht 15 µg Noradrenalin. Dadurch steigt der Blutdruck auf 85/51 mmHg an. Sie lässt die Infusion zügig einlaufen, legt einen Volumenzugang am linken Unterarm und infundiert darüber zügig 1000 ml kristalline Infusionslösung. Die Herzfrequenz sinkt daraufhin auf knapp unter 110/min. Der Blutdruck bleibt ebenfalls stabil um die 80 mmHg systolisch, sodass Dr. Bauer zur Narkoseaufrechterhaltung problemlos das Inhalationsanästhetikum Sevofluran nutzen kann. Im weiteren Verlauf erhält der Patient weitere 1000 ml kristalline Volumenersatzlösung und sein Blutdruck stabilisiert sich bei 100 mmHg systolisch. Die Herzfrequenz normalisiert sich ebenfalls auf 80/min. Der weitere Operationsverlauf bleibt ohne Komplikationen.

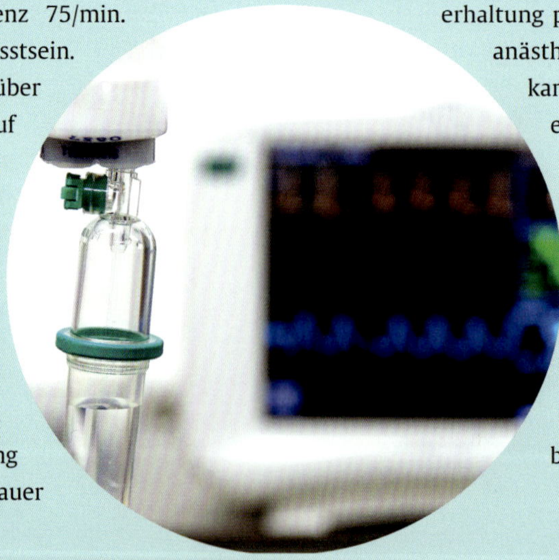

*Fallbeispiel fiktiv, Namen frei erfunden.

3.1 Aufrechterhaltung einer Allgemeinanästhesie

Key Point

- **Die in der Narkoseeinleitung erreichten Komponenten der Anästhesie – Analgesie, Hypnose und Muskelrelaxation – werden intraoperativ genau kontrolliert und durch gezielte Medikamentengaben aufrechterhalten.**
- **Unterschieden werden die totale intravenöse (TIVA) und die balancierte Anästhesie (Verwendung volatiler Anästhetika).**
- **Als volatile Anästhetika werden heute Sevofluran, Isofluran und Desfluran eingesetzt.**

3.1.1 Zielsetzung

Unmittelbar nach der Narkoseeinleitung ist der Patient/die Patientin bewusstlos (Hypnotikum), schmerzfrei (Opioid), kann nicht eigenständig atmen (Muskelrelaxans, zentrale Atemlähmung durch das Opioid) und muss maschinell über einen Endotrachealtubus oder eine Larynxmaske beatmet werden. Um intraoperative Wachheit und Schmerzen zu vermeiden und eine gute Tubustoleranz zu erreichen, muss die Narkose zumindest mit einem **Opioid** und einem **Hypnotikum aufrechterhalten** werden. Dies ist prinzipiell durch eine **total intravenöse Anästhesie** (TIVA, Injektion aller Medikamente) oder eine **balancierte Anästhesie** (Opioid i. v. + volatiles Anästhetikum über die Atemluft) möglich.

3.1.2 Totale intravenöse Anästhesie (TIVA)

Definition. Narkoseaufrechterhaltung durch i. v.-Zufuhr eines Opioids und eines Hypnotikums.

Vor- und Nachteile. Die TIVA impliziert die i. v.-Zufuhr der hypnotischen Komponente der Anästhesie. Hierzu ist derzeit im Wesentlichen nur **Propofol** als gut steuerbares, i. v. verfügbares Hypnotikum verfügbar. Die Narkose wird meist **als sehr angenehm empfunden** und ist – v. a. in Kombination mit kurzwirksamen Opioiden wie Remifentanil – sehr **gut steuerbar**. Der größte Nachteil ist, dass der **Bedarf** an Propofol interindividuell sehr **unterschiedlich** ist und die Konzentration am Wirkort – trotz vieler Versuche der Errechnung pharmakologisch wirksamer Konzentrationen mit programmierbaren Perfusoren oder Computerprogrammen – nicht genau bekannt ist. Bei niedriger Dosis wird daher gehäuft **intraoperative Wachheit** („**Awareness**") beobachtet. Bei zu hoher Dosis und längerer Applikationsdauer verlängert sich die Aufwachzeit teilweise sehr, was zu unnötig langen Narkosen und folglich langen Überleitungszeiten führen kann.

> **MERKE**
>
> **Intraoperative Wachheit** ist bei Patient*innen, die Muskelrelaxantien erhalten haben, nur durch die **vegetative Stressantwort** zu erkennen (Tachykardie, Blutdruckanstieg, Schwitzen, Tränensekretion). Daher sollte bei der Anwendung einer TIVA nach Möglichkeit eine Messung der Narkosetiefe erfolgen.

Indikationen. Die TIVA ist – aufgrund der Nebenwirkungen (S. 89) der inhalativen Anästhetika – insbesondere bei Patient*innen mit **Prädisposition zu maligner Hyperthermie**, **erhöhtem Hirndruck** und ausgeprägter **Neigung zu** postoperativer Übelkeit und Erbrechen (S. 106) (PONV) indiziert, sie kann jedoch generell bei den meisten Eingriffen als gut verträgliche Narkoseform gewählt werden. Insbesondere bei **ambulanten Anästhesien** ist sie sehr weit verbreitet.

Durchführung. Als Hypnotikum wird i. d. R. das gut steuerbare Propofol (S. 45) verwendet. Es wird kontinuierlich mittels Spritzenpumpe infundiert. Die Infusionsrate (4–12 mg/kg KG/h) wird den Erfordernissen der Narkosetiefe (z. B. Art des Eingriffs, Art und Dosierung des Opioids) angepasst.

> **MERKE**
>
> Insbesondere beim Spritzenwechsel muss bei allen Medikamenten akribisch darauf geachtet werden, dass es nicht zu **Verwechslungen** kommt, andernfalls sind lebensgefährliche Überdosierungen möglich (z. B. bei Katecholaminen). Die Konzentration muss immer und auf jeder Spritze gut sichtbar angebracht werden.

3.1.3 Balancierte Anästhesie

Durchführung

Definition. Narkoseaufrechterhaltung durch Zufuhr eines volatilen Anästhetikums über die Atemluft und i. v.-Applikation eines Opioids.

Bewertung. Volatile Anästhetika werden über das Atemgas verabreicht und erfordern spezifische Narkose-Beatmungsgeräte mit Rückatmung („halbgeschlossenes System" (S. 90). Sie werden v. a. **bei langen Eingriffen** verwendet. Da sie über die Beatmung an- und abfluten, eignen sie sich nur bedingt zur Narkoseeinleitung (i. d. R. erfolgt eine intravenöse Narkoseeinleitung) und müssen rechtzeitig vor dem Ende der Operation abgestellt werden, um ein rechtzeitiges Aufwachen des Patienten/der Patientin sicherzustellen. Vorteilhaft sind volatile Anästhetika wegen ihrer bronchodilatatorischen Wirkung insbesondere bei Patient*innen, die zu Bronchospasmen neigen. Ihr größter Vorteil ist, dass man durch die Messung der in- und endexspiratorischen Konzentration auch die Konzentration am Wirkort – also im

ZNS – kennt. Sie führen daher zu einer sehr **sicheren Narkose** mit geringem Risiko für Awareness.

Praxistipp

Achte bei der Verwendung von volatilen Anästhetika immer darauf, dass die Narkosegasabsaugung konnektiert und aktiv ist, um eine unnötig hohe Narkosegasbelastung für das Personal im OP zu vermeiden.

Volatile Anästhetika

Heute verwendete volatile Anästhetika (Inhalationsnarkotika, inkorrekt „Narkosegase") sind **Isofluran**, **Sevofluran** und **Desfluran**. Sie unterscheiden sich v. a. durch ihre Löslichkeit in Blut und Fettgewebe (**Tab. 3.1**) und damit durch die Geschwindigkeit, mit der sie ihre Wirkung erreichen („anfluten") und wieder verlieren („abfluten"). Für eine ausreichende Narkosetiefe sind bei den einzelnen Substanzen daher unterschiedliche Konzentrationen erforderlich. Die früher verwendeten Substanzen **Diethylether** (Äther), **Halothan** und **Enfluran** sind aufgrund ihres ungünstigen Nebenwirkungsprofils in Europa **nicht mehr im Handel** erhältlich.

Chemische Eigenschaften. Volatile Anästhetika sind mehrfach **halogenierte Kohlenwasserstoffe** mit einer Ether-Brücke. Sie liegen bei Raumtemperatur als Flüssigkeit mit niedrigem Siedepunkt vor und werden mithilfe von **Vaporen** verdampft. Jeder Vapor ist dabei nur für „sein" spezifisches volatiles Anästhetikum geeignet und mit unterschiedlichen Anschlüssen versehen, um eine falsche Befüllung zu vermeiden. Die Systeme (Vaporen und Flaschen) sind farbcodiert (Isofluran: violett; Sevofluran: gelb; Desfluran: blau, **Abb. 3.1**).

Pharmakodynamik. Der genaue Wirkmechanismus der Inhalationsanästhetika ist nicht bekannt, es existieren verschiedene Theorien: Da die Substanzen sehr lipophil sind, wurde lange Zeit angenommen, dass sie unterschiedliche Elemente der Phospholipid-Doppelschicht der Zellmembran beeinflussen (**Meyer-Overton-Hypothese**). Neuere Forschungsergebnisse deuten jedoch auf direkte, spezifische **Wechselwirkungen mit Ionenkanälen oder Rezeptoren** (z. B. GABA, NMDA) hin. Volatile Anästhetika wirken **hypnotisch**, geringfügig muskelrelaxierend und **nicht analgetisch**.

Blut/Gas-Verteilungskoeffizient. Das Anästhetikum wird zunächst im Vapor verdampft und der Einatemluft in einer eingestellten Konzentration beigemischt. In der Alveole muss es ins Blut übertreten, um zum Wirkort transportiert zu werden. Dies ist ei-

Tab. 3.1

Eigenschaften der volatilen Anästhetika.

	Blut/Gas-Verteilungskoeffizient	Öl/Gas-Koeffizient	MAC-50 (Vol.-%)	Metabolisierung
Isofluran	1,4	91	1,2	0,2 %
Sevofluran	0,7	47	2,0	3–5 %
Desfluran	0,5	19	6,0	0,1 %

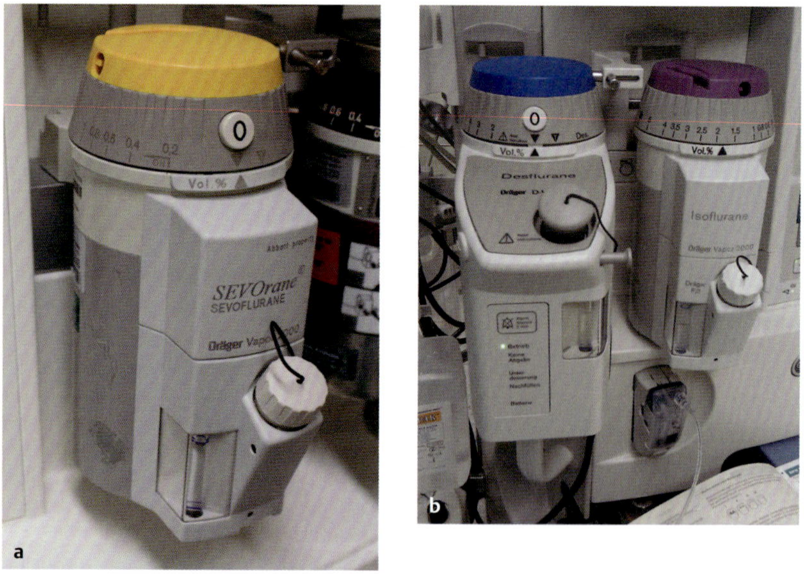

Abb. 3.1 Vaporen (Beispiele eines Herstellers):
a Sevofluran
b Desfluran und Isofluran.

nerseits abhängig von der Konzentration in der Einatemluft (höhere Konzentration → schnellerer Übertritt ins Blut) und zum anderen von der **Löslichkeit der Substanz im Blut** (Blut/Gas-Verteilungskoeffizient): **Je besser löslich** eine Substanz im Blut ist, d. h. je höher der Verteilungskoeffizient, umso schlechter wird sie an das ZNS abgegeben (langsamer Anstieg des Partialdrucks im ZNS) und **umso länger dauert** die **Ein- und Ausleitung** der Narkose.

Öl/Gas-Koeffizient. Um die Blut-Hirn-Schranke, die überwiegend aus Phospholipid-Doppelschichtmembranen und somit Fett besteht, zu überwinden, muss das Anästhetikum lipophil sein. Dies wird durch den **Öl/Gas-Koeffizienten** angegeben: Je lipophiler eine Substanz ist (hoher Öl/Gas-Koeffizient), umso potenter ist sie.

MAC-Wert. Der MAC-50 (minimale alveoläre Konzentration) ist eine Maßeinheit der Wirksamkeit eines volatilen Anästhetikums. Diese historische Größe aus der Zeit der Äthernarkose (S. 47) gibt die alveoläre **Konzentration** in Volumenprozent an, d. h. den Anteil des Anästhetikums im Gasgemisch in den Alveolen bezogen auf das Volumen, bei der bei einer Mononarkose **50 % der Patient*innen keine Abwehrreaktion auf einen Hautschnitt zeigen.** Der tatsächlich benötigte MAC-Wert ist bei Säuglingen und Kleinkindern, Fieber und Alkoholabusus höher, bei älteren Patient*innen, Schwangeren, Hypothermie und gleichzeitiger Anwendung von Opioiden niedriger.

Nebenwirkungen und Kontraindikationen. Die Nebenwirkungen der einzelnen Substanzen ähneln sich. Die schwerwiegendste Nebenwirkung ist die Auslösung einer malignen Hyperthermie (S. 96), bei bekannter Veranlagung oder familiärer Prädisposition zu maligner Hyperthermie sind volatile Anästhetika daher kontraindiziert. Volatile Anästhetika steigern in hoher Konzentration den Hirndruck und erhöhen den zerebralen Blutfluss und sind daher bei erhöhtem **Hirndruck** kontraindiziert. Die Inzidenz von PONV (S. 106) ist bei balancierter Anästhesie höher als bei TIVA. Zu beachten sind außerdem eine dosisabhängige **Reduktion der renalen Durchblutung**, eine **atemdepressive Wirkung** und die Gefahr von **Blutdruckabfällen** durch eine vasodilatierende sowie negativ inotrope und chronotrope Wirkung (Ausnahme: Desfluran kann auch einen Blutdruckanstieg und Tachykardien auslösen).

Isofluran. Isofluran ist das potenteste derzeit erhältliche Inhalationsanästhetikum. Es flutet vergleichsweise langsam an und ab, hat einen stechenden Geruch und wirkt **schleimhautreizend**. Daher ist es nicht zur Einleitung und nur für **mittellange bis lange Eingriffe** geeignet. Aufgrund seiner **muskelrelaxierenden Wirkung** wird es häufig in der Viszeralchirurgie eingesetzt. Es wirkt darüber hinaus gut **bronchodilatierend.** Chemisch betrachtet ist es ein Fluor-Chlor-Kohlen-Wasserstoff (FCKW), weshalb seine Anwendung auch aus Umweltschutzgründen (destruierender Effekt auf die Ozonschicht) weitgehend vermieden werden sollte.

Sevofluran. Sevofluran **flutet schnell an und ab** (→ schnelles Einschlafen und Aufwachen). Aufgrund des vergleichsweise angenehmen Geruchs kann es als einzige Substanz zur Maskeneinleitung (S. 47) verwendet werden und wird u. a. in der Kinderanästhesie verbreitet eingesetzt. Zudem soll es **kardioprotektive Eigenschaften** bei Eingriffen an der Herz-Lungen-Maschine haben. Eine Besonderheit ist die **Reaktion mit dem** Atemkalk (S. 90) bei halbgeschlossenen Narkosesystemen: Insbesondere bei niedrigem Frischgasfluss (s. u.) und trockenem Atemkalk entstehen die **Abbauprodukte Compound A–E.** Compound A wirkt im Tierversuch nephrotoxisch, am Menschen wurde bislang aber keine schädigende Wirkung nachgewiesen. Dennoch sollte Sevofluran nicht unkritisch für Niedrigflussnarkosen (Gesamtgasfluss < 1 l/min) verwendet werden. Die intraoperative Verwendung von Sevofluran wird bei Kindern in den Zusammenhang mit postoperativen Unruhezuständen („Aufwachdelir“) gebracht.

Desfluran. Desfluran ist die das am schnellsten an- und abflutende volatile Anästhetikum und hat damit eine sehr gute Steuerbarkeit. Da der Siedepunkt nahe der Raumtemperatur liegt (22,8 °C), sind spezielle, **beheizte Vaporen** nötig, um eine von der Umgebungstemperatur unabhängige Abgabe zu gewährleisten. Bei CO_2-Absorbern (S. 90) mit sehr trockenem Atemkalk kann **Kohlenmonoxid** (CO) entstehen. Desfluran **riecht stechend**, ist **stark schleimhautreizend** und daher nicht zur inhalativen Narkoseeinleitung geeignet. Die Atemwegsreizung kann Laryngo- oder Bronchospasmen auslösen (→ möglichst kein Einsatz bei Patient*innen, die mit einem supraglottischen Atemweg versorgt sind). Eine spezielle Indikation ist die Narkoseaufrechterhaltung in der **Adipositaschirurgie** und bei anderen Operationen von sehr adipösen Patient*innen (im Vergleich zu den anderen Substanzen deutlich geringere Anreicherung im Fettgewebe). Bei schnellen Konzentrationsänderungen ist eine **Sympathikusaktivierung** mit Blutdruck- und Herzfrequenzanstieg möglich. Desfluran besitzt eine sehr lange Halbwertszeit in der Atmosphäre, ist ein **potentes Treibhausgas** und trägt von den volatilen Anästhetika am stärksten zur **Erderwärmung** bei (etwa 6 000-fach höheres **global warming potential** als CO_2). **Aus Nachhaltigkeitsgründen sollte die Verwendung von Desfluran daher vollständig vermieden werden!**

Exkurs

„Narkosegase"

Häufig ist im klinischen Alltag die Rede von einer „**Gasnarkose**". Dabei sind es streng genommen keine Gase, die man zu Narkosezwecken benutzt, sondern sog. **volatile** (flüchtige) **Anästhetika**, also Flüssigkeiten, die bei relativ niedriger Temperatur bereits verdampfen. Chemisch handelt es sich dabei um niedermolekulare, mehrfach halogenierte Kohlenwasserstoffe mit einer funktionellen Ether-Bindung. Mithilfe von für die jeweilige Substanz geeichten Vaporen lassen sich die Flüssigkeiten kontrolliert verdampfen und somit gut steuerbar zu pharmakologischen Zwecken einsetzen. **Lachgas** (N_2O) hingegen ist ein „echtes Narkosegas", das heute allerdings immer mehr an Bedeutung verliert. Das Edelgas **Xenon** wird derzeit nur experimentell angewendet.

Lachgas

Lachgas (N_2O, Distickstoffmonoxid, alter Name Stickoxydul) ist ein **hypnotisch** und **analgetisch** wirkendes Gas, das **früher sehr weit** in der Anästhesiologie **verbreitet** war. Es hat einen theoretischen MAC-50 von 105 Vol.-%, ist somit **nicht alleine zur Aufrechterhaltung einer Narkose geeignet** und muss mit einem volatilen Anästhetikum kombiniert werden. Es flutet bei Narkosebeginn schnell an und später auch wieder schnell ab. Aufgrund der guten analgetischen Wirkung ist intraoperativ meist nur eine geringe Opioidgabe erforderlich. Die von Patient*innen benötigte inspiratorische Sauerstofffraktion (F_iO_2) limitiert die maximal mögliche Dosis an zugeführtem Lachgas auf maximal 70 %. Es **diffundiert in alle luftgefüllten Räume** (Tubuscuff, Innenohr, Darm) und ist daher bei vielen Eingriffen (z. B. Ileus) nicht verwendbar. Der Druck im Tubuscuff muss kontinuierlich gemessen werden. Narkosen mit N_2O führen in einem höheren Prozentsatz zu PONV (S. 106). Nach der Narkoseausleitung kann es aufgrund seiner sehr schnellen Diffusion eine gefährliche **Diffusionshypoxie** auslösen. Fehldosierungen von Lachgas führten zu einer relevanten Anzahl Anästhesie-bedingter Todesfälle, weshalb die Anwendung von vielen Krankenhäusern verlassen wurde. Darüber hinaus ist Lachgas ist ein **potentes Treibhausgas**, dessen Anwendung auch aus Umweltschutzgründen vermieden werden sollte.

Xenon

Das Edelgas Xenon kann ebenfalls sehr gut für Narkosen eingesetzt werden. Es wirkt bei einer Konzentration von 70 % **gut hypnotisch**. Aufgrund des **hohen Preises** und möglicher **Nebenwirkungen** (Übelkeit, PONV) konnte es bisher in der klinischen Routine nicht etabliert werden.

3.2 Narkosebeatmung

Key Point

- **Bei den Beatmungssystemen werden offene, halboffene, halbgeschlossene und geschlossene Systeme unterschieden.**
- **Die beiden wichtigsten Beatmungsmodi sind die druckkontrollierte (PCV) und die volumenkontrollierte Beatmung (VCV).**

3.2.1 Beatmungssysteme

Bei den Beatmungssystemen werden grundsätzlich Systeme ohne und mit Rückatmung (d. h. Ausatemluft wird in das System zurückgeführt und wieder eingeatmet) unterschieden:

- **offenes System**: Die Einatemluft kommt aus der Umgebung und die Ausatemluft entweicht in die Umgebung. Die Schimmelbusch-Maske, bei der Mullkompressen mit Äther betropft und den Patient*innen vor den Mund gehalten wurden, ist das bekannteste Beispiel. Offene Systeme sind sehr schwer steuerbar und finden **heute keine Anwendung mehr**.
- **halboffenes System**: Die Einatemluft kommt aus dem System, die Ausatemluft entweicht vollständig in die Umgebung. Die Zusammensetzung der Einatemluft wird vollständig kontrolliert, Zusätze (z. B. nicht verbrauchter Sauerstoff und volatile Anästhetika) entweichen jedoch vollständig in die Umgebung. Der **Ambu-Beatmungsbeutel** und alle **Beatmungsgeräte in der Intensivmedizin** funktionieren nach diesem Prinzip.
- **halbgeschlossenes System**: Die Einatemluft kommt aus dem System, die Ausatemluft geht in das System zurück und wird für die nächste Beatmung wiederverwendet. Die Ausatemluft enthält dabei jedoch weniger O_2 und mehr CO_2 als die Einatemluft, da der Sauerstoff vom Patienten/von der Patientin aufgenommen und das CO_2 aus der Patient*innenlunge in die Ausatemluft abgegeben wird. Da der Sauerstoff im Lauf der Zeit verbraucht und das System voll mit CO_2 wäre, sind hier einige technische Modifizierungen notwendig (z. B. **Kreisteil** und **CO_2-Absorber** [= Atemkalk] im Ausatemschenkel, der das ausgeatmete CO_2 vollständig chemisch bindet und aus der Atemluft

entfernt). Lediglich der verbrauchte Sauerstoff muss dem System zugeführt werden, da sein Anteil ansonsten immer weniger würde. Alle modernen **Narkose-Beatmungsgeräte** funktionieren nach diesem Prinzip. Je nach Menge der Frischluftzufuhr (mit regelbarem Sauerstoffgehalt) bezeichnet man diese Systeme als **High Flow** (> 1 l/min), **Low Flow** (< 1 l/min) und **Minimal Flow** (< 0,5 l/min). Ein niedriger Flow hat den Vorteil, dass deutlich weniger medizinische Gase und volatile Anästhetika verbraucht werden und eine bessere Atemgasklimatisierung (Wärme/Feuchtigkeit) stattfindet.

- **geschlossenes System**: Die Einatemluft kommt aus dem System, die Ausatemluft geht zurück ins System. Das Prinzip entspricht dem des halbgeschlossenen Systems, mit dem einzigen Unterschied, dass nur die geringstmögliche Menge Gas, also ausschließlich Sauerstoff (3–6 ml/kg KG) im System ersetzt wird. Hochmoderne **Anästhesie-Beatmungsgeräte** funktionieren nach diesem Prinzip. Auch bei der Verwendung von Xenon werden aufgrund der hohen Kosten geschlossene Systeme verwendet.

3.2.2 Beatmungsmodi

Moderne Narkose-Beatmungsgeräte ermöglichen eine Vielzahl von Beatmungsmodi. Für Standardnarkosen ist es jedoch zunächst ausreichend, mit der druck- und der volumenkontrollierten Beatmung vertraut zu sein: Die **druckkontrollierte Beatmung** erlaubt meist deutlich geringere Spitzendrücke und ist bei kritisch kranken Patient*innen in der Intensivmedizin weit verbreitet. Im OP erscheint jedoch – insbesondere in Notfallsituationen und bei Eingriffen mit intraoperativer Veränderung des intraabdominellen Drucks (Laparoskopien, Viszeralchirurgie) – die **volumenkontrollierte Beatmung** als vorteilhaft, da sie den Patient*innen unabhängig von Störeinflüssen relativ sicher mit dem eingestellten Minutenvolumen ventiliert.

Druckkontrollierte Beatmung. Bei der **PCV** (Pressure Controlled Ventilation) werden der **Inspirationsdruck** (P_{insp}), der zu haltende Exspirationsdruck (PEEP), die Beatmungsfrequenz (f) und das Inspirations-zu-Exspirations-Verhältnis (I : E) **eingestellt**. Daraus ergibt sich das **Atemminutenvolumen**. Das **Tidalvolumen** (Atemzugvolumen, V_t) sollte 6–8 ml/kg KG betragen, die Beatmungsfrequenz richtet sich nach dem endexspiratorisch gemessenen CO_2-Partialdruck ($p_{et}CO_2$, Sollwert: ca. 35–40 mmHg). Der Druck während der gesamten Inspiration bleibt bei dieser Beatmungsform gleich, der daraus resultierende Atemgasfluss ist zu Beginn der Inspiration relativ hoch und nimmt im Lauf der Inspiration ab (dezelerierender Gasfluss). **Abb. 3.2** zeigt typische Druck- und Flusskurven bei PCV.

Beispiel für eine Beatmungseinstellung (Patient*in gesund, 70 kg schwer): PEEP: 5 mmHg; I : E-Verhältnis: 1 : 1,5; f: 12/min; Adaptierung von P_{insp} bis ein V_t von ca. 490 ml erreicht wird.

MERKE

Bei der **PCV** haben **Veränderungen der Compliance** (Volumendehnbarkeit des Thorax) unmittelbare **Auswirkungen auf das Tidal- und Atemminutenvolumen**. Stützt sich z. B. jemand auf dem Thorax des Patienten/der Patientin ab, kann das Tidalvolumen abnehmen und ggf. nicht mehr ausreichen. Eine ständige Kontrolle und sinnvolle, aber enge **Alarmgrenzen** am Beatmungsgerät sind daher obligat!

Volumenkontrollierte Beatmung. Bei der **VCV** (Volume Controlled Ventilation) werden – wie bei der PCV – PEEP, Beatmungsfrequenz und I : E-Verhältnis eingestellt. Zusätzlich wird aber nicht der Inspirationsdruck, sondern das gewünschte **Tidalvolumen** (V_t)

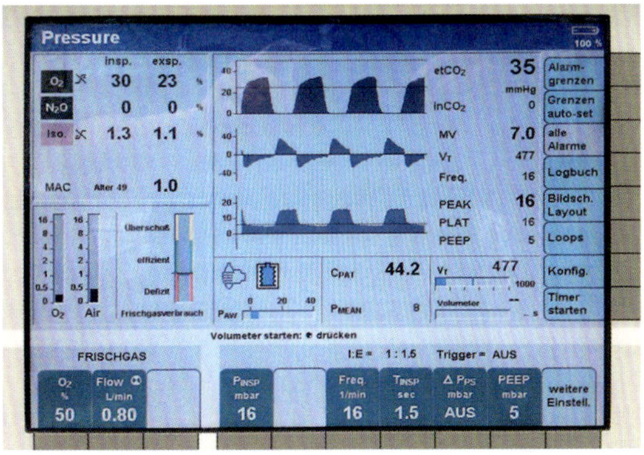

Abb. 3.2 Druckkontrollierte Beatmung (PCV): Der Flow nimmt mit zunehmender Dauer der Inspiration ab, während der Druck während der gesamten Inspiration gleichbleibt.

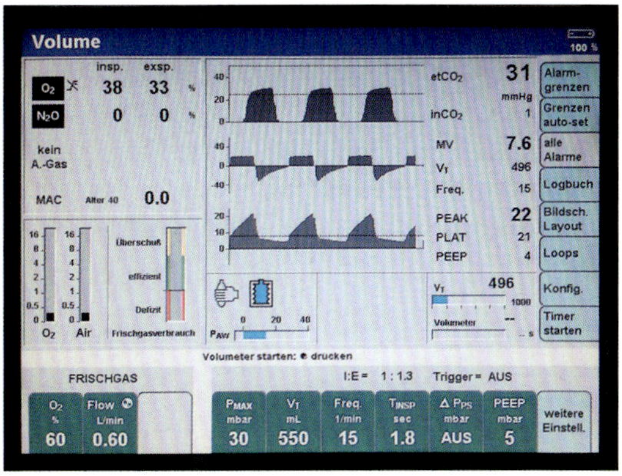

Abb. 3.3 Volumenkontrollierte Beatmung (VCV): Der Flow bleibt während der Inspiration konstant (kein Abfall der Kurve), während der Beatmungsdruck kontinuierlich zunimmt (ansteigende Druckkurve).

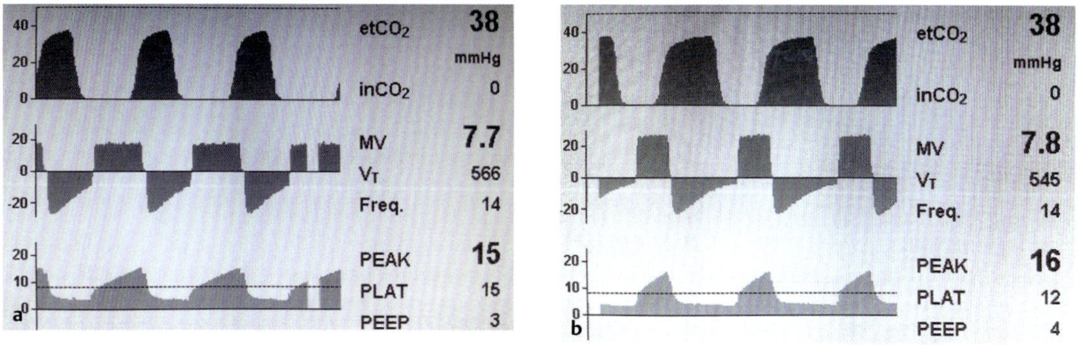

Abb. 3.4 „Air trapping" durch ungünstige Beatmungseinstellungen:
a Exspiration zu kurz (Flowkurve bricht mit Stufenbildung ab)
b I : E geändert (Exspiration in Flowkurve erreicht die Nulllinie wieder).

am Gerät **festgelegt**: Dieses wird daher unabhängig von der Compliance erreicht. Der Atemgasstrom ist relativ konstant, der Beatmungsdruck nimmt jedoch während der Inspiration zu. Die **Einstellung eines Begrenzungsdrucks** (P_{max}, z. B. 25 mmHg bei Rücken- und 30 mmHg bei Bauchlage), bei dem das Beatmungsgerät die Beatmung abbricht und alarmiert, ist daher zur Vermeidung von Druckschädigungen unbedingt erforderlich. **Abb. 3.3** zeigt typische Druck- und Flowkurven bei VCV.

Beispiel für eine Beatmungseinstellung (Patient*in gesund, 70 kg schwer): PEEP: 5 mmHg; I : E-Verhältnis: 1 : 1,5; f: 12/min, V_t = 490 ml.

MERKE

Eine **Abnahme der thorakalen Compliance** führt bei **VCV** zu einem **Anstieg des Spitzendrucks**. Um exzessive Beatmungsdrucke zu vermeiden, muss daher eine sinnvolle **Druck-Höchstgrenze**(P_{max}) eingestellt werden.

I : E-Verhältnis. Das Verhältnis von Inspiration zu Exspiration beträgt bei den meisten Beatmungsgeräten standardmäßig **1 : 1,5 bis 1 : 1,7**. Bei Patient*innen mit obstruktiven Lungenerkrankungen muss die Exspiration verlängert werden, da die Luft sonst nicht mehr aus den Alveolen ausströmen kann: Bei diesem „Air Trapping" erreicht die Flowkurve bei der Exspiration nicht mehr die Nulllinie, sondern bricht durch die nächste Inspiration stufenförmig ab (**Abb. 3.4**).

3.3 Intraoperative Maßnahmen

Key Point

- **Operateur*in und Anästhesist*in sind gemeinsam für die Lagerung des Patienten/der Patientin verantwortlich.**
- **Insbesondere bei langer Operationsdauer ist ein Auskühlen des Patienten/der Patientin unbedingt zu vermeiden.**
- **Intraoperative Flüssigkeitsverluste können durch kristalline und/oder kolloidale Volumenersatzmittel ersetzt werden.**
- **Bei großen Blutverlusten kann die Infusion von Blutprodukten bis hin zur Massivtransfusion notwendig werden.**

3.3.1 Lagerung

Die Lagerung des Patienten/der Patientin ist **gemeinsame Aufgabe von Operateur*in und Anästhesist*in.** Dabei müssen immer Kompromisse zwischen operativer (optimale OP-Bedingungen) und anästhesiologischer Seite (z. B. Erreichbarkeit von Beatmung und Zugängen) eingegangen und darauf geachtet werden, dass alle Körperstellen **druckfrei gelagert** sind, um Druckstellen oder Lagerungsschäden (z. B. Drucknekrosen, Nervenschäden) zu vermeiden. **Zugänge mit Zuspritzmöglichkeit** für Medikamente müssen **immer erreichbar** sein (ggf. Verlängerung der Zuleitungen). Die **Beatmungsschläuche** müssen **ausreichend lang** sein und zwischen Narkosebeatmungsgerät und Patient*in muss sich eine **Zugentlastung** (z. B. mittels „Ulmer Rad"), befinden, sodass es bei Zug auf die Schläuche nicht zur akzidentellen Extubation kommt. Im Regelfall wird **ein Arm „ausgelagert"**, d. h. abduziert und auf eine 90° zum Körper befindliche, gepolsterte Armstütze gelegt, um für den Anästhesisten/die Anästhesistin erreichbar zu sein. Welcher Arm dies ist, hängt vom Eingriff, vom Operateur/von der Operateurin und von den klinikspezifischen Vorgaben ab. Die meisten Operationen

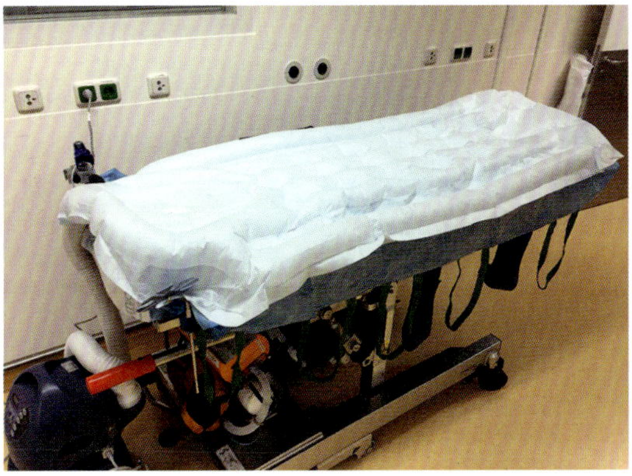

Abb. 3.5 OP-Tisch für Notfallpatient*innen mit vorbereiteter Unterkörper-Wärmedecke und entsprechendem Gerät.

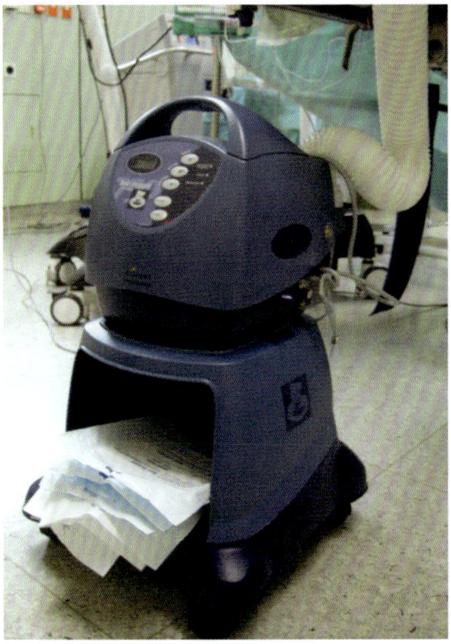

Abb. 3.6 Beispiel für ein **System für die aktive Wärmung von Patient*innen**.

können in **Rückenlagerung** durchgeführt werden, vielfach sind jedoch **besondere Lagerungen** (z. B. Bauch-, Seiten-, Beach-Chair- oder halbsitzende Lagerung sowie spezielle Lagerungen v. a. in der Orthopädie und der Neurochirurgie) erforderlich, die in den meisten Kliniken regionalen Besonderheiten unterliegen, mit denen man sich vertraut machen sollte.

3.3.2 Temperaturmanagement

Problematik. Im Einleitungsraum ist der Patient/die Patientin mit warmen Decken vor dem Auskühlen geschützt. Im OP müssen jedoch oft große Flächen steril abgewaschen werden und liegen auch oft während der gesamten Operation frei, wodurch der **Wärmeverlust erheblich** sein kann. Zudem ist während der Narkose die **körpereigene Wärmeproduktion reduziert** (z. B. Fehlen von Kältezittern) und die **Wärmeabgabe** durch die anästhesiebedingte Verringerung des Sympathikotonus **erhöht**. Die resultierende perioperative Hypothermie ist zum einen für den Patienten/die Patientin unangenehm und **verschlechtert** zum anderen das **Outcome** (vermehrt Wundinfektionen, pulmonale und kardiale Komplikationen, negativer Effekt auf die Blutgerinnung, verzögertes Aufwachen, veränderte Pharmakokinetik einiger Medikamente).

Vermeiden einer Hypothermie. Bei **sehr kurzen Eingriffen** (deutlich < 1 h) kann der Wärmeverlust meist durch **passive Maßnahmen** (z. B. warme Decken) ausreichend reduziert werden. Bei länger dauernden Eingriffen sowie immer bei Säuglingen, Kindern und bei manifester Hypothermie müssen **aktive Maßnahmen** zum Wärmeerhalt ergriffen werden. Diesbezüglich effektive Maßnahmen umfassen spezielle Wärmematten und konvenktive Wärmesysteme (Wärmedecken, **Abb. 3.5**). Unterstützend sollten bei hypothermiegefährdeten Patient*innen erwärmte Infusionen eingesetzt werden. Zusätzlich kann der Wärmeverlust über die Ausatemluft durch Einstellen eines **niedrigen Frischgasflusses** am Narkosebeatmungsgerät durch Wahl von Low- oder Minimal-Flow (S. 90) oder durch Erhöhung der Temperatur im OP-Saal minimiert werden.

Konvektionswärme. Thermische Energie wird hier **mittels warmer Luft** übertragen. Verschiedene Hersteller bieten dafür Geräte (z. B. **Abb. 3.6**) an, um Luft auf die gewünschte Zieltemperatur zu erwärmen. Diese Luft zirkuliert dann in speziellen Decken (Auswahl je nach Operationsbereich, z. B. Oberkörperdecke für Eingriffe am Abdomen). Diese Methode funktioniert bei den meisten **Operationen ohne großen Blutverlust** sehr gut.

Infusionswärmegeräte. Insbesondere bei **Operationen mit hohem Blutverlust** (z. B. Polytrauma, Herz-, Thorax- oder Gefäßchirurgie) oder bei **unzureichendem Effekt der Konvektionswärme** ist ein Anwärmen der Infusionen sinnvoll. Dadurch kann ein*e Patient*in zwar nicht aufgewärmt, ein zusätzlicher Wärmeverlust durch den Blutverlust jedoch kompensiert werden. Entsprechende Infusionswärmegeräte beruhen auf dem **Gegenstromprinzip**: Die Infusion wird am Gerät angeschlossen und fließt in einen speziellen Infusionsschlauch, der von außen von warmem Wasser umspült wird. Unabhängig von der Infusionsgeschwindigkeit erreicht die Infusionslösung so je nach Gerät 38–41 °C, bevor sie in den Patienten/die Patientin fließt. Einige der neueren Geräte sind so leistungsstark, dass sogar Blutkonserven direkt aus der Kühlung mittels Druckinfusion infundiert werden können und beim Erreichen des Patienten/der Patientin auf Körpertemperatur sind.

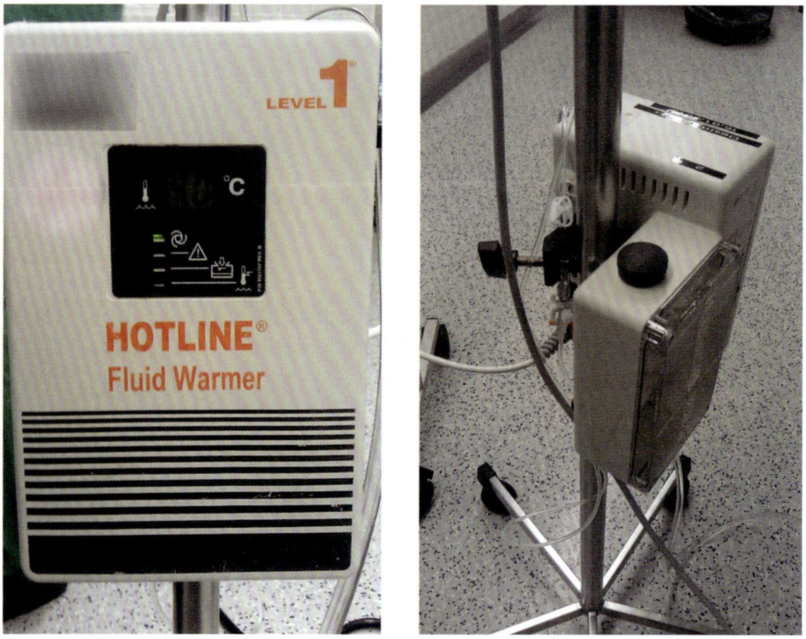

Abb. 3.7 Beispiel für ein **Infusionswärmegerät.**

MERKE

Bei allen Patient*innen, die aktiv Wärme zugeführt bekommen, soll eine **kontinuierliche** Temperaturmessung (S. 34) (rektal, ösophageal, über Blasenkatheter) durchgeführt werden.

3.3.3 Perioperatives Monitoring

Das perioperative Monitoring umfasst **bei allen Patient*innen Blutdruck** (mindestens alle 5 min, i. d. R. engmaschiger), **Pulsoxymetrie** (damit auch Pulsfrequenz) und **EKG** (damit auch Herzfrequenz). Bei beatmeten Patient*innen werden alle **Beatmungsparameter** inkl. Kapnografie und Kapnometrie (S. 29) überwacht. Wird ein Muskelrelaxans verwendet, ist ein neuromuskuläres Monitoring (S. 41) notwendig. Auch das erweiterte Monitoring (S. 33) wird – sofern präoperativ angelegt – weitergeführt. Verschlechtert sich der Zustand des Patienten/der Patientin deutlich, kann das Monitoring intraoperativ erweitert werden. Dies ist jedoch immer deutlich schwieriger und mit Zeitverlusten verbunden und sollte daher nach Möglichkeit vermieden werden.

3.3.4 Volumenmanagement

Grundsätzlich müssen intraoperative Flüssigkeitsverluste ersetzt werden, d. h. zum einen der **Blutverlust**, zum andern aber auch die **Flüssigkeit**, die über die Haut, offene Operationswunden (z. B. freiliegender Darm) oder Flüssigkeitsverschiebungen (z. B. ins Interstitium bei Capillary Leak) verloren geht. Zur Verfügung stehen kristalline und kolloidale Volumenersatzmittel.

Kristalline Volumenersatzmittel. Es handelt sich i. d. R. um sog. **Vollelektrolytlösungen**, d. h. die Zusammensetzung der Elektrolyte entspricht etwa der des Plasmas. Vollelektrolytlösungen haben die 0,9 %ige NaCl-Infusionslösung (Gefahr einer hyperchlorämischen Azidose) weitgehend ersetzt. Sie werden zum Ausgleich von Flüssigkeitsverlusten, als Trägerlösung für Medikamente und zum Offenhalten von Zugängen verwendet und haben einen **Volumeneffekt** von **ca. 20–30 %**, d. h., dass bei Infusion von 500 ml Vollelektrolytlösung ca. 150 ml intravasal verbleiben und sich 350 ml in das Interstitium verteilen.

Kolloidale Volumenersatzmittel. Diese Lösungen enthalten einen Zusatz, der dafür sorgt, dass die Flüssigkeit weitgehend im Gefäßsystem verbleibt, ihr **Volumeneffekt** liegt daher bei **80–120 %**. Lösungen mit einem Volumeneffekt > 100 % werden als **Plasmaexpander** bezeichnet. Ein gebräuchlicher Zusatzstoff ist beispielsweise Gelatine. Kolloidale Volumenersatzstoffe dürfen nur bei hämodynamisch relevanten Blut- oder Flüssigkeitsverlusten, die anderweitig nicht beherrscht werden können, verabreicht werden. Zu beachten sind die jeweiligen **Kontraindikationen** (bekannte Allergie, Sepsis, schwere Herzinsuffizienz, Gerinnungsstörungen, Niereninsuffizienz), **Nebenwirkungen** (Nephrotoxizität und Gerinnungshemmung, allergische Reaktionen) und **Höchstmengen** (bezogen auf kg Körpergewicht). Zudem können Kolloide durch den Verdünnungseffekt den Hämoglobinwert senken (→ regelmäßige Hb-Kontrollen bei größeren Infusionsmengen).

MERKE

Gefrorenes **Frischplasma** (FFP) ist **kein primärer Volumenersatz**, sondern ein (dokumentationspflichtiges) Gerinnungsprodukt!

3.3.5 Transfusion von Blutprodukten

Bei allen Transfusionen sind die gesetzlichen Bestimmungen und die Querschnitts-Leitlinien der Bundesärztekammer zur Therapie mit Blutkomponenten und Plasmaderivaten zu beachten.

Erythrozytenkonzentrate (EK). EK werden verabreicht, wenn der Blutverlust so stark ist, dass der **Hb-Wert** nach adäquatem Volumenersatz (cave: ohne Volumenersatz bleibt der Hb-Wert im akuten hämorrhagischen Schock zunächst nahezu unverändert!) **< 6 g/dl** abfällt oder physiologische Parameter auf eine **anämische Hypoxie** hinweisen (z. B. neuaufgetretene ST-Streckenveränderungen oder Herzrhythmusstörungen, Tachykardie, Hypotension, Abfall der zentralvenösen Sättigung < 60 %, Laktatazidose). Bei Patient*innen mit schweren kardiovaskulären Erkrankungen sollte der Hb-Wert ≥ 8 g/dl gehalten werden.

Gefrorenes Frischplasma (FFP). FFP enthält alle humanen Gerinnungsfaktoren und kann daher bei starkem Blutverlust zum **Ersatz verlorener Gerinnungsfaktoren** eingesetzt werden. Alternativ dazu können auch Einzelfaktor-Konzentrate (z. B. PPSB = Prothrombinkonzentrate) gegeben werden. Bei der Gabe von FFP kann aufgrund des Zitratgehalts das Serumkalzium abfallen und muss daher ebenfalls substituiert werden.

Thrombozytenkonzentrate (TK). TK enthalten gereinigte, gewaschene Thrombozyten. Sie sind indiziert bei entsprechend ausgeprägtem **Abfall der Thrombozytenzahl** (je nach Eingriff < 20 000/µl bis 50 000/µl) oder **manifester Blutung**.

Massentransfusion. Als Massen- oder Massivtransfusion wird der **vollständige Ersatz des gesamten Blutvolumens innerhalb von 24 Stunden** bzw. die Applikation von > 6 Erythrozytenkonzentraten innerhalb kurzer Zeit bezeichnet. Häufig ist dies bei Polytraumata oder Notfalleingriffen notwendig, seltener bei geplanten Eingriffen. Massentransfusionen werden i. d. R. auf einem eigenen Formular dokumentiert und sind mit einem deutlich erhöhten Risiko für Transfusionsnebenwirkungen assoziiert. Wichtig ist das frühzeitige Anfordern von personeller Unterstützung.

3.4 Komplikationen

Key Point

Häufige und/oder schwerwiegende intraoperative Komplikationen sind Störungen der Hämodynamik, die maligne Hyperthermie, Bronchospasmen, das TUR-Syndrom, die Luftembolie und die Palacos-Reaktion.

3.4.1 Hämodynamische Komplikationen

Veränderungen von Blutdruck und Herzfrequenz sind im perioperativen Umfeld häufig zu beobachten!

Hypotonie. Blutdruckabfälle sind die häufigste narkoseassoziierte Komplikation. Der bei Allgemein- und rückenmarksnaher Anästhesie reduzierte Sympathikotonus und die Gabe von Hypnotika bewirken eine **Vasodilatation** und damit eine arterielle Hypotonie. Eine vorbestehende **Dehydratation** (präoperative Nüchternheit, ältere Patient*innen) sowie **intraoperative Blut- und Flüssigkeitsverluste** können dies verstärken. Therapeutisch sollten primär bestehende **Flüssigkeitsdefizite ausgeglichen** werden. Akut können **Vasopressoren** (α_1-Rezeptor-Agonisten) wie Noradrenalin (z. B. 10 µg i. v.) gegeben werden. Optionen bei Persistenz der Hypotonie sind **Volumenersatzmittel**, eine **flachere Narkoseführung** und eine **kontinuierliche Infusion von Noradrenalin** (z. B. 0,05–0,20 µg/kg KG/min) mittels Spritzenpumpe.

Hämorrhagischer Schock. Insbesondere junge Menschen können einen Volumenmangel lange kompensieren. Die Gabe der Einleitungsmedikamente – v. a. des Hypnotikums – löst aber oft eine Dekompensation aus. Der **hypoton-hypovolämische Schock** spricht meist nur sehr **schlecht** auf **Vasopressoren** an, da die venösen Kapazitätsgefäße bereits maximal tonisiert und kaum gefüllt sind. Deshalb ist hier die primäre Therapie die Gabe von **kristallinen und ggf. kolloidalen Volumenersatzmitteln** (s. o.) sowie ggf. von Blutprodukten.

Hypertonie. Hypertensive Entgleisungen sind während Allgemeinanästhesien **selten** und meist auf **zu flache Narkoseführung** und daraus resultierende **Stressreaktionen** (Schmerz oder Wachheit) zurückzuführen. Therapeutisch sollte hier die **Narkose vertieft** werden. Differenzialdiagnostisch sind eine **volle Harnblase** (palpieren, ggf. Urinkatheter-Anlage) zu bedenken oder **Schmerzen durch eine** Blutsperre (S. 84). Cave: Bei der Anlage einer Blutsperre ist immer auf die zulässige Höchstzeit zu achten und mit dem Operateur/der Operateurin Rücksprache zu halten.

Bradykardie. En Absinken der Herzfrequenz ist intraoperativ **häufig**. Zu den Ursachen zählen eine **Stimulation des N. vagus** (z. B. zu flache Narkose bei Laryn-

3

goskopie und Intubation, Schmerzreiz beim Hautschnitt) oder die **parasympathomimetischen Wirkungen der Opioide** am Herzen. Hämodynamisch wirksame Bradykardien sollten behandelt werden, z. B. mit **Atropin** (0,01 mg/kg KG, bei Erwachsenen i. d. R. 0,5 mg).

Tachykardie. Ein intraoperativer Anstieg der Herzfrequenz ist ebenfalls häufig und kann auf einen **Volumenmangel** (s. o., begleitender RR-Abfall) oder eine sympathikotone **Stressantwort** auf Wachheit (Awareness (S. 87)) oder Schmerzen (begleitender RR-Anstieg → Vertiefung der Narkose) hinweisen.

3.4.2 Maligne Hyperthermie (MH)

Die Ursache dieser sehr seltenen, aber lebensbedrohlichen Komplikation einer Allgemeinanästhesie sind Mutationen im Gen für den Ryanodin-Rezeptor der Skelettmuskelzelle.

Pathophysiologie und Klinik. **Triggersubstanzen** (z. B. Succinylcholin, volatile Anästhetika) können eine unkontrollierte **Freisetzung von Ca^{2+}-Ionen** in den Muskelzellen und damit Kontraktionen auslösen. Dadurch steigt der Sauerstoff- und Energieverbrauch der Zellen massiv an und es entwickelt sich eine anaerobe Stoffwechsellage mit vermehrtem CO_2- und Laktatanfall (→ respiratorische und metabolische **Azidose**). Die wichtigsten klinischen **Frühsymptome** sind unspezifisch und umfassen eine unklare Zyanose bei beatmeten Patient*innen, eine **Hyperkapnie** mit exzessivem Anstieg des $p_{et}CO_2$, Tachykardien, Arrhythmien, Muskelrigidität (Rigor unmittelbar nach der Injektion von Succinylcholin gilt als pathognomonisches Zeichen), Azidose und Hyperkaliämie. **Spätzeichen** sind eine Erwärmung des gesamten Körpers (**Hyperthermie**), eine **Rhabdomyolyse** und ein akutes **Nierenversagen**. Bei nicht erkannter oder zu spät behandelter MH resultiert letztlich durch die metabolische und Elektrolytentgleisung ein **Herz-Kreislauf-Stillstand**.

MERKE

Warnhinweise sind ein Masseterspasmus nach der Applikation von Succinylcholin, eine Erwärmung des CO_2-Adsorbers durch den massiven Anfall von CO_2, und ein Anstieg des $p_{et}CO_2$.

Therapie. Bei begründetem Verdacht sollen sofort **alle Triggersubstanzen entfernt** (sofortiges Schließen und Entfernen des Narkosevapors) und der **Frischgasfluss** auf das Maximum **erhöht** werden. Die Narkose kann mit Propofol (S. 87) oder einem **Benzodiazepin** aufrechterhalten werden. Entscheidend ist die sofortige Zufuhr von **Dantrolen** (initial 2,5 mg/kg KG i. v., **Abb. 3.8**): Es **hemmt** die **Kalziumfreisetzung** aus dem sarkoplasmatischen Retikulum der Skelettmuskelzellen. Nach Beendigung der Operation muss der Patient/die Patientin intensivmedizinisch weiterbetreut werden.

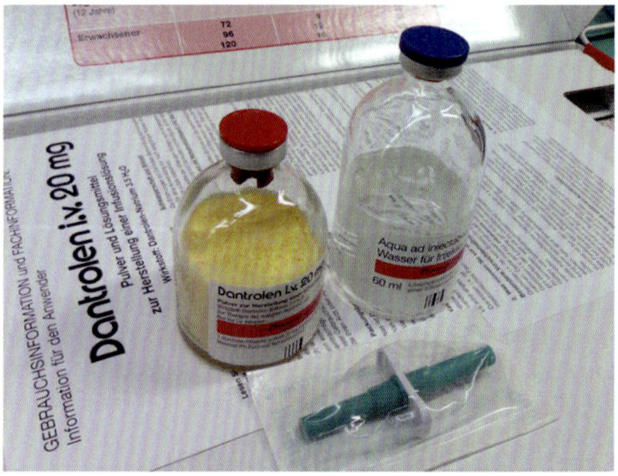

Abb. 3.8 Dantrolen Trockensubstanz (Beispiel eines Herstellers).

Praxistipp

Da für die Initialdosis von Dantrolen i. d. R. ca. 10 Ampullen vorbereitet werden müssen und Dantrolen als schwer lösliche Trockensubstanz vorliegt, solltest du frühzeitig personelle Unterstützung anfordern!

Prophylaxe bei Risikopatient*innen. Bei Verdacht auf oder nachgewiesener **Prädisposition** für MH wird **auf alle Triggersubstanzen** (s. o.) **komplett verzichtet**. Das **Narkosebeatmungsgerät** ist mit ausreichend Frischluft zu **spülen**. **Dantrolen** muss in der Nähe aller Anästhesiearbeitsplätze und für den Notfall in ausreichender Menge bevorratet und **sofort verfügbar** sein.

3.4.3 Bronchospasmus

Definition. Plötzliche Verengung der Bronchien.

Ursachen und Prophylaxe. Das Risiko ist bei Patient*innen mit **allergischer Diathese**, **Asthma bronchiale**, **COPD** und **Atemwegsinfekten** sowie bei **Raucher*innen** erhöht. Bei diesen Patient*innen sollte auf den Einsatz von Histaminliberatoren wie Thiopental (S. 45) und Atracurium (**Tab. 2.3**) verzichtet werden und die Intubation in tiefer Narkose erfolgen, da tracheobronchiale Manipulationen bei zu flacher Narkose gehäuft Bronchospasmen auslösen.

Symptomatik. Typisch sind ein plötzlicher **Anstieg des Beatmungsdrucks** und ein **verlängertes Exspirium**. Auskultatorisch sind **Giemen und Brummen** zu hören. Es besteht die Gefahr einer Hypoxie mit Hyperkapnie.

Therapie. Entscheidend ist eine **ausreichende Narkosetiefe**. Zusätzlich können **β_2-Sympathomimetika** (je nach Substanz endobronchial, s. c. oder i. v.), **Parasympatholytika** (z. B. Ipratropium inhalativ), **Theophyllin** i. v., **volatile Anästhetika** (bronchodilatatorische Wirkung!) und **Adrenalin** (vernebelt) gegeben werden.

Fallbeispiel

Du führst eine Narkose bei einem Patienten mit **Asthma bronchiale** durch: Er soll für eine laparoskopische Cholezystektomie intubiert werden. Die Einleitung mit Fentanyl, Thiopental und Cis-Atracurium sowie die anschließende Intubation verlaufen problemlos. Bei der Auskultation zur Lagekontrolle des Endotrachealtubus hörst du jedoch ein **lautes Giemen** über beiden Lungenflügeln. Ein Blick auf das Beatmungsgerät zeigt auch eine deutlich **verzögerte Exspiration**. Du vertiefst die Narkose und gibst – da keine Besserung eintritt – 2 Hübe des β_2-Sympathomimetikums **Fenoterol** über einen Vernebler endobronchial. Da sich zunächst nichts ändert, gibst du 90 µg **Reproterol** und 200 mg **Theophyllin** i. v., woraufhin das Giemen deutlich leiser wird und die Exspiration am Beatmungsgerät wieder annähernd normal aussieht. Du entschließt dich dazu, die Narkose mit dem volatilen Anästhetikum **Isofluran** aufrechtzuerhalten, da dieses gut bronchodilatatorisch wirkt. Vor der Narkoseausleitung gibst du nochmals 2 Hübe **Fenoterol** (Dosieraerosol) über den Tubus, um Komplikationen zu vermeiden.

3.4.4 TUR-Syndrom

Pathophysiologie. Bei **transurethralen Resektionen** (TUR) an der Blase (TUR-B) und der Prostata (TUR-P) werden wegen der Verwendung der Diathermie („Stromskalpell") elektrolytfreie Spüllösungen eingesetzt. Bei unbemerkten Verletzungen kleiner Venen (v. a. im Bereich der Prostata) können größere Mengen dieser hypotonen Spülflüssigkeit in das Blut gelangen und eine **hypotone Hyperhydratation mit ausgeprägter Hyponatriämie** hervorrufen.

Risikofaktoren. Das Risiko ist erhöht bei einem Prostatavolumen > 40 ml, einer Resektionsdauer > 1 Stunde und einem Spülflüssigkeitsdruck > 60 mmHg (Kontrolle und ggf. Hinweis bei zu hohem Druck).

Klinik und Diagnostik. Erste Symptome (bei wachen Patient*innen) sind **häufiges Gähnen** und **motorische Unruhe**, später entwickeln sich eine Verdünnungsazidose, eine Hämolyse, Gerinnungsstörungen, neurologische Komplikationen sowie eine Herzinsuffizienz mit Lungenödem. Bei TUR sind daher **Regionalanästhesieverfahren** (Spinalanästhesie) zu **bevorzugen**, um die Frühzeichen erkennen zu können. Die Patient*innen sollten **2 periphervenöse Zugänge** haben, davon ein „rückläufiger" Zugang, der Blutentnahmen ermöglicht.

MERKE

Bei TUR-P sollten **Regionalanästhesieverfahren** bevorzugt und bei längerer Resektionsdauer regelmäßig **Blutgasanalysen** durchgeführt werden!

Die **Natriumkonzentration** im Serum liefert den wichtigsten Hinweis und erlaubt eine Einteilung der Schweregrade:

- 130–125 mmol/l: leichte Hyponatriämie
- 125–120 mmol/l: mittelschwere Hyponatriämie
- 120–115 mmol/l: schwere Hyponatriämie
- < 115 mmol/l: sehr schwere Hyponatriämie.

Praxistipp

Verständige bei Hinweisen auf ein TUR-Syndrom sofort den Operateur/die Operateurin und den Oberarzt/die Oberärztin der Anästhesie!

Therapie. Akut kann das Schleifendiuretikum **Furosemid** (z. B. 40 mg) gegeben werden.

MERKE

Bei einer schweren **akuten Hyponatriämie** bei TUR-Syndrom sollte der Na^+-Serumspiegel z. B. mit 3 % NaCl-Lösung (≙ 0,5 mmol/l) rasch auf Werte um 125 mmol/l, anschließend langsam (max. 2 mmol/l/h) auf etwa 135 mmol/l angehoben werden.

Wichtig bei TUR-Syndrom sind auch regelmäßige **Gerinnungskontrollen**. Je nach Ausprägung der Symptomatik ist eine verlängerte Überwachung im Aufwachraum oder eine Aufnahme auf die Intensivstation erforderlich.

3.4.5 Luftembolie

Pathophysiologie. Die Ursache ist ein Eindringen von Luft in das venöse (oder selten arterielle) Gefäßsystem. 10–70 ml Luft führen im rechten Herzen zu massiver **Schaumbildung**. Da Luft im Gegensatz zu Blut komprimierbar ist, bedingt dies einen **funktionellen Kreislaufstillstand**. Bei peripheren Venenzugängen verhindern moderne Infusionssysteme für die Schwerkraftinfusion relativ zuverlässig das Eindringen von Luft (Überdruck → bei Diskonnektion Blutung aus dem Katheter). Ein hohes Risiko besteht jedoch bei **nicht ordnungsgemäß verschlossenen großlumigen ZVKs**, da in den herznahen Venen der Druck pulssynchron negativ wird und so Luft angesaugt werden kann. Ein ähnliches Risiko besteht auch bei **neurochirurgischen Eingriffen** (v. a. bei sitzender Lagerung), wenn Sinusvenen eröffnet werden. Bei prädisponierenden Operationen ist ein **Monitoring** mit transthorakalem Doppler oder transösophagealer Echokardiografie (TEE) sinnvoll.

Symptome. Während einer Allgemeinanästhesie kann eine **Tachykardie** mit **Blutdruckabfall** auffallen, bei wachen Patient*innen **neurologische Symptome**, **Schmerzen beim Atmen**, **Husten** und **Tachypnoe**.

Therapie. Das weitere **Eindringen von Luft** muss sofort **verhindert** werden (ZVK verschließen, OP-Gebiet mit steriler Kochsalzlösung „fluten") und die **Luft im rechten Vorhof** anschließend über einen hierhin geschobenen ZVK **abgesaugt** werden. Bei vielen intrakraniellen Eingriffen wird ein entsprechender ZVK bereits prophylaktisch angelegt.

3.4.6 Palacos-Reaktion

Bestimmte Arten von **Knochenzement** (z. B. Palacos), die v. a. bei orthopädischen und unfallchirurgischen Eingriffen häufig verwendet werden, werden aus 2 oder mehr Komponenten angerührt und härten nach kurzer Zeit durch Polymerisation aus. Bei der Applikation kann dieser Knochenzement einen **Abfall von Blutdruck und Sauerstoffsättigung** bis hin zu einem akuten **Rechtsherzversagen** auslösen (Palacos-Reaktion). Die Ursache sind vermutlich Mikroembolien und eine direkte vasodilatorische Wirkung der in die Blutbahn gelangten Monomere. Die **Verwendung moderner Knochenzemente** und das **Vorhärten** (Applikation erst, wenn ein großer Teil schon polymerisiert ist) kann die Inzidenz dieser Komplikation senken.

4

Narkoseausleitung

Relaxen mit Folgen

Entspannte OP

Dr. García* freut sich: Nach der aufregenden Einleitung ist die OP sehr ruhig geblieben. Der Patient, Herr L.*, hat eine komplikationslose Allgemeinanästhesie mit Sevofluran und hat zum OP-Beginn noch einmal Fentanyl erhalten. Danach war keine weitere Gabe notwendig gewesen. Die Hernie wurde operativ schnell verschlossen, der Verlauf war insgesamt unkompliziert.

Eine Spritze auf gute Zusammenarbeit!

„Können Sie mir den Patienten für die Hautnaht nochmal relaxieren?“, fragt der viszeralchirurgische Oberarzt. Für zukünftige gute Zusammenarbeit gibt Dr. García nochmals 10 mg Atracurium, schließlich soll die Faszie ohne Spannung verschlossen werden. Kurz darauf tritt der Operateur auch schon ab. „Das ist aber doch ziemlich schnell gegangen“, freut sich Dr. García. Er stellt den Sevofluran-Vapor auf „0“, erhöht die FiO_2 auf 100 % und erhöht den Frischgasfluss. Die Pflegefachkraft ruft schon im Aufwachraum an und kündigt an, dass Herr L. aus Saal 3 gleich kommen würde.

Warum wird der Patient nicht wach?

Doch kurz darauf steigt die Herzfrequenz des Patienten an: Von 50 zunächst auf 70 und schließlich auf fast 100 Schläge pro Minute. Der Blutdruck ist in der nächsten Messung auch ziemlich hoch – 179/92 mmHg! Der Puls ist inzwischen bei 120 Schlägen pro Minute – aber der Patient macht keinerlei Anstalten zu atmen, sich zu bewegen oder die Augen zu öffnen. Das ist Dr. García nicht mehr geheuer – er bittet die Anästhesiepflegefachkraft, die Oberärztin zu rufen.

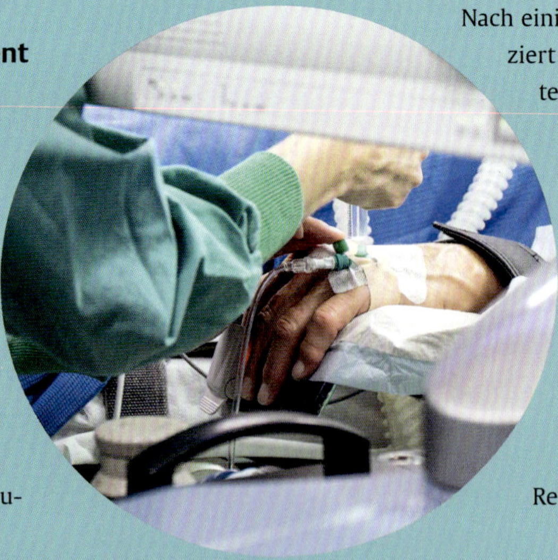

Rüge von der Oberärztin

Die Oberärztin kommt nach wenigen Sekunden in den OP gestürmt. Ihre Miene verfinstert sich nach dem ersten Blick auf den Monitor. „Sehen Sie, wie der Patient schwitzt?“, fragt sie den Assistenzarzt, während sie den Sevofluran-Vapor wieder auf 2 % stellt. „Sie haben doch wohl nicht etwa nochmals ein Relaxans gegeben?“ Dr. García errötet und berichtet, dass er nochmals eine vermeintlich kleine Dosis nachinjiziert hatte – auf Wunsch des Operateurs. Die Oberärztin holt das Gerät zum neuromuskulären Monitoring aus der Schublade. „Das gehört an alle Patient*innen“, mahnt sie den Assistenzarzt. Tatsächlich ist die neuromuskuläre Funktion noch in erheblichem Maß blockiert (zwei Reizantworten beim TOF-Test).

Nochmal gut gegangen!

Nach einigen weiteren Minuten injiziert die Oberärztin dem Patienten Neostigmin und Atropin. Kurze Zeit später zeigt sich im Neuromonitoring bereits eine deutliche Erholung. „Jetzt können Sie gefahrlos ausleiten“, sagt sie zu Dr. García. „Herr L. muss mindestens 2 Stunden im Aufwachraum bleiben. Und morgen besprechen wir die Relaxanzien mal im Detail.“

*Fallbeispiel fiktiv, Namen frei erfunden. Foto: © Robert Poorten/stock.adobe.com

4.1 Normaler Ablauf der Narkoseausleitung

Key Point

- **Bevor ein Patient/eine Patientin extubiert werden kann, müssen bestimmte Voraussetzungen erfüllt sein.**
- **Das Vorgehen bei der Extubation ist abhängig vom Narkoseverfahren und dem Aspirationsrisiko des Patienten/der Patientin.**

4.1.1 Voraussetzungen

Gegen Ende der Operation müssen **folgende Punkte abgefragt** werden und **erfüllt** sein, ehe das Hypnotikum bzw. das volatile Anästhetikum und das Opioid abgestellt werden können und mit der Narkoseausleitung begonnen wird:

- Hat der Patient/die Patientin ausreichend Analgetikum erhalten, um schmerzfrei aufzuwachen?
- Ist die letzte Opioidgabe ausreichend lange her, sodass keine Atemdepression zu erwarten ist?
- Ist der Patient/die Patientin in der Lage, mit Raumluft bzw. geringer Sauerstoffzufuhr ausreichend zu oxygenieren?
- Kann die ggf. intraoperativ etablierte Vasopressorenzufuhr nach Ende der Anästhesie beendet werden?
- Ist die Körpertemperatur ausreichend hoch?
- Hat sich die neuromuskuläre Funktion vollständig erholt (TOF-Ratio > 90 %)? Siehe hierzu auch den Abschnitt Monitoring (S. 41).

Auch Patient*innen, die zur **Überwachung auf die Intensivstation** aufgenommen werden, sollten **nach Möglichkeit zeitnah ausgeleitet und extubiert** werden: Der Transport von intubierten, beatmeten Patient*innen ist nicht nur logistisch anspruchsvoller, sondern auch risikoreicher für die Patient*innen.

In folgenden Situationen sind eine **Narkoseausleitung** und eine anschließende **Extubation** jedoch **nicht sinnvoll möglich** oder mit größeren Problemen verbunden:

- Notwendigkeit differenzierter Katecholamintherapie (z. B. Sepsis, kardiogener Schock)
- Notwendigkeit differenzierter Beatmungsmuster oder einer hohen F_iO_2
- große operative Eingriffe (z. B. ausgedehnte herzchirurgische oder onkologische Operationen, intrakranielle Eingriffe mit dem Risiko einer Hirndruckerhöhung)
- Risiko einer Atemwegsverlegung durch Nachblutungen oder Schwellungen (HNO- und MKG-chirurgische Patient*innen)
- Hypothermie (< 35 °C Körperkerntemperatur).

Diese Patient*innen werden nach Vorankündigung und Rücksprache i. d. R. intubiert und beatmet auf die Intensivstation gebracht und dort weiterbetreut.

4.1.2 Extubation

Sobald die Operation beendet ist (Hautnaht), wird mit der Narkoseausleitung begonnen. Die Dosierung der Medikamente (z. B. Propofol) bzw. die Konzentration des volatilen Anästhetikums können schon davor etwas reduziert werden, um die Aufwachzeit nach dem Abstellen zu verkürzen. Zur Narkoseausleitung wird die **inspiratorische Sauerstoffkonzentration** im Regelfall **auf 80–100 %** gestellt (F_iO_2 0,8–1,0) und der **Frischgasfluss erhöht**.

Vorgehen bei TIVA. Der Mund-Rachen-Raum wird vor dem Aufwachen des Patienten/der Patientin abgesaugt. Der Zeitpunkt der Extubation ist bei TIVA (S. 87) mit Verwendung des Opioids Remifentanil relativ einfach zu determinieren: Sobald der Patient/die Patientin die **Augen öffnet** und **Aufforderungen befolgen** kann (z. B. Hand drücken oder schlucken), kann der **Endotrachealtubus entblockt** und entfernt werden.

Vorgehen bei balancierter Narkose. Bei Verwendung volatiler Anästhetika ist der richtige Zeitpunkt der Extubation etwas schwieriger zu bestimmen, da die Hirnstammfunktionen nicht gleichzeitig zurückkehren: Zunächst setzt i. d. R. die Spontanatmung ein, danach folgen Schluck- und Würgereflexe und evtl. Spontanbewegungen, schließlich das Augenöffnen. Vor allem bei langsamem Abfluten der volatilen Anästhetika wird manchmal (insbesondere bei Kindern) ein **Exzitationsstadium** beobachtet (typischerweise sympathikotone Reaktionen [Mydriasis mit nach oben schielenden Pupillen, Anstieg von Blutdruck und Herzfrequenz] und Spontanbewegungen). In diesem Zustand soll jedoch keinesfalls extubiert werden, da Manipulationen zu schweren Komplikationen (Laryngo- und Bronchospasmus) führen können. Aufforderungen werden nicht befolgt. Um dieses Stadium so kurz wie möglich zu halten, empfiehlt es sich, zur Narkoseausleitung den **Frischgasfluss sehr hoch** (z. B. 8–10 l/min) zu lassen. Im Anschluss setzt das Bewusstsein meist rasch ein, der Patient/die Patientin atmet suffizient selbständig, kann Aufforderungen befolgen und führt oft gerichtete Bewegungen (z. B. Griff nach dem Endotrachealtubus) durch. Jetzt wird **oropharyngeal abgesaugt**, der **Tubus entblockt und entfernt**. Zum Sekretmanagement kann ein steriler Absaugkatheter (sterile Handschuhe verwenden) über den Tubus vorgeschoben und unter laufender Absaugung extubiert werden. Grundsätzlich sollte aber bei Verdacht auf Sekret in den Atemwegen zumindest vor der Extubation einmal **endotracheal abgesaugt** werden.

Vorgehen bei aspirationsgefährdeten Patient*innen. Vor der Extubation sollte der **Mageninhalt** über die liegende Magensonde so weit wie möglich **abgesaugt** werden. Der Tubus darf **erst nach vollständiger Rückkehr der Schutzreflexe** in Absaugbereitschaft (laufender Sauger mit starrem Absaugkatheter) **entfernt** werden. Bei sehr hohem Aspirationsrisiko kann auch in Seitenlage im Aufwachraum extubiert werden.

4.2 Probleme

Key Point

Problematisch bei Ausleitung einer Allgemeinanästhesie ist sowohl eine zu frühe als auch eine zu späte Extubation. Weitere wichtige Probleme sind eine insuffiziente Atmung und Laryngospasmen.

Zu frühe Extubation. Bei zu früher Extubation kann die **Restwirkung von Hypnotikum, Opioid oder Muskelrelaxans** zu einer **Ateminsuffizienz** führen, wenn der Reiz durch den Endotrachealtubus wegfällt: Der Patient/die Patientin ist nicht erweckbar, atmet aber auch nicht. Dann ist eine erneute Maskenbeatmung und ggf. sogar eine Reintubation erforderlich. Eine **Extubation im Exzitationsstadium** bei Verwendung volatiler Anästhetika (s. o.) sollte unbedingt **vermieden** werden.

Insuffiziente Atmung. Normalerweise atmet der Patient/die Patientin nach der Extubation spontan und befolgt Aufforderungen. Bei insuffizienter Spontanatmung sind die **Atemwege freizumachen** (leichtes Überstrecken des Kopfes, Esmarch'scher Handgriff). Verlegen sich die Atemwege aufgrund der noch unzureichenden Wachheit (z. B. bei Verwendung langsam abflutender volatiler Anästhetika wie Isofluran) rezidivierend (erkennbar am lauten Schnarchen des Patienten/der Patientin), kann die Einlage eines Wendl-Tubus (S. 48) zusammen mit dem Vorhalten von **Sauerstoff** Abhilfe verschaffen.

Zu späte Extubation. Eine zu späte Extubation bei bereits zu wachen Patient*innen kann zu einer starken **sympathikotonen**, für kardiale Risikopatient*innen potenziell gefährlichen **Reaktionen** führen (u. a. hypertensive Krise). Insbesondere junge, kräftige Patient*innen können bei relativ zu später Extubation im schlimmsten Fall durch den kraftvollen Versuch tiefer Atemzüge gegen eine geschlossene Glottis (**Laryngospasmus**) ein Lungenödem entwickeln (Negative Pressure Pulmonary Edema, NPPE).

Laryngospasmus. Diese Komplikation ist v. a. in der **Kinderanästhesie** gefürchtet: Der Laryngospasmus ist ein Schutzreflex, der eigentlich die Aspiration von Wasser verhindern soll. Er kann durch **Manipulationen an den Stimmbändern bei unzureichend sedierten Patient*innen** ausgelöst werden. Meist fällt die Sauerstoffsättigung ab und eine Maskenbeatmung ist nicht mehr möglich, evtl. haben die Patient*innen einen lauten inspiratorischen Stridor. In den meisten Fällen ist der Laryngospasmus selbstlimitierend, wenn nicht weiter an den Atemwegen manipuliert wird. Bei bedrohlichem Sättigungsabfall muss die Narkose (z. B. durch Propofol-Bolusgabe) vertieft bzw. erneut eingeleitet werden; als Ultima Ratio kann **Succinylcholin** gegeben werden: Dies durchbricht den Laryngospasmus sehr schnell, macht aber eine weitere Beatmung nötig. Bei begleitender Bradykardie wird zusätzlich **Atropin** gegeben.

5

Aufwachraum

Zuviel Opioide?

Eilige Übergabe

Dr. García* hat eben den Dienst im noch leeren Aufwachraum übernommen, als er auch schon den ersten Patienten übernehmen muss: Seine Kollegin Dr. Bauer* bringt ihm den 45-jährigen Herrn N.*, der nach einem Autounfall gestern Nacht eine Osteosynthese am Unterschenkel erhalten hat. Da eine weitere Patientin schon im Einleitungsraum des OPs wartet, berichtet Dr. Bauer sehr eilig von einer komplikationslosen Allgemeinanästhesie unter Verwendung einer Larynxmaske: „Herr N. wiegt 75 Kilo. Ich habe ihm zur Einleitung 0,2 mg Fentanyl und 150 mg Propofol gegeben und anschließend eine Larynxmaske platziert. Da hat es keine Probleme gegeben. Die Narkose haben wir mit Propofol und Fentanyl aufrechterhalten. Herr N. war zu jeder Zeit vital stabil und hat auch so gut wie nicht geblutet." Dr. Bauer will schon davoneilen, da dreht sie sich nochmals um und meint: „Achja, er hat schon ziemlich viel Fentanyl gebraucht!"

Problemlose Umlagerung

Zusammen mit der Pflegefachfrau des Aufwachraums lagert Dr. García den Patienten in das Bett der Aufwachstation um. Dabei hilft Herr N. selbst kräftig mit und fragt immer wieder: „Wann geht denn die Operation eigentlich endlich los? Ich habe doch schon lange genug gewartet!" Nach der Umlagerung zeigt der Monitor einen Blutdruck von 115/70 mmHg, einen Puls von 55/min und eine Sättigung von 97 %.

Plötzlicher Alarm

Die Pflegefachfrau fährt den Patienten zu seinem Bettplatz. Dr. García geht zu seinem Computerarbeitsplatz, um die Aufnahme zu dokumentieren. Auf einmal gibt der Überwachungsmonitor Alarm, weil die Sauerstoffsättigung nur 83 % beträgt. Die Pflegefachfrau steht bei Herrn N. und fordert ihn laut auf, Luft zu holen. Dies wiederholt sich mehrmals innerhalb kürzester Zeit. Dr. García läuft zum Patienten und bemerkt sofort, was ihm zuvor entgangen war: Herr N. hat stecknadelkopfgroße Pupillen. Er atmet selten und mit sehr tiefen Atemzügen.

Abwarten und Durchatmen

Da Herr N. kein Muskelrelaxans erhalten hat, kann Dr. García einen Relaxansüberhang ausschließen. Als Ursache für die insuffiziente Atmung kommt daher eigentlich nur ein Opioidüberhang infrage. Dr. García überlegt kurz, ob er Naloxon geben sollte oder ob Herr N. eine assistierte Beatmung benötigt. Der Patient ist jedoch gut erweckbar, atmet auf Aufforderung suffizient im Sinne einer „Kommandoatmung" und seine Sauerstoffsättigung steigt dadurch immer rasch auf 99 % – Dr. García entscheidet sich daher gegen diese invasiven Maßnahmen. Da der Aufwachraum ansonsten noch leer ist, bleibt er bei Herrn N. stehen und fordert ihn regelmäßig dazu auf, tief Luft zu holen, wenn die Sauerstoffsättigung sinkt. Nach 15 Minuten wirkt der Patient deutlich klarer. Er fragt: „Wie ist denn die Operation eigentlich gelaufen? Ist alles ok mit mir? Wie spät ist es? Wie ist denn das Wetter draußen?" Dr. García plaudert ein bisschen mit Herrn N., beruhigt ihn, dass die Operation gut gelaufen ist und muss ihn jetzt auch nicht mehr zum Atmen auffordern. Aufgrund des Opioidüberhangs entschließt er sich aber dazu, den Patienten für mindestens 2 Stunden im Aufwachraum zu überwachen.

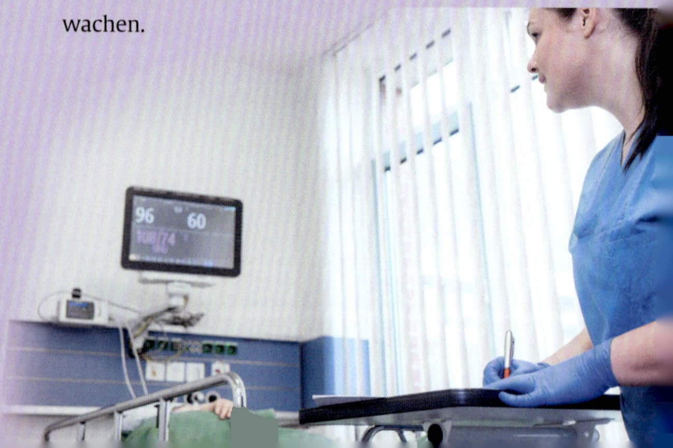

*Fallbeispiel fiktiv, Namen frei erfunden. Foto: © Kzenon/stock.adobe.com – *Stock photo. Posed by a model*

5.1 Normaler Ablauf im Aufwachraum

Key Point

- **Im Aufwachraum werden alle anästhesiologisch betreuten Patient*innen vor der Verlegung auf die Normalstation überwacht.**
- **Manche Patient*innen benötigen eine intensivmedizinische Überwachung.**
- **Eine sorgfältige Übergabe und eine adäquate postoperative Schmerztherapie sind essenziell.**

Synonym. Post Anaesthesia Care Unit (PACU)

5.1.1 Funktion und Ausstattung

Der Aufwachraum ist dem OP räumlich meist direkt angeschlossen und dient der **Überwachung von Patient*innen in der postoperativen Phase**. Die Ausstattung kann sehr unterschiedlich sein: Manche Aufwachräume sind nur zur reinen Überwachung mit Patient*innenmonitoren ausgelegt, andere bieten die Möglichkeit für intensivmedizinische Maßnahmen einschließlich Beatmung. Möglich ist eine ausschließlich **pflegerische** oder auch eine dauerhafte **ärztliche Besetzung**. Aufwachräume, in denen Patient*innen beatmet werden oder in denen hochkomplexe (Notfall-)Patient*innen versorgt werden, sollten grundsätzlich ärztlich besetzt sein.

5.1.2 Indikationen für eine intensivmedizinische Überwachung

In folgenden Situationen sollten die Patient*innen postoperativ intensivmedizinisch überwacht werden:

- große thorax- oder abdominalchirurgische Eingriffe
- neurochirurgische (komplexe intrakranielle) Eingriffe
- Operationen mit sehr hohem Blutverlust bzw. sehr hohem Nachblutungsrisiko
- relevante, schwerwiegende Vorerkrankungen (z. B. hochgradige COPD)
- nicht extubierbare Patient*innen (S. 101)
- hämodynamische Instabilität
- vorbestehende Notwendigkeit zur Intensivtherapie (z. B. Sepsis, ARDS).

5.1.3 Übergabe

Am Beginn der Aufwachraumphase steht die Übergabe an den diensthabenden Kollegen/die diensthabende Kollegin und das Pflegepersonal im Aufwachraum. Sie sollte am Patient*innenbett und im Beisein aller Beteiligten erfolgen (d. h. der Operateur/die Operateurin übergibt den operativen Teil, der Anästhesist/die Anästhesistin die anästhesiologisch relevanten Informationen). Der genaue Ablauf der Übergabe unterliegt großen regionalen Unterschieden, folgende **Informationen** sind jedoch **bei allen Patient*innen zu übergeben**:

- Name und Alter des Patienten/der Patientin
- aktuell durchgeführter Eingriff
- Vorerkrankungen, Allergien und Dauermedikation des Patienten/der Patientin
- Art und Dauer des Anästhesieverfahrens
- ggf. Schwierigkeiten oder Komplikationen (z. B. schwierige Intubation, Fehlpunktionen bei Gefäßzugängen, Kreislaufinstabilität, Katecholaminzufuhr)
- Kumulativdosis an Opioiden und Muskelrelaxanzien mit Zeitpunkt der letzten Gabe dieser Medikamente
- Bilanzierung: Flüssigkeitsausfuhr (Blut, Urin, Sonden/Drainagen) und -einfuhr (Kristalloide, Kolloide, Blutprodukte)
- bereits eingeleitete Schmerztherapie.

Für die postoperative Schmerztherapie und andere, sich aus dem intraoperativen Verlauf ergebende Maßnahmen (z. B. Röntgen, Antibiotikatherapie, Laborwertkontrolle) sollen **schriftlich fixierte Anordnungen** gegeben werden.

5.1.4 Schmerztherapie

In der Regel sollten alle Patient*innen als Basistherapie ein **Nichtopioid-Analgetikum** (z. B. Ibuprofen, Diclofenac, Paracetamol, Metamizol) zur postoperativen Schmerztherapie erhalten. Häufig wird dieses bereits erstmalig prä- oder intraoperativ gegeben und nach Ende der OP nach einem fixen Zeitschema im Aufwachraum bzw. später auf der Normalstation weitergeführt.

Etwas abweichend vom WHO-Stufenschema werden häufig im Aufwachraum **keine schwachen Opioide** (z. B. Tramadol, Tilidin), sondern stark wirksame Substanzen wie **Piritramid**, Oxycodon oder **Morphin** i. v. verabreicht. Sie sollten dabei vorsichtig titriert dosiert werden, bis eine ausreichende Wirkung erreicht ist. Nach einer TIVA (S. 87) mit einem **sehr kurzwirksamen Opioid** (z. B. Remifentanil) besteht die **Gefahr von starken Schmerzen** nach dem Narkoseende. Daher sollte der Patient/die Patientin zur Vermeidung starker postoperativer Schmerzen bereits ca. 30 Minuten vor dem geplanten Narkoseende ein längerwirksames Opioid-Analgetikum (z. B. Piritramid) zur postoperativen Schmerztherapie erhalten. Weitere Informationen findest du im Abschnitt postoperative Schmerztherapie (S. 287).

MERKE

Bei der Gabe von Opioiden muss streng auf eine **mögliche Atemdepression** geachtet werden: Die Patient*innen müssen daher im Aufwachraum überwacht werden und am Monitor bleiben.

5.1.5 Verlegung auf die Normalstation

Aufgrund der Gefahr von Komplikationen, die rasch erkennt und therapiert bzw. verhindert werden müssen, darf der Patient/die Patientin erst auf die Normalstation verlegt werden, wenn er/sie sicher kardiopulmonal stabil ist und keine absehbaren Komplikationen mehr drohen.

5.2 Probleme

Key Point

Häufige Probleme im Aufwachraum sind postoperative Übelkeit und Erbrechen (PONV), postoperatives Kältezittern, Opioidüberdosierungen und eine postoperative Restcurarisierung (PORC).

5.2.1 Postoperative Übelkeit und Erbrechen (PONV)

PONV (Postoperative Nausea and Vomiting) ist eine sehr häufige Nebenwirkung der Anästhesie, v. a. nach Allgemeinanästhesien. Ohne prophylaktische Maßnahmen sind **ca. 30 % aller Patient*innen** von **Erbrechen** und 50 % von Übelkeit betroffen. Je nach der Art des Eingriffs kann PONV nicht nur eine unangenehme Begleiterscheinung sein, sondern auch ernste Komplikationen auslösen und sogar manchmal das Operationsergebnis gefährden (z. B. Anstieg des intrakraniellen bzw. intraokulären Drucks nach neurochirurgischen bzw. ophthalmologischen Eingriffen).

Risikofaktoren. Die genauen Ursachen sind nicht bekannt. Bestimmte Faktoren erhöhen jedoch das individuelle Risiko (Abschätzung z. B. mit dem Apfel-Score, **Tab. 5.1**).

Prophylaxe und Therapie. Bei Patient*innen mit einem Apfel-Score von 2 sollte **auf volatile Anästhetika bzw. Lachgas** (letzteres ohnehin nur noch selten eingesetzt) **verzichtet** und stattdessen eine TIVA (S. 87) durchgeführt werden. Bei einem Score von 3 oder 4 Punkten ist eine zusätzliche **medikamentöse Prophylaxe** indiziert. Folgende Substanzen kommen infrage:

- **Dexamethason**: Der genaue antiemetische Wirkmechanismus dieses **Glukokortikoids** ist nicht bekannt, es ist jedoch insbesondere in Kombination mit anderen Medikamenten sehr wirksam. Da es verzögert wirkt, sollte es bei kurzen Eingriffen unmittelbar nach der Narkoseeinleitung bzw. bei längeren Eingriffen rechtzeitig vor der Ausleitung verabreicht werden.
- **Serotonin 5-HT$_3$-Antagonisten** wie **Granisetron** und **Ondansetron** werden hauptsächlich gegen Chemotherapie-induziertes Erbrechen eingesetzt, sind aber auch zur PONV-Prophylaxe sehr effektiv und sollten bevorzugt eingesetzt werden. Alle Medikamente aus dieser Gruppe können das QT-Intervall verlängern, weshalb vorher das EKG kontrolliert werden sollte.
- **Droperidol** (= Dihydrobenzperidol [DHB]) ist ein **Neuroleptikum**, das antagonistisch auf Dopamin-D$_2$-Rezeptoren wirkt und PONV sehr zuverlässig verhindern kann. Zu beachten ist die mögliche Auslösung von Herzrhythmusstörungen und potenziell gefährliche Nebenwirkungen wie das maligne neuroleptische Syndrom. Es wird meist nur bei unzureichender Wirkung der anderen Medikamente eingesetzt.
- **Dimenhydrinat** (als Kurzinfusion) ist ein zentral gängiges **H$_1$-Antihistaminikum** und gut bei PONV wirksam. Aufgrund der Nebenwirkungen (Müdigkeit bis Benommenheit, Mundtrockenheit, Miktionsstörungen, andere anticholinerge Nebenwirkungen) wird es meist nicht zur Prophylaxe, sondern nur zur Therapie von PONV eingesetzt.
- **Propofol** wirkt bei kontinuierlicher Gabe intraoperativ bzw. in geringen Dosen postoperativ (cave: Atemdepression) ebenfalls antiemetisch und wird daher im Rahmen einer TIVA bei Patient*innen mit PONV-Anamnese gerne eingesetzt.

Tab. 5.1

Bekannte Risikofaktoren für PONV (die Punkte beziehen sich auf den Apfel-Score).

	Risikofaktoren	Punkte
patient*innenabhängig	weibliches Geschlecht	1
	Nichtraucher*in	1
	anamnestisch Kinetose (Reise- oder Seekrankheit) und/oder PONV	1
anästhesieabhängig	Verwendung von volatilen Anästhetika oder Lachgas	-
	postoperative Schmerztherapie mit Opioiden	1

Exkurs

Das verbreitet eingesetzte Antiemetikum **Metoclopramid** ist ebenfalls ein Antagonist an Dopamin-D_2-Rezeptoren und wahrscheinlich ebenfalls effektiv gegen PONV. Jedoch wird die Gabe von Metoclopramid zur Prophylaxe und Therapie von PONV aufgrund möglicher schwerer Nebenwirkungen (z. B. Gefahr von Dyskinesien, malignes neuroleptisches Syndrom) nicht empfohlen.

5.2.2 Postoperatives Zittern

Synonym. Shivering

Pathophysiologie. Die **genauen Mechanismen** des postoperativen Kältezitterns sind noch **unbekannt**. Bei hypothermen Patient*innen ist es als Gegenregulation zu verstehen, allerdings kann es auch bei normothermen Patient*innen auftreten. Maßnahmen zur Vermeidung einer intraoperativen Hypothermie (S. 93) senken zwar die Häufigkeit, können das Shivering jedoch nicht völlig verhindern.

Klinische Folgen. Das Zittern der gesamten Muskulatur ist für den Patienten nicht nur **unangenehm**, sondern **erhöht** auch den **Sauerstoffverbrauch** des Körpers um ein Mehrfaches, was besonders bei kardialen Risikopatient*innen gefährlich ist, da der erhöhte myokardiale Sauerstoffverbrauch zu kritischen Myokardischämien führen kann. Durch die Muskelbewegungen kann es u. U. vermehrt zu Nahtinsuffizienzen kommen. Zudem **erhöht** es den **intrakraniellen Druck**, weshalb es besonders bei neurochirurgischen Patient*innen vermieden werden muss.

Therapie. Primär wird Wärme mithilfe eines **Konvektionswärmegeräts** oder zusätzlich erwärmten Infusionslösungen (S. 93) zugeführt. Ist dies nicht ausreichend, kann der zentrale α_2-Agonist **Clonidin** (Dosierung: 1 µg/kg KG) gegeben werden. Zu beachten ist ein zentral dämpfender (unerwünscht z. B. nach neurochirurgischen Eingriffen) und blutdrucksenkender Effekt. Alternativ kann – insbesondere, wenn der Patient/die Patientin auch über Schmerzen klagt – auch das Opioid **Pethidin** (Dosierung: 0,5 mg/kg KG) gegeben werden, das das Shivering häufig sehr wirkungsvoll und rasch unterdrückt. Zu beachten ist allerdings, dass aufgrund der opioidtypischen Nebenwirkungen eine längerdauernde, engmaschige Überwachung mit Monitoring erforderlich ist und Pethidin über seinen Metaboliten Norpethidin die Krampfschwelle senkt.

5.2.3 Opioid-Überdosierung

Symptomatik. Typisch sind eine Ateminsuffizienz mit **seltenen und tiefen Atemzügen**, **Somnolenz** und **Miosis**. Auf Aufforderung kann der Patient/die Patientin selbstständig atmen (Kommandoatmung). Die Muskelkraft ist voll erhalten.

Therapie. Der Patient/die Patientin erhält **Sauerstoff** und muss **engmaschig überwacht** werden. Hilfreich sind regelmäßige **Aufforderungen**, **tief durchzuatmen**. Nur ausnahmsweise und in schweren Fällen ist die vorsichtige und titrierte Gabe des spezifischen **Opioid-Antagonisten Naloxon** (meist 0,04–0,08 mg, im Notfall 0,4 mg) indiziert, da dieser nicht nur die atemdepressive, sondern auch die analgetische Wirkung der Opioide aufhebt und damit eine wirksame Schmerztherapie erschwert. Auch nach Ende des Opioidüberhangs müssen die Patient*innen **für einen längeren Zeitraum** im Aufwachraum **überwacht** werden.

5.2.4 Postoperative Restcurarisierung (PORC)

Pathophysiologie. Ein Überhang der Muskelrelaxanzien (neuromuskuläre Restblockade) ist eine gefürchtete Komplikation im Aufwachraum und besonders **häufig bei repetitiver Gabe langwirksamer Muskelrelaxanzien** (**Tab. 2.3**). Die Hauptursache des PORC ist die fehlende Anwendung von neuromuskulärem Monitoring. Der Abbau von Muskelrelaxanzien unterliegt sehr großen Variationen, weshalb auch nach einer einmaligen Gabe (z. T. auch noch nach Stunden!) eine Restblockade möglich ist. Durch die routinemäßige Anwendung von neuromuskulärem Monitoring (S. 41) sollte PORC jedoch weitgehend vermeidbar sein.

Symptomatik. Die Patient*innen sind typischerweise **wach**, haben **mittelweite Pupillen** und **atmen flach und schnell**. Eine **sympathikotone Begleitreaktion** (Tachykardie, Hypertonie) als Zeichen von Stress ist häufig. Die Patient*innen können den Kopf nicht selbst von der Unterlage abheben, die globale Kraft ist vermindert. Das Atmen selbst ist noch möglich, für einen tiefen Atemzug oder einen Hustenstoß fehlt aber die Kraft.

Therapie. Die Wirkung nicht depolarisierender Muskelrelaxanzien kann durch **Acetylcholinesterasehemmer** bzw. Sugammadex (S. 53) (, welches allerdings nur bei Rocuronium und Vecuronium wirksam ist,) aufgehoben werden. Alternativ ist – bei tiefer neuromuskulärer Restblockade – auch eine **Sedierung** und **Nachbeatmung** (ggf. Reintubation) möglich, bis das Muskelrelaxans abgeklungen und die neuromuskuläre Funktion vollständig wiederhergestellt ist.

6

Organisatorische Aspekte in der Intensivmedizin

Übernahme

Postoperative Zustandsverschlechterung

Es ist kurz nach 21 Uhr, als bei Dr. Müller* auf der interdisziplinären Intensivstation das Telefon klingelt – es ist die Stationsärztin der unfallchirurgischen Normalstation: Einer Patientin, die vor 3 Tagen an einer Oberschenkelhalsfraktur operiert wurde, gehe es jetzt „gar nicht gut". Die Patientin habe zwar noch einen normalen Blutdruck, sei jedoch tachykard und habe eine Sättigung von nur 87 % unter Raumluft gehabt. Mit 4 l/min Sauerstoff über Nasenbrille sei die Sättigung auch nur bei 94 %.

Lungenembolie oder Pneumonie?

„Hat die Patientin denn eine Thromboseprophylaxe erhalten?", fragt Dr. Müller, die das hohe Risiko für venöse Thromboembolien nach diesem Eingriff vor Augen hat. „Ja, einmal täglich 0,3 ml Certoparin, das habe ich als erstes nachgesehen", erwidert die Stationsärztin, „aber man muss natürlich eine Lungenembolie ausschließen. Ich denke aber eher, dass es eine Pneumonie sein könnte. Da die Patientin momentan stabil ist, würde ich sie in das CT zum Ausschluss der Lungenembolie begleiten – haben Sie denn danach ein Bett auf der ITS frei?"

Vorbereitungen auf der Intensivstation

Dr. Müller wirft einen Blick auf den Stationsplan: „Ja, wir haben noch ein Bett, wenn die Patientin nicht isolationspflichtig ist." Das sei sie nicht, verspricht die Kollegin. „Danke, dann bis später." Umgehend gibt Dr. Müller die Informationen an die Schichtleitung der Intensivpflege weiter – bis zur Ankunft der Patientin können so die benötigten Medikamente, Infusionen und gegebenenfalls das erweiterte Monitoring am Bettplatz vorbereitet werden.

*Fallbeispiel fiktiv, Namen frei erfunden. Foto: ©K. Oborny/Thieme

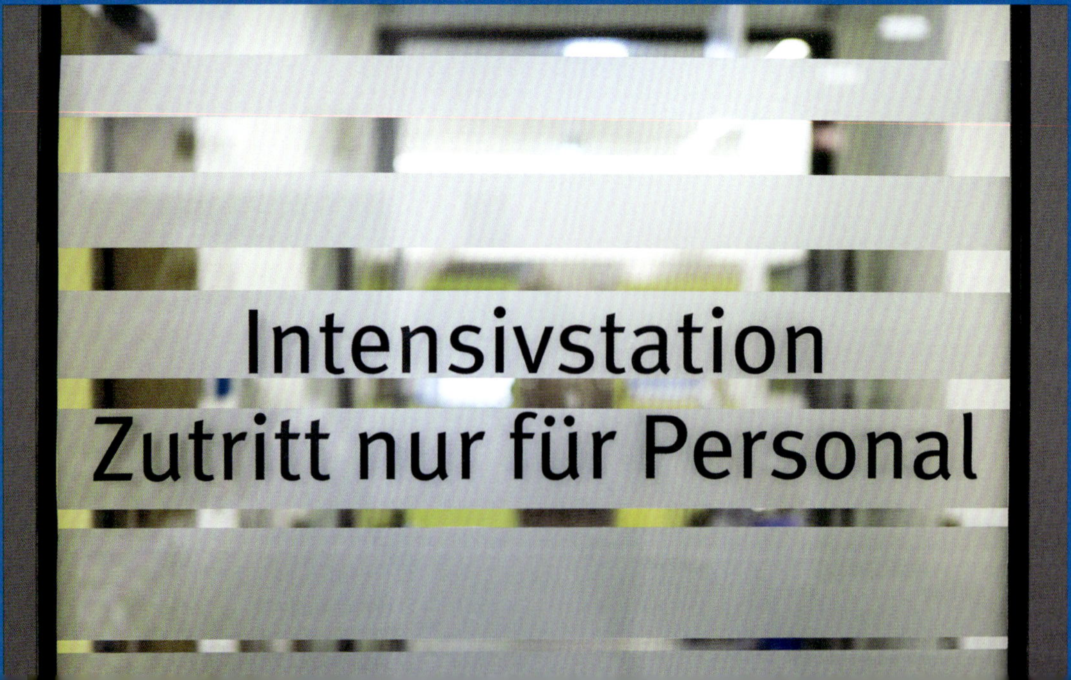

6.1 Aufnahme auf die Intensivstation

Key Point

- **Ziel der Aufnahme auf eine Intensivstation ist die Wiederherstellung und Stabilisierung der Organfunktionen – ggf. mithilfe von apparativer Unterstützung.**
- **Intensivstationen sind rund um die Uhr mit Ärzt*innen und Pflegekräften besetzt.**
- **Es gibt multidisziplinäre und fachlich spezialisierte Intensivstationen: Alle Patient*innen sollten nach Möglichkeit auf eine geeignete (mit dem Krankheitsbild regelhaft vertraute) Station aufgenommen werden.**
- **Indikationen zur Aufnahme auf eine Intensivstation sind alle Krankheitsbilder mit drohendem oder manifestem Ausfall eines lebenswichtigen Organsystems.**
- **Patient*innen sollten (wenn möglich) vorher angekündigt werden, damit alle nötigen Vorbereitungen (Medikamente, Medizingeräte) einsatzbereit sind.**
- **Bei manchen Patient*innen sind besondere Isolationsmaßnahmen zu treffen.**
- **Die Dokumentation auf Intensivstationen muss lückenlos geführt werden, heute sind dafür häufig sog. PDMS-Systeme im Einsatz.**

6.1.1 Indikationen

Zielsetzung der Intensivmedizin. Ziel der intensivmedizinischen Versorgung ist es, bei vital gefährdeten Patient*innen **gestörte oder ausgefallene Organfunktionen** unter Nutzung sämtlicher zur Verfügung stehender therapeutischer Möglichkeiten **wiederherzustellen.**

Die Aufnahme von Patient*innen aus verschiedenen Bereichen im Krankenhaus auf die Intensivstation sowie die Verlegung dieser Patient*innen auf andere Stationen gehören zu den häufigsten Tätigkeiten der Intensivmediziner*innen. Der kritische Zustand der Patient*innen erfordert häufiges und bisweilen sehr kurzfristiges ärztliches und pflegerisches Handeln. Da dies zu jeder Uhrzeit geschehen kann, sind Intensivstationen **rund um die Uhr ärztlich besetzt**.

Auswahl der geeigneten Station. Nach Möglichkeit sollen Patient*innen immer **auf eine geeignete Intensivstation aufgenommen** werden, also auf eine Station, die über ausreichend Erfahrung mit der Therapie des jeweiligen Krankheitsbildes und alle notwendigen Voraussetzungen zur optimalen Therapie verfügt. So sind polytraumatisierte oder postoperative Patient*innen in der Regel optimal auf einer operativen Intensivstation zu versorgen, während kritisch Erkrankte mit führenden internistischen Krankheitsbildern auf internistischen Intensivstationen aufgenommen werden sollten.

Typische Indikationen für die Aufnahme auf eine Intensivstation.

- Aufnahme aus dem OP (S. 105) nach großen Eingriffen oder Verlauf mit Komplikationen (z. B. Gefäßverletzung, Blutung)
- Aufnahme aus der Notaufnahme bzw. dem Schockraum:
  - Polytrauma
  - respiratorische Insuffizienz (z. B. Pneumonie, ARDS)
  - Kreislaufinstabilität bzw. Z. n. Reanimation
  - Sepsis
- Aufnahme von Normalstationen
  - akute Zustandsverschlechterung oder Komplikationen, bei denen eine weitere Behandlung auf der Normalstation nicht möglich ist
  - respiratorische Insuffizienz (z. B. Pneumonie, ARDS)
  - Z. n. Reanimation
- Aufnahme aus einem anderen Krankenhaus in ein Krankenhaus mit höherer Versorgungsstufe, z. B.
  - bei Notwendigkeit interventioneller Maßnahmen
  - zur Organersatztherapie, die nur in spezialisierten Zentren verfügbar ist (z. B. Dialyse, ILA, IABP, ECMO-Therapie)
- Aufnahme nach innerklinischem Notfall (S. 120)
  - vitale Bedrohung (z. B. pulmonale oder kardiale Dekompensation, Lungenembolie, maligne Herzrhythmusstörung)
  - Patient*innen, bei denen (z. B. im Rahmen einer diagnostischen Maßnahme) eine Komplikation aufgetreten ist.

6.1.2 Vorbereitende Maßnahmen

Bereits vor der Aufnahme müssen Vorbereitungen getroffen werden, um einen reibungslosen Ablauf zu gewährleisten: Zum Beispiel ist die zuständige **Pflegekraft** frühzeitig zu **informieren** und die benötigten **Materialien und Medikamente** sind **bereitzustellen**.

Praxistipp

Gute Kommunikation auf der Basis von Kollegialität und gegenseitigem Respekt ist auf Intensivstationen extrem wichtig: Dies gilt gleichermaßen für geplant (z. B. nach einer großen OP) oder notfallmäßig (z. B. nach einer Komplikation) aufgenommene Patient*innen. Bereits vor Eintreffen der Patient*innen sollten diese mit den relevanten Details angekündigt werden, damit geeignete Vorbereitungsmaßnahmen getroffen werden können.

So einfach es klingt: Ein **Patient*innenbett** und auch ein **freier Stellplatz** (u. a. mit Monitor, Spritzenpumpen, Infusomaten) für dieses Bett müssen tatsächlich zur Verfügung stehen. Bei beatmungspflichtigen Patient*innen ist zusätzlich auch ein geeignetes Beatmungsgerät erforderlich.

Oft muss **zunächst** noch ein **anderer Patient/eine andere Patientin verlegt** und mit der zuständigen Pflegekraft daher abgeklärt werden, ob der benötigte Beatmungsplatz auch definitiv zum Zeitpunkt der Übernahme verfügbar ist (z. B. Monitoring vorhanden und funktionsfähig, Stellpatz gereinigt).

Die benötigten **Geräte** (z. B. Perfusoren, Infusomaten) und **Medikamente** (z. B. Katecholamine, Perfusorspritzen) müssen frühzeitig vorbereitet bzw. **Untersuchungen** (z. B. Röntgen, CT) angemeldet werden, damit sie bei Bedarf schnell verfügbar sind.

Praxistipp

Checkliste vor der Patientenaufnahme:

- **frühzeitige Information der zuständigen Pflegekraft**
- **Patient*innenbett und ggf. Beatmungsgerät vorbereiten lassen**
- **klären, ob der benötigte Behandlungsplatz auch definitiv verfügbar ist**
- **ggf. benötigte Geräte und Medikamente besorgen bzw. Untersuchungen frühzeitig anmelden.**

6.1.3 Hygiene, Infektiologie und Isolation

Definitionen. Eine **Kolonisation** bezeichnet eine mikrobielle Besiedelung z. B. der Haut oder Schleimhaut, ohne Vorliegen lokaler oder systemischer Infektionszeichen. Sie wird daher meist nur zufällig (z. B. durch regelmäßige Abstriche) entdeckt. Eine **Infektion** ruft hingegen immer eine lokale oder systemische Entzündungsreaktion hervor. Als nosokomiale Infektionen (S. 157) werden alle Infektionen von Patient*innen bezeichnet, die in einem kausalen Zusammenhang mit der Behandlung in einem Krankenhaus stehen.

Epidemiologie. Weltweit entwickeln etwa 3,5–7,5 % der Patient*innen nosokomiale Infektionen. Auf europäischen Intensivstationen ist die Rate mit **ca. 15–30 %** wesentlich höher!

Die nosokomiale Pneumonie ist eine der häufigsten nosokomial erworbenen Infektionen. Ein Hauptrisikofaktor für eine nosokomiale Pneumonie ist die mechanische Beatmung. Während der ersten 5 Beatmungstage beträgt das Risiko 3 % pro Tag, an Tag 10 etwa 2 % pro Tag und im weiteren Verlauf bei ca. 1 % pro Tag.

Infektionsprophylaxe. Die größte Bedeutung haben **Hygienemaßnahmen** des Personals, um eine Verschleppung von Erregern zwischen den Patient*innen (**Kreuzinfektionen**) zu minimieren. Hierzu zählen regelmäßige Händedesinfektionen vor und nach Patient*innenkontakt, das Tragen von Bereichskleidung und das Ablegen von z. B. Schmuck, Uhren oder Ringen. Beim **Umgang mit Patient*innen** müssen weitere wichtige Grundsätze beachtet werden:

- Händedesinfektion (vor/nach Patient*innenkontakt, vor aseptischen Tätigkeiten, nach Kontakt mit Körperflüssigkeiten, nach Berührung der Patient*innenumgebung)
- Vermeidung der Kontamination von Infusionslösungen, Kathetern und Dreiwegehähnen
- Dokumentation der Liegedauer bei intravasalen Kathetern
- kritische Prüfung (täglich!) der Notwendigkeit von Drainagen, Urin- und intravasalen Kathetern
- regelmäßige Inspektion der Eintrittsstellen von Kathetern
- regelmäßige Flächendesinfektionen im Behandlungszimmer
- Einhalten zusätzlicher Schutzmaßnahmen bei Patient*innen mit (multiresistenten) Problemkeimen, z. B. Isolation, Tragen von Kitteln, Handschuhen, Mundschutz, Plastiküberschuhen und Haube.

MERKE

Adäquate und suffiziente Hygienemaßnahmen sind essenziell, um sowohl „normale“ als auch nosokomiale Infektionen zuverlässig zu verhindern.

Die **Hände des Krankenhauspersonals** sind eine sehr wichtige **Infektionsquelle**!

Schutzisolation. Patient*innen, die **potenziell mit** Problemkeimen (S. 156) **besiedelt** sind (unabhängig davon, ob sie Zeichen einer systemischen Infektion aufweisen), sollten **bis zum Beweis des Gegenteils schutzisoliert** (prophylaktisch isoliert) werden (**Abb. 6.1**). In der Praxis bedeutet das, dass üblicherweise Patient*innen, die zuvor **>3 Tage stationär** aufgenommen waren oder **aus einem Pflegeheim** kommen, nach der Aufnahme auf die Intensivstation **generell isoliert** behandelt werden, bis eine Kolonisation mit multiresistenten bzw. Problemkeimen (S. 156) ausgeschlossen ist. Erst wenn eine Kolonisation des Patienten/der Patientin ausgeschlossen ist, sollte die prophylaktische Schutzisolierung aufgehoben werden und der Patient/die Patientin kann z. B. in einem Zweibettzimmer intensivmedizinisch behandelt werden.

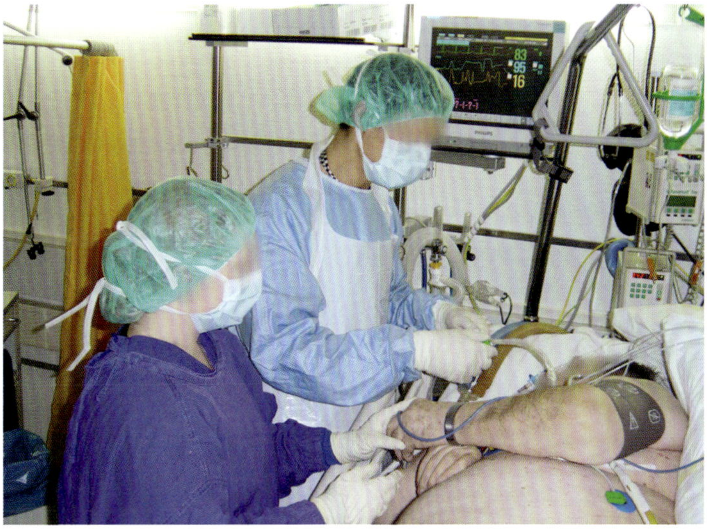

Abb. 6.1 Schutzisolierung eines gerade eben aufgenommenen, intubierten Patienten, der vermutlich mit einem multiresistenten Keim besiedelt ist.

MERKE

Etwa **35–40 % der Patient*innen auf Intensivstationen** sind mit einem **multiresistenten Erreger** kolonisiert.
Nosokomiale Infektionen mit multiresistenten Erregern sind mit 6 % aller nosokomialen Infektionen in Deutschland deutlich seltener.

Abklärung und Monitoring einer Kolonisation. Zum Ausschluss einer Kolonisation mit Problemkeimen werden bei Aufnahme der Patient*innen und dann in regelmäßigen Abständen (möglichst ca. 2 × /Woche) diagnostische Maßnahmen durchgeführt: In vielen Krankenhäusern sind **Schnelltests** für bestimmte Problemkeime (z. B. MRSA = Methicillin resistenter Staph. aureus) verfügbar, die meist wenige Stunden nach einem Abstrich eine Aussage über die Kolonisation zulassen. Alternativ sind auch **Abstriche mit konventioneller Kultivierung** und Bebrütung bzw. Antibiogramm möglich. Folgendes Material wird routinemäßig bzw. bei Bedarf untersucht:

- Trachealsekret bei intubierten Patient*innen
- Urin bei Patient*innen mit Dauerkatheter
- Wundabstriche
- Abstriche von Nasen-Rachen-Raum, Leiste, Axilla, Kathetereintrittstellen, Anal- und Genitalregion
- Blutkultur, Untersuchung von Drainageflüssigkeiten.

MERKE

Ein suffizientes **infektiologisches Monitoring** durch Erfassung aller Keime und Resistenzen in einem klinischen Bereich senkt relevant die Häufigkeit nosokomialer Infektionen und die Rate an multiresistenten Keimen!

6.1.4 Dokumentation

Krankenakte. Bereits kurz nach Aufnahme eines Patienten/einer Patientin muss der zuständige Stationsarzt/die zuständige Stationsärztin seine/ihre **Anordnungen schriftlich** auf einem Therapieplan **fixieren** und damit die weitere Therapie festlegen. Bei der Patient*innenaufnahme sollte auch gleich die Krankenakte angelegt werden. Sie besteht aus einem **Arztbrief** mit Anamnese, Aufnahme- und Untersuchungsbefunden sowie Diagnosen und Behandlungsverlauf. Besonders wichtig ist es, die **Kontaktadresse von zugangs- bzw. auskunftsberechtigten Angehörigen** (möglichst inkl. Telefonnummer) zu recherchieren, um bei Bedarf (z. B. perakute Zustandsverschlechterung) Rücksprache halten zu können. Beim zuletzt behandelnden Hausarzt/bei der zuletzt behandelnden Hausärztin sollten die **Dauermedikation** und etwaige **Nebendiagnosen erfragt** werden, um die erforderliche Therapie zielgerichtet fortzusetzen.

Patient Data Management System. Mittlerweile verfügen viele Intensivstationen über ein **computergestütztes Datenerfassungssystem** (PDMS, Patient Data Management System), mit dem einerseits automatisiert dokumentiert (z. B. Vitalwerte, Laufraten von Dauerinfusionen) und Befunde, andererseits aber auch abrechnungsrelevante Parameter, z. B. Scores (TISS, SAPS (S. 121)), automatisch erfasst und errechnet werden können.

Versicherungsstatus und Betreuung. Auch der **Versicherungsstatus** ist für Verwaltungszwecke erforderlich: Die Aufnahme bzw. ein absehbar längerer Aufenthalt auf der Intensivstation muss von der Verwaltung an die Krankenkasse gemeldet werden. Seit 2023 gilt das Ehegattenvertretungsrecht, d. h. Ehepartner*innen oder Partner*innen einer eingetragenen Partnerschaft können unter bestimmten Bedin-

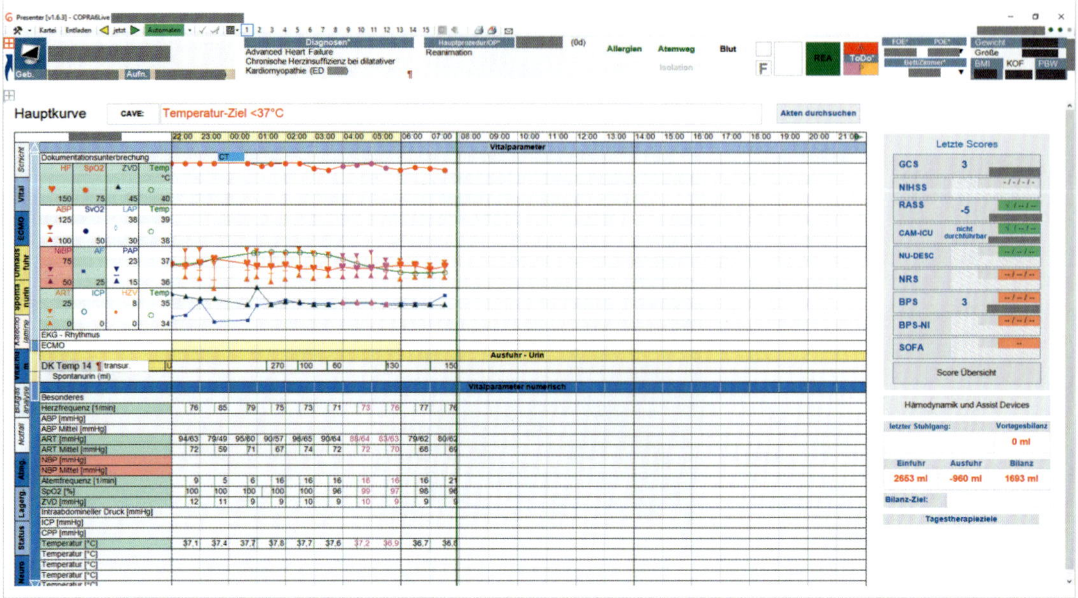

Abb. 6.2 Patient Data Management System (PDMS) **mit automatischer Erfassung der Vitalparameter**. (Quelle: COPRA6 (RM 1.6.3)[Software].(2022).COPRA System GmbH. https://copra-system.de/)

gungen Rechte der nicht geschäftsfähigen Intensivpatient*innen wahrnehmen. Die Initiierung eines **Betreuungsverhältnisses** beim Amtsgericht (**gesetzliche Betreuung**) ist anzustreben, falls der Patient/die Patientin voraussichtlich für längere Zeit nicht über seine/ihre eigenen Belange entscheiden kann.

Praxistipp

Checkliste für die ersten Stunden nach Aufnahme eines Patienten/einer Patientin auf die Intensivstation:

- **Therapieplan mit ärztlichen Anordnungen schreiben**
- **Krankenakte anlegen**
- **Arztbrief mit Anamnese, Aufnahme-/Untersuchungsbefunden, Diagnosen und Verlauf anlegen**
- **Kontaktadresse der Angehörigen (Telefonnummer!) erfragen**
- **Hausarzt/Hausärztin, Dauermedikation, Nebendiagnosen und Versicherungsstatus erfragen**
- **Patient*in bei der Verwaltung anmelden**
- **ggf. Betreuungsverhältnis beim Amtsgericht initiieren.**

6.2 Innerklinischer Patient*innentransport

Key Point

- **Der Transport von Intensivpatient*innen muss immer mit ärztlicher Begleitung erfolgen.**
- **Ein Basismonitoring ist obligatorisch, ein erweitertes hämodynamisches Monitoring häufig notwendig und vorhanden.**
- **Alle benötigten Medikamente und die wichtigsten Notfallmedikamente müssen in ausreichender Anzahl mitgeführt werden.**
- **Benötigt der Patient/die Patientin eine differenzierte Beatmungsform, ist auch für den Transport ein spezieller Intensivrespirator erforderlich.**

Indikationen und Beispiele für innerklinische Transporte.

- Transport eines Patienten/einer Patientin auf eine andere Intensivstation
- diagnostische Maßnahmen, z. B. CT, MRT
- Interventionen, z. B. ERCP, Gastroskopie, Angiografie
- Transport zum OP oder vom OP auf die Intensivstation.

MERKE

Ein **Transport von Intensivpatient*innen ohne ärztliche Begleitung** ist **nicht statthaft**, da jederzeit Komplikationen auftreten, intensivmedizinische Therapiemaßnahmen notwendig werden oder die Überwachungsgeräte ausfallen können und somit eine adäquate Betreuung immer gewährleistet sein muss.

Problematik. Zahlreiche Faktoren können eine Verschlechterung des Patient*innenzustands durch den oder während des Transports bedingen. Dabei wird unterschieden zwischen Beeinträchtigungen, die direkt aus Transportmaßnahmen oder der Unterlassung von entsprechenden Maßnahmen oder organisatorischen Versäumnissen resultieren, und solchen, die aus der Erkrankung des Patienten/der Patientin erklärbar sind. **Hämodynamische oder respiratorische Komplikationen** (z. B. Hypo-/Hypertension, Arrhythmien, Myokardischämie, Herz-Kreislauf-Stillstand, Hypoxämie, Hypo-/Hyperventilation) oder auch **Unterbrechungen von Monitoring und Therapie** (z. B. Batterieausfall, Diskonnektion) sind während des Transports jederzeit möglich. Es kann auch jederzeit notwendig werden, **Medikamente** zu applizieren. **Lagerungsmaßnahmen** führen häufig zu ausgeprägten **Stressreaktionen** mit Schwankungen von Herzfrequenz und Blutdruck, die jederzeit Interventionen (z. B. Vertiefung der Analgosedierung, Anpassung der Katecholamindosis) erforderlich machen können. Diese Maßnahmen können nur rechtzeitig erfolgen, wenn Kreislaufveränderungen auch erkannt werden (Notwendigkeit der kontinuierlichen Überwachung)!

Praxistipp

Achte bei batteriebetriebenen Geräten auf einen ausreichenden Ladezustand. Führe für längere Transporte evtl. einen Ersatzakku bzw. Batterien mit!

Erforderliches Personal. Zur Transportbegleitung sollten immer ≥ 2 Personen – ein **sachkundiger Arzt /eine sachkundige Ärztin** und eine **Pflegekraft** – eingesetzt werden. Im Idealfall ergänzen sich beide in ihrem Fachwissen und ihren Fertigkeiten: Die Wahrscheinlichkeit, dass Probleme frühzeitig erkannt werden, steigt. Zudem kann der Patient/die Patientin weiterbetreut werden, während eine Person Hilfe holt.

Basismonitoring während des Transports. Das Standardmonitoring umfasst **EKG**, **Pulsoxymetrie** und **Blutdruckmessung**. Bei beatmeten Patient*innen gehört die Überwachung der Ventilation mittels **Kapnometrie/Kapnografie** zum Standard, zudem ist in der Regel eine invasive **Blutdruckmessung** notwendig. Die **invasive arterielle Blutdruckmessung** erlaubt auch unter Transportbedingungen durch die kontinuierliche Erfassung des Blutdrucks und die Möglichkeit der Blutgasanalyse eine wesentlich genauere Überwachung der hämodynamischen und metabolischen Situation als die intermittierende nicht invasive Messung. Ein **Verzicht auf das Monitoring des invasiv gemessenen Blutdrucks** für den Transport ist daher **nicht sinnvoll**.

Weiteres invasives Monitoring. Auch weitere Bestandteile des invasiven Monitorings, z. B. die **Messung des intrakraniellen Drucks** (ICP), sollten auf dem Transport fortgesetzt werden. Dies macht die Verfügbarkeit entsprechender **Monitore** notwendig, die für die Verlegung von Intensivpatient*innen vorgehalten werden müssen. Der Anschluss des Transportmonitors (falls das Monitoring nicht komplett von der Intensivstation übernommen werden kann) sollte parallel zum laufenden Monitoring erfolgen. **Nach dem Wechsel des Monitors** müssen alle Druckparameter genullt und die Messwerte mit den vorherigen Werten verglichen werden, um einzuschätzen, ob sie plausibel sind.

Messung des pulmonalarteriellen Drucks. Die **Messung des pulmonalarteriellen Drucks** (PAP) sollte unter Transportbedingungen **nicht erfolgen**: Der Pulmonaliskatheter (S. 40) sollte für Transporte unbedingt **in den Bereich der V. cava sup.** vor dem rechten Herzvorhof **zurückgezogen** werden („ZVK-Position"): So werden zum einen eine Arretierung des Ballons in Wedge-Position (Blockade einer Lungenarterie) mit Minderdurchblutung eines Teils der Lunge und zum anderen Herzrhythmusstörungen durch den im Herzen liegenden Katheter vermieden.

Thoraxdrainagen. Bei Thoraxdrainagen ist unbedingt darauf zu achten, dass der notwendige **Sog** während des Transports über ein sog. Wasserschloss, welches in die Thoraxdrainage-Einheiten integriert sein muss, **erhalten bleibt**. Bei Verlust des Sogs kann sich schnell ein Pneumothorax – bei beatmeten Patient*innen auch ein **Spannungspneumothorax** – bilden.

Medikamentöse Therapie während des Transports. Bei vielen Intensivpatient*innen ist eine **Katecholamintherapie** notwendig, die auch während des Transports ohne Unterbrechungen fortgeführt werden muss. Dafür sollte eine **ausreichende Anzahl von Spritzenpumpen** mitgeführt werden, die so fixiert sind, dass sich die Katecholamindosis nicht durch ständige Höhenwechsel verändert. Zusätzlich müssen bei Bedarf Spritzenpumpen für die Fortführung der **Analgosedierung** vorhanden sein.

Praxistipp
Um bei Notfallsituationen sofort reagieren zu können, hat es sich bewährt, bei jedem Transport von Intensivpatient*innen einen komplett ausgestatteten Notfallkoffer mitzuführen.

Beatmungstherapie während des Transports. Vor Beginn des Transports des Patienten/der Patientin sollten die eingestellten **Beatmungsparameter** genau **überprüft** und **nach Möglichkeit beibehalten** werden, wenn keine medizinischen Gründe für Änderungen sprechen. Die **Alarmgrenzen** des Beatmungsgeräts sollten eng eingestellt werden, um Veränderungen frühzeitig zu erkennen. Die Beatmung mit einem **Handbeatmungsbeutel** ist auch bei kurzen intrahospitalen Transporten (z. B. auf dem Weg von der Station zum OP und umgekehrt) **zu vermeiden**, da die Beatmung in diesem Fall unkontrollierter und die mechanische Beanspruchung der Lunge höher ist. Ein **Beatmungsbeutel** muss beim Transport beatmeter Patient*innen dennoch **immer mitgeführt** werden, um beim Ausfall des Beatmungsgeräts eine – wenn auch einfache – Beatmungsmöglichkeit zu haben. Ein entsprechender **Gasvorrat** (Sauerstoff, abhängig vom Beatmungsgerät ggf. Druckluft) muss **verfügbar** sein. Wo immer möglich, sollte die **zentrale Gas- und Stromversorgung genutzt** werden, um für unvorhergesehene Verzögerungen (z. B. Warten auf Fahrstuhl) Reserven zu haben.

MERKE
Eine **differenzierte Beatmung** von Intensivpatient*innen ist **mit älteren, technisch sehr einfachen Geräten nicht möglich**. Die Einstellmöglichkeiten von Frequenz und Atemzugvolumen mit ungenauen Drehknöpfen und ohne Messmöglichkeit – bei Geräten älterer Bauart auch ohne jegliche Alarmfunktionen (z. B. bezüglich Diskonnektion oder Stenose) – und ein aufgestecktes PEEP-Ventil erlauben **keinesfalls** eine **sichere und adäquate Beatmung** auf dem Transport. Transporte beatmeter Patient*innen sollten ausschließlich mit modernen Intensivrespiratoren durchgeführt werden.

Medizinproduktegesetz (MPG). Die gesamte apparative Ausstattung ist nicht nutzbar, wenn das eingesetzte Personal nicht ausreichend in die Bedienung eingewiesen ist. Die rein **formelle Einweisung** nach dem MPG ist zwar unabdingbar, letztlich aber **nicht ausreichend**: Wichtig ist der **regelmäßige Gebrauch** der Medizingeräte, um eine vernünftige Bediensicherheit zu erzielen. Nur so kann bei Problemen und Zwischenfällen adäquat reagiert werden.

Faktor „Mensch". Die komplexe intensivmedizinische Versorgung kritisch kranker Patient*innen gilt als **einer der fehlerträchtigsten Bereiche der stationären Krankenversorgung**. „Missgeschicke" und Zwischenfälle sind – wie in anderen hochtechnisierten Bereichen – in einem hohen Anteil auf „menschliches Versagen" zurückzuführen. Zur Vermeidung solcher Ereignisse ist neben einem Problembewusstsein aller Beteiligten das **Befolgen einfacher Grundsätze** hilfreich: Ein wichtiges Grundprinzip beim Transport von Intensivpatient*innen ist die „Rückfallebene" („Plan B"), für den Fall, dass z. B. Geräte ausfallen. Dies betrifft z. B. die Versorgungssysteme wie Gas- und Energievorrat, das Mitführen eines Beatmungsbeutels und die Anzahl der verfügbaren Perfusoren (Mindestzahl: aktueller Bedarf + 1).

6.3 Patient*innenverlegung

Key Point

- **Patient*innen werden auf Normalstation verlegt, wenn ihr Zustand sich hierfür ausreichend stabilisiert hat.**
- **Eine Verlegung in ein Zentrum mit höherer Versorgungsstufe (z. B. Uniklinik, Schwerpunktversorger mit Neurochirurgie) kann bei bestimmten Erkrankungen erforderlich sein.**
- **Auch eine Verlegung von einer Fachklinik oder Klinik höherer Versorgungsstufe in ein anderes Krankenhaus („heimatnahe Verlegung") ist möglich.**
- **Bei Verlegung von Intensivpatient*innen in andere Kliniken ist zu beachten, dass die Verlegung grundsätzlich in ärztlicher Begleitung und ebenfalls in einen intensivmedizinischen Bereich stattfinden sollte.**

6.3.1 Verweildauer auf Intensivstationen

Die **durchschnittliche Verweildauer** von Patient*innen auf Intensivstationen ist in den letzten Jahren **deutlich gesunken**: Mittlerweile werden sie **im Durchschnitt etwa 3–4 Tage** nach der Aufnahme auf eine Normalstation verlegt. Die Aufenthaltsdauer hängt jedoch auch stark vom Krankheitsbild ab: postoperative Patient*innen liegen u. U. nur 1–2 Tage im Intensivbereich, jedoch sind bei z. B. bei multiplem Organversagen auch Verläufe bis hin zu Wochen und Monaten keine Ausnahme.

Üblicherweise ist die **intensivmedizinische Bettenkapazität** sowohl in kleinen als auch in großen Krankenhäusern **limitiert**. Nach Stabilisierung des Patienten/der Patientin muss daher **rechtzeitig an eine Verlegung gedacht** werden. Sind die Vitalparameter und klinischer Zustand des Patienten/der Patientin hinreichend stabil, sollte die Verlegung zügig initiiert werden.

Inner- und außerklinische Ziele der Verlegung.
- Verlegung auf Normalstation (S. 117), z. B. postoperativ nach einem großen Eingriff oder bei Nachbeatmung, Z. n. Trauma oder Myokardinfarkt
- Verlegung in ein anderes Krankenhaus bzw. in eine Reha-Klinik (S. 117), z. B. zur neurologischen Früh-Reha nach Schädel-Hirn-Trauma oder zur weiteren Therapie in ein Krankenhaus höherer Versorgungsstufe
- Verlegung in den OP (S. 117)
- Verlegung in den Verabschiedungsraum (S. 118) nach dem Tod des Patienten/der Patientin.

Praxistipp
Es empfiehlt sich, vor der Entlassung bzw. Verlegung des Patienten/der Patientin eine Checkliste abzuarbeiten.

6.3.2 Verlegung auf Normalstation

Voraussetzungen für die Verlegung. Um einen Patienten/eine Patientin auf eine periphere Normalstation verlegen zu können, müssen folgende **Kriterien erfüllt** sein:
- Patient*in wach
- Patient*in reagiert auf Ansprache adäquat
- Patient*in atmet ausreichend spontan und ist nicht mehr auf (intermittierende, auch nicht invasive) Beatmung angewiesen
- Patient*in hämodynamisch stabil und ohne neu aufgetretene Herzrhythmusstörungen
- Es besteht kein Anhalt für weitere schwere Organdysfunktionen (Delir, Nieren-/ Leberversagen).
- Es bestehen keine starken Nachblutungen aus dem Bereich der Operationswunde oder in die eingelegten Drainagen (im Zweifelsfall Rücksprache mit dem Operateur/der Operateurin).
- Eine angemessene Analgesie gewährt dem Patienten/der Patientin weitgehende Schmerzfreiheit.

MERKE
Sind diese **Kriterien nicht erfüllt**, sollte der Patient/die Patientin **nicht** auf eine Normalstation **verlegt** werden!

Übergabe an die Normalstation. Die übernehmende Normalstation sollte auf die **regelmäßige Überwachung von Atmung und Kreislauf** hingewiesen werden, auf dem Protokoll sollte eine **Kontaktmöglichkeit** für Rückfragen vermerkt werden. Das Personal, das den Patienten/die Patientin abholt, muss über eine **entsprechende Qualifikation** verfügen, um die Anweisungen für die weitere Betreuung zu verstehen und durchzuführen sowie etwaige Probleme zu erkennen.

Praxistipp
Checkliste für die Patient*innenverlegung auf Normalstation:
- **Ist der medizinische Zustand ausreichend?**
- **erforderliche Unterlagen:**
  - **Arztbrief mit allen relevanten Informationen**
  - **Verordnungsbogen**
  - **Laborwerte**
  - **Röntgen- und CT-Bilder**
  - **relevante Untersuchungsbefunde.**

6.3.3 Verlegung in ein anderes Krankenhaus bzw. eine Reha-Klinik

Indikationen.
- Weiterbehandlung in einem **Krankenhaus der gleichen oder niedrigeren Versorgungsstufe** (ggf. in Heimatnähe) nach initialer Stabilisierung der vitalen Funktionen
- Weiterbehandlung in einem **Krankenhaus der gleichen oder höheren Versorgungsstufe** bei Versorgungsengpässen im eigenen Krankenhaus
- Weiterbehandlung in einem **Krankenhaus einer höheren Versorgungsstufe** bei unzureichenden Versorgungsmöglichkeiten im eigenen Krankenhaus
- **Verlegung in eine Reha-Klinik** nach einem längeren Aufenthalt auf der Intensivstation (z. B. nach Poly- oder Schädel-Hirn-Trauma): Die Patient*innen werden zunehmend früh in Reha-Kliniken verlegt, da hier die Rehabilitation mit wesentlich besserem Behandlungserfolg durchgeführt werden kann.

Praxistipp
Checkliste für die Patient*innenverlegung in ein anderes Krankenhaus bzw. eine Reha-Klinik:
- **erforderliche Unterlagen**
- **Arztbrief mit allen relevanten Informationen**
  - **Verordnungsbogen**
  - **Laborwerte**
  - **Röntgen- und CT-Bilder**
  - **relevante Untersuchungsbefunde**
  - **Transportschein für den Rettungsdienst (bei Verlegung nach extern).**

6.3.4 Verlegung in den OP

Indikationen. Während des intensivmedizinischen Verlaufs müssen Patient*innen häufig aufgrund **geplanter operativer Maßnahmen** (z. B. Anlage eines Vakuumverbands oder Verbandswechsel) **oder aku-**

ter Zustandsverschlechterungen (z. B. Blutung, Ileus) in den OP gebracht werden.
Problematik. In vielen Fällen sind diese **Verlegungen eilig** und können nicht aufgeschoben werden. Zudem ist **oft kein Arztbrief** verfügbar, sodass eine ausführliche Übergabe zwischen den Beteiligten erforderlich ist.

Praxistipp

Checkliste für die Patient*innenverlegung in den OP:
- Was und wo soll operiert werden?
- Sind Kreuzblut abgenommen und/oder Blutprodukte bestellt/vorhanden?
- erforderliche Unterlagen:
  - Arztbrief (sofern vorhanden) mit allen relevanten Informationen, sonst ausführliche mündliche Übergabe
  - Verordnungsbogen
  - Laborwerte
  - Röntgen- und CT-Bilder
  - relevante Untersuchungsbefunde.

6.4 Todesfall auf der Intensivstation

Key Point
- Bei zu erwartendem Tod auf der Intensivstation sind die Angehörigen mit einzubeziehen.
- Bei unklarer oder nicht natürlicher Todesart muss umgehend die Kriminalpolizei informiert werden.
- Die Möglichkeit einer Organspende sollte bei geeigneten Patient*innen mit infauster Prognose stets geprüft werden.

6.4.1 Terminalphase

Todesfälle auf der Intensivstation sind zwar relativ häufig, da die Patient*innen kritisch krank sind, dennoch ist der Tod eines Patienten/einer Patientin auch **immer eine Ausnahmesituation** für Angehörige, Pflegemitarbeitende und Ärzt*innen.
Häufig ist der **unmittelbar bevorstehende Tod** eines Patienten/einer Patientin auf der Intensivstation **absehbar.** Dies ist insbesondere der Fall, wenn sich der Zustand des Patienten/der Patientin bei maximal ausgeschöpfter Therapie kritisch und kontinuierlich verschlechtert oder wenn Therapiebegrenzungen besprochen sind (z. B. keine Reanimation, keine Reintubation, kein Nierenersatzverfahren). Bei bevorstehendem, absehbarem Tod sollte **den Angehörigen** die **Möglichkeit gegeben** werden, sich vom Patienten/von der Patientin **zu verabschieden.**

MERKE

Nur **wenige Patient*innen sterben unvorhersehbar** auf einer Intensivstation.

Todesart. Zuerst muss sich der behandelnde Arzt/die behandelnde Ärztin hinsichtlich der Todesart sicher sein. Die Todesart beschreibt die **Umstände, die zum Tod führten.** Unterschieden werden dabei:
- **natürlicher Tod**: Tod aufgrund einer akuten oder chronischen Erkrankung (Plausibilität muss vorhanden sein, d. h. die Erkrankung muss auch zum Tode führen)
- **nicht natürlicher Tod**: Tod, der auf eine äußere Einwirkung (z. B. Unfall, Vergiftung, Suizid, Mord) zurückzuführen ist
- **ungeklärte Todesart**: Es bestehen begründete Zweifel, ob ein natürlicher Tod vorliegt; ein nicht natürlicher Tod kann nicht zweifelsfrei ausgeschlossen werden.

Ist die **Todesart nicht natürlich oder ungeklärt**, muss die (Kriminal-)**Polizei** (Kripo-Dauerdienst) **oder** die **Staatsanwaltschaft informiert** werden. Der Staatsanwalt entscheidet über das weitere Prozedere (z. B. Beschlagnahmung, Obduktion, rechtsmedizinische Untersuchung). Im Regelfall wird die Leiche beschlagnahmt und die Kriminalpolizei besucht die Intensivstation. In solchen Fällen dürfen vorhandene Katheter, Tubus etc. nicht entfernt werden.
Todesursache. Die Todesursache beschreibt den aus medizinischer Sicht **zum Tode führenden Pathomechanismus.** Bereits der/die die Leichenschau Durchführende muss zur Todesursache Stellung nehmen, obwohl dies durch eine alleinige äußere Inspektion („Leichenschau") kaum möglich ist. Zwar kann der Krankheitsverlauf Hinweise auf die Todesursache geben, Sicherheit ist jedoch nur durch eine Obduktion zu erlangen.
Todeszeichen. Der Tod darf vom behandelnden Arzt/von der behandelnden Ärztin **nur dann endgültig festgestellt** werden (Ausstellung einer Todesbescheinigung), wenn **nachweislich sichere Todeszeichen** (Leichenstarre, Totenflecken, Fäulnis, Verletzung, die nicht mit dem Leben vereinbar ist) vorhanden sind. Bei **unsicheren Todeszeichen** (Herz-Kreislauf- und/oder Atemstillstand, Reflexlosigkeit, Abkühlung der Haut, Totenblässe, Atonie der Pupillen, Muskelatonie, vgl. **Abb. 6.3**) ist ggf. eine **Reanimation erforderlich** und evtl. noch erfolgreich. Im Im Normalfall beträgt die Zeitspanne, in der eine Wiederbelebung erfolgreich sein kann, für das Gehirn ca. 5–10 min, für das Herz ca. 20 min. Bei kritisch kranken Patient*innen auf einer Intensivstation kann diese Zeitdauer allerdings viel kürzer sein. Bei diesen Patient*innen muss auch an einen **Scheintod** („Vita minima") gedacht

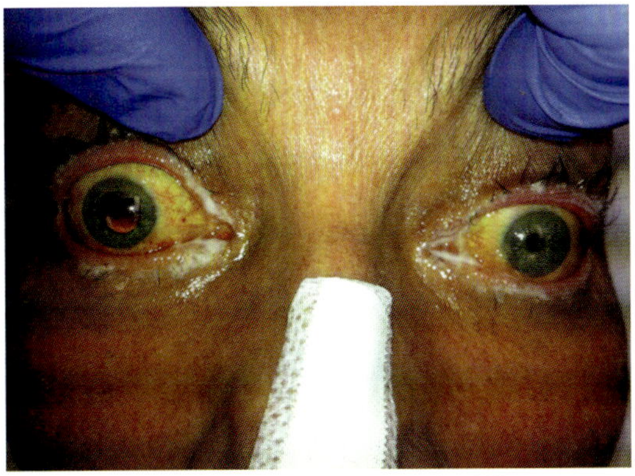

Abb. 6.3 Unsicheres Todeszeichen: Pupillendifferenz.

werden (Prüfung des Monitorings, v.a. arterielle Druckkurve, Pulsoxymetrie, EKG).

Praxistipp

Checkliste Todesfall:

- **Angehörige verständigen (möglichst vor Todeseintritt), ggf. auch Klinikseelsorger*in**
- **ggf. Schmerztherapie durchführen**
- **Festlegung der Todesart (natürlich oder nicht natürlich)**
- **bei nicht natürlicher/unklarer Todesart Kripo-Dauerdienst verständigen**
- **ggf. behandelnde Fachabteilung informieren**
- **Leichenschau durchführen**
- **Ausfüllen der Todesbescheinigung (Abb. 6.4)**
- **Arztbrief schreiben.**

6.4.2 Sonderfall Organspende

Einige intensivmedizinische **Patient*innen mit isolierten Erkrankungen** (z.B. Hirntumor mit Herniation, hypoxischer Hirnschaden nach Reanimation) **oder Verletzungen** (z.B. isoliertes Schädel-Hirn-Trauma) kommen als Organspender*in infrage, wenn ein irreversibler Hirnfunktionsausfall (früher: sog. Hirntod) vorliegt. In Deutschland muss der Patient/die Patientin zu Lebzeiten der Organentnahme im Falle eines irreversiblen Hirnfunktionsausfalls **explizit zugestimmt** haben (sog. **Zustimmungslösung**, d.h. der Patient hat idealerweise einen Organspendeausweis). Da dies leider sehr selten der Fall ist, kann manchmal auch in Gesprächen mit den engsten Angehörigen der mutmaßliche Patientenwille eruiert werden (= erweiterte Zustimmungslösung; z.B. wenn der Patient zu Lebzeiten seiner Ehefrau und seinen Eltern mehrmals versichert hat, er wolle mit einer Organspende anderen noch helfen, wenn ihm selbst nicht mehr geholfen werden könne). In anderen Ländern (z.B. Österreich) gilt hingegen die **Widerspruchslösung**: Dort dürfen grundsätzlich postmortal alle Organe zum Zweck der Organspende entnommen werden; es sei denn, der Patient hat zu Lebzeiten der Organspende **explizit widersprochen**.

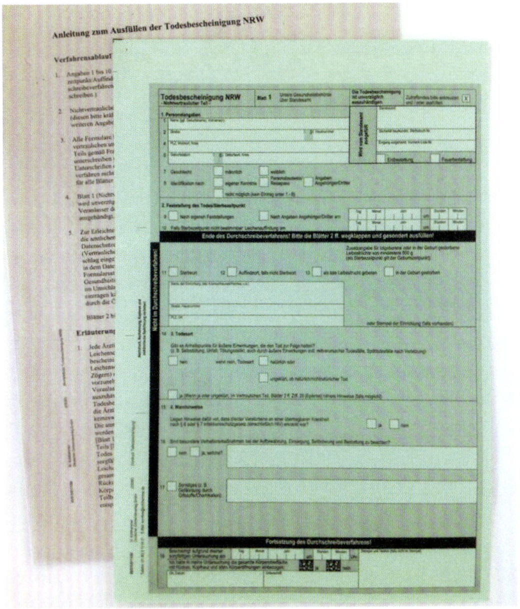

Anleitung zum Ausfüllen der Todesbescheinigung NRW

Todesbescheinigung NRW

Abb. 6.4 Todesbescheinigung (NRW).

Praxistipp

Die Angehörigen sollten bereits möglichst früh nach Eintritt des irreversiblen Hirnfunktionsausfalls mit der Thematik der Organspende vertraut gemacht werden. Insbesondere der Begriff „Hirntod", und der damit einhergehende Tod trotz schlagendem Herzen, muss meist eingehend erläutert werden.

Symptomatik bei irreversiblem Hirnfunktionsausfall. Die Hirnfunktion kann durch **primäre Ursachen** (z.B. Hirnverletzungen, Blutungen) oder auch durch **sekundäre Schädigungen** (z.B. hypoxischer Hirnschaden nach Reanimation) komplett und irreversibel ausfallen. In dieser Situation besteht eine Symptomatik, die im Rahmen der Diagnostik des irreversiblen Hirnfunktionsausfalls unbedingt geprüft werden muss:

- Koma
- erloschene Hirnstammreflexe: weite, lichtstarre Pupillen; erloschener Lidreflex; erloschener Hustenreflex
- Verlust der Spontanatmung (Apnoetest).

MERKE

Als **Voraussetzung für eine Organspende** muss beim Spender/bei der Spenderin die **Hirnfunktion irreversibel und vollständig erloschen** sein.

Diagnostik des irreversiblen Hirnfunktionsausfalls. Die oben genannten Befunde müssen **von 2 unabhängigen**, in diesem Bereich erfahrenen **Ärzt*innen geprüft** und übereinstimmend **dokumentiert** werden. Eine*r der beiden Ärzt*innen muss Facharzt/-ärztin für Neurologie oder Neurochirurgie sein. Diese klinische Untersuchung muss bei primärer Hirnschädigung nach 12 h, bzw. bei sekundärer Hirnschädigung nach 3 Tagen, **wiederholt** werden. Ersatzweise kann auch sofort ein **apparatives Verfahren** (z. B. PET-Scan, EEG, TCD, Angiografie) zur Diagnostik des Hirntodes genutzt werden. Der Nachweis eines Null-Linien-EEGs (isoelektrisches EEG) über 30 Minuten reicht bereits aus.

Weiteres Vorgehen. Bei Nachweis eines irreversiblen Hirnfunktionsausfalls wird der Spender/die Spenderin **an die Deutsche Stiftung Organplantation (DSO) gemeldet**. Diese Gesellschaft stellt den Krankenhausärzt*innen in der Transplantationsorganisation sehr erfahrene Kolleg*innen zur Seite, die sich um das Management kümmern. Steht das Transplantationsteam im OP bereit, wird der Spender/die Spenderin unter vollständiger Überwachung dorthin transportiert und die geeigneten Organe entnommen.

6.5 Innerklinischer Notfall

Key Point

- **Ein innerklinisches Notfallteam sollte aus einem erfahrenen Intensivmediziner/einer erfahrenen Intensivmedizinerin und einer erfahrenen Intensivpflegekraft bestehen und jeden Ort im Krankenhaus innerhalb weniger Minuten erreichen können.**
- **Die wichtigsten Medikamente und Materialien zur Behandlung eines Notfalls müssen in einem geeigneten Transportmedium (z. B. Rucksack, Notfallkoffer) zur Verfügung stehen.**
- **Das Notfallteam sollte über eine einheitliche und leicht zu merkende Notrufnummer erreichbar sein.**

Verantwortliches Personal. Zur Versorgung von Notfällen auf Normalstationen im Krankenhaus sind meist **innerklinische Notfallteams** (z. B. „Reanimationsteam", „Notfallteam", „Herzalarm" genannt) verfügbar. Diese werden häufig auf der Intensivstation vorgehalten oder in der Anästhesie in die Routine integriert und im Bedarfsfall telefonisch oder über Meldeempfänger alarmiert. In diesen Teams sollten **möglichst nur erfahrene Intensivmediziner*innen** eingesetzt werden, die alle erforderlichen Maßnahmen auf Station beherrschen (z. B. Atemwegssicherung, schwieriger Atemweg, Legen eines intraossären Zugangs, Bluttransfusion).

Verfügbares Material. Die **Notfallteams** transportieren eine **Minimalausstattung** an Material und Medikamenten (z. B. Notfallkoffer, Sauerstoff) zu den Patient*innen, um die Erstversorgung sicher zu stellen und die Patient*innen nachfolgend zur weiterbehandelnden Abteilung zu transportieren (**Abb. 6.5**). Verfügbar sein muss auch ein geeignetes **Transportmedium** (Rucksack, Notfallkoffer, Trolley, Notfallwagen o. ä., **Abb. 6.6**).

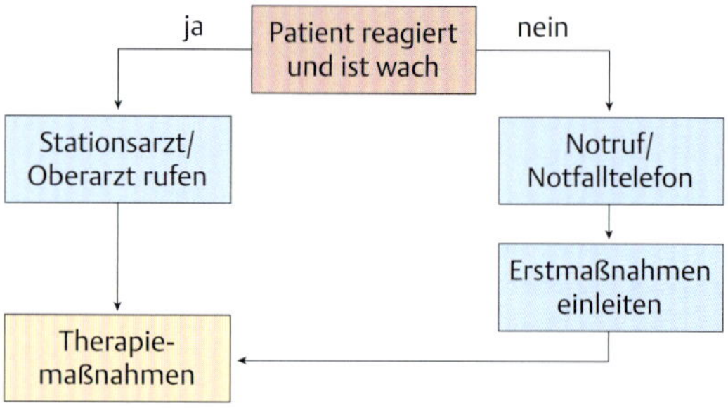

Abb. 6.5 Allgemeines Schema zur Notfallversorgung in einem Krankenhaus.

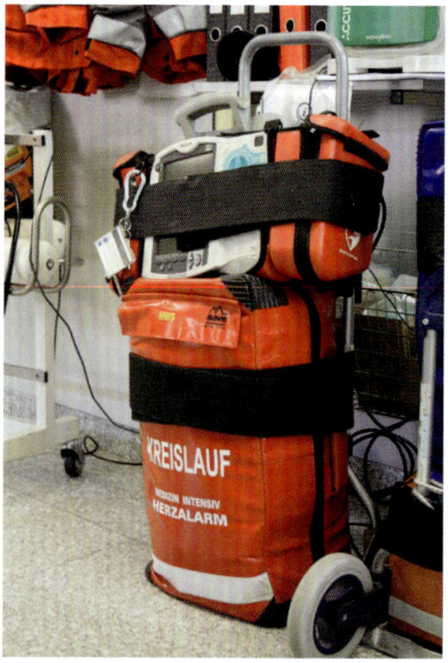

Abb. 6.6 Beispiel für einen **Trolley mit Ausrüstung des innerklinischen Notfallteams.**

MERKE

Auf allen Stationen sollte ein **separater Notfallkoffer** mit den wichtigsten Utensilien für Notfälle vorgehalten und **an einer gut sichtbaren**, zugänglichen und zentralen **Stelle aufbewahrt** werden. Im Notfallkoffer sind Materialien zur Beatmung, Reanimation und Versorgung von Verletzungen sowie die wichtigsten Medikamente vorhanden.

Zeitvorgaben. Notfallteams sollten möglichst **jeden Ort** im Krankenhaus **innerhalb von 2–3 min erreichen** können, um innerhalb des von den Leitlinien vorgegebenen Zeitraums defibrillieren bzw. reanimieren zu können. In größeren Krankenhäusern existieren daher oft mehrere Notfallteams, die z. T. über unterschiedliche Telefonnummern alarmiert werden müssen.

MERKE

Merke dir unbedingt die richtige **Notfallnummer in deinem Krankenhaus**! Diese kann von Bereich zu Bereich variieren!

6.6 Scoring-Systeme

Funktion. Scoring-Systeme dienen der Objektivierung komplexer intensivmedizinsicher Zustände. **Prognostische Scores** (z. B. APACHE II oder SAPS II) schätzen **Schweregrad, Prognose und Behandlungsaufwand einer Erkrankung** unabhängig von den Therapiemaßnahmen ein. **Aufwandscores** (z. B. TISS-28 oder TISS-10) bewerten dagegen die **pflegerischen und therapeutischen Maßnahmen** und sind Grundlage für eine **objektive Leistungserfassung** und Personalberechnung. **Analgesie-, Delir- und Sedierungsscores** stellen eine weitere relevante Gruppe der Scoringsysteme dar, die zur unmittelbaren **Therapiesteuerung** verwendet werden. Abrechnungsrelevant sind in Deutschland die täglich zu erhebenden Werte für SAPS II und TISS-10.

MERKE

Die Aussagekraft und Verwertbarkeit von Scoring-Systemen hängen von der Dokumentationsqualität ab! Denke deshalb daran, alle relevanten Befunde und Maßnahmen nachvollziehbar zu dokumentieren!

SAPS II. Der **SAPS II** (New Simplified Acute Physiology Score, **Tab. 6.1**) gibt anhand verschiedener physiologischer Parameter **Informationen über den Schweregrad der Erkrankung** und erlaubt **Prognosen über die Mortalität**. Er wird täglich erhoben. Zur Dokumentation werden jeweils die höchsten erreichten Werte der einzelnen Kategorien innerhalb von 24 Stunden erfasst.

Tab. 6.1

SAPS II-Score.

Merkmal	Ausprägung	Punktwert
Art der Krankenhausaufnahme	chirurgischer Notfall	8
	medizinische Ursache	6
	geplanter Eingriff	0
chronische Erkrankungen	keine	0
	metastasierendes Karzinom	9
	hämatologische Erkrankung	10
	AIDS	17
Glasgow Coma Scale	< 6	26
	6–8	13
	9–10	7
	11–13	5
	14–15	0
Alter [Jahre]	< 40	0
	40–59	7
	60–69	12
	70–74	15
	75–79	16
	≥ 80	18
systolischer Blutdruck [mmHg]	< 70	13
	70–99	5
	100–199	0
	≥ 200	2
Herzfrequenz [1/min]	< 40	11
	40–69	2
	70–119	0
	120–159	4
	≥ 160	7
Temperatur [°C]	< 39	0
	≥ 39	3
p_aO_2/F_iO_2 [mmHg]	< 100	11
	100–199	9
	≥ 200	6
Urinausscheidung [l/24 h]	< 0,5	11
	0,5–0,99	4
	≥ 1	0
Serum-Harnstoff [mmol/l]	< 10	0
	10–29,9	6
	≥ 30	10
Leukozyten [1/mm³]	< 1000	12
	1000–19 000	0
	≥ 20 000	3
Serum-Kalium [mEq/l]	< 3	3
	3–4,9	0
	≥ 5	3
Serum-Natrium [mEq/l]	≥ 145	1
	125–144	0
	< 125	5
Serum-Natriumbikarbonat [mEq/l]	< 15	6
	15–19	3
	≥ 20	0
Serum-Bilirubin [mg/dl]	< 4	0
	4–5,9	4
	≥ 6	9

TISS-Score. Der **TISS-10-Score** erfasst die **10 aufwändigsten intensivmedizinischen Prozeduren** und erlaubt damit eine Berechnung des intensivmedizinischen Aufwands (**Tab. 6.2**).

Tab. 6.2

TISS-10-Score.

Leistung	Punktewert
apparative Beatmung	5
Infusion multipler Katecholamine (> 1)	4
Flüssigkeitsersatz in hohen Mengen (> 5 l/24 h)	4
peripherer arterieller Katheter	5
Linksvorhof-Katheter, Pulmonalis-Katheter, transpulmonale Hämodilutionsmessung mit Pulskonturanalyse (S. 129)	8
Hämofiltration/Dialyse	3
intrakranielle Druckmessung	4
Behandlung einer metabolischen Azidose/Alkalose	4
spezielle Intervention auf der Intensivstation	5
Aktionen außerhalb der Station (Diagnostik/Operation)	5

7

Ausstattung und Monitoring in der Intensivmedizin

Schädel-Hirn-Trauma

Ein Sturz vom Fahrrad

„Eins...zwei...drei!" – koordiniertes Umlagern der Patientin von der RTW-Trage auf das Intensivbett. Die 44-jährige Patientin war vor einer Stunde mit dem Fahrrad gestürzt, als sie in die Straßenbahnschienen geraten war. Leider hatte sie keinen Helm getragen.

Bedrohliche Verschlechterung

Der Notarzt berichtet, initial habe sie einen GCS-Wert von 13 Punkten gehabt, jedoch habe er sofort das aus dem Gehörgang laufende Blut bemerkt und ein ungutes Gefühl gehabt. Wenige Minuten später habe die Patientin dann generalisiert gekrampft, woraufhin er eine Notfallnarkose eingeleitet habe. Zunächst war die Patientin in den Schockraum eines nahegelegenen Klinikums gebracht worden, nach dem Ganzkörper-CT hatte man sich aufgrund der isolierten Schädel-Hirn-Verletzung jedoch zur Verlegung in ein spezialisiertes Zentrum entschieden.

Initiale Untersuchung auf der Intensivstation

Die Neurochirurgin Dr. Yilmaz* stellt zunächst das Beatmungsgerät ein und macht eine kurze klinische Untersuchung – vor allem der Pupillenstatus interessiert sie. Dann lässt sie sich vom Notarzt die CT-Bilder geben. Gemeinsam betrachten sie diese.

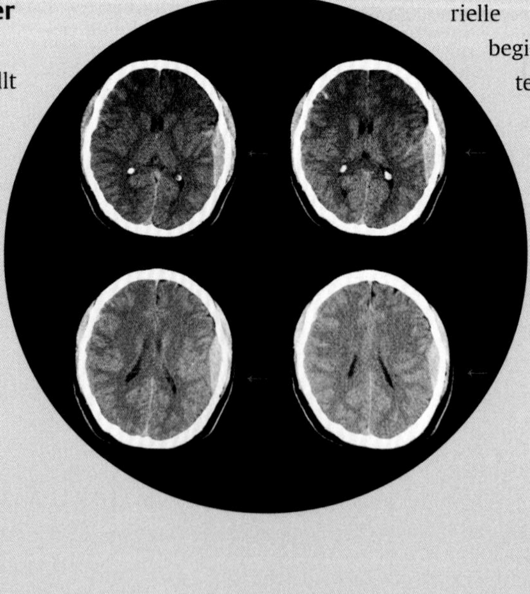

Was zeigen die Untersuchungen?

„Frau Kollegin, können Sie mir kurz erklären, was Sie auf den Bildern sehen? Und wie Sie die Patientin jetzt weiter behandeln?", bittet der Notarzt. Dr. Yilmaz erklärt dem Kollegen das gerne: „Klar! Hier sieht man links parietal eine bikonvexe, hyperdense Raumforderung, die das Hirnparenchym komprimiert. Sie entspricht einer akuten epiduralen Blutung. In den Sulci ist zudem hyperdenses Material zu sehen, entsprechend einer frischen, traumatischen SAB."

Wie geht es jetzt weiter?

„Glücklicherweise ist das im Moment noch nicht raumfordernd, also noch nicht so bedrohlich, dass man jetzt operieren müsste", erklärt Dr. Yilmaz. „Wir legen jetzt eine Hirndrucksonde an. Angesichts des ausgeprägten Befundes werden wir die Patientin zunächst weiter analgosedieren, da mit einer Zunahme der Hirnschwellung zu rechnen ist. Und um einen adäquaten zerebralen Perfusionsdruck sicherzustellen, werden wir auch eine arterielle Blutdruckmessung beginnen – das erweiterte Monitoring ist bei diesem Verletzungsmuster auf jeden Fall indiziert".

*Fallbeispiel fiktiv, Namen frei erfunden. Foto: © *SOPONE/stock.adobe.com*

7.1 Basismonitoring

Key Point

- **Die klinische Untersuchung bei Aufnahme sowie mindestens einmal pro Schicht ist bei allen Intensivpatient*innen obligat.**
- **Das Standardmonitoring (EKG, SpO_2, NIBD) muss bei allen Intensivpatient*innen kontinuierlich angewandt werden.**
- **Je nach Erkrankung und Zustand des Patienten/der Patientin ist zur Steuerung der Therapie oft ein erweitertes Monitoring indiziert.**

7.1.1 Klinische Untersuchung

Die klinische Untersuchung bildet die Basis **einer adäquaten intensivmedizinischen Überwachung**. Sie umfasst folgende zentrale Punkte:

- Bewusstseinszustand und neurologische Auffälligkeiten
- Inspektion
  - Haut und Schleimhaut: Kolorit? Zyanose? Ikterus? Anämie? Exsikkose? Ödeme?
  - Exantheme? Petechien? Verletzungen?
  - Kathetereintrittsstellen reizlos?
- Auskultation
  - Lunge: Ventilation? Atem- und Rasselgeräusche?
  - Herz: Herztöne und Herzgeräusche?
  - Abdomen: Darmgeräusche?
  - Strömungsgeräusche über den großen Arterien?
- Palpation
  - Abdomen: Druckschmerzen? Abwehrspannung? Resistenzen?
  - Arterienpulse
  - Zentralisation: Prüfen der kapillären Reperfusionszeit (S. 201)
- Perkussion
  - Thorax: Ergüsse? Pneumothorax? Lungengrenzen?
  - Abdomen: Lebergrenzen? Aszites?

Praxistipp

Neben den erforderlichen diagnostischen (z. B. Röntgen Thorax bei Verdacht auf Pneumonie) und therapeutischen Maßnahmen (z. B. endotracheale Intubation und Beatmung bei Ateminsuffizienz) ist die ständige Beurteilung des Krankheitsverlaufs von Intensivpatient*innen eine der wichtigsten Aufgaben von Ärzt*innen und Pflegepersonal. Insbesondere bei der Patient*innenaufnahme ist die korrekte Einschätzung des momentanen Patient*innenzustandes essenziell.

7.1.2 Apparatives Standardmonitoring

Definition. Unter apparativem Monitoring versteht man die (annähernd) **kontinuierliche Überwachung** der Vitalfunktionen eines Patienten/einer Patientin **mittels technischer Geräte**, um potenziell lebensbedrohliche Situationen frühzeitig erkennen und ggf. behandeln zu können. Im Mittelpunkt steht das **Monitoring der Herz-Kreislauf- und respiratorischen Funktion**.

Umfang des Standardmonitorings. Alle intensivmedizinischen Patient*innen sollten mittels **EKG**, **Pulsoxymetrie** (SpO_2) und kontinuierlicher **Blutdruckmessung** überwacht werden („Standardmonitoring"). Bei katecholaminpflichtigen oder kreislaufinstabilen Patient*innen ist eine invasive, kontinuierliche Blutdruckmessung (IBP) über eine arterielle Verweilkanüle („Arterie") erforderlich. Alternativ kann die Überwachung temporär bzw. überbrückend über eine engmaschige nicht invasive Blutdruckmessung (NIBP) durchgeführt werden, bis eine arterielle Kanüle gelegt wird. Bei beatmeten Patient*innen gehört außerdem die **Kapnometrie** oder **Kapnografie** ($etCO_2$) zum Standard.

MERKE

Zum intensivmedizinischen **Standard-Monitoring** gehören **EKG**, **NIBP** bzw. **IBP**, **SpO_2** und ggf. **$etCO_2$**.

Pulsoxymetrie – Normalwerte. Die **normale Sauerstoffsättigung** (SpO_2) im arteriellen Blut beträgt beim Menschen **94–99 %**. Sie korreliert dabei meist gut mit dem Sauerstoffpartialdruck im Blut (p_aO_2 90–150 mmHg). Gerade alte Menschen haben im Normalfall einen deutlich niedrigeren p_aO_2 (etwa 60 mmHg, SpO_2 94–96 %). Bei einem **$p_aO_2 < 60$ mmHg** oder einem **$SpO_2 < 90$ %** droht eine **klinisch relevante Hypoxie**.

Pulsoxymetrie – Messverfahren und Störeinflüsse. Diese Informationen findest du im Kapitel Anästhesie (S. 28).

Exkurs

Sauerstoffbindungskurve

Die Sauerstoffbindungskurve beschreibt den **Zusammenhang zwischen Sauerstoffpartialdruck** (p_aO_2) **und Sauerstoffsättigung** (SpO_2). Verschiedene Faktoren beeinflussen bei gegebenem p_aO_2 die Sauerstoffbindung an Hämoglobin. Dabei bleibt die Form der Kurve gleich, es verändert sich nur ihre Lage (**Abb. 7.1**). Bei einer **Linksverschiebung** wird Sauerstoff leichter gebunden, da die Affinität der Häm-Gruppen für Sauerstoff größer wird. Das bedeutet, dass ein niedrigerer pO_2 erforderlich ist, um eine bestimmte Sauerstoffsättigung zu erreichen. In der Peripherie wird allerdings Sauerstoff durch seine starke Bindung an Hämoglobin erschwert abgegeben. Die Sauerstoffversorgung im Gewebe wird somit verschlechtert. Bei einer **Rechtsverschiebung** nimmt umgekehrt die Affinität der Häm-Gruppen für Sauerstoff ab. Es wird bei gleichem p_aO_2 eine geringere SpO_2 erreicht, Sauerstoff wird an die Zellen jedoch leichter abgegeben.

- **Ursachen einer Linksverschiebung**: Alkalose; Erniedrigung von pCO_2, Temperatur oder 2,3-Bisphosphoglycerat
- **Ursachen einer Rechtsverschiebung**: Azidose; Zunahme von pCO_2, Temperatur oder 2,3-Bisphosphoglycerat.

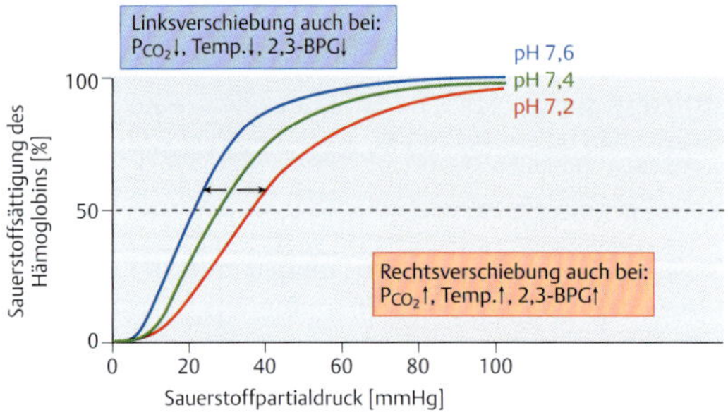

Abb. 7.1 Veränderungen der Sauerstoffbindungskurve: Die Abhängigkeit der Sauerstoffbindungskurve von pH-Wert/H^+-Ionen wird als Bohr-Effekt bezeichnet. (Quelle: Behrends, Bischofberger, Deutzmann et al., Duale Reihe Physiologie, Thieme, 2021)

7.2 Erweitertes Monitoring

Key Point

- **Für viele kritisch kranke Patient*innen ist es sinnvoll, das Monitoring zur optimalen Steuerung der Therapie zu erweitern („erweitertes Monitoring").**
- **Bei hämodynamischer Instabilität ist meist eine invasive Blutdruckmessung indiziert.**
- **Bei kritisch kranken Intensivpatient*innen sind Blutgasanalysen in regelmäßigen Abständen indiziert.**
- **Intensivpatient*innen benötigen häufig zentralvenöse Katheter, z. B. für eine Katecholamintherapie oder eine parenterale Ernährung.**
- **Bei septischem Schock sollte die hämodynamische Therapie nach einem transpulmonalen Thermodilutions-/Pulskontur-Analyseverfahren erfolgen.**
- **Ein Dauerkatheter ist bei vielen intensivmedizinischen Patient*innen zur Flüssigkeitsbilanzierung und zum Monitoring der Ausscheidungsfunktion nötig.**
- **Bei neurochirurgischen Patient*innen mit raumfordernden intrakraniellen Prozessen und eingeschränkter Beurteilbarkeit (z. B. wegen Analgosedierung) kann eine kontinuierliche Messung des intrakraniellen Drucks indiziert sein.**

7.2.1 Allgemeines

Die **Ergebnisse des Basismonitorings** werden durch z. B. klinische, laborchemische (z. B. Blutzuckerbestimmung, arterielle Blutgasanalyse) und ggf. invasive Untersuchungen (z. B. ZVD-Messung, intraarterielle Blutdruckmessung) **ergänzt** (**Abb. 7.2**).

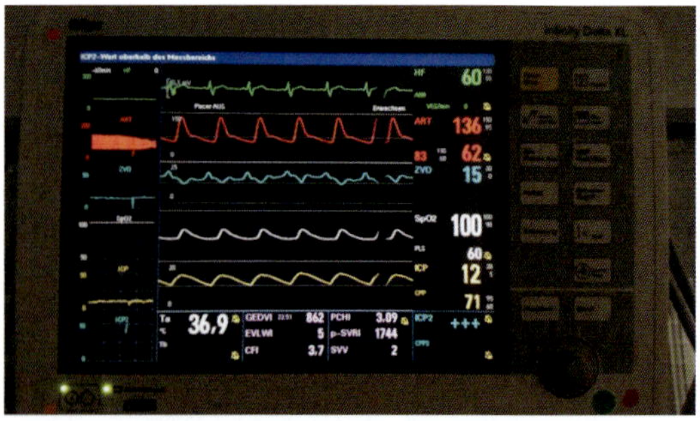

Abb. 7.2 Beispiel für einen Überwachungsmonitor mit erweitertem hämodynamischen Monitoring mit ICP-Messung und transpulmonaler Hämodilutionsmessung mit Pulskonturanalyse.

Tab. 7.1

Katheterarten und Indikationen.

Katheterart	Indikation – Monitoring	Indikation – Therapie
zentraler Venenkatheter (ZVK)	zentralvenöse Sauerstoffsättigung, zentralvenöser Druck (ZVD), Blutentnahme, transpulmonale Hämodilutionsmessung (S. 129)	Applikation von Infusionen und Medikamenten (z. B. Katecholamine, Antibiotika)
periphere arterielle Verweilkanüle („Arterie“)	invasive Messung des arteriellen Blutdrucks, Blutgasanalyse, Blutentnahme, unkalibrierte HZV-Messung/Pulskonturanalyse (FloTrac/ProAQT)	–
periphervenöse/r Verweilkanüle/ Zugang	evtl. Blutabnahme	Applikation von Medikamenten und Infusionen
zentralvenöser Hämodialysekatheter (z. B. Shaldon- oder Demers-Katheter)	–	extrakorporale Nierenersatzverfahren
7,5 oder 8,5 Fr.-Schleuse („Schockkatheter“)	–	Volumensubstitution, Medikamentengabe
Thoraxdrainage	–	Luftevakuation bei Pneumothorax, Erguss- oder Empyemdrainage
Blasenkatheter	Bilanzierung	–
Spinal- oder Periduralkatheter	–	Analgesie, Liquordrainage
externe Ventrikeldrainage (EVD)	Hirndruck	Liquordrainage → Hirndrucksenkung
Pulmonalarterienkatheter („Pulmonalis-Katheter“)	hämodynamische Parameter, z. B. Wedge-Druck, pulmonalarterieller Druck	Medikamentenapplikation
Transpulmonale Thermodilutionsmessung (Arterienkatheter)	hämodynamische Parameter	–
untertunnelter Vorhofkatheter (z. B. Hickman-oder Broviac-Katheter)	–	Chemotherapie
intraossäre Punktion	Knochenmarkaspiration	Volumen- und Medikamentenapplikation

Quelle: Genzwürker, Hinkelbein, Fallbuch Anästhesie, Intensivmedizin, Notfallmedizin und Schmerztherapie, Thieme, 2019

Praxistipp

Checkliste zur Standardüberwachung von Intensivpatient*innen:

- **EKG**
- **Pulsoxymetrie (Sauerstoffsättigung)**
- **Kapnometrie/Kapnografie**
- **arterielle Verweilkanüle („Arterie“) zur kontinuierlichen Blutdruckmessung, ggf. überbrückend engmaschig nicht invasive Blutdruckmessung (NIBP, z. B. alle 2–5 min)**
- **Blutgasanalysen (bedarfsadaptiert) zur Überwachung, z. B. von Oxygenierung, Ventilation, Säure-Basen-Haushalt, Elektrolyten**
- **Labor (alle 12–24 h): Blutbild, Gerinnung, Nieren-, Leberwerte**
- **ggf. zentralvenöser Druck (ZVD)**
- **Urin-Stundenportionen zur Überwachung der Ausscheidung**
- **Temperaturmessung (z. B. alle 6 Stunden)**
- **klinische und neurologische Untersuchung: z. B. Inspektion von Haut/Schleimhäuten, Palpation Abdomen/Pulse, Perkussion und Auskultation von Thorax/Abdomen; Bewusstseinslage, Pupillomotorik, Reflexstatus.**

7.2.2 Verfügbare Katheter – Übersicht

Die Behandlung von intensivmedizinischen Patient*innen erfordert **fast immer** die **Anlage eines oder mehrerer Katheter** (**Tab. 7.1**). Insgesamt wird in Deutschland bei ca. 5 % aller Krankenhauspatient*innen ein ZVK angelegt, auf Intensivstationen beträgt dieser Anteil > 60 %! Bei allen invasiven Messkathetern gilt, dass sie ein Infektions- und Komplikationspotenzial mit sich bringen. Ihre Liegedauer muss daher auf das geringstmögliche Maß begrenzt und ihre Indikation täglich überprüft werden. Bequemlichkeitserwägungen (Blutentnahme über ZVK, Urinableitung über Blasenkatheter) dürfen keine Gründe sein, Katheter zu belassen.

MERKE

Alle **Drainagen und Katheter** dürfen nur so lange liegen, wie sie diagnostisch und therapeutisch unbedingt notwendig sind. Daher ist die **Indikation und Notwendigkeit täglich zu prüfen!**

7.2.3 Arterielle Blutdruckmessung

Zielsetzung. Die Anlage einer arteriellen Kanüle ermöglicht eine **kontinuierliche Blutdruckmessung** zur hämodynamischen Überwachung von kritisch kranken Patient*innen sowie Blutgasanalysen (S. 128),

z. B. zur Überprüfung der Oxygenierung und der CO_2-Elimination bei beatmeten Patient*innen sowie zur Kontrolle des Säure-Basen-Status und des Hb-Werts. Die **Abnahme von Blut** zur weiteren Diagnostik ist hier einfach und wird daher in der klinischen Routine häufig genutzt.

MERKE

Die **Liegedauer** des arteriellen Zugangs kann **erheblich variieren. Routinewechsel** nach einer bestimmten Anzahl von Tagen sind **nicht sinnvoll**. Bei Entzündungszeichen (Fieber, Rötung oder Eiter an der Einstichstelle) muss der Zugang entfernt und bei weiterbestehendem Bedarf an einer anderen Punktionsstelle neu angelegt werden.

Arterielle Punktion. Üblicherweise wird die **A. radialis** punktiert. In der Intensivmedizin übliche, allerdings technisch **schwierigere Alternativen** (erfahrenen Kolleg*innen zur Unterstützung holen!) sind die A. femoralis, die A. dorsalis pedis und die A. brachialis. Das **Vorgehen bei der Punktion** der A. radialis wird in der Anästhesie (S. 34) beschrieben.

Praxistipp

Bei intensivmedizinischen Patient*innen kann die Fixierung des arteriellen Zugangs mit einer Naht sinnvoll sein. Sie ist insbesondere bei Zugängen in der Leiste (A. femoralis) aufgrund der im Vergleich zu Zugängen an den Armen erhöhten Dislokationgefahr empfehlenswert.

MERKE

Für Punktionen der A. femoralis gilt die **IVAN-Regel**: „**I**nnen, **V**ene, **A**rterie, **N**erv". Es werden längere Kanülen, Katheter und Seldingerdrähte benötigt als bei Zugängen an der oberen Extremität.

7.2.4 Blutgasanalyse

Zielsetzung. Blutgasanalysen dienen der Überwachung einer suffizienten Oxygenierung und Ventilation, des Säure-Basen-Haushalts und der Elektrolyte. Sie sollten im Sinne eines fremdblutsparenden Konzeptes bedarfsgerecht durchgeführt werden. Bei stabilen Beatmungsverhältnissen reichen häufig 1–2 Blutentnahmen pro Schicht aus, bei Veränderung der Beatmung, starken Kreislaufveränderungen oder Zufuhr von Elektrolyten können zusätzliche Blutgasanalysen notwendig sein.

Funktionsweise. Mit einem Hämoxymeter wird eine kleine (ca. 1 ml), arterielle, heparinisierte Blutprobe mit speziellen Elektroden elektrochemisch analysiert. Dies erlaubt – in Abhängigkeit vom Gerät – die Messung der Konzentration von **Hämoglobin** (Hb), dessen **Derivaten** (z. B. HbO_2, MetHb, COHb) sowie von **Elektrolyten** (z. B. Na^+, K^+, Cl^-) und anderen **Molekülen** (z. B. HCO_3^-, Blutzucker, Laktat). Auch die **Parameter des Säure-Basen-Haushalts** lassen sich so bestimmen. Meist werden sog. **POCT-Geräte** (Point-of-Care-Testing) verwendet, die eine Analyse der Probe auf der Station („bettseitig") erlauben.

Praxistipp

Nach Entnahme der Probe muss das Röhrchen luftdicht verschlossen und die Probe sofort analysiert werden, damit sich die Messwerte nicht verfälschen!

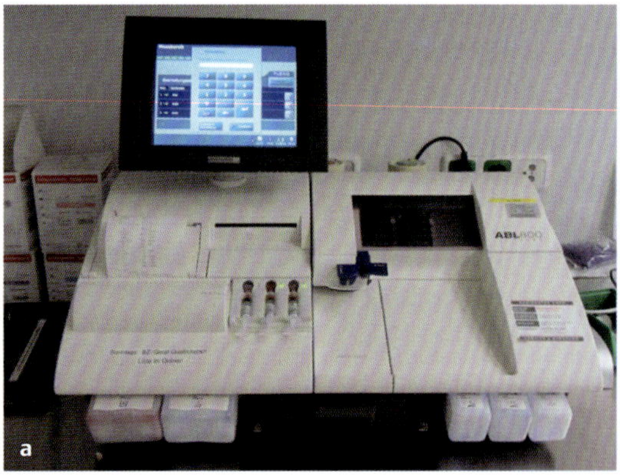

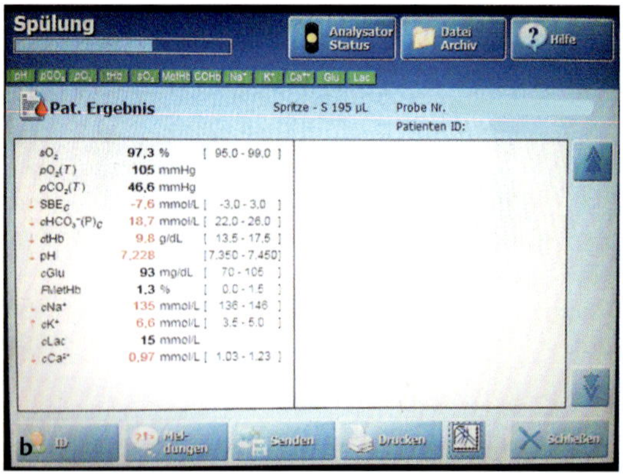

Abb. 7.3 Blutgasanalyse.
a **Beispiel für ein Blutgasanalysegerät**: Links ist ein eingebauter Drucker, der die Resultate der Analyse nach Fertigstellung ausdruckt.
b **Ergebnisse einer Blutgasanalyse** bei schwerer metabolischer Laktatazidose und begleitender Hyperkapnie nach bereits erfolgter Gabe von Natriumhydrogencarbonat.

Normalwerte.

- pH: 7,35–7,45
- pO_2: 75–97 mmHg bzw. 10–12,9 kPa (abhängig vom Lebensalter)
- s_aO_2: 95–99 %
- pCO_2: 35–45 mmHg bzw. 4,6–6,0 kPa
- $HCO_{3(act)}$: 21–26 mmol/l (aktuelles Bikarbonat)
- $HCO_{3(std)}$: 23–27 mmol/l (Standard-Bikarbonat)
- BE (Basendefizit, Basenabweichung, Base Excess): 0 mval/l (-2 bis + 3 mmol/l).

7.2.5 Zentralvenöser Katheter (ZVK)

Indikationen. Ein ZVK dient während der intensivmedizinischen Behandlung insbesondere der **Applikation von Medikamenten** (z. B. Katecholamine, Chemotherapeutika) oder **Infusionslösungen**, der **Blutabnahme** sowie der **parenteralen Ernährung**. Außerdem kann er dazu genutzt werden, den **zentralvenösen Druck** (ZVD) und die zentralvenöse Sauerstoffsättigung zu **überwachen** oder als **Hilfsmittel zur Erfassung weiterführender**, invasiv gemessener hämodynamischer **Parameter** dienen. Auch wenn viele Untersuchungen übereinstimmend gezeigt haben, dass der ZVD kein reliabler Parameter zur Überwachung des Volumenstatus ist, gehört die Messung des ZVDs in der klinischen Routine dennoch oft zum Standard.

Anlage eines ZVKs. Siehe Anästhesie (S. 37).

Praxistipp

Bei Blutabnahmen aus einem ZVK ist darauf zu achten, dass das Lumen nach der Abnahme ausgiebig (z. B. mit Kochsalzlösung) gespült wird, damit es nicht durch einen Koagel verstopft.

Lagekontrolle. Nach der Platzierung des ZVKs ist üblicherweise eine Lagekontrolle erforderlich. Dies ist mittels **intrakardialer EKG-Ableitung** oder (klassisch) mittels **Röntgenkontrolle** möglich: Ein ZVK liegt ideal, wenn sich die Katheterspitze im Röntgenbild auf Höhe der Carina projiziert (**Abb. 7.4**). Die Lagekontrolle wird in der Anästhesie (S. 40) ausführlicher beschrieben.

MERKE

Die **Liegedauer** eines ZVKs kann in der Intensivmedizin erheblich **variieren**. Bei Entzündungszeichen, Fieber, Rötung oder Eiter an der Einstichstelle muss er entfernt werden.

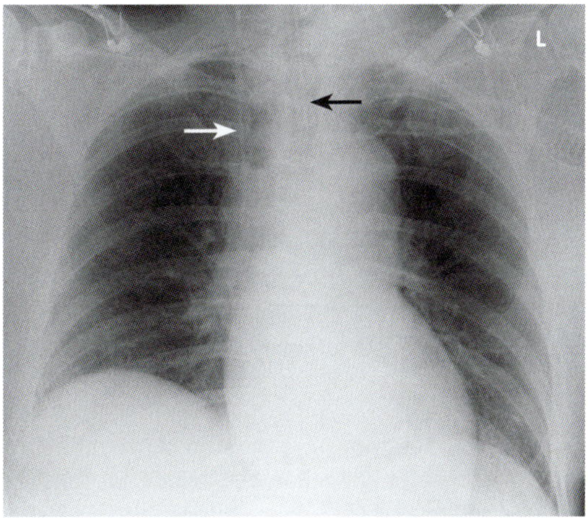

Abb. 7.4 Röntgen-Thorax bei einliegendem ZVK. Korrekte ZVK-Lage mit Projektion der Spitze auf Höhe der Carina tracheae bei einem intubierten Patienten (ZVK: weißer Pfeil; Tubus: schwarzer Pfeil). (Quelle: Heller, Sattler, Notfallradiologie, Thieme, 2011)

7.2.6 Transpulmonale Hämodilutionsmessung mit Pulskonturanalyse (PiCCO)

Zielsetzung. Die PiCCO-Messung (Kombination aus transpulmonaler Hämodilutions- und Pulskonturanalyse mit kontinuierlicher Herzzeitvolumenmessung (engl. Pulse Contour Cardiac Output) ist eine Methode zur **Messung und kontinuierlichen Überwachung hämodynamischer Parameter** (z. B. Herzzeitvolumen, dynamische Vorlastparameter, Volumina [Herz/Lunge, intrathorakal, extrapulmonal], Kontraktilität und Volumenreagibilität), z. B. bei (drohendem) Lungenödem, ARDS oder Schock.

Indikationen. Insbesondere Patient*innen im kardiogenen oder septischen Schock, mit Polytrauma, Verbrennungen oder ARDS sowie nach großen Operationen können von diesem Messverfahren und den daraus folgenden Therapieentscheidungen profitieren. PiCCO ist mittlerweile ein **Standardverfahren zum invasiven hämodynamischen Monitoring**.

Messprinzip. Die PiCCO-Messung basiert auf der Kombination einer diskontinuierlichen **Thermodilutionsmethode mit der kontinuierlichen Pulskonturanalyse**: Ein festgelegtes Volumen (ca. 10–15 ml) **kalter Elektrolytlösung** wird **schnell** als Bolus zentralvenös **injiziert**. Die gekühlte Flüssigkeit durchläuft das rechte Herz, die Lunge und das linke Herz und erreicht danach das arterielle System. In einer großen **Arterie** (z. B. A. femoralis) wird mit Hilfe eines speziellen **Thermosensors** (Thermistor in der arteriellen Kanüle = PiCCO-Katheter) die resultierende Thermodilutionskurve erfasst. Diese Kurve ist abhängig vom **Herzzeitvolumen** und den **intra- und extravasalen Flüssigkeitsvolumina** (intrathorakales Blutvolumen und extravasales Lungenwasser) und ermöglicht daher die Berechnung dieser Parameter. Die Thermodilutionsmessung gilt als Goldstandard der Messung des Herzzeitvolumens. Nach Kalibrierung des Systems an den durch Thermodilution gemessenen Werten liefert die **Pulskonturmessung** der arteriellen Blutdruckkurve **kontinuierlich** die Werte für **Herzzeitvolumen, Widerstände und dynamische Vorlastparameter wie die Schlagvolumenvarianz**.

Material und Messung. Voraussetzungen für die PiCCO-Messung sind ein **ZVK** und ein **spezieller PiCCO-Arterienkatheter**. Dieser kombiniert eine arterielle Kanüle zur kontinuierlichen Blutdruckmessung mit einem Thermosensor. Zudem wird ein **PiCCO-Monitor** oder -Modul zum Anschluss an das Patient*innenmonitoringsystem gebraucht. Neben Spritzen in entsprechender Größe ist auch **gekühlte** (< 10 °C) **Kochsalzlösung** zur Kalibrierung (z. B. 15 ml) erforderlich. Zur Messung werden ca. 15 ml kalte Kochsalzlösung schnell injiziert. Dieser Vorgang sollte ca. 2–3 × wiederholt werden, um eine stabile Kalibrierung des Systems zu gewährleisten.

Interpretation der wichtigsten Parameter.

- Das **Herzzeitvolumen** (**HZV**; engl. Cardiac Output, CO) ist das Blutvolumen, das innerhalb einer bestimmten Zeit (z. B. innerhalb von 1 min, dann **Herzminutenvolumen** genannt) in den Kreislauf gepumpt wird. Es ist damit ein Maß für die **kardiale Pumpleistung**. Wird das Herzzeitvolumen zusätzlich auf die Körperoberfläche bezogen, bezeichnet man das Resultat als **Cardiac Index** (**CI**).
- Das **intrathorakale Blutvolumen** (**ITBV**) beschreibt das Blutvolumen, das sich zu einem bestimmten Zeitpunkt innerhalb des Thorax befindet, also primär in den großen herznahen Gefäßen (Venae cavae, Aorta, Lungenarterien, Lungenvenen) und im Herzen (Vorhöfe und Ventrikel). Es ist ein Surrogatparameter für den **intravasalen Volumenstatus.**
- Das **globale enddiastolische Volumen** (**GEDV**) ist das Blutvolumen, das sich während der Diastole beider Ventrikel im Herzen befindet. Es erlaubt **Rückschlüsse auf die Vorlast des Herzens**, ohne dabei jedoch zwischen rechts- und linksventrikulärer Situation differenzieren zu können. Nach dem Frank-Starling-Mechanismus sind Kontraktilität und Schlagvolumen der Ventrikel bei einem optimalen GEDV optimal. Ein zu niedriges GEDV kann durch Flüssigkeitszufuhr optimiert werden, während ein zu hohes GEDV die Herzleistung verschlechtern und den Sauerstoffbedarf erhöhen kann.
- Der **systemische Gefäßwiderstand** (**SVR**) ist ein Maß für den Strömungswiderstand, den die arteriellen Blutgefäße induzieren. Die der Herzarbeit entgegen gerichtete **Nachlast des Herzens** wir maßgeblich vom SVR beeinflusst. Der **systemische Gefäßwiderstandsindex** (**SVRI** bzw. TPRI) ist eine hiervon abgeleitete Größe und berücksichtigt zusätzlich die Körperoberfläche. Dies gewährleistet eine bessere Vergleichbarkeit der Werte verschiedener Patient*innen.
- Das **extravaskuläre Lungenwasser** (**EVLW**) ist ein Indikator für das **interstitiell und intraalveloär in der Lunge vorhandene Wasser** und dient der **Beurteilung eines Lungenödems** (sowohl kardial als auch extrakardial). Physiologisch beträgt dieses Volumen ca. 300–400 ml. Ein erhöhtes EVLW kann auf Herzinsuffizienz oder ein kapillares Lecksyndrom im Rahmen von Inflammation (Sepsis oder ARDS) hinweisen. Erniedrigte Werte sind klinisch selten.

Fehlerquellen.

- Luftblasen im Schlauchsystem
- zu geringe Menge der Indikatorflüssigkeit
- zu hohe Temperatur der Indikatorflüssigkeit

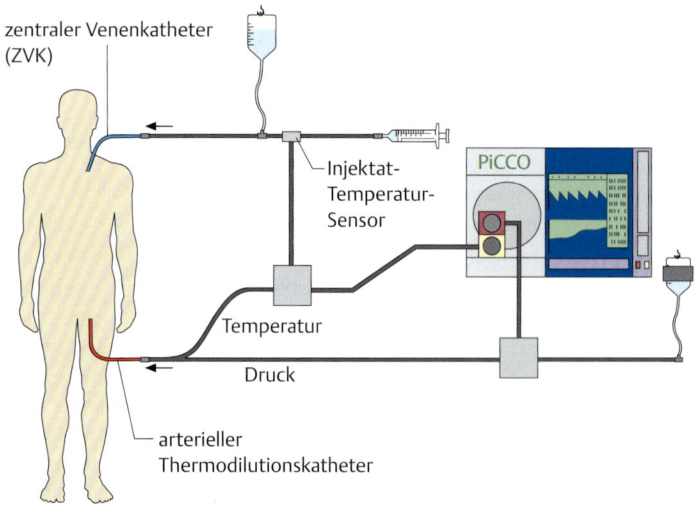

Abb. 7.5 Aufbau und Messprinzip bei transpulmonaler Hämodilutionsmessung mit Pulskonturanalyse (PiCCO). (Quelle: nach Schulte am Esch, Bause, Kochs et al., Duale Reihe Anästhesie, Thieme, 2011)

- tachykarde Herzrhythmusstörungen → korrektes HZV durch Hämodilutionsmethode, jedoch Pulskonturanalyse nicht verwertbar
- hochgradige Klappeninsuffizienzen → falsche Vorlastvolumina
- intrakardiale Shunts → Rezirkulation der Indikatorflüssigkeit.

7.2.7 Dauerkatheter (DK)

Indikationen für die Anlage eines Dauerkatheters.

- Harnableitung
- Bilanzierung des Flüssigkeitshaushalts
- Kontrolle der Organfunktion
- Sammlung von Urin für diagnostische Zwecke.

Wichtigkeit und Bedeutung. Ein **Großteil aller intensivmedizinischen Patienten** benötigt während des Behandlungsverlaufs eine (transurethrale oder suprapubische) **Harnableitung**; die Indikation muss jedoch klar begründet und die Liegedauer möglichst begrenzt sein, um Komplikationen (z. B. Infektion) zu vermeiden. Der transurethrale Dauerkatheter wird meist von einer intensivmedizinischen Pflegekraft angelegt. Ist eine Harnableitung absehbar längere Zeit erforderlich, sollte möglichst frühzeitig die Anlage eines suprapubischen Katheters erwogen werden. Für die Bilanzierung von Patient*innen sowie zur Abschätzung eines potenziellen Organversagens und des Volumenstatus wird die Ausscheidung üblicherweise in einem **stündlichen Zeitintervall** (zumindest jedoch alle 2–4 Stunden) kontrolliert, um die Diurese adäquat zu erfassen (**Abb. 2.19**). Am Ende des Tages sollte die Einfuhr [ml] mit der Ausfuhr [ml] der Patient*innen verglichen werden.

7.2.8 Messung der Körpertemperatur

Die S 3-Leitlinie „Vermeidung perioperativer Hypothermie“ empfiehlt die regelmäßige Temperaturmessung, die grundsätzlich **sublingual** erfolgen soll. Alternativ kann die Körpertemperatur bei beatmeten Patient*innen mit **nasopharyngealen oder ösophagealen Sonden** gemessen werden. Wenn ein Blasenkatheter indiziert ist, ist die Verwendung eines Modells mit **Temperatursensor an der Katheterspitze** eine elegante und empfohlene Alternative.

Sog. **Zero-heat-flux-Thermometer** sind spezielle Sensoren, die auf der Stirn platziert werden und ebenfalls valide Ergebnisse bei sehr gutem Patient*innenkomfort bieten. Um systematische Ungenauigkeiten zu vermeiden, sollten Messmethode und -ort im Verlauf beibehalten werden. **Rektale und Infrarot-Messungen** im Ohr sind generell **nicht empfohlen**.

MERKE

Die **Körpertemperatur** von Intensivpatient*innen sollte **engmaschig gemessen** werden.

7.2.9 Messung des intrakraniellen Drucks (ICP)

Klinische Beurteilung. Insbesondere in der ersten Phase der Intensivtherapie bei Patient*innen mit Risiko für die Entwicklung eines erhöhten Hirndrucks ist die Diagnostik oft von besonderer therapeutischer und prognostischer Bedeutung. Daher sollten bei gefährdeten Patient*innen, z. B. bei Schädel-Hirn-Trauma in regelmäßigen Abständen die sog. **Hirndruckzeichen**, die **Bewusstseinslage** und die **Pupillomotorik** überwacht werden.

Hirndruckzeichen. Hinweise auf einen erhöhten Hirndruck bei wachen Patient*innen sind **Übelkeit**, **schwallartiges Erbrechen**, **Kopfschmerzen** und u. U. **Zeichen meningealer Reizung**. Analgosedierte oder bewusstlose Patient*innen zeigen diese Zeichen jedoch nicht, weshalb hier die Indikation zur Anlage einer Messsonde großzügiger zu stellen ist. Bei **manifester Herniation** von Hirnanteilen entwickeln sich **Störungen der Pupillomotorik** (Anisokorie, weite entrundete und lichtstarre Pupille) bzw. ein **Cushing-Reflex** (Bradykardie, Hypertonie).

MERKE

Die **Pupillengröße** bzw. ihre Veränderungen im Seitenvergleich sowie die **Pupillenreaktion** auf Licht können auf einen ICP-Anstieg bzw. eine beginnende Einklemmung von Hirnteilen hinweisen.

Praxistipp

Die oft zitierte Stauungspapille ist kein Frühzeichen, da sie sich sehr spät (und auch eher bei chronisch erhöhtem Hirndruck) entwickelt.

Normalwert und Schweregradeinteilung. Gesunde haben einen ICP von ca. **5–15 mmHg**, wobei dieser kurzfristig (z. B. beim Husten, Niesen, Pressen) auf Werte um 50 mmHg ansteigen kann. Bei nicht kurzfristig erhöhten ICP-Werten werden folgende **Schweregrade** unterschieden:

- leicht erhöhter ICP: 15–19 mmHg
- deutlich erhöhter ICP: 20–30 mmHg
- sehr stark erhöhter ICP: > 30 mmHg.

Hirndrucksonden. Bei klinischen Hinweisen auf erhöhten ICP können Neurochirurg*innen eine Hirndrucksonde implantieren, die eine **kontinuierliche ICP-Messung und ggf. ein frühzeitiges Erkennen eines ICP-Anstiegs** ermöglichen. Beispiele sind eine im Ventrikel liegende **EVD** (externe Ventrikel-Drainage), die neben der Ventrikeldruckmessung auch eine Liquordrainage (**Abb. 7.6**, **Abb. 7.7**) erlaubt, oder eine im Hirnparenchym liegende **ICP-Sonde** (**Abb. 7.8**), die „nur“ den Druck misst. Die intrakranielle Lage der Sonden lässt sich **mittels CT** meist gut

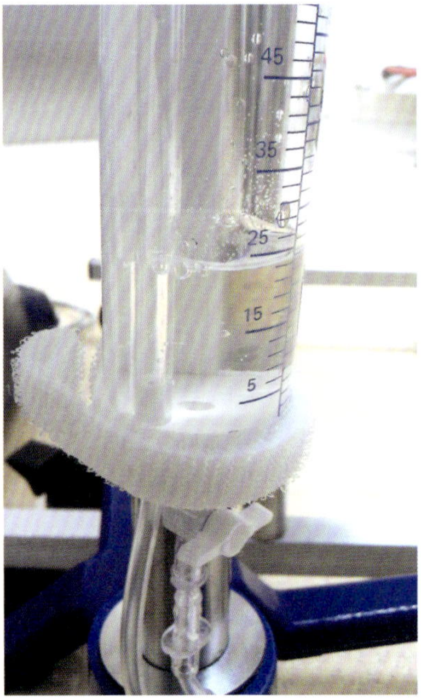

Abb. 7.6 Liquor-Sammelgefäß aus einer externen Ventrikeldrainage: Der Liquor ist klar, nicht trüb und nicht blutig tingiert (Normalbefund).

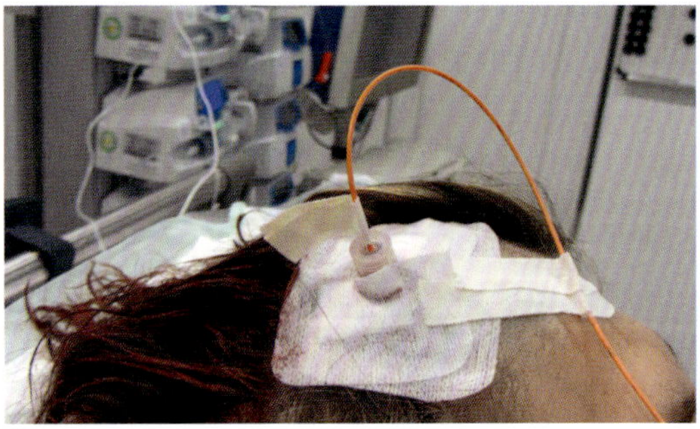

Abb. 7.8 ICP-Sonde.

kontrollieren: Die Sonden zeigen sich als (wegen der Schnittebene meist ovale) Hyperdensität (**Abb. 7.9**).

Zerebraler Perfusionsdruck (CPP). Der CPP lässt sich aus der **Differenz von mittlerem arteriellem Druck** (MAP) **und ICP** berechnen (CPP = MAP – ICP). Er dient als indirekter **Marker für die zerebrale Durchblutung** (CBF; Cerebral Blood Flow).

Praxistipp

Bei allen Patient*innen mit etablierter ICD-Messung (Z. n. Schädel-Hirn-Trauma, Z. n. intrakranieller Blutung [subarachnoidale, subdurale, epidurale oder intrazerebrale Blutung]) wird der Ziel-Blutdruck immer am CPP (und nicht am MAD) festgelegt, da nur dieser bei erhöhtem ICP eine ausreichende zerebrale Perfusion sicherstellt.

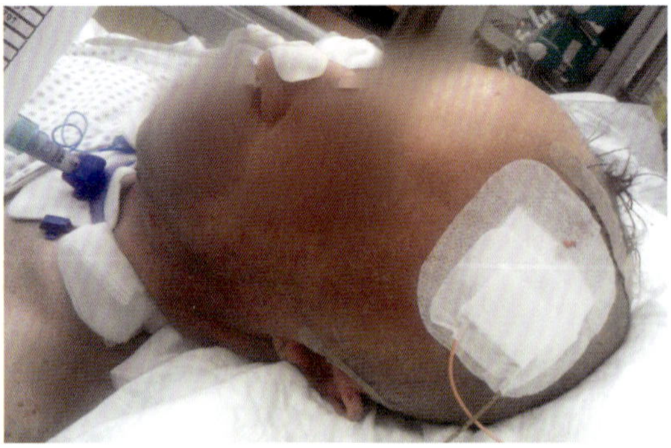

Abb. 7.7 Einliegende ICP-Messonde (orange) mit Messung im Hirnparenchym, daneben externe Ventrikeldrainage zur Ableitung von Liquor bei einem Patienten mit schwerem Schädel-Hirn-Trauma.

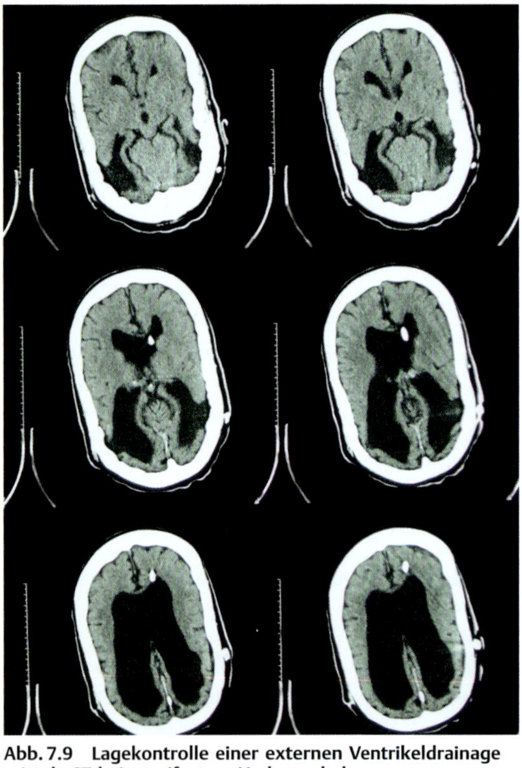

Abb. 7.9 Lagekontrolle einer externen Ventrikeldrainage mittels CT bei manifestem Hydrozephalus.

7.3 Weiterführende Diagnostik

Key Point

- **Laboruntersuchungen geben oft wichtige Hinweise auf die erforderliche Therapie bei kritisch kranken Patient*innen und sollten grundsätzlich nach Bedarf, in der Regel zumindest einmal täglich, durchgeführt werden.**
- **Radiologische Untersuchungen (Röntgenbild, CT, MRT) sind zur Diagnostik und zur Kontrolle der Therapie oft erforderlich.**
- **Die (bettseitige) Sonografie kann nicht nur diagnostisch, sondern auch interventionell genutzt werden (z. B. ZVK-Anlage unter sonografischer Kontrolle).**
- **Bei infektiologischen Problemen muss eine mikrobiologische Diagnostik erfolgen, um Erreger nachzuweisen und resistenzgerecht therapieren zu können.**
- **Bronchoskopien können diagnostische und therapeutische Ziele haben.**
- **Bei spezifischen Fragestellungen, die über die Kenntnisse des eigenen Fachgebiets hinausgehen, sind Konsiluntersuchungen durch einen Facharzt/eine Fachärztin der jeweiligen Disziplin indiziert.**

7.3.1 Labor

Indikationen. Die Laboruntersuchung von Blut gehört zum **Standard bei der Patient*innenaufnahme** (**Abb. 7.10**), z. B., um Parameter zu bestimmen, die im Rahmen der bisherigen Behandlung noch nicht abgenommen wurden. Beispiele für **häufig bestimmte Laborparameter**:

- Blutbild (Hb, Thrombozyten, Leukozyten)
- Infektionsparameter (z. B. CRP, PCT)
- Serologie auf verschiedene Krankheitserreger
- Enzyme (z. B. bei Myokardinfarkt, Nierenversagen).

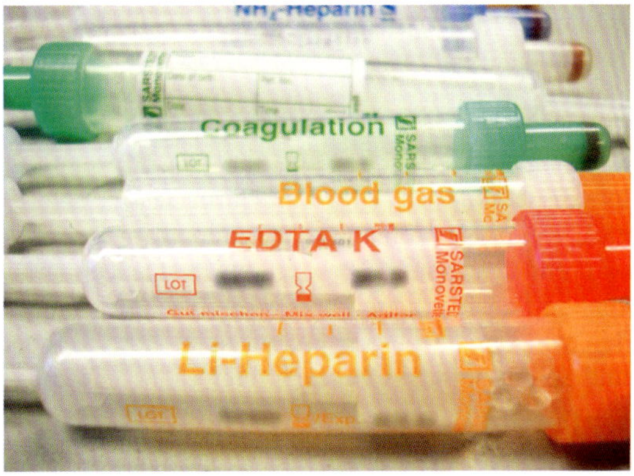

Abb. 7.10 Blutentnahmesystem zur Laboruntersuchung (Beispiel: Monovetten).

MERKE

Dabei sollten **nicht „blind" alle verfügbaren Werte bestimmt** werden, sondern nur die für die Behandlung relevanten Parameter: Einzelne Laboruntersuchungen sind zwar meist nicht sehr teuer, **insgesamt** haben sie jedoch innerhalb eines Jahres einen **nicht unerheblichen Anteil an den gesamten anfallenden Kosten** auf einer Intensivstation. Außerdem können klinisch nicht begründbare Laboranalysen **dazu verleiten**, den **therapeutischen Fokus** vom klinischen Gesamtbild **auf die Therapie einzelner Laborwerte zu verlagern**.

7.3.2 Radiologische Untersuchungen

Indikationen. Röntgen- und Schnittbilduntersuchungen spielen ebenfalls eine große Rolle bei und nach der Patient*innenaufnahme auf eine Intensivstation. Sie dienen v. a. dazu, den **Behandlungsverlauf** zu **dokumentieren** und neue **Probleme** zu **identifizieren**. Beispiele für **mögliche Indikationen für Röntgen-Thorax-Untersuchungen**:

- Lagekontrolle, z. B. nach Anlage von ZVK oder Thoraxdrainagen
- Ausschluss Pneumothorax
- Fokussuche, z. B. bei Verdacht auf Pneumonie
- Verletzungen jeglicher Art
- unklare respiratorische Verschlechterungen.

Schnittbilduntersuchungen (CT/MRT) sind immer mit einem Transport der Patient*innen verbunden, was abhängig von deren kardiozirkulatorischer und respiratorischer Stabilität zu einer Zustandsverschlechterung führen kann. Diese Untersuchungen sind daher indiziert, wenn der erwartete Nutzen das potenzielle Risiko des Transports deutlich überwiegt, z. B. bei:

- Fokussuche bei Sepsis
- Abklärung intrakranieller Prozesse (Blutung, Ischämie)
- Abklärung von Blutungsquellen (z. B. abdominal, retroperitoneal).

MERKE

Die **Indikation** für radiologische Untersuchungen ist **immer kritisch zu stellen**, da sie nicht nur erhebliche Kosten verursachen, sondern auch ein potenzielles Risiko für den Patienten/die Patientin (z. B. durch Röntgenstrahlung) darstellen können.

7

7.3.3 Sonografie

Sonografische Untersuchungen sind nach der Patient*innenaufnahme auf die Intensivstation und auch im weiteren Verlauf häufig unerlässlich. Sie sind **meist problemlos bettseitig durchführbar** und können richtungsweisende Befunde für die weitere Therapie liefern (z. B. Erguss, Fokussuche). Beispiele für **mögliche Indikationen**:

- Nachweis von freier Flüssigkeit, Aszites oder Pleuraerguss
- Gefäß-, Pleura-, Aszitespunktionen
- Kardiale und zirkulatorische Diagnostik (transthorakale Echokardiographie, TTE).

MERKE

Sowohl die **Kosten** als auch die **Risiken** für die Patient*innen sind bei sonografischen Untersuchungen regelmäßig **geringer als bei Schnittbildverfahren** (CT, MRT). Die Echokardiographie (TTE) ist eine schnelle und sichere Methode, um die kardiale Funktion und den zirkulatorischen Volumenstatus einzuschätzen.

Die Sonografie spielt darüber hinaus eine große Rolle bei der sicheren Gefäßpunktion und -katheterisierung, z. B. bei der ZVK-Anlage und der Etablierung von arteriellen Zugängen.

7.3.4 Mikrobiologische Untersuchungen

Indikationen. Mikrobiologische Untersuchungen (z. B. Blutkulturen, Abstriche, Punktionen oder die Gewinnung von Sekreten) dienen der Identifizierung von Infektionen. Idealerweise sollten mikrobiologische Befunde, v. a. zwei Paare Blutkulturen bei Patient*innen mit Sepsis, **spätestens 1 Stunde nach Patient*innenaufnahme** auf der Intensivstation erhoben worden sein. Auch für die **Isolierung** von Patient*innen mit multiresistenten Krankenhauskeimen sind Abstriche bei der Patient*innenaufnahme (S. 111) erforderlich. Zudem sollten intensivmedizinische Patient*innen **im weiteren Verlauf regelmäßig** mikrobiologisch untersucht werden (z. B. 2 × / Woche), u. a. um erworbene Kolonisierungen mit multiresistenten (Krankenhaus-)Keimen (S. 156) zu entdecken.

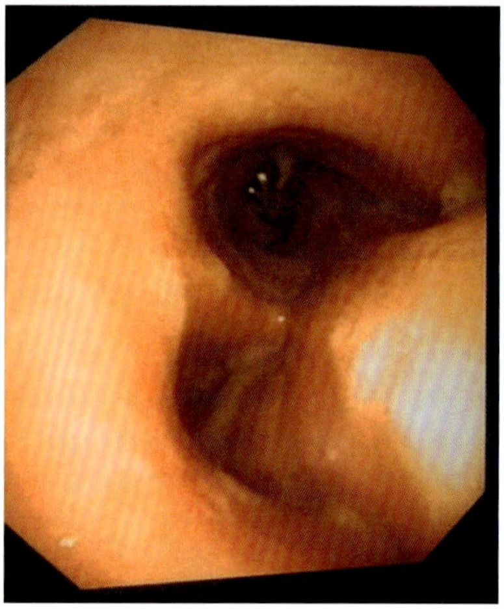

Abb. 7.11 Bronchoskopie: Das Bronchoskop wird knapp über die Tubusspitze geschoben, im Bild zeigt der Blick auf die Carina eine korrekte (endotracheale) Tubuslage an.

7.3.5 Bronchoskopie

Indikationen. Intubierte Patient*innen sollten bronchoskopiert werden, wenn aus der Untersuchung relevante Befunde abgeleitet werden können (**Abb. 7.11**). Beispiele für **mögliche Indikationen**:

- Lagekontrolle von Tubus bzw. Trachealkanüle
- Gewinnung von Material für mikrobiologische Untersuchungen (diagnostisch)
- Nachweis von Atelektasen, Blutungsquellen u. a. (diagnostisch)
- Absaugen von Sekret (therapeutisch).

MERKE

Jede diagnostische Maßnahme muss indiziert sein! Dies gilt insbesondere mit zunehmender Invasivität der Maßnahme.

7.3.6 Konsile

Zielsetzung. Konsile dienen der Erhebung und Dokumentation von Befunden sowie der Festlegung von Therapiemaßnahmen für spezifische Probleme der Patient*innen.

Vorgehen. Üblicherweise werden Konsile **von behandelnden Stationsärzt*innen** bei anderen Abteilungen **angefordert** (z. B. Neurochirurgie, Dermatologie), wenn bei Aufnahme von Patient*innen oder während des weiteren Behandlungsverlaufs entsprechende Besonderheiten auftreten. Die Konsile werden von der jeweiligen Fachdisziplin durchgeführt und sollten **immer schriftlich oder elektronisch dokumentiert** werden. Die hier festgelegten Therapieempfehlungen werden dann im Behandlungsverlauf von den Stationsärzt*innen der Intensivstation umgesetzt.

8

Allgemeine intensivmedizinische Maßnahmen

Schwerer Autounfall

Von der Straße in den Schockraum

Es ist kurz nach 9 Uhr vormittags, als die Intensivvisite an Bettplatz 5 ankommt. Hier liegt ein Patient, der als Fahrer eines PKWs vor nunmehr 14 Tagen von der regennassen Straße abgekommen und gegen einen Baum geprallt war. Er war im Fahrzeug eingeklemmt gewesen, wurde technisch gerettet und vom Rettungshubschrauber in den Schockraum gebracht.

Initiale Versorgung

Die instabilen Beckenfrakturen wurden initial versorgt, die beiden Thoraxdrainagen nach Hämatopneumothorax beidseits konnten bereits entfernt werden. Aufgrund des erlittenen hohen Blutverlustes war eine Massivtransfusion nötig gewesen. Wegen des begleitenden Schädel-Hirn-Traumas war initial eine tiefe Analgosedierung mit Midazolam und Sufentanil durchgeführt worden.

Wie geht es nun heute weiter?

Die Neurochirurgin Dr. Yilmaz* hatte soeben nach Befundung der heute durchgeführten kraniellen Computertomografie ihr Einverständnis zur Beendigung der Analgosedierung gegeben. Stationsärztin Dr. Müller* und ihr Oberarzt überprüfen den Anordnungsbogen für den heutigen Tag. Am Nachmittag ist die Anlage eines dilatativen Tracheostomas zur Erleichterung der Entwöhnung vom Beatmungsgerät geplant – diese Maßnahme war mit dem gesetzlichen Betreuer gestern ausführlich besprochen worden. Die Medikamente zur Analgosedierung werden nach Durchführung dieser Maßnahme ganz beendet und ein Aufwachversuch wird durchgeführt.

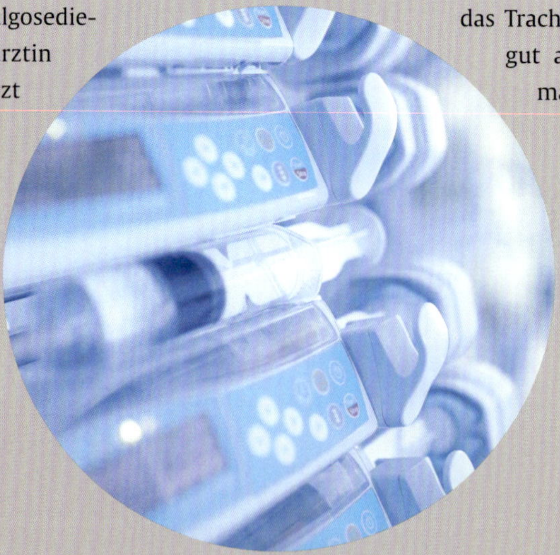

Vorschläge der Stationsärztin

Stationsärztin Dr. Müller fragt ihren Oberarzt: „Kann man nicht noch etwas mehr Infusionen geben, um die Katecholamintherapie endlich beenden zu können?“ Der Oberarzt denkt nach: „Das ist nur noch sehr niedrig dosiert – der Patient hatte sehr viele Infusionen bekommen und hat noch sehr viel Flüssigkeit eingelagert. Besser, wir belassen es noch dabei – wenn die Sedierung aus ist, wird der Blutdruck ohnehin ansteigen, dann können wir auch die Katecholamine ausschleichen.“ „Aber die Antibiose – Piperacillin/Tazobactam gegen die Pneumonie – ist heute den siebten Tag angeordnet. Der Patient ist fieberfrei, das PCT ist bei 0,1 und das CRP auf 25 mg/l gefallen. Das Röntgenbild sieht unauffällig aus und die zuständige Pflegefachkraft sagte mir, das Trachealsekret sehe auch schon gut aus. Die Antibiose könnte man doch morgen absetzen?“ „Sehr gut“, lobt der Oberarzt seine Assistenzärztin. „Sie haben mir doch vorgestern bei der letzten Tracheotomie sehr gut assistiert. Heute assistiere ich Ihnen.“

*Fallbeispiel fiktiv, Namen frei erfunden. Foto: © sudok1 / stock.adobe.com

8.1 Analgosedierung

Key Point

- **Eine Sedierung sollte nur aus triftigem Grund und nur so tief wie unbedingt notwendig erfolgen, die Indikation ist jeden Tag neu zu prüfen.**
- **Tägliche Sedierungspausen senken die Aufenthaltsdauer und die Mortalität, sie sollten nur bei zwingendem Grund nicht erfolgen.**
- **Zur Sedierung stehen intravenöse und inhalative Medikamente zur Verfügung, die für den Patienten/die Patientin individuell ausgewählt werden.**
- **Zur Analgesie auf Intensivstationen kommen neben Nicht-Opioid-Analgetika häufig Opioide zur Anwendung, die sich wesentlich durch ihre Wirkdauer unterscheiden.**

8.1.1 Zielsetzung

Indikationen. Bei vielen Krankheitsbildern (z. B. respiratorische Insuffizienz mit Notwendigkeit der kontrollierten Beatmung) ist eine Sedierung der Patient*innen nach Aufnahme auf die Intensivstation notwendig.

Sedierungstiefe. Die Sedierungstiefe ist im Allgemeinen ideal, wenn **der Patient/die Patientin kontaktierbar** ist, **auf Aufforderung** die **Augen öffnet** und **einfache Aufforderungen befolgen** kann (z. B. Händedrücken), **selbst atmet**, jedoch nicht **gestresst** ist (kein Würgen, Husten ohne Manipulation, kein Schwitzen, keine Tachykardie etc.).

Praxistipp

Generell sollte die Sedierung auf Intensivstationen zeitlich möglichst eng begrenzt und so tief wie nötig, aber so flach wie möglich durchgeführt werden.

Empfehlenswert zur Vereinheitlichung sind die tägliche Festlegung der erforderlichen Sedierungstiefe und die mindestens 8-stündliche Überprüfung mithilfe validierter Scores. Ein gängiger Standard ist der **Richmond Agitation Sedation Score (RASS)** (**Tab. 8.1**). **Ziel der Sedierungstiefe** bei den meisten Intensivpatient*innen ist ein RASS von **0/-1**, bei manchen Erkrankungen (z. B. schweres Schädel-Hirn-Trauma mit erhöhtem intrakraniellem Druck) kann jedoch auch eine tiefere Sedierung indiziert sein. Die **Indikation** für die Sedierung ist **täglich zu überprüfen** und es sollte **täglich** – sofern nicht streng kontraindiziert (z. B. akut erhöhter Hirndruck) – eine **Sedierungspause** („Aufwachversuch") durchgeführt werden.

Tab. 8.1

Richmond Agitation Sedation Scale (RASS).

Punktwert	Beschreibung
+4	sehr streitlustig, gewalttätig, eigen- und fremdgefährdend
+3	sehr agitiert, aggressiv, zieht an Schläuchen
+2	agitiert, ungezielte Bewegungen
+1	unruhig, ängstlich
0	aufmerksam, ruhig
-1	schläfrig, nicht ganz aufmerksam, aber anhaltendes Erwachen durch Ansprache (> 10 s)
-2	leichte Sedierung, erwacht kurz mit Augenkontakt durch Ansprache (< 10 s)
-3	mäßige Sedierung, Bewegung oder Augenöffnung durch Ansprache
-4	tiefe Sedierung, keine Reaktion auf Ansprache, aber Bewegung oder Augenöffnung durch körperlichen Reiz
-5	nicht erweckbar, keine Reaktion auf Ansprache oder körperlichen Reiz

MERKE

Das **Ziel der Sedierungstiefe** sollte **täglich festgelegt** werden. Grundsätzlich sollte die Sedierung bei allen Patient*innen, die > 48 Stunden sediert sind, **täglich pausiert** werden.

Komponenten der Analgosedierung. Zusätzlich zur **sedierenden Komponente** erhalten beatmete Patient*innen meist auch **Opioide als analgetische Komponente**, um eine ausreichende Toleranz gegenüber der mechanischen Beatmung und den Atemwegshilfen (z. B. Endotrachealtubus) zu erreichen: Die Opioide wirken selbst wenig sedierend, sodass man von Analgosedierung spricht. Die analgetische Komponente hat auch den Vorteil, dass die bei den Patient*innen häufigen Schmerzen (z. B. nach Trauma oder Operationen) individuell und weitgehend unabhängig von der Sedierungstiefe therapiert werden können. Die Analgosedierung erfolgt daher über **zwei getrennte Komponenten** (z. B. Spritzenpumpen mit Analgetikum und Sedativum) und sollte nach dem **Basis-Bolus-Konzept** (Basisbedarf + Boli bei pflegerischen oder ärztlichen Maßnahmen) durchgeführt werden.

8.1.2 Medikamente zur Sedierung auf Intensivstationen

Propofol. Das **Hypnotikum Propofol** ist aufgrund seiner **ausgezeichneten Steuerbarkeit** und seiner **sehr kurzen Halbwertszeit** (Wirkdauer ca. 5–8 min) auch zur Sedierung auf Intensivstationen sehr gut geeignet. Mit Propofol sedierte Patient*innen haben daher sehr kurze Aufwachzeiten. Zum Wirkmechanismus und den Nebenwirkungen siehe Kapitel Anästhesie

(S. 45). Problematisch bei längerer, hochdosierter Anwendung ist die Gefahr eines **Propofolinfusionssyndroms** (PRIS) mit akuter Rhabdomyolyse und metabolischer Azidose. Daher sollte die **Anwendungsdauer** i. d. R. auf 48 Stunden, **höchstens** jedoch auf **5**(–7) **Tage**, sowie die **Dosierung** auf **maximal 4 mg/kg KG/h** begrenzt werden (cave: Einberechnung etwaiger Bolusgaben!). Reicht dies nicht aus, müssen zusätzlich andere Sedativa gegeben werden.

MERKE

Nach **längerer Anwendung** ist die **Halbwertszeit von Propofol** jedoch deutlich **verlängert** („**Kontext-sensitive Halbwertszeit**").

Clonidin. Clonidin ist **zentral wirksam** und bewirkt über eine **präsynaptische α_2-Stimulation** eine **Hemmung der Noradrenalinausschüttung** und somit eine **Sympathikolyse**. Die Folge ist eine **Senkung von Blutdruck und Herzfrequenz**, aber auch eine **zentrale Dämpfung** (sedierende Komponente). Darüber hinaus wirkt es auch **koanalgetisch** und vermindert die zur ausreichenden Analgesie erforderlichen Opioiddosierungen. Clonidin ist zur **Sedierung** auf Intensivstationen und insbesondere zur **Vermeidung von vegetativen Krisen** bei Patient*innen mit (Entzugs-)Delir (Alkohol, Drogen) geeignet. Die Sedierung wird meist mittels **Initialbolus** (meist 1 µg/kg KG) begonnen und mittels kontinuierlicher Infusion über eine **Spritzenpumpe** (Dosisbereich 0,3–1,2 µg/kg KG/min) aufrechterhalten. Bei Bolusapplikation kann primär der Blutdruck durch Stimulation peripherer α_1-Rezeptoren steigen, bevor die zentrale Sympathikolyse einsetzt. Hypotonie und Bradykardie sind relevante Nebenwirkungen und Kontraindikationen für die Anwendung. Die Wirkdauer beträgt 6–12 Stunden.

Praxistipp

Patient*innen mit beginnender oder manifester vegetativer Krise können u. U. eine deutlich höhere Dosierung benötigen: Hier sollten Sie sich zur Vermeidung einer ausgeprägten Bradykardie und Hypotonie vorsichtig an die erforderliche Dosis herantitrieren.

MERKE

Clonidin wirkt **vegetativ dämpfend**, **koanalgetisch** und ist **nicht atemdepressiv**.

Dexmedetomidin. Auch Dexmedetomidin ist ein **zentral wirksamer α_2-Adrenozeptor-Agonist**, bewirkt jedoch noch **deutlich selektiver** als Clonidin v. a. am Locus coeruleus eine Hemmung der Noradrenalin-Ausschüttung und damit eine Sympathikolyse. Die erforderliche Dosierung liegt bei 0,2–1,4 µg/kg KG/min. Die Substanz ist zur **Langzeitsedierung** zugelassen.

Praxistipp

Die Tagestherapiekosten für Dexmedetomidin sind noch immer höher als für andere Sedativa.

Midazolam. Das **kurzwirksame Benzodiazepin** Midazolam verstärkt über einen spezifischen Rezeptor die GABA-Wirkung und wirkt **sedierend**, **anxiolytisch**, **antikonvulsiv** und **zentral relaxierend**. Übliche Dosierungen für die kontinuierliche Infusion sind 2–5 µg/kg KG/min (≙ 0,1–0,3 mg/kg KG/h).

Praxistipp

Plötzliches Absetzen kann eine Entzugssymptomatik auslösen. Midazolam sollte daher ausgeschlichen werden. Midazolam wird in der Leber zu einem aktiven Metaboliten umgewandelt, der sich insbesondere bei Leber- und Niereninsuffizienz anreichern kann. Daher ist – falls nicht kontraindiziert – ein tägliches Pausieren notwendig, da die Aufwachzeiten sonst sehr lange sein können (mehrere Tage!).

Gamma-Hydroxy-Buttersäure. GHB (Gamma-Hydroxy-Buttersäure) ist eng verwandt mit Gamma-Amino-Buttersäure (GABA). Sie wirkt über eine **Hemmung der exzitatorisch wirkenden GHB-Rezeptoren** und **verstärkt die hemmende Wirkung am GABA-Rezeptor**. Es wird als „liquid ecstasy" auch als Partydroge und durch die Freisetzung von Wachstumshormon auch als Dopingmedikament missbraucht. Die Halbwertszeit ist relativ kurz, GHB wird im Körper zu CO_2 und H_2O metabolisiert. Nach einem Initialbolus von 50 mg/kg KG ist eine Laufrate von 10–20 mg/kg KG/h zu wählen.

Praxistipp

GHB kann durch den hohen Natriumgehalt zu Hypernatriämie und metabolischer Alkalose führen. Beim Absetzen kann es zu Entzugserscheinungen kommen.

Ketamin und Esketamin. Das Phencyclidin-Derivat **Ketamin** bzw. sein Enantiomer **Esketamin** bewirken eine sog. **„dissoziative Bewusstlosigkeit"** (Patient*innen scheinen von Umwelt abgekoppelt, ohne dass ein Schlafzustand eintritt) und müssen daher **immer mit einem Benzodiazepin oder Propofol kombiniert** werden, um „Bad Trips" zu vermeiden. Es hat **analgetische** (Agonismus an Opioidrezeptoren) und **hypnotische Eigenschaften** (Antagonismus an NMDA-Rezeptoren) und bewirkt zudem über eine zentrale Sympathikusaktivierung einen **Anstieg von Herzfrequenz**

und Blutdruck. Ketamin wird meist gegeben, wenn mit der Kombination aus Analgetikum und Hypnotikum keine ausreichende Sedierungstiefe erreicht werden kann oder der Kreislaufzustand (z. B. bei Traumapatient*innen) noch instabil ist (→ u. U. Einsparung von Katecholaminen). Eine wichtige Nebenwirkung ist eine **Hypersalivation**. Der analgetische Effekt erlaubt die Reduktion der Opioiddosis (und der daraus resultierenden Nebenwirkungen). Die **Dosierung** für Ketamin sollte bei 0,5–4,0 mg/kg KG/h liegen. Wichtige **Kontraindikationen** sind höhergradige KHK, tachykarde Herzrhythmusstörungen, fixierte pulmonale und ausgeprägte arterielle Hypertonie. Weitere Informationen findest du im Kapitel Anästhesie (S. 46).

Inhalative Sedierung. Patient*innen, die **trotz der Anwendung von ≥ 3 i. v. applizierten Substanzen** am oberen Dosislimit **unzureichend sediert** sind, können zusätzlich ein volatiles Anästhetikum (S. 88) wie Isofluran erhalten. Volatile Anästhetika eignen sich auch gut zur **Sedierung unter Spontanatmung und Beatmungsentwöhnung** bei Patient*innen mit obstruktiven Lungenerkrankungen und hyperreagiblem Bronchialsystem. Da Intensivrespiratoren über **kein Kreisteil** verfügen, unterscheidet sich die Anwendung für Sedierungszwecke von der Anwendung in der Anästhesie (S. 88): Tubusnah wird ein **spezieller Filter** (AnaConDa, Anaesthesia Conserving Device, **Abb. 8.1**) in das Beatmungssystem eingeschaltet, der über seine spezielle Oberfläche das kontinuierlich zugeführte Anästhetikum in den Filter appliziert und dort verdampft. Bei der Ausatmung hält dieser spezielle Filter den Großteil des nunmehr gasförmigen Anästhetikums zurück, das mit der nächsten Inspiration wieder in den Patienten/die Patientin gelangt. Über einen patient*innenfern angebrachten **Aktivkohlefilter** wird das in der Exspirationsluft verbliebene Anästhetikum zurückgehalten, um die Kontamination der Raumluft sehr gering zu halten. Über einen **Atemgasmonitor** muss die Konzentration in der Atemluft gemessen werden: Die **Zielkonzentration** ist deutlich geringer als in der Anästhesie, z. B. bei Isofluran 0,2–0,5 Vol.-%.

MERKE

Die Anwendung **volatiler Anästhetika zur Sedierung** geschieht außerhalb der Zulassung (**„Off Label Use“**)!

8.1.3 Opioide zur Analgesie auf Intensivstationen

Morphin. Morphin ist das **am häufigsten** zur Analgesie auf Intensivstationen verwendete Medikament. **Bolusgaben** (1–3–5 mg bei Bedarf) sind der Anwendung über Perfusor (2–10 mg/h) **vorzuziehen**. Letzteres kann jedoch v. a. bei palliativer Situation sehr gut zur Analgesie und zur Linderung der Atemnot dienen. Insbesondere bei Niereninsuffizienz besteht Kumulationsgefahr, hier kann Piritramid verwendet werden.

Sufentanil. Sufentanil ist ein **synthetischer μ-Opioid-Rezeptor-Agonist** mit v. a. analgetischer, aber auch leicht sedierender Komponente. Aufgrund der **guten Steuerbarkeit** ist Sufentanil ein Standard-Opioid in der Intensivmedizin geworden. Der erforderliche Dosisbereich liegt meist bei 0,3–1 μg/kg KG/h.

Remifentanil. Remifentanil ist ein reiner Agonist an μ-Opioid-Rezeptoren mit **extrem kurzer Halbwertszeit** und **ohne Kumulation**. Der **Einsatz** in der Intensivmedizin ist auf bestimmte Indikationen und die eher kurzzeitige Analgosedierung **beschränkt**. In der Intensivmedizin sind Dosierungen im Bereich von 2,5–6,0 μg/kg KG/h (≙ 0,04–0,10 μg/kg KG/min) sinnvoll.

Praxistipp

Beim Einsatz von Remifentanil ist zu beachten, dass die starke analgetische Wirkung aufgrund der sehr kurzen Wirkdauer abrupt endet, sobald die kontinuierliche Zufuhr gestoppt wird. Vor Beenden der Zufuhr ist – sofern Schmerzen zu erwarten sind – ein länger wirksames Analgetikum zu verabreichen.

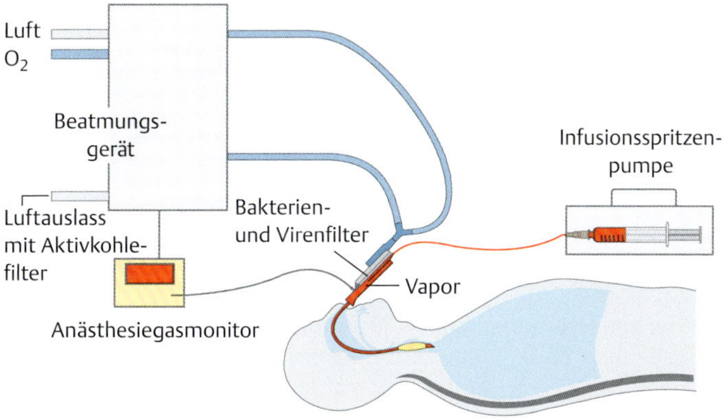

Abb. 8.1 Verabreichung volatiler Anästhetika über ein patient*innennahes Applikationssystem (AnaConDa): Über die Infusionsspritzenpumpe wird ein volatiles Anästhetikum (Isofluran oder Sevofluran) in das patient*innennahe Applikationssystem transportiert. Das Applikationssystem besteht aus einem Miniaturverdampfer (Vapor) und einem Bakterien- und Virenfilter mit passiver Luftbefeuchtungsfunktion. (Quelle: nach Rathgeber, Grundlagen der maschinellen Beatmung, Thieme, 2010)

8.2 Beatmungstherapie

Key Point

- **Bei unzureichender eigener Atmung (respiratorische Partial- oder Globalinsuffizienz) ist eine Atemunterstützung in Form von maschineller Beatmung indiziert.**
- **Ziel der Beatmung ist die Sicherstellung einer adäquaten Oxygenierung (p_aO_2) mit gleichzeitiger Normokapnie (p_aCO_2).**
- **Es wird unterschieden zwischen invasiver und nicht invasiver Beatmung, sowie unter assistierten und kontrollierten Beatmungsformen.**
- **Wenn möglich, sollte immer die Spontanatmung der Patient*innen erhalten bzw. angestrebt werden.**
- **Bei unzureichender Spontanatmung können assistierte Beatmungsformen (z. B. ASB, PSV, SIMV) den Atemantrieb unterstützen.**
- **Bei fehlendem eigenen Atemantrieb oder notwendiger tiefer Analgosedierung werden kontrollierte Beatmungsformen (IPPV, PCV) angewendet.**
- **Für kritisch kranke Patient*innen mit unzureichendem Atemantrieb können kombinierte Verfahren mit kontrollierter Beatmung verwendet werden (BIPAP, APRV), die den Patient*innen die Möglichkeit der Spontanatmung geben.**

8

8.2.1 Indikationen

Zielsetzung. Das Ziel einer maschinellen Beatmung mit einem Intensivrespirator ist es, bei respiratorisch insuffizienten Patient*innen eine dem Bedarf angepasste **Ventilation** (= **Oxygenierung + Eliminierung von CO_2**) zu gewährleisten. Die Beatmung kann dabei **„via naturalis"** mit maschineller Unterstützung durch ein **nicht invasives Beatmungsverfahren** (z. B. CPAP-Maske oder NIV-Helm) oder alternativ als **invasive Beatmung** über einen Endotrachealtubus oder eine Trachealkanüle sichergestellt werden.

Akute respiratorische Insuffizienz (ARI). Eine ARI kann sich mit führender Hypoxie ($paO_2 < 60$ mmHg, hypoxische respiratorische Insuffizienz) oder als Hypoxie mit Hyperkapnie ($paCO_2 > 45$ mmHg, hyperkapnische respiratorische Insuffizienz) manifestieren. Pulmonale Ursachen sind z. B. Pneumonien und Atelektasen, extrapulmonale Ursachen z. B. Lungenödem, Schock, Schädel-Hirn-Trauma oder Sepsis. **Klinische Hinweise** sind Dyspnoe, Tachy- oder Bradypnoe, Einsatz der Atemhilfsmuskulatur, zunehmende Zyanose und Hypoxämie ($p_aO_2 < 70$ mmHg bei Sauerstoffgabe über Maske), Bewusstseinsstörungen, Hyperkapnie ($p_aCO_2 > 55$ mmHg; bei chronischer Hyperkapnie gelten höhere Werte) und respiratorische Azidose.

MERKE

Normwerte:
- p_aO_2 bei Raumluftatmung: 70–100 mmHg (altersabhängig)
- p_aCO_2: 35–45 mmHg
- bei Patient*innen mit struktureller Lungenerkrankungen (z. B. COPD) u. U. stark abweichende „Normalwerte"!

Indikationen zur Beatmung. Eine maschinelle Unterstützung der Spontanatmung ist indiziert bei **reversiblen Einschränkungen des pulmonalen Gasaustauschs und/oder der Atemmechanik** (z. B. muskuläre Erschöpfung), wenn andere Maßnahmen (z. B. Sauerstoffgabe über Gesichtsmaske oder Physiotherapie) nicht erfolgreich oder erfolgversprechend sind. Die **Entscheidung** zur maschinellen Beatmungstherapie kann **nicht an starren Grenzwerten festgemacht werden**, sondern sollte immer im Einzelfall und abhängig vom Verlauf gefällt werden: Beispielsweise müssen Patient*innen mit Schädel-Hirn-Trauma zur Vermeidung eines Hirndruckanstiegs bereits bei leicht erhöhten p_aCO_2-Werten beatmet werden. Andererseits werden solche Werte von Patient*innen mit chronisch obstruktiver Lungenerkrankung (COPD) und in deren Folge chronischer Hyperkapnie oft problemlos toleriert.

MERKE

Bei **fehlenden Schutzreflexen** (Aspirationsgefahr), **Bewusstlosigkeit** (GCS ≤ 8 Punkte) oder **Schwellung der oberen Atemwege** müssen Patient*innen **intubiert** werden oder bleiben, um die Atemwege zu sichern.

8.2.2 Parameter der Beatmungstherapie

Inspiratorische Sauerstoffkonzentration (F_iO_2). Die F_iO_2 wird abhängig vom erreichten (arteriellen) Sauerstoffpartialdruck (p_aO_2) im Blut gewählt: Der Zielwert bei Erwachsenen ist ein p_aO_2 von ca. 80–100 mmHg (Faustregel: 100–Alter/3), vorausgesetzt die Erkrankung macht keinen höheren (z. B. Schock) oder niedrigeren (z. B. vorbestehende strukturelle Lungenerkrankung) Wert erforderlich.

PEEP (Positive End-Exspiratory Pressure). Insbesondere unter kontrollierter Beatmung in Rückenlagerung bilden sich sehr schnell Atelektasen (S. 169). Ein PEEP, also ein **positiver Atemwegsdruck am Ende der Exspirationsphase**, verhindert ein Kollabieren von Alveolen und konsekutiv evtl. von ganzen Lungenarealen. Zudem werden so auch kollabierte **Alveolen wiedereröffnet** und damit die gasaustauschende Oberfläche vergrößert (**„Recruitment"**) und die Scherkräfte im Lungenparenchym verringert, die durch periodisches Derekrutieren und Rekrutieren entstehen. Ein PEEP kann so auch einen **pulmonalen Rechts-Links-Shunt** (Blutfluss durch nicht belüftete Lungenanteile → Beimischung von desoxygeniertem Blut in das pulmonalvenöse Blut und damit auch in den systemischen Kreislauf) **reduzieren**. Vor allem bei pulmonal kompromittierten Patient*innen (z. B. durch Atelektasen, Lungenödem, Pneumonie) kann ein PEEP die Lungenmechanik (**Compliance**) verbessern und eine bessere Oxygenierung erreichen. Ein PEEP kann **bei jeder Beatmungsform** eingesetzt werden und gehört grundsätzlich zum Konzept der **lungenprotektiven Ventilation**.

Atemminutenvolumen (AMV), Atemfrequenz (AF) und Atemzugvolumen (AZV). Das AMV errechnet sich aus dem **Produkt von AF und AZV** (= Tidalvolumen V_T, ventiliertes Volumen pro Atemzug). Die Werte AMV, AZV und AF werden in der Regel **anhand des p_aCO_2-Wertes eingestellt**, um eine Normokapnie zu erreichen (p_aCO_2 ca. 37–42 mmHg), sofern die Grunderkrankung keine anderen Werte erforderlich macht (z. B. COPD mit chronischer Hyperkapnie). Bestimmte Grenzen sollten dabei aber nicht überschritten werden: Die **AF** darf **nicht so hoch gewählt** werden, dass nicht mehr ausreichend Zeit zur Exspiration bleibt und das **AZV** sollte grundsätzlich **nicht > 6–8 ml/kg** (idealem) **Körpergewicht** betragen (Komponente der lungenprotektiven Beatmung).

Beatmungsdruck. Hier wird zwischen maximalem Druck („**Peakdruck**"), also dem maximal während der Inspirationsphase vorhandenen Atemwegsdruck, und **Plateaudruck** (regelhaft gleich hoch oder niedriger als der Peakdruck) differenziert. Die Differenz von Plateaudruck und PEEP bezeichnet man als **driving pressure (Δp)**. Er sollte unter Beachtung der Lungenprotektion den Wert von 15 cmH_2O (entspricht etwa 11 mmHg) nicht überschreiten.

Atemzeitverhältnis (I:E Verhältnis). Der Quotient aus Inspirations- und Exspirationszeit liegt physiologischerweise bei etwa 1 : 1,5 und kann während kontrollierter mechanischer Ventilation zugunsten der In- oder Exspirationszeit verändert werden. Eine Veränderung zugunsten der Inspirationszeit über den Wert von I : E = 1 : 1 hinaus nennt man Beatmung mit umgekehrtem Atemzeitverhältnis (Inverse Ration Ventilation, IRV). Sie ist mit einer Erhöhung des mittleren Beatmungsdrucks verbunden und kann zur Verbesserung der Oxygenierung beim Lungenversagen eingesetzt werden, indem „langsamere" Lungenkompartimente besser belüftet werden.

8.2.3 Beatmungsverfahren

Stufen der Beatmungstherapie.

- **Physiotherapeutische Maßnahmen** wie Lagerungstherapie, Vibrationsmassage, Sekretmobilisation und Bronchialtoilette (d. h. regelmäßiges Abhusten oder Absaugen des Trachealsekrets) können den Gasaustausch deutlich verbessern.
- Besteht eine **Spontanatmung** oder kann der Patient/die Patientin das Beatmungsgerät durch eigene Atemzüge triggern, können häufig **unterstützende** (assistierte) **Beatmungsmodi** gewählt werden (z. B. CPAP/ASB, PSV).
- Bei fehlender Spontanatmung ist ein druck- oder volumenkontrolliertes Beatmungsverfahren erforderlich (z. B. IPPV, CMV, PCV, VCV).
- Zudem existieren **kombinierte Verfahren**, die eine Spontanatmung des Patienten/der Patientin zulassen, andererseits aber auch ein gewisses Maß an kontrollierter Beatmung gewährleisten (z. B. BiPAP, BiLevel, APRV, SIMV).

Assistierte Beatmungsverfahren (ASB). Diese Verfahren **unterstützen** in einem bestimmten Maß die **Spontanatmung** des Patienten/der Patientin.

- Der **CPAP-Modus** (Continuous Positive Airway Pressure = PEEP + Spontanatmung) erlaubt eine **ungehinderte Spontanatmung** des Patienten/der Patientin und stellt einen **kontinuierlichen positiven Atemwegsdruck** sicher. Das Verfahren kann im Rahmen von **nicht invasiven Beatmungsformen** (Non-Invasive Ventilation, NIV) auch bei nicht intubierten Patient*innen angewendet werden: Über eine dichtsitzende **CPAP-Gesichtsmaske** oder einen **CPAP-Helm** kann auch ohne Endotrachealtubus ein kontinuierlicher positiver Atemwegsdruck erreicht werden (Indikationen: z. B. Schlafapnoesyndrom/OSAS, Lungenödem, Pneumonie).
- Der **ASB- oder PSV-Modus** (Assisted Spontaneous Breathing bzw. Pressure Support Ventilation) bewirkt eine **durch das Beatmungsgerät unterstützte Spontanatmung**: Das Beatmungsgerät unterstützt die Atemzüge des Patienten/der Patientin durch eine Erhöhung des positiven Beatmungsdrucks, der die Spontanventilation verstärkt (augmentierende Beatmungsform). Sobald der Patient/die Patientin eine inspiratorische Anstrengung unternimmt, wird das Gerät „angetriggert" und gewährt einen zuvor eingestellten Unterstützungsdruck. **Atmet der Patient/die Patientin nicht selbst** (**Apnoe**), findet grundsätzlich keine Ventilation statt. Aus Sicherheitsgründen setzt in diesen Fällen setzt bei modernen Intensivrespiratoren eine programmierbare, kontrollierte „Apnoe-Beatmung" ein.

- Im **SIMV-Modus** (Synchronized Intermittent Mandatory Ventilation) kann der Patient/die Patientin Atemzüge in einem gewissen Umfang selbst triggern. **Innerhalb eines bestimmten Zeitfensters** erfolgt die **obligatorische** („Mandatory") **Beatmung**, synchronisiert mit der inspiratorischen Anstrengung des Patienten/der Patientin. Atmet der Patient/die Patientin nicht oder nicht ausreichend selbst, wird er/sie durch das Beatmungsgerät mit einer eingestellten Mindestfrequenz beatmet.

Kontrollierte Beatmungsverfahren. Diese Verfahren werden bei Patient*innen eingesetzt, bei denen die **Spontanatmung** – medikamentös (tiefe Sedierung) oder erkrankungsbedingt – **komplett ausgefallen** ist oder die assistierte Spontanatmung keinen ausreichenden Gasaustausch sicherstellt:

- Bei der **volumenkontrollierten Beatmung** (VCV = Volume Controlled Ventilation, **Abb. 8.2**) werden AF und AZV vorgegeben und es resultieren ein entsprechender Atemwegsdruck (P_{insp}) und ein entsprechendes AMV. Der Flussverlauf des Atemgases (**Inspirationsflow**) ist dabei **über die Zeit konstant**, so dass bei jedem Atemzug mit zunehmender Dehnung der Lunge der Beatmungsdruck ansteigt und kurz vor der Exspiration sein Maximum erreicht. Eine einstellbare **Druckbegrenzung** verhindert unkontrollierte Anstiege des Beatmungsdrucks (sog. **volumenkontrollierte, druckregulierte Beatmung**).
- Bei der **druckkontrollierten Beatmung** (PCV = Pressure Controlled Ventilation, **Abb. 8.3**) werden die AF und ein maximales Druckniveau ($DN = P_{max}$) eingestellt, das bei der Inspiration gehalten wird. Der Inspirationsflow nimmt mit der Zeit exponentiell ab, um einen konstanten Beatmungsdruck während der Inspiration trotz im Verlauf der Inspiration abnehmender Lungendehnbarkeit (Compliance) zu gewährleisten (**dezelerierender Flow**). Bei der PCV ist das Atemzug- bzw. Atemminutenvolumen abhängig von der Compliance von Lunge und Thorax. Durch Einstellung von Volumengrenzen kann hier die Hypo- bzw. Hyperventilation vermieden werden.
- Es existieren Mischformen zwischen VCV und PCV, z. B. VCV mit AutoFlow. Hier werden die Vorteile der volumenkonstanten Beatmung der VCV mit einem dezelerierenden Inspirationsflow kombiniert. Ändert sich die respiratorische Compliance des Patienten/der Patientin, wird der Beatmungsdruck angepasst (Unterschied zur reinen PCV). Gleichzeitig werden Spitzendrucke durch den dezelerierenden Inspirationsflow gering gehalten (Unterschied zur reinen VCV).

Praxistipp
VCV und PCV gelten hinsichtlich des Gesamtergebnisses als gleichwertige Verfahren, vorausgesetzt, dass lungenprotektive Grenzwerte (z. B. Spitzen- und Plateaudruck) beachtet werden.

Kombinierte Verfahren.

- Im **BiPAP-Modus** (Biphasic Positive Airway Pressure; auch als „BiVent" oder „BiLevel" bezeichnet) werden vom Gerät abwechselnd **zwei unterschiedlich hohe PEEP-Niveaus** generiert. Bei jedem Wechsel des Druckniveaus resultiert ein neuer Atemzug bzw. Ventilation. Die Frequenz des Wechsels entspricht der Beatmungsfrequenz. Auf beiden Druckniveaus kann der Patient/die Pa-

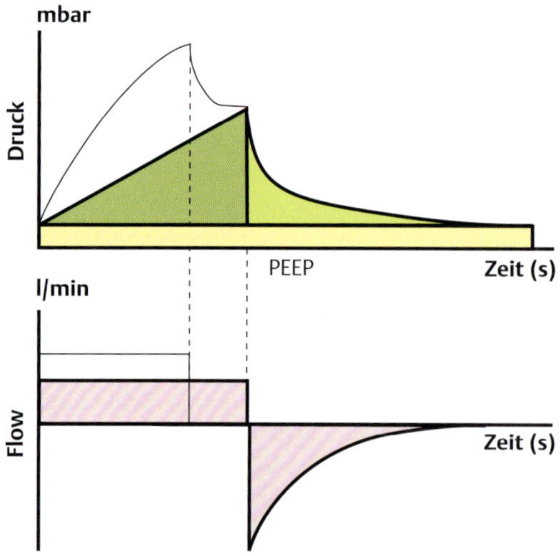

Abb. 8.2 Druck-Zeit-Diagramm und Flow-Zeit-Diagramm bei volumenkontrollierter Beatmung (VCV). (Quelle: Oczenski, Atmen – Atemhilfen, Thieme, 2023)

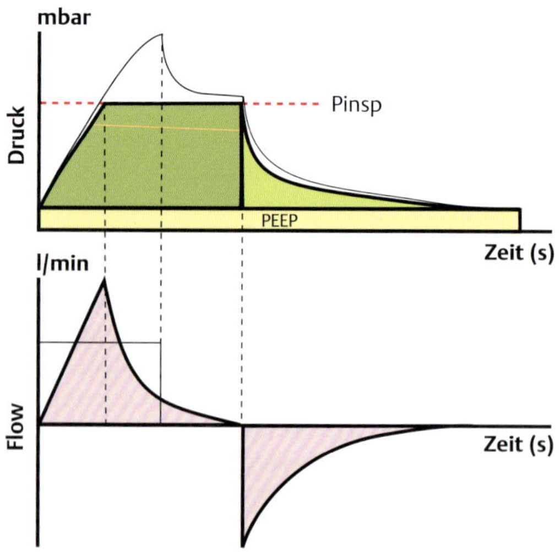

Abb. 8.3 Druck-Zeit-Diagramm und Flow-Zeit-Diagramm bei druckkontrollierter Beatmung (PCV). (Quelle: Oczenski, Atmen – Atemhilfen, Thieme, 2023)

tientin spontan und zusätzlich mit eingestellter Druckunterstützung atmen, sodass sich dieses Beatmungsverfahren v. a. für das **Weaning** (s. u.) eignet, da es die Spontanatmung des Patienten/der Patientin unterstützt und zudem eine Mindestventilation sicherstellt.

- **APRV** (**Acute Pressure Release Ventilation**) ist ein dem BiPAP-Modus ähnliches Verfahren. Der wichtigste Unterschied ist, dass die Dauer der Exspiration im Vergleich zum BiPAP-Modus deutlich verkürzt ist. Die **zeitliche Betonung des hohen Druckniveaus** bei APRV soll v. a. die Oxygenierung verbessern: Das obere Druckniveau wird jeweils nur sehr kurzzeitig abgesenkt, was einem **umgekehrten Atemzeitverhältnis** (Exspiration deutlich kürzer als Inspiration; Inversed Ratio Ventilation, IRV) entspricht. Aufgrund der kurzen Exspiration kann der Patient/die Patientin praktisch nur auf dem hohen Druckniveau spontan atmen. Bei Menschen mit COPD ist APRV aufgrund des unphysiologischen Atemzeitverhältnisses kontraindiziert.

8.2.4 Beatmungsinduzierte Komplikationen

Die wichtigsten und häufigsten Probleme während der maschinellen Beatmung sind direkte Schädigungen der Lunge (**Baro-, Volu- oder Biotrauma**; VALI = **V**entilator **A**ssociated **L**ung **I**njury) und die **Respirator-assoziierte Pneumonie** (VAP = Ventilator Associated Pneumonia).

Mechanische Schädigungen der Lunge. Bei der physiologischen Atmung entstehen minimale Druckunterschiede bzw. ein Unterdruck im Tracheobronchialsystem, die die treibende Kraft der Einatmung darstellen. Bei der Beatmung wird die **Luft** jedoch **mit Überdruck in die Lunge gepresst**. Es hat sich gezeigt, dass der driving pressure ($\Delta p = p_{plat} - PEEP$) am ehesten mit dem biophysikalischen Schädigungspotenzial der Überdruckbeatmung korreliert. Der Δp hängt wiederum erheblich von Tidalvolumen und Beatmungsdruck ab. Insbesondere bei längerer Beatmungsdauer sind ausgeprägte Schädigungen bis hin zu einer Lungenfibrose (bindegewebiger Umbau der Lungenschädigungen) möglich. Weitere Prinzipien der lungenprotektiven Beatmung sind die **individuelle Titrierung des PEEP-Niveaus**, um eine optimale Lungenmechanik (Compliance) zu erreichen, das **Anstreben möglichst geringer inspiratorischer Sauerstofffraktionen** (FiO_2) und das **Zulassen erhöhter pCO_2-Werte**, solange ein Serum-pH > 7,25 gehalten werden kann (permissive Hyperkapnie).

MERKE

Es muss daher – insbesondere bei vorgeschädigten Lungen – immer darauf geachtet werden, dass der **driving pressure (= p_{plat}– PEEP) 15 cmH_2O bzw. 11 mbar** und das Tidalvolumen 5 bis maximal 8 ml/kg (ideales) Körpergewicht nicht überschreitet („**lungenprotektive Beatmung**"). Es ist bewiesen, dass eine Reduktion des Tidalvolumens von 12 ml/kg KG auf 6 ml/kg KG die Sterblichkeit bei ARDS deutlich senkt!

Ventilator-assoziierte Pneumonien (VAP). Bei der Spontanatmung werden **Sekret und Bakterien durch tracheale Zilien und den Hustenstoß** effektiv **eliminiert**. Während der **Beatmung** über einen Tubus (bzw. eine Trachealkanüle) bei bronchialer Inflammation und eingeschränktem Hustenstoß ist dies **weniger gut möglich**, so dass sich häufig Pneumonien entwickeln. Sekret aus Mund- und Rachenraum kann außerdem auch geblocktem Endotrachealtubus zu Mikroaspirationen führen. **8–28 % aller beatmeten Patient*innen** entwickeln eine VAP (S. 165). Das Risiko steigt etwa ab dem 5. Beatmungstag deutlich an. Das **Keimspektrum** umfasst grampositive Kokken (z. B. Staph. aureus) und häufig auch gramnegative Stäbchenbakterien (E. coli, Pseudomonas spp., Klebsiella, Enterobacteriaceae, Acinetobacter spp.), die multiple Resistenzen gegen Antibiotika (S. 156) aufweisen können.

MERKE

Zur **Vermeidung von VAPs** müssen **regelmäßig präventive Maßnahmen** (Händehygiene, Absaugen von Speichel und Trachealsekret, ausreichende Blockung des Tubuscuffs, konsequente Verwendung von HME-Filtern [Heat- and Moisture-Exchanger, d. h. Bakterienfilter, die die Atemluft erwärmen und anfeuchten]) ergriffen werden. Die **Dauer der invasiven Beatmung** ist möglichst gering zu halten!

8.2.5 Entwöhnung vom Respirator

Grundsätzliches Vorgehen. Bei allen beatmeten Patient*innen muss **täglich** geprüft werden, ob eine Entwöhnung bzw. Trennung vom Beatmungsgerät möglich ist. Methode der Wahl ist hier ein Pausieren der Sedierung und ein sog. **Spontanatmungsversuch** (Spontaneous Breathing Trial, SBT): Dies kann als komplette Trennung des Patienten/der Patientin vom Beatmungsgerät („T-Stück") oder im PSV-Beatmungsmodus mit minimaler Druckunterstützung und möglichst ohne PEEP für eine Dauer von 30 min durchgeführt werden. Während dieser Zeit wird der Patient/die Patientin **engmaschig** ärztlich und pflegerisch **beobachtet**, um zu entscheiden, ob er anschließend extubiert werden kann oder weiter beatmet werden muss. Als **Entscheidungshilfen** dienen hier z. B. der **Rapid Shallow Breathing Index** (RSBI = AF/AZV

8

in Liter, Sollwert < 105 $l^{-1}min^{-1}$, der Gesamtzustand des Patienten/der Patientin, der Einsatz der Atemhilfsmuskulatur und die Blutgasanalyse.

Problematik bei länger dauernder Beatmung. Patient*innen, die über einen längeren Zeitraum kontrolliert beatmet wurden, können wegen der **Atrophie der Atemmuskulatur**, die mit zunehmender Beatmungsdauer zunimmt, häufig erst erfolgreich vom Beatmungsgerät getrennt werden, wenn sie von dessen Unterstützung **langsam abtrainiert** („entwöhnt", engl. „Weaning") wurden.

Praktisches Vorgehen bei der Entwöhnung von der Beatmung („Weaning"). Das Weaning kann erfolgen, in dem die kontrollierte Beatmung **auf** eine **assistierte Beatmungsform umgestellt** wird. Dies sollte nach einem festen Plan geschehen. Sie kann damit beginnen, dass der Patient/die Patientin am ersten Tag z. B. 6 × für jeweils 30 min assistiert beatmet wird. Ist dies erfolgreich, wird am nächsten Tag auf 6 × 60 min ausgeweitet (usw.). Erreicht ein Patient/eine Patientin die nächste Stufe nicht, muss die vorherige wiederholt werden und die Rahmenbedingungen sind zu überprüfen. Atmet der Patient/die Patientin **kontinuierlich** ohne wesentliche maschinelle Unterstützung in einem **assistierten Beatmungsmodus**, und sind die **Extubationskriterien** (s. u.) **erfüllt**, kann die Trennung vom Beatmungsgerät erfolgen.

8

Praxistipp

Vor Beginn des Weanings sollten die Rahmenbedingungen (z. B. ausreichende Ernährung, ausreichender Phosphatspiegel) optimiert werden, um ein Weaningversagen zu verhindern.

Weaningprotokolle. Ein **standardisiertes Vorgehen** (z. B. etablierte SOP [Standard Operating Procedures]) zur Entwöhnung vom Respirator mit festgelegten Stufenschemata) kann den Erfolg des Weaning deutlich erhöhen. Darüber hinaus gibt es auch **automatische Weaningprotokolle** in modernen Intensivrespiratoren, die diesen Prozess zu automatisieren versuchen.

Extubationskriterien. Die **Atemwege** müssen **frei** sein, die **Schutzreflexe** (Schlucken, Husten) und die **Spontanatmung** (erwachsener „Standardpatient"/erwachsene „Standardpatientin": AF > 7/min, AZV > 450 ml, SpO_2 > 95 %, F_iO_2 < 40 % ohne Druckunterstützung [ASB]) müssen **ausreichen**. Die bronchiale/pulmonale **Sekretproduktion** sollte **möglichst gering** sein. Der Patient/die Patientin muss **Aufforderungen adäquat befolgen** können. Ist eine F_iO_2 > 40 %, ein PEEP > 5 mbar oder ein ASB > 5 mbar erforderlich, sinkt die Wahrscheinlichkeit deutlich, dass der Patient/die Patientin nach der Extubation längerfristig eine ausreichende Ventilation erreicht. Ist die Spontanatmung nach der Extubation nicht adäquat, muss der Patient/die Patientin nicht invasiv beatmet bzw. endotracheal reintubiert werden, bevor er sich respiratorisch erschöpft.

MERKE

Wird eine **Reintubation** notwendig, **erhöht** dies die gesamte **Beatmungsdauer**, die **Liegedauer** auf der Intensivstation und die **Mortalität**!

Anlage eines Tracheostomas. Bei einer **protrahierten Beatmung (> 10–14 Tage)** über einen Endotrachealtubus ohne Aussicht auf baldmögliche Extubation und einem Weaningversagen in dieser Phase, ist die Anlage eines Tracheostomas (s. u.) zu erwägen – auch wenn dessen Nutzen bei Langzeitbeatmeten nicht generell bewiesen ist.

8.3 Tracheotomie

Key Point

- **Eine Tracheotomie bezeichnet einen künstlichen Atemweg unterhalb der Stimmbandebene.**
- **Das Verfahren kann dilatativ (mittels Punktion) oder plastisch (operativ) durchgeführt werden.**
- **Die Tracheotomie ist bei einer absehbaren langen Beatmungsdauer (> 3–4 Wochen), mehrfachem Weaningversagen oder neuromuskulären Erkrankungen indiziert.**
- **Im Notfall („cannot intubate, cannot ventilate") kann als allerletzter Ausweg eine Koniotomie oder eine chirurgische Notfalltracheotomie lebensrettend sein.**

Definition . Als Tracheotomie wird die konventionell chirurgische oder perkutan dilatative **Anlage eines künstlichen Atemwegs** im Bereich der Trachea (meist im 2. oder 3. Knorpelspangenzwischenraum) bezeichnet.

Stellenwert. Die Tracheotomie ist der **häufigste operative Eingriff in der Intensivmedizin**. Jährlich werden in Deutschland etwa 31 000 Tracheotomien durchgeführt, etwa die Hälfte als perkutane Dilatationstracheotomien (PDT).

MERKE

Die weiteren Ausführungen gelten für die **elektive Tracheotomie auf der Intensivstation**, jedoch nur eingeschränkt für Notfalltracheotomien! Bei Hypoxie/Anoxie muss die Trachea bei Unmöglichkeit eines alternativen Atemwegzugangs innerhalb von 2–3 min eröffnet werden, was selbst für die Erfahrensten mit einer Punktions-/Dilatationstracheotomie nicht möglich ist. Daher wird **im Notfall immer eine offene chirurgische Tracheotomie oder** Notkoniotomie (S. 205) durchgeführt.

Indikationen. Die Indikation muss aufgrund der möglichen Komplikationen (s. u.) streng gestellt werden. Ist eine **Beatmungsdauer > 3–4 Wochen absehbar** erforderlich, kann bereits in der frühen intensivmedizinischen Behandlungsphase (z. B. nach 5–7 Tagen) eine Tracheotomie durchgeführt werden. Kann die voraussichtliche Intubationsdauer nicht abgeschätzt werden, muss die Indikation täglich erneut geprüft werden. Weitere Indikationen sind **mehrere erfolglose Weaningversuche**, **Obstruktionen der oberen Luftwege** (z. B. durch Entzündung, Trauma, Verbrennung, Verätzung, Tumor) oder **neuromuskuläre Erkrankungen**.

Durchführung der konventionellen plastischen Tracheotomie.

- Einleitung einer Allgemeinanästhesie und Relaxierung (im Notfall auch in Lokalanästhesie)
- Lagerung des Patienten/der Patientin mit leicht überstrecktem Kopf
- steriles Waschen und Abkleben des Operationsgebiets
- Setzen eines ca. 3–4 cm langen, medianen, vertikalen (oder horizontalen) Hautschnitts vom Unterrand des Ringknorpels (Cartilago cricoidea) bis zum Jugulum
- stumpfes Präparieren bis zur Trachea, Eröffnen der Trachea, Vernähen der Trachealwand mit den Halsweichteilen
- Einführen der Trachealkanüle und Extubation
- Lagekontrolle (Auskultation, Röntgen-Thorax).

Durchführung einer Tracheotomie mittels perkutaner Dilatationstracheotomie. Bei diesen dilatativen Ein-Stufen-Verfahren wird die Trachea i. d. R. **mit** einer **Kanüle punktiert**, über die ein **Seldinger-Draht** unter bronchoskopischer Kontrolle in der Trachea platziert wird (**Abb. 8.4**). Anschließend werden Haut und Weichteile entlang des Drahtes aufgedehnt, sodass eine Trachealkanüle platziert werden kann (**Abb. 8.5**). Vorteilhaft ist, dass diese Verfahren **bettseitig durchführbar** sind (kein Transport des kritisch kranken Patienten/der kritisch kranken Patientin!) und die Tracheostomawunde nach Entfernen der Trachealkanüle **ohne weitere chirurgische Intervention** und mit kosmetisch i. d. R. gutem Ergebnis **abheilt**. Beispiele für solche Verfahren:

- Ciaglia Punktionstracheotomie (1985)
- Griggs Dilatationstracheotomie (1990)
- translaryngeale Tracheotomie nach Fantoni (1997)
- Ciaglia Blue Rhino-Verfahren (2000)
- PercuTwist-Technik nach Frova (2002).

Vorteile der Tracheotomie. Das **Weaning** ist nach Tracheotomie häufig **einfacher** als nach einer konventionellen translaryngealen endotrachealen Intubation. **Mund-, Larynx- und Kehlkopfschäden** werden **vermieden**, die **Mund- und Rachenpflege** sowie die endotracheale **Sekretabsaugung** sind **einfacher**. Insbesondere die Verkleinerung des Totraums und des Atemwegswiderstands **erleichtert die Atemarbeit** gegenüber der orotrachealen Intubation, weil die Trachealkanülen kürzer und meist dicklumiger als ein gewöhnlicher Tubus sind. Der **Patient*innenkomfort** ist **höher**, weil der Husten- und Würgereiz geringer ist und die Patient*innen mit speziellen Sprechkanülen auch **sprechen können**.

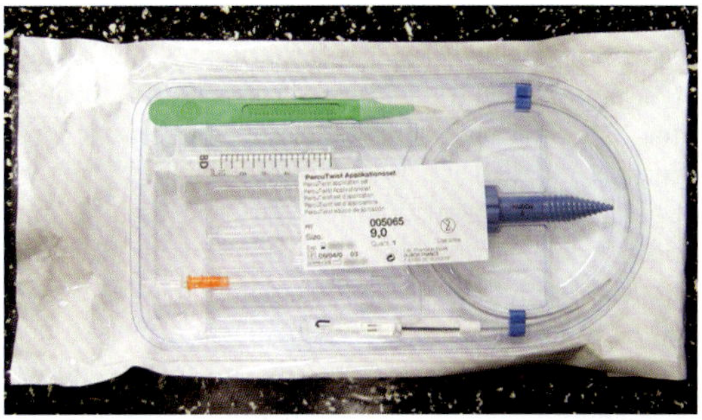

Abb. 8.4 Kommerzielles Fertig-Set für die Durchführung einer perkutanen Dilatationstracheotomie (Beispiel: PercuTwist).

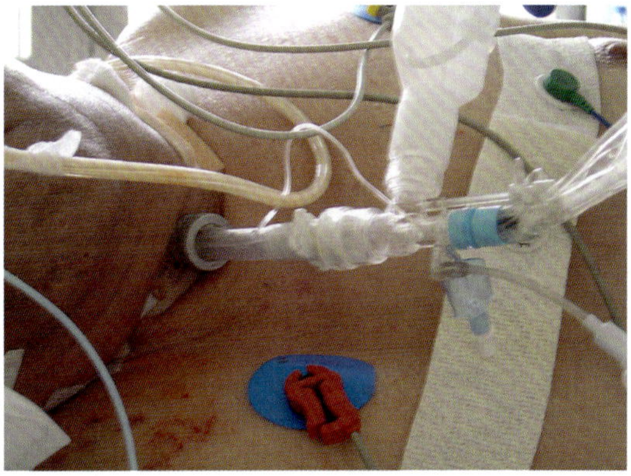

Abb. 8.5 Trachealkanüle nach Tracheotomie.

Nachteile und Komplikationen der Tracheotomie. Die Tracheotomie ist ein **invasiver Eingriff**, der leichte bis schwere Komplikationen bis hin zum Tod bewirken kann. Typische Komplikationen sind **arterielle oder venöse Blutungen**, **Verletzungen benachbarter Strukturen und Wundinfektionen**. Zu den mittelschweren bzw. schweren Komplikationen zählen ein **subkutanes Luftemphysem**, eine **Aspiration** oder die **Perforation der Hinterwand der Trachea** mit konsekutivem Pneumomediastinum. Im Bereich des Tracheostomas können sich **Stenosen der Trachea** entwickeln, die im weiteren Verlauf Probleme verursachen können (z. B. Stridor oder Unmöglichkeit, einen Tubus oder eine Trachealkanüle vorzuschieben): Bei einem Pneumothorax, einer akuten obstruktiven Atemwegsverlegung oder der Unmöglichkeit, nach einer versehentlichen oder absichtlichen Dekanülierung die

Trachealkanüle zu replatzieren, resultiert eine potenziell lebensbedrohliche Situation. Nach **Anlage einer perkutanen Tracheotomie** muss die Trachealkanüle **≥8 Tage belassen** werden, bevor ein sicherer Wechsel möglich ist: Wird sie innerhalb der ersten Tage nach Anlage akzidentell entfernt, darf sie nur unter bronchoskopischer Kontrolle und mit größter Vorsicht replatziert werden, da sich die Gewebeschichten gegeneinander verschieben und so den Atemwegszugang verschließen können („Kulissenphänomen"). Die Häufigkeit mittelschwerer und schwerer Komplikationen liegt bei dilatativen Verfahren – abhängig von der Erfahrung des/der Durchführenden – bei etwa 3 % und ist damit etwa vergleichbar mit der chirurgischen Tracheotomie.

8.4 Therapie mit kreislaufwirksamen Medikamenten

Key Point

- **Die Therapie mit kreislaufwirksamen Medikamenten ist bei vielen intensivmedizinischen Patient*innen zur Aufrechterhaltung eines ausreichenden Blutdrucks bzw. Herzzeitvolumens erforderlich.**
- **Durch verschiedene Katecholamine ist eine überwiegende Wirkung auf α-adrenerge (Noradrenalin) oder β-adrenerge Rezeptoren (Dobutamin, Adrenalin) möglich.**
- **Inodilatoren zeichnen sich durch eine Kombination von inotroper Wirkung am Herzen und vasodilatatorischen Wirkung aus.**
- **Die Therapie mit kreislaufwirksamen Medikamenten sollte über einen ZVK (eigenes Lumen) erfolgen und macht eine invasive Blutdruckmessung erforderlich.**

8.4.1 Indikationen

Viele intensivmedizinische Krankheitsbilder führen zu zentralen, peripheren und/oder kardialen Kreislaufstörungen (z. B. hämorrhagischer, septischer, anaphylaktischer, kardiogener Schock) mit Abfall des systemischen Blutdrucks. Kann ein **mittlerer arterieller Blutdruck** (MAD) **>60–65 mmHg nicht aufrechterhalten** werden und ist die Ursache **kein primärer Volumenmangel**, ist in der Regel die Gabe von gefäß- und kreislaufwirksamen Medikamenten notwendig. Bei manchen Erkrankungen (z. B. schweres Schädel-Hirn-Trauma, Subarachnoidalblutung, erhöhter Hirndruck) ist der Einsatz von Katecholaminen erforderlich, um einen **ausreichenden zerebralen Perfusionsdruck** (CPP) zu ermöglichen.

MERKE

Das **Ziel der Therapie mit Katecholaminen und Inodilatoren** ist ein für den jeweiligen Patienten/die jeweilige Patientin und das jeweilige Krankheitsbild **ausreichender systemischer Blutdruck und ein adäquates Herzzeitvolumen** zur Aufrechterhaltung einer ausreichenden Organperfusion.

Praxistipp

Bei allen Patient*innen, die über längere Zeit oder höher dosierte Katecholamine bzw. Inodilatoren benötigen, sind die Anlage eines ZVKs (S. 129) mit eigenem Schenkel für die Katecholamin- oder Inodilatorentherapie und eines arteriellen Katheters (S. 127) zur kontinuierlichen Blutdruckmessung indiziert.

8.4.2 Verfügbare Substanzen

Noradrenalin. **Noradrenalin** ist das **Katecholamin der Wahl zur Anhebung des systemischen Blutdrucks.** In niedrigen bis mittleren Dosisbereichen bewirkt es v. a. eine Erregung der **α-Adrenozeptoren** und somit einen Anstieg des systemischen Gefäßwiderstands. In hohen Dosisbereichen werden auch β-Rezeptoren erregt. Typische **Indikationen** sind ein erniedrigter peripherer Widerstand (z. B. bei septischem oder neurogenem Schock) und alle Zustandsbilder, die selektiv die Anhebung des systemischen Blutdrucks erfordern. Die erforderlichen Dosierungen liegen meist im Bereich von **0,05–0,5 µg/kg KG/min**. Bei höheren Dosierungen kann die Durchblutung der Körperperipherie und des Darms kritisch vermindert sein.

Adrenalin. In niedrigeren Dosierungen stimuliert das Katecholamin **Adrenalin v. a. β_1- und β_2-Adrenozeptoren** und bewirkt damit vorwiegend einen Anstieg der Herzfrequenz und eine Erhöhung der kardialen Kontraktilität (positive Inotropie). Durch die β_2-Aktivität wirkt es bronchodilatatorisch. Darüber hinaus hemmt es die Freisetzung von Mediatoren aus Mastzellen und basophilen Granulozyten. In hoher Dosis aktiviert es auch α-Adrenozeptoren und wirkt daher vasokonstriktiv. **Indikationen** sind die kardiopulmonale Reanimation (S. 219) (Mittel der Wahl), anaphylaktische Reaktionen und ein ausgeprägtes Low-Cardiac-Output-Syndrom (unzureichendes Herzzeitvolumen). Der Dosisbereich liegt in Abhängigkeit von der Schwere des Krankheitsbildes üblicherweise bei **0,05–0,5 µg/kg KG/min**, bei höheren Dosierungen resultieren eine ausgeprägte Zentralisierung und zunehmende kardiale Arrhythmien.

Dobutamin. **Dobutamin** ist ein synthetisches Katecholamin, das **v. a. auf β-Adrenozeptoren** ($\beta_1 > \beta_2$) wirkt und kardial eine positive Inotropie und Chronotropie bewirkt. Eine periphere Vasodilatation tritt durch die Stimulation von peripheren β_2-Rezeptoren bei fehlender α-Aktivität auf. Daher wird Dobutamin häufig mit (niedrig dosiertem) Noradrenalin kombiniert. **Indikationen** sind alle Zustände, bei denen eine Steigerung der Inotropie erforderlich ist (z. B. kardiogener Schock). Die erforderliche Dosis liegt bei **2–10 µg/kg KG/min**. Wie alle Katecholamine wirkt auch Dobutamin proarrhythmogen, jedoch deutlich weniger als Dopamin, dessen Anwendung in Europa weitgehend zugunsten von Dobutamin verlassen wurde.

Phosphodiesterase-3-Hemmer (PDE-3-Hemmer). Milrinon ist der in Deutschland am meisten verbreitete Wirkstoff aus dieser Gruppe. Diese Substanzen sind indiziert bei **akuter Herzinsuffizienz und kardialem Schock**. Sie bewirken über die Hemmung der Phosphodiesterase-3 eine Erhöhung des intrazellulären cAMP-Spiegels und dadurch einen vermehrten Ca^{2+}-Einstrom in die Kardiomyozyten. Dadurch verstärken sie vorwiegend die Kontraktilität (**positiv inotrope Wirkung**) und die Erschlaffungsfähigkeit, d. h. die Relaxationsgeschwindigkeit des Myokards (**positiv lusitrope Wirkung**). Peripher wirkt Milrinon **vasodilatatorisch**, weshalb es auch als **Inodilatator** bezeichnet wird (positive Inotropie + Vasodilatation). PDE-3-Hemmer sind **nur zur kurzzeitigen Anwendung zugelassen** (≤ 14 Tage) und **senken** – trotz klinisch guter Wirkung – **nicht die Mortalität** von Patient*innen mit akuter Herzinsuffizienz.

Levosimendan. Levosimendan ist ein Inodilatator, der zur relativ neuen Wirkstoffgruppe der **Kalzium-Sensitizer** gehört. Es wirkt **positiv inotrop** und **erhöht** die **myokardiale Durchblutung**. Der Wirkmechanismus beruht auf einer Erhöhung der Empfindlichkeit der kontraktilen Proteine des Myokards für Kalzium, zusätzlich bewirkt Levosimendan eine Relaxation der glatten Muskulatur in den Gefäßen, senkt dadurch die Vor- und die Nachlast und erhöht die koronararterielle Durchblutung. Durch die peripher vasodilatatorische Wirkung müssen arterielle Blutdruckabfälle häufig durch niedrig dosierte Vasopressoren (z. B. Noradrenalin) kompensiert werden. Im Gegensatz zu allen Katecholaminen und PDE-3-Hemmern **erhöht** Levosimendan die Herzfrequenz und den **Sauerstoffverbrauch des Herzens nicht**. Es ist zugelassen **zur Kurzzeitanwendung bei akut dekompensierter, schwerer chronischer Herzinsuffizienz**, ist jedoch auch **bei akuter Herzinsuffizienz und kardiogenem Schock** wirksam und wird dort „Off Label“ eingesetzt.

8.5 Antibiotikatherapie

Key Point

- **Vor Beginn jeder antibiotischen Therapie muss Material für die mikrobiologische Diagnostik (z. B. Trachealsekret, Blutkulturen, Urin) gewonnen werden.**
- **Die empirische antibiotische Therapie bei unbekanntem Erreger sollte breit erfolgen und die wichtigsten möglichen Erreger abdecken.**
- **Nach Identifikation des Erregers soll sofort eine gezielte antibiotische Therapie nach Resistogramm und nach Möglichkeit nicht mit einem Breitspektrum-Antibiotikum erfolgen („Deeskalation“).**

8.5.1 Grundprinzipien

Für die Therapie von Infektionen steht eine Vielzahl antimikrobieller Substanzen zur Verfügung, deren Einsatz jedoch sehr gezielt erfolgen muss, um dem Patienten/der Patientin keinen zusätzlichen Schaden zuzufügen und die Ausbreitung resistenter Erreger zu verhindern.

Voraussetzungen für den erfolgreichen Einsatz eines Antibiotikums.

- Die Krankheit wird durch Mikroorganismen ausgelöst.
- Die Erreger sind für das Antibiotikum sensibel.
- Am Zielort wird eine ausreichende Konzentration erreicht.
- Der Patient/die Patientin besitzt ausreichende Immunkompetenz.

Auswahl des geeigneten Antibiotikums. Das Antibiotikum sollte **individuell** für jeden Patienten/jede Patientin unter spezieller Berücksichtigung der individuellen Risikofaktoren **ausgewählt** werden, die Therapie sollte die **lokalen Resistenzen** des Krankenhauses **berücksichtigen**, **frühestmöglich empirisch begonnen** werden, nur **so lange wie nötig fortgeführt** werden und **sofort nach Erhalt der mikrobiologischen Diagnostik angepasst** (deeskaliert) werden, sog. **Tarragona-Strategie**:

- „**Hit hard**“: primär Therapie mit Breitbandantibiotikum (Acylaminopenicillin, Cephalosporin 3. Generation oder Carbapenem, evtl. kombiniert mit Fluorchinolon)
- „**Get to the Point**“: pharmakokinetische und -dynamische Optimierung, um effektive Konzentrationen am Wirkort zu erhalten (z. B. kontinuierliche Gabe von Antibiotika, deren konstanter Serumspiegel über die Zeit entscheidend für Wirkung ist)

- **„Look at your Patient"**: patientenindividuelle Risikofaktoren berücksichtigen, klinischen Verlauf während der Therapie beachten
- **„Listen to your Hospital"**: lokale Epidemiologie und Resistenzsituation beachten
- **„Focus, focus, focus"**: Deeskalation bzw. Anpassung der Antibiotikatherapie nach Erregernachweis; Therapie so schmal wie möglich, so breit wie nötig.

MERKE

Vor Beginn jeder antibiotischen Therapie müssen **Proben für die mikrobiologische Diagnostik** (immer ≥ 2 Paare periphere oder zentrale Blutkulturen, zusätzlich ggf. Trachealsekret, Urin) **abgenommen** werden!

8.5.2 Wichtige antibiotisch wirksame Substanzen

Tab. 8.2 gibt eine Übersicht über die wichtigsten Antibiotika-Klassen und einige wichtige Vertreter.

8

Tab. 8.2

Wichtige Antibiotikaklassen und Vertreter.

Gruppe	Beispiele für Substanzen	Standarddosierung (schwere Infektionen)	Erregerspektrum
Penicilline	Penicillin G	3 × 10–20 Mio. I. E.	Streptokokken, Pneumokokken, Meningokokken, Borrelien
	Flucloxacillin	4 × 1–2 g	Staphylokokken
Breitspektrum-Penicilline + β-Laktamase-Inhibitor	Ampicillin + Sulbactam	3 × 3 g	gut wirksam vom grampositiven bis in den gramnegativen Bereich
	Piperacillin + Tazobactam	3 × 4,5 g	sehr breites Wirkspektrum auch gegen gramnegative Keime, inkl. Pseudomonas
Cephalosporine			
1. Generation	Cefazolin	3 × 2 g	gut wirksam gegen grampositive Erreger
2. Generation	Cefuroxim	3 × 1,5 g	wie 1. Generation, etwas besser gegen gramnegative Stäbchen (cave: Pseudomonaslücke)
3a. Generation	Ceftriaxon	2 × 2 g	Mittel der Wahl bei Meningokokkenmeningitis; etwas schwächer gegen grampositive, etwas besser gegen gramnegative Erreger (cave: Enterokokken- und Pseudomonaslücke)
3b. Generation	Ceftazidim	3 × 2 g	gut wirksam gegen gramnegative Keime (inkl. Pseudomonas!), schwach gegen grampositive Erreger
4. Generation	Cefepim	3 × 2 g	gut wirksam gegen zahlreiche Erreger im gramnegativen Bereich (inkl. Pseudomonas), gute Wirksamkeit im grampositiven Bereich (Staphylokokken, Streptokokken)
5. Generation (4b. Generation)	Ceftarolin	2 × 600 mg	breit wirksam gegen Streptokokken und Staphylokokken inkl. MRSA; eingeschränkt wirksam im gramnegativen Bereich (keine Aktivität gegen Pseudomonas)
Carbapeneme	Imipenem + Cilastatin	3 × 1–2 g	breitestes Wirkspektrum aller β-Laktame: grampositive, gramnegative, anaerobe Keime (Wirklücken: Clostridium difficile, E. faecium, Legionellen, Mykoplasmen, MRSA)
	Meropenem	3 × 1 g	wie oben, noch etwas besser gegen Pseudomonas wirksam
Aminoglykoside	Gentamicin	1 × 0,4 g, dann nach Spiegel	v. a. im gramnegativen Bereich wirksam, nur zur Behandlung schwerster/lebensbedrohlicher Infektionen (Oto- und Nephrotoxizität!)
	Tobramycin	1 × 0,4 g, dann nach Spiegel	bei schwersten Infektionen mit multiresistentem Pseudomonas
Glykopeptide	Vancomycin	2 × 2 g, dann nach Spiegel	nur gegen grampositive Erreger (inkl. MRSA; cave: VRE!); oral auch bei schweren Fällen von Clostridium difficile-Infektionen; gut wirksam bei Blutstrominfektionen; Alternative bei gesicherter Penicillinallergie
Oxazolidinone	Linezolid	2 × 0,6 g	Reserveantibiotikum gegen grampositive Erreger (inkl. MRSA); nur bakteriostatisch; hohe Gewebe-, niedrige Blutkonzentrationen
Fosfomycin	Fosfomycin	3 × 3–5 g	Reserveantibiotikum, breit wirksam gegen viele grampositive und -negative (resistente) nosokomiale Keime; sehr gut gewebegängig

Tab. 8.2 Fortsetzung

Gruppe	Beispiele für Substanzen	Standarddosierung (schwere Infektionen)	Erregerspektrum
Gyrasehemmer	Ciprofloxacin	2 × 0,4 g	Breitbandantibiotikum mit hoher Wirksamkeit im gramnegativen Bereich (inkl. Pseudomonas) und bei intrazellulären Erregern; schwächer wirksam im grampositiven Bereich
	Levofloxacin	2 × 0,5g	im Vergleich zu Ciprofloxacin besser wirksam gegen intrazelluläre Erreger und im grampositiven Bereich, schwächer gegen Pseudomonas (cave: Anwendungsbeschränkung)
	Moxifloxacin	1 × 0,4 g	sehr wirksam gegen grampositive, gramnegative Erreger und Anaerobier; nicht ausreichend gegen Pseudomonas (cave: Anwendungsbeschränkung)
Nitroimidazole	Metronidazol	3 × 0,5 g	Anaerobier, Amöben, Flagellaten
Tetrazykline – Glycylcycline	Doxycyclin	2 × 0,1 g	grampositive, gramnegative und viele atypische Erreger
	Tigecyclin	initial 1 × 100 mg, dann 2 × 50 mg	Reserveantibiotikum bei schweren Infektionen mit multiresistenten Stämmen (MRSA, VRE, ESBL); Pseudomonaslücke (cave: Anwendungsbeschränkung)
Lincosamide	Clindamycin	3 × 0,6 g	Streptokokken, Staphylokokken, Anaerobier
Makrolide	Clarithromycin	2 × 0,5 g	ambulant erworbene Atemwegsinfekte; auch gegen atypische und intrazelluläre Erreger; nicht bei schweren Infektionen
Sulfonamide	Cotrimoxazol = Trimethoprim + Sulfomethoxazol	2 × 960 mg	breit wirksam, aber viele Neben- und Wechselwirkungen sowie Resistenzen, Einsatz v. a. bei Harnwegs- und Pneumocystis jirovecii-Infektionen

8

Tab. 8.3

Wichtige Infektionen und primäre antibiotische Therapie.

	häufige Erreger	Therapie der 1. Wahl
Endokarditis (akuter Verlauf, Nativklappen)	Staph. aureus, Pneumokokken	Flucloxacillin 3 × 4 g für 4–6 Wochen + Gentamicin 3 × 1 mg/kg KG für 3–5 Tage
Sepsis puerperalis	aerob-anaerobe Mischinfektion	Ampicillin + Sulbactam 3 × 2 g + Clindamycin 3 × 0,6 g
komplizierte Pyelonephritis, Urosepsis	E. coli, Klebsiellen, Enterobacter, Pseudomonas	Piperacillin + Tazobactam 3 × 4,5 g
Furunkel/Karbunkel	Staph. aureus	Flucloxacillin 3 × 1 g
Spondylodiszitis	Staph. aureus, E. coli, Strept. pyogenes	Flucloxacillin 3 × 4 g + Ceftriaxon 1 × 2 g
Peritonsillarabszess	Strept. pyogenes, anaerobe Mischinfektionen	Ampicillin + Sulbactam 3 × 3 g + operative Sanierung
ambulant erworbene, leichte Pneumonie	Pneumokokken, atypische Erreger (Mykoplasmen, Chlamydien, Legionellen)	Amoxicillin + Clavulansäure 3 × 1 g
ambulant erworbene, intensivpflichtige Pneumonie	Pneumokokken, atypische Erreger (s. o.), Pseudomonas, Enterobakterien	Piperacillin + Tazobactam 3 × 4,5 g + Clarithromycin 2 × 0,5 g (bei positivem Influenza-Schnelltest: Oseltamivir 2 × 75 mg)
Aspirationspneumonie	Pneumkookken, Staph. aureus, anaerobe Mundflora	Ampicillin + Sulbactam 3 × 3 g
nosokomial erworbene Pneumonie	Staph. aureus, resistente Krankenhaus-Problemkeime	Piperacillin + Tazobactam 3 × 4,5 g
Ventilator-assoziierte Pneumonie (VAP)	Staph. aureus, Pseudomonas, Stenotrophomonas, Serratia	Piperacillin + Tazobactam 3 × 4,5 g + ggf. Ciprofloxacin 3 × 0,4 g
schwere Weichteilinfektionen, z. B. nekrotisierende Fasziitis, Fournier-Gangrän	Mischinfektion mit Streptokokken, Staphylokokken, Anaerobiern	Piperacillin + Tazobactam 3 × 4,5 g + Clindamycin 3 × 0,6 g + Gentamicin 1 × 5 mg/kg KG
ambulant erworbene Meningitis	Pneumokokken, Meningokokken	Ceftriaxon 2 × 2 g + Ampicillin 6 × 2 g
Sepsis – unklarer Fokus	je nach Fokusverdacht	Piperacillin + Tazobactam 3 × 4,5 g

8.5.3 Antibiotische Therapie wichtiger Infektionen

Aufgrund der am Infektionsort häufig vertretenen Keime gibt es Empfehlungen, wie eine **empirische Antibiotikatherapie** bis zum endgültigen Erreger- und Resistenznachweis aussieht, wie also Infektionen „auf Verdacht" behandelt werden. Außerdem ist in jedem Fall die lokale Resistenzsituation („know your hospital") zu beachten. Im Rahmen dieses Kurzlehrbuchs möchten wir auf eine detaillierte Aufstellung verzichten und nur einen beispielhaften Überblick über einige wichtige Infektionen geben (**Tab. 8.3**).

8.6 Säure-Basen- und Elektrolyt-Haushalt

Key Point

- Der normale pH-Wert des Blutes liegt zwischen 7,35 und 7,45.
- Abweichungen können respiratorisch oder metabolisch bedingt sein und haben Auswirkungen auf den Elektrolythaushalt und die Sauerstoffbindungskurve.

8.6.1 Störungen des Säure-Basen-Haushalts

Definitionen. Störungen des Säure-Basen-Haushalts werden durch die **Änderung des pH-Werts** klassifiziert (**Tab. 8.4**) und können respiratorisch oder metabolisch bedingt sein. Respiratorische Störungen werden grundsätzlich metabolisch kompensiert, metabolische Störungen respiratorisch.

Respiratorische Störungen. Im Allgemeinen führen respiratorische Störungen über **Änderungen des p_aCO_2** zu Änderungen des pH-Werts: Eine **verminderte Abatmung von CO_2** bei eingeschränkter Ventilation (z. B. Verlegung der Atemwege, Pneumonie, Asthma bronchiale, Emphysem, COPD, neurologische/neuromuskuläre Erkrankungen, zentrale Atemdepression, z. B. durch Opioide, Sedativa) bedingen einen Anstieg des p_aCO_2 (Hyperkapnie). Dadurch fällt der pH-Wert ab, es resultiert eine **respiratorische Azidose**. Eine **respiratorische Alkalose** entsteht durch **vermehrte Abatmung von CO_2** bei erhöhter alveolärer Ventilation, z. B. bei Aufregung, Angst, Stress, psychogener Hyperventilation, Stimulation des Atemzentrums bei zerebralen Erkrankungen (z. B. Tumor, Meningitis, Schädel-Hirn-Trauma) oder Hypoxämie (z. B. Anämie, Herzinsuffizienz).

Metabolische Störungen. Metabolische Störungen des Säure-Basen-Haushaltes entstehen durch **Mangel** (Azidose) **oder Überschuss** (Alkalose) **an Bikarbonat**. Ursachen einer **metabolischen Azidose** sind eine Anhäufung nicht fixer Säuren (z. B. durch Nierenversagen, Laktat- oder Ketoazidose) oder ein abnorm hoher Verlust von Bikarbonat (z. B. Diarrhö, Hämodilution, Pankreatitis). Hauptursache einer **metabolischen Alkalose** ist der Verlust von Wasserstoffionen, z. B. durch Verlust sauren Magensafts (Erbrechen, Magensonde), übermäßige Basenzufuhr (Bikarbonat, Laktat, Zitrat, Azetat), Medikamente (Diuretika) oder bei schwerer Hypokaliämie.

Folgen von Störungen des Säure-Basen-Haushalts. Azidosen und Alkalosen können zu **Herzrhythmusstörungen**, einem **Abfall von Blutdruck und Herzminutenvolumen** sowie zu **Störungen des Elektrolythaushalts** (v. a. Kalium, s. u.) führen. Bei **Azidosen** ist zusätzlich eine **Dämpfung des ZNS** mit Verwirrtheit, Somnolenz und Koma zu beobachten, bei **Alkalosen** eine **Übererregung des peripheren Nervensystems** mit Tetanie und Spasmen.

Therapie. Im Vordergrund steht die **Beseitigung der auslösenden Ursache** (z. B. der Ventilationsstörung). Nur lebensbedrohliche Azidosen, deren Ursache nicht zeitnah beseitigt werden kann, müssen mit **Puffern** (z. B. Natriumhydrogencarbonat, TRIS-Puffer) ausgeglichen werden: **Natriumhydrogencarbonat** (Natriumbikarbonat) führt dabei zu einem Anstieg von Natrium und CO_2. Ist dies (z. B. aufgrund einer Hyperkapnie oder Hypernatriämie) nicht tolerabel, kann alternativ **TRIS-Puffer** verwendet werden. Dieser darf **nur bei beatmeten Patient*innen** angewendet werden, kann den arteriellen Blutdruck senken und muss daher vorsichtig verwendet und langsam infundiert werden.

Tab. 8.4

Veränderungen bei der Blutgasanalyse bei Störungen des Säure-Basen-Haushalts.

	pH	p_aCO_2 (Kohlendioxid-Partialdruck)	BE (Base Excess)	HCO_3^- (Bikarbonat)
Normwerte	7,35–7,45	36–44 mmHg	0 ± 2 mmol/l	22–26 mmol/l
respiratorische Azidose	↓	↑	↔ (↑)	↔ (↑)
respiratorische Alkalose	↑	↓	↔ (↓)	↔ (↓)
metabolische Azidose	↓	↔ (↓)	↓	↓
metabolische Alkalose	↑	↔ (↓)	↑	↑

↔ unverändert, ↑ erhöht, ↓ erniedrigt, (↓) kompensatorisch erniedrigt, (↑) kompensatorisch erhöht

Praxistipp

Berechnung der benötigten Menge an Pufferlösung:

- **[BE] × Körpergewicht × 0,3 = Menge an benötigtem Natriumbicarbonat 8,4 % [ml]**
- **[BE] × Körpergewicht × 0,1 = Menge an benötigtem TRIS 36,34 % [ml]**

Dabei sollte zunächst nur die Hälfte der errechneten Menge infundiert und danach der pH-Wert mittels arterieller Blutgasanalyse kontrolliert werden.

8.6.2 Störungen des Kalium-Haushalts

Ätiologie. Bei Intensivpatient*innen sind Störungen der Kalium-Homöostase sehr häufig. Wichtige **Ursachen einer Hypokaliämie** in der Intensivmedizin sind die Therapie mit Katecholaminen (→ Kalium-Shift nach Intrazellulär), Schleifendiuretika oder Insulin sowie eine milde therapeutische Hypothermie. **Hyperkaliämien** sind häufig eine Folge einer iatrogenen Übersubstitution oder eines akuten oder chronischen Nierenversagens.

Zusammenhang zwischen Säure-Basen- und Kalium-Haushalt. Störungen des K^+-Haushalts können Ursache oder Folge einer Störung des Säure-Basen-Haushalts sein: K^+- und H^+-Ionen werden gegeneinander von intra- nach extrazellulär ausgetauscht und umgekehrt. Eine Azidose bewirkt durch einen extrazellulären H^+-Überschuss einen verstärkten Austausch mit K^+-Ionen von intrazellulär. Im Blut resultiert daher bei Azidose ein Kaliumüberschuss (**hyperkaliämische Azidose**). Umgekehrt resultiert bei einer **Alkalose** durch den Mangel an H^+-Ionen eine **Hypokaliämie**. Ein typisches Beispiel hierfür ist die relative Hyperkaliämie bei diabetischer Ketoazidose (S. 240), die nach der Zufuhr von Insulin in eine lebensbedrohliche Hypokaliämie umschlagen kann.

Klinische Folgen von Störungen des Kalium-Haushalts. Veränderungen des Kalium-Serum-Spiegels führen häufig zu **EKG-Veränderungen** (**Tab. 8.5**, **Abb. 8.5**, **Abb. 8.6**), **Herzrhythmusstörungen** (Extrasystolen, Kammertachykardie, Kammerflimmern) und bei Hypokaliämie zu **generalisierter Schwäche der Muskulatur** (Adynamie, Paresen, paralytische Darmatonie, Hyporeflexie). Je schneller sich die Veränderungen entwickeln, umso ausgeprägter sind die Symptome.

Tab. 8.5

EKG-Veränderungen bei Hypo- und Hyperkaliämie.

	Hypokaliämie	Hyperkaliämie
QT-Zeit	normal oder verlängert	verkürzt
T-Welle	flach oder negativ, U-Welle	hochpositiv

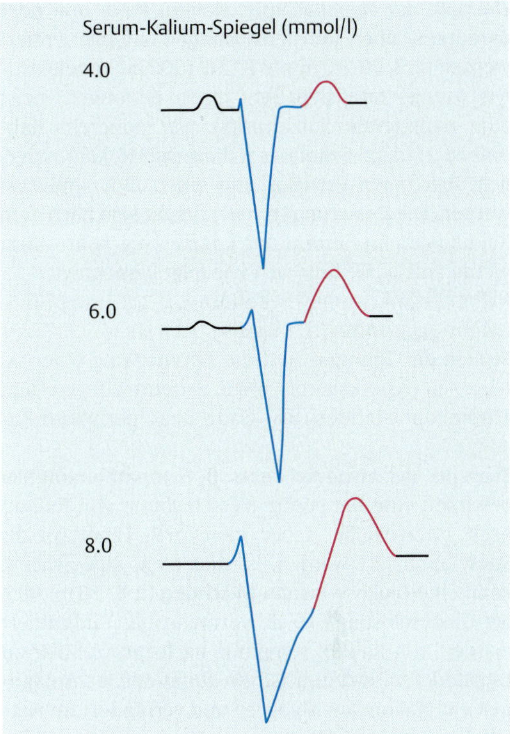

Abb. 8.6 EKG-Veränderungen bei Hyperkaliämie. (Quelle: Trappe, Schuster, EKG-Kurs für Isabel, Thieme, 2024)

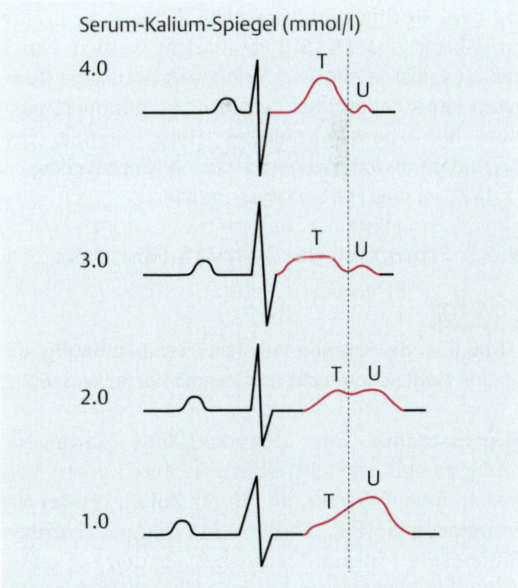

Abb. 8.7 EKG-Veränderungen bei Hypokaliämie. (Quelle: Trappe, Schuster, EKG-Kurs für Isabel, Thieme, 2024)

8

Therapie der Hypokaliämie. Kalium kann **oral** oder **parenteral über Infusionslösungen** supplementiert werden (z. B. 20–40 mmol K^+ ad 1000 ml Vollelektrolyt-Lösung). Intensivpatient*innen benötigen meist eine parenterale Substitution. Bei höherem Kaliumbedarf kann **1-molares Kaliumchlorid** kontinuierlich über einen Perfusor und einen ZVK appliziert werden. Die **Dosierung** (mmol) richtet sich nach dem Kaliumwert im Serum, der engmaschig kontrolliert werden muss. Sie lässt sich wie folgt berechnen:

Kaliumdefizit [mmol] = ($Kalium_{angestrebt}$ [mmol/l] – $Kalium_{aktuell}$ [mmol/l]) × kg KG × 0,4 x [l]

Risiken der Therapie sind die Entwicklung einer iatrogenen Hyperkaliämie sowie Venenreizungen (und Thrombophlebitiden) bei Gabe über periphere Zugänge.

8

Therapie der Hyperkaliämie. **β_2-Sympathomimetika** bewirken eine temporäre Verschiebung von Kalium nach intrazellulär, daher kann z. B. Fenoterol als Spray appliziert werden. Ist dies nicht ausreichend, kann eine **Glukose-Insulin-Mischung** (z. B. 50 ml 40 %ige Glukoselösung + 10 IE Normalinsulin) infundiert werden, um Kalium temporär nach intrazellulär zu transferieren. Kalzium ist ein funktioneller Antagonist von Kalium am Myokard und verhindert im Notfall die elektrische Wirkung am Herzen, senkt jedoch den Kaliumspiegel nicht: Bei persistierenden Herzrhythmusstörungen kann **Kalzium-Gluconat 10 %** (1–2 g) langsam i. v. oder als Kurzinfusion appliziert werden. Bei hyperkaliämischer Azidose kann Natriumbikarbonat (S. 150) verabreicht werden. Durch rektale Einläufe mit dem Anionen-Austauscher **Resonium** kann Kalium aus dem Körper eliminiert werden. Bei lebensbedrohlicher Hyperkaliämie, insbesondere im Rahmen eines akuten Nierenversagens (S. 172), ist eine **Hämodialyse** indiziert.

8.6.3 Störungen des Natrium-Haushalts

MERKE

Störungen des Natrium-Haushalts beruhen **häufig** auf einem **Ungleichgewicht im Gesamt-Körperwasser**.

Hypernatriämie. Eine Hypernatriämie (Serum-Na^+ > 145 mmol/l) entsteht allgemein durch einen Verlust an freiem Wasser oder durch **Zufuhr großer Natriummengen** (z. B. Fosfomycin, Gamma-Hydroxy-Buttersäure, Natrium-Bikarbonat). Zu den zugrundeliegenden Diagnosen gehören Exsikkose, Diabetes insipidus, Diuretika-Therapie, Cushing-, Conn-Syndrom oder eine gestörte Freisetzung von Antidiuretischem Hormon (ADH).Eine Hypernatriämie geht immer mit einer Hyperosmolarität einher. Da die Osmolarität physiologischerweise durch Durst bzw. renale Ausscheidung in sehr engen Grenzen gehalten wird, treten Hypernatriämien häufig bei bewusstlosen oder bewusstseinsgetrübten Patient*innen auf. Hypernatriämien sind bei Intensivpatient*innen häufig und gelten als unabhängiger Risikofaktor für Mortalität. Die Hyperosmolarität führt zum intrazellulären Wasserverlust, der insbesondere bei einem Serum-Na^+ > 155 mmol/l **zerebrale Krampfanfälle** und Gefäßrupturen im Gehirn hervorrufen kann. Zunächst sollte immer die Ursache eruiert und **kausal therapiert** werden. Bei Zeichen der Hypovolämie sollte zunächst mit isotonen Infusionslösung therapiert werden. Wird ein Wasserverlustsyndrom als Ursache vermutet, kann hypotone Infusionslösung, z. B. Glukose 5 % verabreicht werden. Ist die vermehrte Zufuhr von Natrium kausal für die Hypernatriämie, kann der Einsatz von Schleifendiuretika sinnvoll sein.

MERKE

Der **Serum-Na^+-Spiegel** darf nur **relativ langsam gesenkt** werden, da sonst ein Hirnödem entstehen kann.

Hyponatriämie. Hyponatriämien (Serum-Na^+ < 136 mmol/l) können bei Intensivpatient*innen **Folge einer Medikamentengabe** (z. B. Thiaziddiuretika, Spironolacton, ACE-Hemmer oder Antidepressiva) oder einer **inadäquaten Infusionstherapie** (Verdünnungshyponatriämie) sein. Andere Ursachen sind ein **SIADH** (Syndrom der inadäquaten ADH-Sekretion) oder ein **zerebrales Salzverlustsyndrom** (CSWS = Cerebral Salt Wasting Syndrome). Thiaziddiuretika und das SIADH gehören zu den häufigsten Gründen einer Hyponatriämie. Bei einem Na^+-Spiegel < 136 mmol/l besteht eine leichte bzw. bei **< 120 mmol/l** eine **schwere** (lebensbedrohliche) **Hyponatriämie**. Hier kann sich ein **Hirnödem** entwickeln. Die Therapie besteht in einer **Flüssigkeitsrestriktion** (so wenig Einfuhr wie möglich, insbesondere bei SIADH!) oder in einer **Natriumsubstitution**.

MERKE

Wegen der **Gefahr einer zentralen pontinen Myelinolyse** darf Na^+ **nur langsam substituiert** werden (Anhebung des Serum-Na^+-Spiegels um ≤ 10 mmol/24 h), sofern sich die Hyponatriämie nicht akut innerhalb von wenigen Stunden entwickelt hat.

8.6.4 Störungen des Kalziumhaushaltes

Störungen der Kalziumhomöostase sind bei Intensivpatient*innen **häufig iatrogen verursacht**.

Hypokalzämie. Hypokalzämien (freies Ca^{2+} < 0,9 mmol/l) entstehen oft im Rahmen von **Transfusionen von gefrorenem Frischplasma** (enthält Citrat), bei massiver **Infusion kalziumfreier Infusionslösungen** oder **während einer Zitratdialyse**. Hypokalzämien **reduzieren** die **Kontraktilität des Herzens** und **beeinträchtigen** die plasmatische **Gerinnung** deutlich, da Ca^{2+} ein essenzieller Gerinnungsfaktor ist. Therapeutisch wird **Kalzium** bis zur Normokalzämie **substituiert** (z. B. Kalziumglukonat 10 %).

Hyperkalzämie. Hyperkalzämien (freies Ca^{2+} > 1,3 mmol/l) beruhen in der Regel auf einer **Übersubstitution**. Geringe Hyperkalzämien sind oft gewünscht und bedürfen keiner Therapie. Deutlichere Ca^{2+}-Erhöhungen können **Herzrhythmusstörungen** auslösen und werden durch **forcierte Diurese** (cave: Verwendung Ca^{2+}-freier Infusionslösungen!) und die **Gabe eines Bisphosphonats** behandelt.

8.7 Ernährungstherapie

Key Point

- **Bei Patient*innen, die ihren Nährstoffbedarf nicht innerhalb von 3 Tagen durch die Aufnahme von Nahrung selbst decken können, ist eine Ernährungstherapie erforderlich.**
- **Die Ernährungstherapie sollte so früh wie möglich begonnen werden und – wenn möglich – enteral erfolgen.**
- **Eine parenterale Ernährung ist bei Unmöglichkeit einer enteralen Ernährung indiziert. So schnell wie möglich sollte auf eine enterale Ernährung umgestellt werden.**
- **Der tägliche Kalorienbedarf von intensivmedizinischen Patient*innen beträgt ca. 25 kcal/kg KG, kann aber deutlich variieren.**

8.7.1 Allgemeines

Ziel der Ernährungstherapie. Eine bedarfsadaptierte Ernährung ist ein zentraler Bestandteil einer modernen Intensivtherapie. Kritisch kranke Patient*innen weisen häufig zu Beginn ihres intensivmedizinischen Aufenthalts eine katabole Stoffwechsellage auf, die andere, für Mortalität und Morbidität entscheidende Prozesse, ungünstig beeinflussen kann. So kann durch eine rechtzeitige vollkalorische Ernährung die Entwöhnung von der Beatmung beschleunigt oder der Sekundärschaden nach Schädel-Hirn-Trauma verringert werden. Die Ernährungstherapie kann als adjuvante Therapie die kausale Therapie der die metabolischen Veränderungen verursachenden Grunderkrankung (z. B. Trauma, Sepsis, Pneumonie) niemals ersetzen, jedoch unterstützen.

Das Ziel der Ernährungstherapie ist die **Deckung des Grundumsatzes** mit allen benötigten Nährstoffen und damit die Vermeidung der Katabolie. Bestehen **keine absoluten Kontraindikationen**, sollte die **Ernährung immer enteral** zugeführt werden.

MERKE

Patient*innen, die nicht **innerhalb von** voraussichtlich **3 Tagen** in der Lage sind, durch orale Kostaufnahme ihren Nährstoffbedarf vollständig zu decken, sollten frühzeitig (innerhalb 24 Stunden nach Aufnahme) unter Berücksichtigung individueller Ernährungsziele und der individuellen metabolischen Toleranz grundsätzlich **enteral ernährt** werden.

Energiebedarf. Der Energiebedarf kann mittels indirekter **Kalorimetrie** (Goldstandard, jedoch aufwändig und zuverlässig nur bei beatmeten Patient*innen) bestimmt oder mithilfe von **Formeln** (Grundumsatz) berechnet werden. Für nicht adipöse Patient*innen (BMI < 30 kg/m²) werden während der Akutphase (7 Tage) **24 kcal/kg KG/d** mit einer Steigerung bis 36 kcal/kg KG/d während der Rekonvaleszenzphase (> 7 Tage) empfohlen. Je nach Krankheitsbild, Stadium und Verlauf ist diese Vorgabe bei **gestörtem Metabolismus** (z. B. Verwertungsstörungen bei akuter Sepsis) oder einem deutlich **erhöhten Energiebedarf** (z. B. Verbrennungen, Polytrauma, Schädel-Hirn-Trauma) **bedarfsgerecht anzupassen**. Häufig wird die Ernährung mit ca. 75 % des kalorischen Ziels begonnen und dann bei metabolischer Verträglichkeit rasch auf das berechnete Soll gesteigert.

8.7.2 Enterale Ernährung

Vorteile. Die frühe enterale Ernährung von Intensivpatient*innen **verringert** die **Infektionsrate**, **erhält** die **Struktur und Funktion der Darmzotten**, **erhöht** die lokale **Immunkompetenz** und ist zudem deutlich **kostengünstiger** und **weniger komplikationsträchtig** als die parenterale Ernährungstherapie. Enterale Ernährung sollte in allen Krankheitsphasen bevorzugt eingesetzt werden.

Die Ernährung. Sie kann bevorzugt **gastral** über eine Magensonde oder bei ausgeprägten gastralen Reflux **postpylorisch bzw. jejunal** über eine endoskopisch platzierte Sonde appliziert werden. Gastrale Sonden sind einfacher zu platzieren, postpylorische Sonden vermeiden den gastroösophagealen Reflux und erhöhen die Ernährungstoleranz.

Verfügbare Ernährungslösungen. Zur enteralen Ernährungstherapie steht eine Vielzahl **industriell hergestellter Ernährungslösungen** zur Verfügung, die meist alle benötigten Nährstoffe (**Tab. 8.6**), Vitamine

Tab. 8.6

Physiologische Brennwerte der einzelnen Nährstoffklassen.

Nährstoff	Energiegehalt pro Gramm [kcal/g]
Kohlenhydrate	4,1
Proteine	4,1
Fette	9,3

und Spurenelemente beinhalten. Auch viele **spezialisierte Ernährungslösungen** (z. B. hochkalorische Lösungen zur Reduktion der Einfuhr bei Niereninsuffizienz) stehen zur Verfügung.

Praktisches Vorgehen. Grundsätzlich sollte die enterale Ernährung **so früh wie möglich**, jedoch – zur Vermeidung von Komplikationen – **langsam begonnen** (z. B. 20 ml/h) und unter Beachtung des gastralen Residualvolumens und des gastroösophagealen Refluxes langsam bis zum Erreichen der erforderlichen Kalorienmenge gesteigert werden. **Prokinetika** (Domperidon 3 × 10 mg, Erythromycin 3 × 100 mg i. v.) erhöhen die Toleranz für die enterale Ernährung.

8.7.3 Parenterale Ernährung

Indikationen. Eine parenterale Ernährung ist **indiziert** bei absoluten Kontraindikationen zur enteralen Ernährung (z. B. paralytischer Ileus mit kontinuierlichem Erbrechen/Reflux der Sondenkost) oder Unmöglichkeit der kalorisch ausreichenden enteralen Ernährung nach 3–5 Tagen.

Applikationsweg. Parenterale Ernährungslösungen müssen aufgrund ihrer hohen Osmolalität meist **über einen ZVK appliziert** werden (cave: Katheter-assoziierte Infektionen durch die nährstoffreichen Infusionslösungen!).

Verfügbare Ernährungslösungen. Zur parenteralen Ernährung können die **einzelnen Komponenten** (d. h. Kohlenhydrate, Aminosäuren, Fette und Vitamine/Spurenelemente) **bedarfsgerecht kombiniert** werden. Alternativ stehen **Mehrkammerbeutel** (z. B. Zweikammerbeutel mit Glukose + Aminosäuren, Dreikammerbeutel mit Glukose + Aminosäuren + Fetten, denen nur noch fett- und wasserlösliche Vitamine und Spurenelemente zugefügt werden müssen) zur Verfügung, die **unmittelbar vor der Verabreichung** miteinander **vermischt** werden und **für 24 Stunden stabil** sind. Dies **reduziert** die **Anzahl an nötigen Infusionen** und damit auch die Infektionsrate.

Umstellung auf enterale Ernährung. So bald wie möglich sollte mit der enteralen Ernährung begonnen werden: Können die erforderlichen Kalorien enteral zugeführt werden, wird die parenterale Ernährungstherapie beendet.

8.8 Thromboseprophylaxe und Antikoagulation

Key Point

- **Intensivmedizinische Patient*innen haben ein hohes Risiko für thromboembolische Komplikationen.**
- **Bei jedem Patienten und jeder Patientin sind – unter Berücksichtigung der Kontraindikationen – physikalische und medikamentöse Maßnahmen zur Thromboembolieprophylaxe indiziert.**

Problematik. Intensivmedizinische Patient*innen sind aufgrund vieler Faktoren (schwere Grunderkrankung, chirurgisches Trauma, Immobilisation, Vielzahl an liegenden Kathetern) in besonderem Maße gefährdet, Thromboembolien (tiefe Beinvenenthrombose, Lungenembolie) zu erleiden. Da dies maßgeblich zur Morbidität und Mortalität beiträgt, hat die **Thromboseprophylaxe** einen besonderen Stellenwert: Sie sollte **immer multimodal** durch physikalische und medikamentöse Maßnahmen erfolgen.

Physikalische Maßnahmen. Diese Maßnahmen sollen die venöse Stase verhindern. Zum Einsatz kommen hier **physiotherapeutische Maßnahmen** (physiotherapeutische Einzelbehandlung, frühestmögliche **Mobilisation** der Patient*innen) und die **externe Kompression der tiefen Beinvenen** durchmedizinische Thromboseprophylaxestrümpfe, elastische Bandagen oder pneumatische Kompressionsstrümpfe. Spezifische Kontraindikationen (z. B. hochgradige pAVK bei medizinischen Thromboseprophylaxestrümpfen) sind dabei zu beachten.

Medikamentöse Thromboembolieprophylaxe.

- **Unfraktioniertes Heparin** (UFH) ist ein Mukopolysaccharid, das die Wirkung von Antithrombin III (AT III) auf Thrombin und Faktor Xa verstärkt. Aufgrund der kurzen Halbwertszeit und der guten Steuerbarkeit ist es die in der Intensivmedizin **am häufigsten verwendete Substanz** zur Thromboembolieprophylaxe. Es wird meist kontinuierlich i. v. über eine Spritzenpumpe appliziert. Die Wirkung wird durch Bestimmung der PTT kontrolliert (**„Ziel-PTT“**; z. B. < 40 s bei prophylaktischer, 60–80 s bei therapeutischer Antikoagulation). Aufgrund des Wirkmechanismus kann die **Wirkung bei einem AT III-Mangel reduziert** sein – dies ist bei „Nichtansprechen“ (fehlende PTT-Verlängerung trotz Dosiserhöhung) differenzialdiagnostisch zu bedenken. Spätestens 4 h nach jeder Dosisänderung bei kontinuierlicher Infusion sollte die PTT kontrolliert werden. Zwischen dem 3. und 14. Behandlungstag müssen wegen der **Ge-**

fahr der Entwicklung einer Heparin-induzierten Thrombozytopenie, kurz HIT (S. 180), die Thrombozytenzahlen kontrolliert und insbesondere auf das Auftreten von thrombotischen Komplikationen trotz Antikoagulation geachtet werden. Bei der HIT werden zwei Formen unterschieden: Bei der HIT Typ I handelt es sich um eine nicht immunologisch bedingte Wechselwirkung zwischen Heparin Thrombozyten, die in der Regel mild verläuft und keiner Therapie bedarf. Sie ist nicht mit Thrombosen assoziiert. Bei der selteneren HIT II handelt es sich um eine immunologisch vermittelte, stärker ausgeprägte Thrombozytopenie, die mit venösen und arteriellen Thrombosierungen einhergeht und zu Störungen der Mikro- und Makroperfusion führen kann. Bei Verdacht auf eine HIT muss die Therapie mit Heparin sofort abgebrochen und auf eine alternative Antikoagulation (s. u.) umgestellt werden.

- **Niedermolekulare Heparine** (Low Molecular Weight Heparines, LMWH) wie **Enoxaparin** oder **Certoparin** werden s. c. appliziert und sind bei nicht akut blutungsgefährdeten Patient*innen die Antikoagulanzien der ersten Wahl. Je nach Dosis ist mit ihnen eine **prophylaktische** (Enoxaparin: 1 × 0,2 ml; Certoparin: 1 × 3 000 I.E.) **oder therapeutische Antikoagulation** (Enoxaparin: 2 × 0,8 ml; Certoparin: 2 × 8 000 I.E.) erreichbar. Das **Risiko der Entstehung einer HIT** ist um 90 % **geringer** als bei UFH, aber dennoch vorhanden. Bei **gestörter Mikrozirkulation** (z. B. unter Katecholamintherapie) ist zu bedenken, dass die **Resorption** von s. c. applizierten Substanzen möglicherweise **nicht verlässlich** ist: Bei diesen Patient*innen sollte nach Möglichkeit intravenöses UFH verwendet werden. Die antikoagulatorische Wirkung der LMWH ist durch die Bestimmung der **Anti-Faktor-Xa-Aktivität** kontrollierbar, was jedoch standardmäßig nicht erforderlich ist.
- **Argatroban** wirkt über eine **direkte Hemmung von Thrombin** (Thrombininhibitor) und eignet sich bei **Patient*innen mit HIT Typ II** (HIT II) zur parenteralen Antikoagulation. Die Wirkung kann über eine Messung der PTT kontrolliert werden. Aufgrund der kurzen Halbwertszeit sollte die PTT 2 Stunden nach jeder Dosisänderung kontrolliert werden. Die erforderliche Dosierung liegt bei den meisten Patient*innen am unteren Rand des empfohlenen Dosisbereichs – insbesondere bei Patient*innen mit Blutungsrisiko sind engmaschige Kontrollen erforderlich.

8.9 Darmmotilitätsstörungen

Key Point

- **Darmmotilitätsstörungen sind bei intensivmedizinischen Patient*innen häufig und können bis zum paralytischen Ileus führen.**
- **Frühzeitige Interventionen zur Anregung der Darmmotilität können diese schwere Komplikation meist erfolgreich verhindern.**

Definition. Bei einem **Ileus** ist die normale Transportfunktion des Darmes aufgrund eines Verschlusses oder einer Atonie des Darms gestört.

Formen des Ileus. Generell wird zwischen dem **mechanisch-obstruktiven Ileus** (z. B. durch Kolonkarzinom oder Briden → fast immer chirurgische Therapie erforderlich), dem **paralytischen Ileus** und dem eher seltenen **spastischen Ileus** durch Opioide, Bleivergiftung oder bei Porphyrien unterschieden. Die Ursache für einen **primären paralytischen Ileus** ist der **Verschluss** (Mesenterialinfarkt) oder die **Kompression von Mesenterialgefäßen. Sekundär** kann ein paralytischer Ileus **reflektorisch** (z. B. nach Laparotomie, Wirbelkörperfrakturen, Peritonitis, Bauchtrauma, retroperitonealem Hämatom), bei **Störungen des Elektrolythaushalts oder des Stoffwechsels** (z. B. Hypokaliämie, Diabetes mellitus, Urämie) oder **toxisch** (Endstadium eines mechanischen Ileus) entstehen.

MERKE

Ein **paralytischer Ileus** ist eine **häufige Komplikation** bei intensivmedizinisch behandelten Patient*innen. Eine Ileus-Symptomatik wird selten durch die Gabe von **Opioiden**, **Sedativa** oder **Katecholaminen** ausgelöst, oft aber durch diese Medikamente **verstärkt**.

Pathophysiologie des paralytischen Ileus. Am Anfang steht eine **sympathikotone Aktivierung** von β-Rezeptoren **des Auerbach-Plexus** (Plexus myentericus) in der Darmwand. Dies hemmt die intestinale Peristaltik, es resultiert ein **Funktionsverlust des Darms mit intraluminaler Stase** und Zunahme des Darminhalts. In der Folge steigt der intraluminale Druck an und die **Darmwand** wird überdehnt und **hypoxisch**. Große Flüssigkeitsmengen werden in die Darmwand bzw. das Darmlumen sezerniert. Im Verlauf können Bakterien durch die Darmwand in die Bauchhöhle gelangen, eine **Peritonitis** kann sich entwickeln. Das Endstadium des paralytischen Ileus ist ein **septischer Schock**.

Symptomatik des paralytischen Ileus. Die Hauptsymptome sind ein **hartes**, **geblähtes** und **druckschmerzhaftes Abdomen** sowie **Stuhlverhalt**. Hinzu können intermittierend **krampf- oder kolikartige Bauchschmerzen**, **Übelkeit** und **Erbrechen** treten.

Diagnostik des paralytischen Ileus. **Darmgeräusche** können aufgrund der nicht vorhandenen Peristaltik oft **nur in geringem Maße** oder gar nicht auskultiert werden. Ein Röntgen Abdomen kann sog. **Flüssigkeitsspiegel** zeigen.

Therapie. Durch die Einlage einer **Magensonde** bzw. eines **Darmrohres** können Luft und Sekret aus dem geblähten Abdomen (Magen bzw. Sigma) entweichen. Die **medikamentöse Therapie** zur Stimulation der Darmperistaltik erfolgt nach einem Stufenschema:

- Zur Anregung der Darmtätigkeit können in bestimmten Zeitabständen i. v. **Cholinesterasehemmer** (z. B. Neostigmin 0,5 mg, cave: systemische Nebenwirkung wie Bradykardie oder Bronchospasmus), die v. a. am unteren Gastrointestinaltrakt wirken, und **Dopaminantagonisten** (z. B. Domperidon 10 mg), die v. a. die Magenmotilität anregen, appliziert werden.Bei einer Magenentleerungsstörung kann intermittierend **Erythromycin** i. v. (3 × 100 mg/d) appliziert werden.
- Auch die osmotisch aktive Laxanzien **Natriumpicosulfat** (1 Beutel à 10 mg) und **Bisacodyl** (5–10 mg supp.) fördern die Darmentleerung, dürfen jedoch nur bei Obstipation und **nicht bei manifestem Ileus** gegeben werden: Bei paralytischem Ileus sind sie wegen der schon bestehenden vermehrten intraluminalen Flüssigkeitsretention nicht sinnvoll.
- Zusätzlich können **rektale Einläufe** (z. B. mit Natriumsulfat-haltigen Lösungen) durchgeführt werden.
- Das **Kontrastmittel Gastrografin** eignet sich bei oraler Applikation ebenfalls zum Abführen, ist aber für diese Indikation nicht zugelassen! Allerdings wird es häufig auch zu diagnostischen Zwecken (Magendarmpassage) eingesetzt und kann in diesem Rahmen abführend wirken.
- Enteral verabreichte **Opioidantagonisten** (z. B. **Naloxon**, 2,8–4 mg über die Magensonde) können opioidbedingte Darmmotilitätsstörungen aufheben (cave: Off-Label-Anwendung). Der peripher wirkende Opioidantagonist Methylnaltrexon (bei Intensivpatient*innen Off-Label), der aufgrund seiner chemischen Struktur die Blut-Hirn-Schranke nicht passiert und daher die Wirkung von analgetisch wirksamen Opioiden nicht beeinflusst, kann ebenfalls eingesetzt werden.
- Zusätzlich können **Ballaststoffe** zur Sondenkost hinzugefügt werden, um das Stuhlvolumen zu erhöhen. Auch mit **Lactulose** kann der Stuhlgang reguliert werden. Zugleich hemmt sie die Resorption von Ammoniak (Prophylaxe einer hepatischen Enzephalopathie).
- **Darmbakterien** (z. B. Saccharomyces boulardii) können zur Normalisierung der Darmflora eingesetzt werden.

Prognose und Prophylaxe. Ein paralytischer Ileus kann sich vollständig zurückbilden. Dies ist jedoch **abhängig vom Alter**, von **Begleiterkrankungen** und einem **frühzeitigen spezifischen Therapiebeginn.** Eine rechtzeitig vor abdominellen Eingriffen angelegte **thorakale Periduralanästhesie** (Hemmung der Aktivierung der enteralen Sympathikusaktivität), eine früh begonnene **enterale Ernährung** und eine **frühzeitige Mobilisation** (falls möglich) sind wichtige Maßnahmen zur Vorbeugung einer Magen-/Darmatonie.

8.10 Hygiene und Krankenhausinfektionen

Key Point

- **Patient*innen mit multiresistenten Keimen müssen zum Schutz der anderen Patient*innen isoliert werden.**
- **Die strikte Einhaltung allgemeiner Hygienemaßnahmen ist entscheidend, um die Verbreitung multiresistenter Erreger innerhalb der Station auf andere Patient*innen („Cross Contamination") zu vermeiden.**
- **Jeder Katheter stellt ein Infektionsrisiko dar: Die jeweilige Indikation sollte daher täglich geprüft und der Katheter auf Entzündungszeichen untersucht werden.**

8.10.1 Multiresistente Keime

Definition. Multiresistente Keime sind charakterisiert durch eine **Resistenz gegen viele oder nahezu alle Antibiotika.** Die wichtigsten multiresistenten bakteriellen Erreger sind der Methicillin-resistente Staphylococcus aureus (MRSA) und multiresistente gramnegative Bakterien (MRGN).

Epidemiologie. Die **Inzidenz** von Infektionen mit multiresistenten (Krankenhaus-)Keimen **stieg in den Jahren 2007 bis 2015 in Europa und Deutschland deutlich an.** Bei etwa 5 % aller mit multiresistenten Keimen infizierten Patient*innen führt die Infektion zum Tod.

In Deutschland zeigt der Anteil von MRSA an Staphylococcus aureus-Isolaten in den letzten Jahren eine deutlich rückläufige Tendenz. Für 2019 wurde vom Robert-Koch-Institut ein Anteil von MRSA an Staph. aureus-Isolaten von 6 % angegeben.

Bei den **MRGN** zeigt sich dagegen in den letzten Jahren ein gegenläufiger epidemiologischer Trend. Die Anzahl der gesicherten Nachweise von MRGN hat sich während der Jahre 2012–2022 **mehr als verdoppelt.**

MERKE

Nosokomiale Infektionen sind Infektionen, die von Patient*innen im Krankenhaus erworben wurden und mit der Behandlung im Krankenhaus in Zusammenhang stehen. Sie haben in den letzten 20 Jahren u. a. aufgrund der Zunahme abwehrgeschwächter bzw. immunsupprimierter Patient*innen und des Auftretens von Antibiotikaresistenzen stark an Bedeutung gewonnen.

Wichtige Vertreter.

- **MRSA** (Methicillin-resistenter Staph. aureus) bzw. **ORSA** (Oxacillin-resistenter Staph. aureus): MRSA wurde 1961 gefunden und gilt heute als „klassischer" multiresistenter grampositiver Keim. Die Bakterien sind meist gegen alle β-Laktamantibiotika sowie gegen Oxacilllin, Ciprofloxacin, Erythromycin, Clindamycin und Gentamicin resistent. Gegenüber Vancomycin, Daptomycin, Teicoplanin und Linezolid besteht noch Sensibilität, wenngleich in den letzten Jahren auch für einige dieser Antibiotika Resistenzen beschrieben wurden.
- **VRE** (Vancomycin-resistente Enterokokken)
- **3-MRGN und 4-MRGN** (multiresistente gramnegative Erreger, z. B. Pseudomonas spp., Acinetobacter spp.), früher ESBL (Extended-Spectrum Beta-Lactamase-bildende Bakterien): resistent gegen 3 (3-MRGN) bzw. 4 (4-MRGN) Gruppen von Breitbandantibiotika (Acylureidopenicilline, 3./4. Generationscephalosporine, Carbapeneme, Fluorchinolone).

Ursachen der Resistenzentwicklung auf Intensivstationen. Wichtige Faktoren sind die schweren (Vor-) **Erkrankungen der Intensivpatient*innen** (z. B. chronische Lungenerkrankungen, Immunsuppression, Kachexie), eine steigende Anzahl **invasiver diagnostischer und therapeutischer Maßnahmen**, ein **intensiver Kontakt** zwischen Personal und Patient*in aufgrund aufwändiger Pflegemaßnahmen oder Personalmangels, die **Vernachlässigung hygienischer Maßnahmen**, die unsachgerechte Anwendung von **Breitspektrum-Antibiotika bei banalen Infekten** sowie die zu lange bzw. **zu unspezifische Anwendung von Antibiotika**.

MERKE

Die **häufigsten Infektionen durch multiresistente Staphylokokken** sind Wund-, Katheter-, Harnwegsinfekte sowie Pneumonien.

Historische Betrachtungen. **Staphylokokken** sind bei Menschen **ubiquitäre Keime** der Haut sowie der Schleimhäute des Mund-Nasen-Rachen-Raums. Der virulenteste Vertreter ist Staph. aureus. Bei der Entdeckung des ersten gegen Staphylokokken wirksamen Antibiotikums durch Alexander Fleming im Jahr 1928 waren noch alle untersuchten Staphylokokken-Stämme Penicillin-sensibel. Bereits **1944** wurden allerdings **erste Stämme mit Penicillinresistenz** beobachtet (d. h. Stämme, die nach Gabe von Penicillin weiterwuchsen). Diese Resistenz wird durch ein **Plasmid** vermittelt, das für ein β-Laktamring-spaltendes Enzym kodiert und somit Penicillin unwirksam macht.

Diagnostik. Mit Hilfe von **Abstrichen** sollte die Besiedlung mit multiresistenten Keimen bereits bei der Aufnahme von Patient*innen auf die Intensivstation (S. 111) und auch regelmäßig im weiteren Verlauf (z. B. 1–2 × /Woche bei längerfristig beatmeten Patient*innen Gewinnung von Trachealsekret) geprüft werden (**infektiologisches Monitoring**). Die laborchemischen **Entzündungsparameter** können bei einer systemischen Infektion mit multiresistenten Keimen erhöht sein; bei einer reinen Besiedelung, z. B. der Haut oder einer Wunde, sind sie aber meist unauffällig.

MERKE

Der **Nachweis von multiresistenten Keimen** aus dem Sekret einer Wunde, aus dem Trachealsekret oder von der (Schleim-) Haut ist **nicht gleichbedeutend mit** einer (behandlungspflichtigen) **Infektion** – es kann sich auch um eine klinisch nicht relevante Besiedelung (S. 112) handeln!

Therapie. Eine **reine** Kolonisation (S. 112) führt nicht zu Infektionszeichen oder Komplikationen und bedarf daher nur in Ausnahmefällen einer antibiotischen Therapie; eine präoperative **lokale antibakterielle Behandlung** (z. B. Mupirocin-Nasensalbe bei Besiedlung des Nasen-Rachenraums mit MRSA, Waschungen mit Hautantiseptikum) kann die Inzidenz nosokomialer Infektion mit Staph. aureus wirksam reduzieren. **Bei systemischen Infektionszeichen** (Fieber, Anstieg der Entzündungsparameter [Linksverschiebung im Differenzialblutbild, Leukozytose, CRP und Prokalzitonin ↑]) ist eine **systemische Antibiotikatherapie** erforderlich. Zur Therapie von Infektionen mit resistenten Erregern stehen nur wenige wirksame Antibiotika zur Verfügung, die daher nur bei gegebener Indikation zum Einsatz kommen sollten („**Reserveantibiotika**", vgl. **Tab. 8.2**). Bei **systemischen MRSA-Infektionen** wird bislang die Gabe des Glykopeptidantibiotikums **Vancomycin** empfohlen. Allerdings wurden mittlerweile auch Vancomycin-resistente Keime identifiziert und die Gewebegängigkeit von Vancomycin ist beschränkt. Alternativen sind das Glykopeptid **Teicoplanin**, das Lipopeptid **Daptomycin** oder das Oxazolidinon-Antibiotikum **Li-**

nezolid. Letzteres ist ein synthetisch hergestellter antimikrobieller Wirkstoff, der sich in seinem Wirkmechanismus von allen anderen derzeit erhältlichen Antibiotika unterscheidet (frühe Blockierung der Proteinbiosynthese zur Bildung der Bakterienzellwand) und daher keine Kreuzresistenzen mit anderen Antibiotika aufweist. Vorteile sollen neben der möglichen oralen Verabreichbarkeit hohe Gewebespiegel bei gleichzeitiger guter Nieren- und Leberverträglichkeit sein. Linezolid wirkt bakteriostatisch gegen alle klinisch relevanten grampositiven Bakterien (einschließlich ihrer multiresistenten Stämme) sowie gegen einige gramnegative und anaerobe Spezies. Allerdings wurden in den letzten Jahren bereits Linezolid-resistente Stämme beschrieben. Die **Antibiose bei multiresistenten gramnegativen Erregern** sollte **immer in Absprache mit einer in ABS (antibiotic stewardship) geschulten Person bzw. der Krankenhaushygiene** und der Mikrobiologie nach Vorliegen eines Resistogramms erfolgen.

Praxistipp
Für multiresistente Erreger besteht eine Meldepflicht nach dem Infektionsschutzgesetz (IfSG, Erreger laut IfSG § 23 Abs. 4).

Isolation von mit multiresistenten Keimen besiedelten Patient*innen. Bereits **bei Verdacht** auf eine entsprechende Kolonisation müssen die Patient*innen nach der Aufnahme auf die Intensivstation isoliert (S. 112) werden. Die Art der Isolation richtet sich nach Art des Keims (MRSA: Einzelzimmer, Mund-/Kittelschutz, VRE: nur Kittel) und Aufenthaltsort (3-MRGN: im Intensivbereich Isolation, auf Normalstation keine Isolation). **Zimmer**, in denen mit multiresistenten Keimen besiedelte Patient*innen liegen, sind entsprechend zu **kennzeichnen** und die weitreichenden und z. T. kostenintensiven Isolationsmaßnahmen sind stringent einzuhalten. Auch die **Angehörigen** müssen **informiert** und instruiert werden, um einer Verbreitung der Erreger vorzubeugen. Bei Bekanntwerden einer Infektion mit multiresistenten Erregern sollten die **mikrobiologische Abteilung** und der **Hygienebeauftragte** des Krankenhauses **informiert** werden. Die Isolationsmaßnahmen dürfen erst **beendet** werden, wenn **≥ 3 negative Abstriche** aller besiedelten Körperregionen im Abstand von jeweils 48 Stunden vorliegen, ohne dass ein Antibiotikum appliziert wurde.

Prävention. Die Prävention der Entwicklung von Resistenzen im Krankenhaus hat **große Bedeutung**. Sehr wichtig sind dabei die konsequente **Handhygiene** und der **rationale und verantwortungsbewusste Einsatz aller Antiinfektiva**, zusammengefasst z. B. in der Tarragona-Strategie (S. 147).

8.10.2 Katheterkolonisation, Katheterinfektionen und Kathetersepsis

Nicht nur die Anlage von Kathetern (z. B. Urinkatheter, arterielle Kanüle, ZVK oder Shaldon-Katheter) kann mit Komplikationen verbunden sein (z. B. Perforationen, Pneumothorax bei ZVK-Anlage), sondern auch eine längere Verweildauer von Kathetern, da Katheter-assoziierte Infektionen entstehen können.

MERKE

Zu den **wichtigsten Katheter-assoziierten Komplikationen** zählen die septische Thrombophlebitis, die Endokarditis, die Kathetersepsis (z. B. Urosepsis bei Urinkathetern) und metastatische Infektionen (z. B. Lungenabszess, Osteomyelitis).

Epidemiologie. Harnwegsinfekte sind für 30–40 % der nosokomialen Infektionen und zu 90 % ursächlich mit einem Urinkatheter assoziiert. Die ZVK-assoziierte Sepsisrate beträgt auf deutschen Intensivstationen 1,1 Fälle auf 1000 ZVK-Tage.

Pathophysiologie. Die Kolonisation eines Katheters bezeichnet nur dessen mikrobielle Besiedelung, ohne dass dabei Infektionszeichen vorliegen müssen. Sie geht einer möglichen Infektionsreaktion immer voraus und kann auf folgenden Wegen entstehen:

- **extraluminale Kolonisation**: Mikroorganismen der Haut gelangen entlang der Katheteroberfläche nach intravasal.
- **intraluminale Kolonisation**: Die Erreger breiten sich entlang des inneren Katheterlumens aus (z. B. durch kontaminierte Infusionslösungen).
- **hämatogene Kolonisation**: Mikroorganismen gelangen sekundär-hämatogen zum Katheter.

Bei einer **Liegezeit des Katheters > 30 Tage** hat die extraluminale Kolonisation nur noch eine untergeordnete Bedeutung, die Bedeutung der **intraluminalen Kolonisation** nimmt zu.

MERKE

Katheter können nicht nur durch die patient*inneneigene Hautflora kolonisiert werden, sondern auch über die **Hände der Ärzt*innen und des Pflegepersonals** („Kreuzinfektion")!

Erregerspektrum. Das Keimspektrum umfasst v. a. Hautkeime wie **Staphylokokken**, dabei sind Koagulase-negative Staphylokokken (KNS) am häufigsten. Staphylokokken haben die Fähigkeit, z. B. auf Plastikkathetern eine Schleimschicht zu bilden. Unter diesem **Biofilm** bilden sich Mikrokolonien, die vor der körpereigenen Abwehr und Antibiotika geschützt sind. Im Hals- und Schulterbereich sind Infektionen mit **Staph. aureus**, **Koagulase-negativen Staphylo-**

kokken oder **Candida-Spezies** am häufigsten. In der Leistenregion werden zusätzlich – aufgrund der räumlichen Nähe zu Genitalien und Anus – häufig Infektionen mit **Enterokokken**, **Enterobacteriacae** und **Pseudomonaden** beobachtet.

Symptomatik. Typischerweise treten bei Katheterinfektionen **rezidivierende Fieberschübe** auf, häufig nach der Injektion von Medikamenten über den Katheter.

Praxistipp
Temperaturanstiege, für die sich sonst kein Fokus finden lässt, sollten immer an eine Katheterinfektion denken lassen (Ausschlussdiagnose).

Diagnostik. **Blutkulturen**, die zeitgleich aus einem suspekten Katheter und durch sterile venöse oder arterielle Punktion gewonnen werden, können einen wichtigen Hinweis geben. Zusätzlich muss die **Katheterspitze** mikrobiologisch auf Keime **untersucht** werden. Jeweils sollte ein **Antibiogramm** erstellt werden. Die **Entzündungsparameter** im Blut (Leukozytose mit Linksverschiebung, CRP ↑, BSG ↑, Prokalzitonin [PCT] ↑) sind – wie bei anderen Infektionen – erhöht.

MERKE
Bei dringendem **Verdacht auf eine Katheter-assoziierte Infektion** sollten auf jeden Fall der suspekte Katheter sowie auch **alle** anderen **Katheter entfernt** bzw. gewechselt werden.

Therapie. **Fällt** das **Fieber innerhalb von einigen Stunden nach Entfernen des Katheters ab**, ist die Erregerquelle höchstwahrscheinlich eliminiert und eine **antibiotische Therapie nicht erforderlich**. Bessert sich in dieser Zeit der klinische Zustand nicht, kann auf eine antibiotische Therapie meist nicht verzichtet werden. In den meisten Fällen wird die **Antibiotikatherapie kalkuliert begonnen**, da nur selten der Erreger bereits bekannt ist. Aufgrund des zu erwartenden Keimspektrums müssen **grampositive Erreger** sicher erfasst werden, geeignet sind daher z. B. Penicilline, Oxacillin und Flucloxacillin. Bei klinisch schwerem Verlauf ist gerade auf Intensivstationen immer an eine Infektion mit multiresistenten Keimen (z. B. MRSA; Therapie: Vancomycin, Teicoplanin) bzw. gramnegativen Keimen (z. B. Enterobacter; Therapie: Cephalosporine der 3. Generation wie Ceftazidim) zu denken.

Prävention. Die wichtigste Präventionsmaßnahme ist die **tägliche kritische Überprüfung**, welche Drainagen und Katheter tatsächlich noch **zwingend für die Therapie notwendig** sind. **Einlumige ZVK** haben ein **niedrigeres Infektionsrisiko** als mehrlumige Katheter. Mehrlumige ZVK sollten daher nur eingelegt werden, wenn sie unbedingt erforderlich sind. Eine **wichtige Infektionsquelle** ist die **Keimverschleppung bei der Katheteranlage**, d. h. der Katheter muss unter sterilen, aseptischen Bedingungen (Mundschutz, Haube, Kittel, sterile Handschuhe, antiseptische Lösungen) gelegt werden. Insbesondere bei ZVK können verschiedene Maßnahmen die **Kolonisationsrate reduzieren**, z. B. durch Auswahl der Punktionsstelle mit Bevorzugung der oberen Körperhälfte. Auch die Verwendung eines **sterilen Verbands** zur Abdeckung der Kathetereintrittsstelle ist wichtig. Bei lange liegenden ZVK kann die Verwendung von antibiotisch beschichteten Kathetern die Infektionsraten reduzieren. Regelmäßige und gründliche **Händedesinfektionen** reduzieren die Infektionsrate deutlich und sind daher immer vor und nach dem Kontakt mit einem Katheter durchzuführen.

MERKE
Die **wichtigste Präventionsmaßnahmen** zur Vermeidung einer Katheterinfektion sind die **strenge Indikationsstellung** zu Kathetereinlage und Katheterliegedauer sowiedie **Auswahl und Pflege des richtigen Katheters**. Regelmäßige **Inspektion** der Eintrittsstelle, gründliche **Pflege** des Katheters (Reinigung, Desinfektion) und **regelmäßige Verbandswechsel** können die Infektionsrate minimieren. Ein routinemäßiger Wechsel von Kathetern ist nicht indiziert.

Praxistipp
Das Tragen von Handschuhen kann die Händehygiene nicht ersetzen.

MERKE
Jeder Katheter darf nur so lange belassen werden, wie es **unbedingt erforderlich** ist!

9

Spezifische Intensivtherapie

Komplikationen

07:00 Uhr – Dienstübergabe auf Intensivstation: Stationsärztin Dr. Müller* hatte Nachtdienst und übergibt die Station an Dr. Nowak*. Einzige Neuaufnahme der Nacht ist eine Patientin, die gegen 05:30 Uhr von der viszeralchirurgischen Normalstation aufgenommen worden war. Bei der Patientin war vor 5 Tagen eine OP nach Traverso bei Pankreaskopfkarzinom komplikationslos durchgeführt worden. Sie hatte einen thorakalen Periduralkatheter erhalten und war lediglich eine Nacht im zentralen Aufwachraum überwacht und bei völlig unkompliziertem Verlauf auf die Normalstation verlegt worden. Dort war sie zunächst in bestem Allgemeinzustand, bis sie nachts kaum ansprechbar im Zimmer vorgefunden und auf die Intensivstation verlegt wurde.

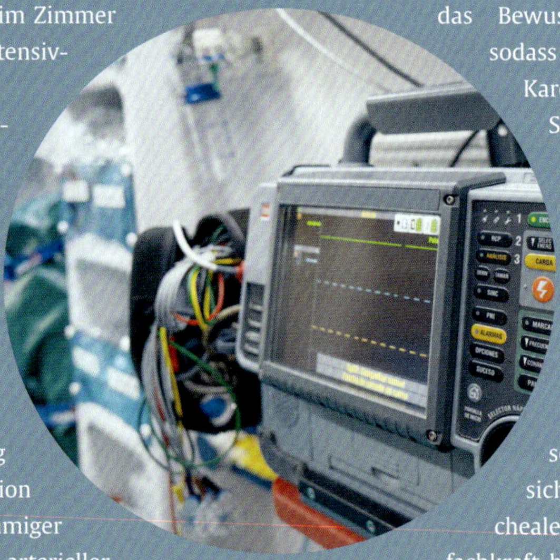

Bei Aufnahme auf die Intensivstation zeigte die Patientin eine Herzfrequenz von etwa 140/min bei neu aufgetretener Tachyarrhythmia absoluta. Der Blutdruck lag bei 70/40 mmHg, die Sauerstoffsättigung unter 2 l Sauerstoff betrug 92 %. Auf der Intensivstation wurde zunächst ein großlumiger periphervenöser sowie ein arterieller Katheter gelegt, ein zentralvenöser Katheter war noch von der OP vorhanden. Der „Passive Leg Raising Test" zeigte, dass der Blutdruck auf passives Anheben der Beine adäquat angestiegen war, weshalb zunächst mit der Infusionstherapie begonnen wurde. Außerdem hatte Dr. Müller Blutkulturen abgenommen sowie Urin für die mikrobiologische Diagnostik gewonnen. Bis zur Übergabe waren bereits 2000 ml kristalline Infusionslösung verabreicht worden, da der Blutdruck jedoch nur ungenügend angestiegen war, wurde vor wenigen Minuten eine Katecholamintherapie mit Noradrenalin begonnen.

Dr. Nowak entlässt seine Kollegin in den Feierabend und kümmert sich sogleich weiter um die Patientin. Der Sauerstoff war mittlerweile auf 6 l erhöht worden, die Sättigung stieg jedoch nicht adäquat an und die Herzfrequenz war mittlerweile bei 160/min. Dr. Nowak entscheidet sich zur medikamentösen Therapie der mittlerweile lebensbedrohlichen Rhythmusstörung mit 300 mg Amiodaron.

Etwa 20 Minuten später – die Amiodaroninfusion ist noch nicht vollständig beendet – ertönt ein durchdringender, lauter Alarm: Ventrikuläre Tachykardie. Die zuständige Pflegefachkraft kommt bereits mit dem Notfallwagen gelaufen. Die Patientin hat das Bewusstsein bereits verloren, sodass Dr. Nowak die elektrische Kardioversion ohne weitere Sedativa durchführen kann. Nach der zweiten Schockabgabe konvertiert das Herz der Patientin wieder in einen Sinusrhythmus, der Blutdruck bleibt jedoch hypoton und weder Sättigung noch Vigilanz erholen sich schnell. Daher entscheidet sich Dr. Nowak zur endotrachealen Intubation. Die Pflegefachkraft holt die benötigten Utensilien vom Notfallwagen, die Intubation gelingt problemlos. Trotz Katecholamintherapie bleibt die Patientin kreislaufinsuffizient. Dr. Nowak bittet den Oberarzt telefonisch um Hilfe. Dieser kommt sofort auf Station, führt eine transösophageale Echokardiografie durch und geht bei guter kardialer Pumpfunktion von einem septischen Schock aus. Gemeinsam entscheiden sich Ober- und Assistenzarzt für eine Antibiotikatherapie mit Piperacillin/Tazobactam, eine Aufsättigung mit Amiodaron, ein erweitertes hämodynamisches Monitoring sowie ein Thorax- und Abdomen-CT nach Stabilisierung.

*Fallbeispiel fiktiv, Namen frei erfunden. Foto: © Rawlstock/stock.adobe.com

9.1 Sepsis

Key Point

- **Die Sepsis ist ein lebensbedrohliches Krankheitsbild mit hoher Mortalitätsrate und die häufigste Todesursache auf Intensivstationen.**
- **Der Therapie sollte so früh wie möglich nach Diagnosestellung begonnen werden.**
- **Vor Beginn der Antibiose sind unbedingt (ggf. mehrere) Blutkulturen abzunehmen, um den Erreger identifizieren und bestmöglich therapieren zu können.**
- **Die Antibiose sollte so früh wie möglich hochdosiert und (bei Unkenntnis des Erregers bzw. des vermutlichen Fokus) so breit wie möglich begonnen („hit hard and early") und später resistenzgerecht angepasst werden.**
- **Ziele der supportiven intensivmedizinischen Therapie sind v.a. ein Aufrechterhalten eines ausreichenden arteriellen Mitteldrucks (MAD) und einer ausreichenden Oxygenierung (p_aO_2).**

9.1.1 Definitionen

Sepsis. Die **Sepsis** ist eine lebensbedrohliche Organdysfunktion, die durch die inadäquate Wirtsantwort auf eine Infektion hervorgerufen wird (Sepsis-3-Definition). Es handelt sich um eine **komplexe, systemische Entzündungsreaktion** infolge einer Zirkulation von Mikroorganismen (Pilze, Bakterien) im Blut. Die neue Definition rückt die Organfunktion in den Mittelpunkt, die mithilfe des **SOFA-Scores** (Sequential Organ Failure Assessment Score; **Tab. 9.1**), der sechs Kriterien (Atmung, Gerinnung, Leber-, Herz-Kreislauf- und Nierenfunktion sowie das Zentralnervensystem) berücksichtigt, bestimmt werden kann. Der Funktionsgrad dieser sechs Organsysteme wird jeweils mit 0 bis 4 Punkten bewertet. Ist keine Organdysfunktion als Vorerkrankung bekannt, liegt der Basiswert des SOFA-Scores bei 0 Punkten. Bei einem **akuten Anstieg des SOFA-Scores um ≥ 2 Punkte** liegt eine **Organdysfunktion** vor und die **Diagnose Sepsis** wird gestellt. Zur schnellen Identifizierung (ohne Labordiagnostik, z.B. prähospital, Notaufnahme) gefährdeter Patient*innen mit erhöhtem Risiko einer Organdysfunktion wurde das vereinfachte **Screening-Tool qSOFA** (quick-SOFA) eingeführt.

Der **qSOFA-Score** umfasst folgende drei Kriterien:

- Bewusstseinsveränderung (GCS < 15 Punkte)
- Tachypnoe (Atemfrequenz > 22/min)
- Hypotonie (systolischer Blutdruck < 100 mmHg).

Bei Erfüllung von mindestens zwei der drei qSOFA-Kriterien besteht der Verdacht auf eine Sepsis.

Septischer Schock. Ein septischer Schock liegt vor, wenn der **Einsatz von Vasopressoren** (z.B. Noradrenalin) zur **Aufrechterhaltung eines mittleren arteriellen Drucks ≥ 65 mmHg** erforderlich ist und die **Serumlaktatkonzentration trotz ausreichender Flüssigkeitssubstitution > 2 mmol/l** beträgt. Ausgeprägte kardiozirkulatorische, zelluläre und metabolische Störungen im Rahmen des septischen Schocks führen zu einer signifikant erhöhten Sterblichkeit.

Multiorganversagen (MOV) und Multiorgandysfunktion (MODS). Beim **MOV** (oder MOF = Multiple Organ Failure) sind gleichzeitig oder rasch aufeinanderfolgend, reversibel oder irreversibel **≥ 2 lebenswichtige Organfunktionen ausgefallen**. Davon abzugrenzen ist das **MODS** (Multiple Organ Dysfunction Syndrome),

9

Tab. 9.1

SOFA-Score – Sequential Organ Failure Assessment Score.

System	Parameter	0	1	2	3	4
Atmung	p_aO_2/F_iO_2 (mmHg)	> 400	≤ 400	≤ 300	≤ 200 und Atemunterstützung	≤ 100 und Atemunterstützung
Gerinnung	Thrombozyten (x $10^3/mm^3$)	> 150	≤ 150	≤ 100	≤ 50	≤ 20
Leber	Bilirubin (mg/dl) (µmol/l)	< 1,2 < 20	1,2–1,9 20–32	2,0–5,9 33–101	6,0–11,9 102–204	> 12,0 > 204
Herz-Kreislauf	Hypotension	keine Hypotension	MAP < 70 mmHg	Dopamin ≤ 5 oder Dobutamin (unabhängig von der Dosis)	Dopamin > 5 oder Adrenalin ≤ 0,1 oder Noradrenalin ≤ 0,1	Dopamin > 15 oder Adrenalin > 0,1 oder Noradrenalin > 0,1
Zentralnervensystem	Glasgow Coma Scale (Punkte)	15	14–13	12–10	9–6	< 6
Niere	Kreatinin (mg/dl) (µmol/l) oder Urinproduktion (ml/d)	< 1,2 < 110	1,2–1,9 110–170	2,0–3,4 171–299	3,5–4,9 300–400 oder < 500	> 5 > 440 oder < 200

nach JL Vincent, R Moreno, J Takala, et al: Working Group on Sepsis-Related Problems of the European Society of Intensive Care Medicine. The SOFA (Sepsis-related Organ Failure Assessment) score to describe organ dysfunction/failure. Intensive Care Med 22(7):707, 1996.

bei dem **mehrere Organfunktionen eingeschränkt** (→ ärztliche Intervention erforderlich), aber nicht komplett ausgefallen sind. **Lunge**, **Nieren** und **Leber** sind am häufigsten betroffen.

9.1.2 Intensivmedizinische Aspekte

Epidemiologie. Etwa ⅓ **aller Patient*innen**, die **auf eine Intensivstation aufgenommen** werden, haben eine Sepsis. Ihre Verweildauer ist durchschnittlich länger als die von Patient*innen ohne Sepsis.

Pathogenese. Bakterielle oder (selten) mykotische Antigene induzieren eine **systemische Freisetzung von Entzündungsmediatoren** (z. B. Zytokine, Prostaglandine, Leukotriene), die zu einer **überschießenden Immunantwort des Körpers** mit Fieber oder Hypothermie, Vasodilatation, starkem Blutdruckabfall sowie **Mikrozirkulationsstörungen** und **Organminderperfusion** führen. Dies kann **Dysfunktionen oder ein Versagen der inneren Organe** (MODS bzw. MOV) sowie eine pathologische Aktivierung des Gerinnungssystems mit Verbrauchskoagulopathie (S. 180) auslösen. Zur Klassifizierung des Schweregrades können verschiedene Scores (z. B. SOFA- (**Tab. 9.1**) oder Sepsis-Score) genutzt werden.

9

Therapie. Die entscheidenden **kausalen Therapiemaßnahmen** der Sepsis bestehen aus der möglichst **frühzeitigen, kalkulierten Gabe eines Breitbandantibiotikums** (unmittelbar nach Abnahme von Blutkulturen (mindestens 2 Paar), Bronchial-/Trachealsekret, Urin und ggf. Wundabstrichen) sowie, falls möglich, aus der **frühestmöglichen Fokussanierung** (z. B. chirurgisch oder durch Entfernung von Kathetern bei Katheterinfektion). Die **adäquate Volumentherapie** und **hämodynamische Stabilisierung** zählen zu den **wichtigsten supportiven Therapiemaßnahmen**.

Die klassische Form der „Early Goal-directed Therapy“, die seit 2001 als allgemeiner Therapiestandard bei septischen Patient*innen galt, umfasste folgende Zielparameter:

- zentralvenöser Druck (ZVD) ≥ 8–12 mmHg
- mittlerer arterieller Druck (MAP) ≥ 65 mmHg
- Urinausscheidung ≥ 0,5 ml/kg KG/h
- zentralvenöse Sauerstoffsättigung ($S_{cv}SO_2$) ≥ 70 %
- Sauerstoffsättigung (S_aO_2) ≥ 93 %
- Hämatokrit ≥ 30 %.

Aktuell gibt es allerdings keinen Hinweis, dass die Einhaltung dieser vorgegebenen Zielparameter zu einem Überlebensvorteil führt. Gleichwohl erscheint die Festlegung eines Therapieplans, der individuell festgelegte Zielwerte (z. B. für Blutdruck und Oxygenierung) umfasst, in der Initialphase der Sepsis sinnvoll. Im katecholaminrefraktären septischen Schock (z. B. Noradrenalindosierungen > 0,5 µg/kg KG/min) kann niedrig dosiertes Hydrocortison zum Einsatz kommen. Eine generelle Anwendung wird bei der Sepsis nicht mehr empfohlen. Die **Therapie des Multiorganversagens** ist **symptomatisch** und besteht aus der Behandlung der Grunderkrankung und einem intermittierenden oder dauerhaften Organfunktionsersatz.

Prognose. Die **Letalität** der Sepsis ist **hoch**, sie ist nach wie vor die **Haupttodesursache** von intensivmedizinischen Patient*innen: Über 70 % der Patient*innen mit Sepsis versterben bis zum 14. Behandlungstag. Das oftmals am Ende des Behandlungsverlaufs stehende Multiorganversagen hat eine Letalität von ca. 50–80 %. Ein **frühes Erkennen** und ein **unmittelbarer Beginn der (antibiotischen) Therapie** sind die Schlüssel zur Verbesserung der Prognose der Sepsis: Die **Verzögerung der antibiotischen Therapie** bei Patient*innen im septischen Schock **steigert** die **Letalität** um ca. 7 %/Stunde!

9.1.3 Sonderform Toxic Shock Syndrome (TSS)

Definition. Das **TSS** ist eine **Sonderform des septischen Schocks**, die durch eine systemische **Einschwemmung von bakteriellen Enterotoxinen** ausgelöst wird. Eine Sonderform ist das **Menstruationsassoziierte TSS**, das beim Gebrauch von Tampons auftreten kann.

Ätiologie und Pathophysiologie. **Staph. aureus** und **β-hämolysierende Streptokokken der Gruppe A** (Auslöser des fulminanten Streptokokken-assoziierten Toxic Shock Syndrome, STSS) können **Enterotoxine (pyogene Exotoxine)** produzieren, die als **Superantigene** eine Freisetzung inflammatorischer Mediatoren bewirken. Es resultiert ein **septischer Schock** mit typischen Folgen bis hin zu MODS und MOV (s. o.).

Klinik. Typisch ist ein **schneller Krankheitsbeginn aus völligem Wohlbefinden**: Es entwickeln sich lokale, regionale und systemische **Infektionszeichen** mit **Beteiligung von Organen** (Dysfunktion, Infektion), **Kreislaufreaktionen** (Tachykardie, Hypotonie), **Fieber** und **Vigilanzveränderungen** sowie letztlich ein schwerer **Schockzustand** mit **Organversagen**.

Diagnostik. Die Diagnose eines TSS kann bisher nur **klinisch** gestellt werden, da **spezifische Labortests nicht für den klinischen Routinebetrieb** zur Verfügung stehen.

Differenzialdiagnosen. **Nekrotisierende Fasziitis, nekrotisierende Myositis, anaphylaktische Reaktionen, Lyell-Syndrom** (toxische epidermale Nekrolyse als schwerwiegende Nebenwirkung einer Arzneimitteltherapie), **Meningitis** oder **Sepsis** sonstiger Genese.

Therapie. Ein **spezielles Therapiekonzept** für das TSS **existiert bisher nicht**; die Therapie entspricht der Sepsistherapie (s. o.). Entscheidend ist eine **frühzeitige Diagnosestellung**!

Prognose. **Bei Erwachsenen meist sehr schlecht**, aufgrund des fulminanten Krankheitsverlaufs **überleben oft < 30 % der Patient*innen** die Akutphase.

9.2 Pneumonie

Key Point

- **Nosokomiale (also im Krankenhaus erworbene) Pneumonien tragen wesentlich zur Mortalität von Patient*innen im Krankenhaus bei.**
- **Nosokomiale Pneumonien werden häufig durch fakultativ pathogene, oft gramnegative Erreger verursacht und müssen daher auf andere Weise therapiert werden als ambulant erworbene Pneumonien.**
- **Neben generellen Empfehlungen zur Antibiotikatherapie sollte bei der Auswahl des Antibiotikums immer die spezielle Situation, die lokale Resistenzlage und – sobald wie möglich – das Antibiogramm berücksichtigt werden (Tarragona-Strategie).**
- **Die Beatmung sollte immer „lungenprotektiv" durchgeführt werden.**

Definition. Eine Pneumonie ist eine **Entzündung des Lungenparenchyms** (alveoläre Strukturen) und/oder des Lungengerüsts (interstitielle Strukturen). Bei **interstitiellen Pneumonien** ist v. a. das perivaskuläre oder interalveoläre Bindegewebe entzündet. Ist die Entzündung auf einen oder mehrere Lungenlappen beschränkt, wird dies als **Lobärpneumonie** bezeichnet. Bei einer herdförmigen Ausbreitung in der Umgebung von Bronchien wird von einer **Bronchopneumonie** gesprochen. Sie stellt die häufigste Form der Pneumonie dar.

9.2.1 Ätiologie

Ambulant erworbene Pneumonien. Häufige Auslöser für die sog. **CAP** (Community-acquired Pneumonia) sind v. a. **Bakterien der Oropharyngealflora** (Haemophilus influenzae, Pneumokokken, Staph. aureus), sog. **atypische Erreger** (z. B. Mykoplasmen) und **Viren** (RSV, Influenza-, Parainfluenza-, ECHO-, Adenoviren). Bei bakterieller Genese resultiert meist eine alveoläre, bei viraler Genese meist eine interstitielle Entzündungsreaktion.

Im Krankenhaus erworbene Pneumonien. Als sog. **HAP** (Hospital-acquired Pneumonia) werden Pneumonien bezeichnet, die **> 48–72 Stunden nach Krankenhausaufnahme** auftreten. Das Keimspektrum unterscheidet sich wesentlich von dem bei CAP: Häufige Erreger sind **gramnegative Keime** (Enterobacter spp., Klebsiella pneumoniae, E. coli, Serratia spp., Pseudomonas spp.) oder auch **Staph. aureus**. Begünstigend bei intensivmedizinischen Patient*innen ist in erster Linie die **endotracheale Intubation mit** (Langzeit-)**Beatmung**. Eine **frühe HAP** (innerhalb der ersten 3–5 stationären Tage) kann theoretisch ambulant erworben sein und erst im Krankenhaus ausbrechen, daher muss die Antibiose hier beide Erregerspektren abdecken. Eine **späte HAP** ist hingegen nur sehr selten von den bei CAP häufigen sog. atypischen Erregern verursacht. **Pilze und Viren** sind bei nosokomialen Pneumonien **eher selten**, sollten aber z. B. bei immunsupprimierten Patient*innen als potenzielle Auslöser zumindest ausgeschlossen und ggf. entsprechend therapiert werden.

Beatmungsassoziierte Pneumonien. Die sog. **VAP** (Ventilator-associated Pneumonia) ist eine Sonderform der HAP im Rahmen einer maschinellen Beatmung (S. 143): Im geschlossenen Beatmungssystem finden Bakterien geeignete Umgebungsbedingungen („warm und feucht"), zudem können Bakterien auch durch mangelnde Händehygiene des medizinischen Personals in das Bronchialsystem gelangen und von Patient*in zu Patient*in übertragen werden. Durch Störungen der mukoziliären Clearance und der Hustenmechanik verbleiben Bakterien verstärkt im Trachealsystem, so dass sich schneller eine Pneumonie entwickelt. Lange Bettlägerigkeit und flache Atmung fördern die Bildung von Atelektasen (S. 169) und erhöhen dadurch ebenfalls das Pneumonierisiko. Das **Erregerspektrum** umfasst hier u. a. Pseudomonas, Acinetobacter und Klebsiella.

Influenzapneumonie. Besonders **bei jungen, ansonsten gesunden Patient*innen** wurden in den letzten Jahren vermehrt schwere **Influenzapneumonien** mit neuen Stämmen (H5N1, H1N1) beobachtet. Diese können so fulminant verlaufen, dass sich innerhalb kurzer Zeit ein schweres ARDS (S. 167) entwickelt.

MERKE

Intensivmedizinisch relevant sind v. a. **nosokomial erworbene Pneumonien**, die durch grampositive und gramnegative, bei Gesunden nur fakultativ pathogene, Bakterien ausgelöst werden: Bei kritisch kranken und/oder immunkompromittierten Patient*innen lösen sie sehr häufig schwere Pneumonien aus. Ein Problem können bei diesen Erregern die **Resistenzen gegen** (oft mehrere) **Antibiotikagruppen** sein, die oft den gezielten Einsatz von spezifischen Antibiotika erfordern. Trotz optimaler Intensiv- und Antibiotikatherapie beträgt die **Letalität der VAP,** in die immer auch die Grunderkrankung eingeht, **etwa 16 %.**

9.2.2 Klinik und Komplikationen

Leitsymptome bzw. Leitbefunde. Typisch sind ein **akuter Beginn mit hohem Fieber** und **Schüttelfrost**, **Husten** mit (grünlich-gelbem) **Auswurf**, **Dyspnoe**, stechende **Brustschmerzen** und ein **reduzierter Allgemeinzustand**. Bei intensivmedizinischen Patient*innen imponieren Fieber (> 38 °C), purulentes Trachealsekret und eine Leukozytose (> 10 000/µl). Außerdem ist eine Verschlechterung des Gasaustauschs richtungweisend.

Komplikationen. Insbesondere bei unzureichender Therapie können sich **Pleuraergüsse** und **-empyeme**, ein **Lungenabszess**, ein ARDS (S. 167) oder auch eine Sepsis (S. 163) entwickeln.

9.2.3 Diagnostik

Klinische Untersuchung. Bei nicht beatmeten Patient*innen ist die körperliche Untersuchung die Basis zur Pneumoniediagnostik. Bei der Perkussion des Thorax findet sich häufig ein **gedämpfter Klopfschall**, bei der Auskultation meist **feinblasige Rasselgeräusche** über Lungenarealen mit alveolären Infiltrationen. Typischerweise haben die Patient*innen **Fieber**.

Labordiagnostik. Die arterielle Blutgasanalyse kann einen **Abfall des p_aO_2** zeigen, häufig gefolgt von einem **Anstieg des p_aCO_2**. Meist ist ein (allerdings sehr unspezifischer) **Anstieg der Entzündungsparameter** im Blut (CRP ↑, Leukozyten ↑, Linksverschiebung im Differenzialblutbild, Prokalzitonin ↑) nachweisbar.

Bildgebung. Im **Röntgen Thorax** sind die betroffenen Areale durch eine neu aufgetretene **Transparenzminderung** und **diffuse fleckige Verschattungen** („Infiltrate", „Infiltrationen") zu erkennen (**Abb. 9.1**).

Erregernachweis. Ein mikroskopischer und kultureller Erregernachweis im **Trachealsekret** (ersatzweise auch im Sputum) und durch eine **Blutkultur** (Abnahme im Fieberanstieg!) sollte **bei jedem Verdacht auf Pneumonie** versucht werden. Kann kein Trachealsekret gewonnen werden, sind eine **broncho-alveolären Lavage** (BAL) oder ein **bronchoskopischer Bürstenabstrich** gute Alternativen. Bei der BAL wird sterile Kochsalzlösung bronchoskopisch in den Trachealbaum eingespritzt, unmittelbar danach wieder abgesaugt und zur mikrobiologischen Untersuchung verwendet. Beim Bürstenabstrich wird unter bronchoskopischer Kontrolle ein Abstrich der Trachealschleimhaut vorgenommen.

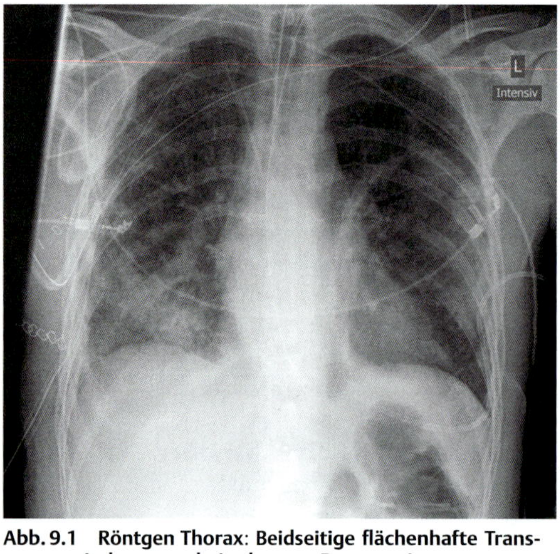

Abb. 9.1 Röntgen Thorax: Beidseitige flächenhafte Transparenzminderungen bei schwerer Pneumonie.

Diagnosekriterien. Eine Pneumonie gilt als gesichert, wenn **im Röntgen Thorax neue Infiltrationen** aufgetreten sind und zusätzlich **≥ 2 der folgenden Kriterien** erfüllt sind:

- Leukozytose oder Leukopenie (> 12 × 10^9/l oder < 4 × 10^9/l)
- Fieber oder Hypothermie (> 38,5 °C bzw. < 36 °C)
- purulentes Trachealsekret.

9.2.4 Therapie

Grundprinzipien. Die wichtigsten Therapiegrundlagen sind die **Verifizierung der Diagnose**, die **Identifikation des Erregers** und die **Erstellung eines Antibiogramms**. Für die **Auswahl des richtigen Antibiotikums** sind die Grunderkrankung(en) und das Alter des Patienten/der Patientin, das Erregerspektrum, das wahrscheinliche Resistenzmuster der Erreger, die Art und Dauer vorausgegangener Antibiotikagaben, das zeitliche Auftreten der Pneumonie nach Krankenhausaufnahme (CAP oder HAP?), eine eventuelle Beatmungstherapie und der Schweregrad der Pneumonie zu berücksichtigen. Wie bei anderen schweren bakteriellen Infektionen sollte auch hier die Tarragona-Strategie (S. 147) beachtet werden.

Antibiotische Therapie bei CAP und früher HAP. Da das Erregerspektrum bei früher HAP ähnlich ist wie bei CAP, können z. B. **Penicilline** (z. B. Amoxicillin, evtl. + Clavulansäure) oder **Cephalosporine** 2. oder 3. Generation (z. B. Ceftriaxon) gegeben werden, in schweren Fällen oder bei früher HAP ggf. in Kombination mit einem **Makrolid** für 3 Tage (z. B. Clarithromycin, zur Abdeckung der atypischen Erreger), bzw. alternativ **Gyrasehemmer** (z. B. Moxifloxacin). Bei Verdacht auf Influenza-Pneumonie kann zusätzlich der Neuraminidasehemmer **Oseltamivir** appliziert werden.

Antibiotische Therapie bei später HAP und VAP. Die Therapie dieser Pneumonien muss **möglichst gezielt nach Antibiogramm** erfolgen. Bis zu dessen Eintreffen werden Antibiotika(kombinationen) mit möglichst breitem Wirkspektrum und unter Berücksichtigung der typischen Pneumoniekeime in der Klinik („know your hospital") kalkuliert angewendet. Zum Einsatz kommen meist **Aminopenicilline in Kombination mit einem β-Lactamase-Inhibitor** (z. B. Piperacillin/Tazobactam), alternativ ein **3./4. Generations-Cephalosporin** oder ein **Carbapenem**. Bei primärem Verdacht auf multiresistente gramnegative Erreger kann zusätzlich ein Pseudomonas-wirksames Fluorchinolon eingesetzt werden. Bei Verdacht auf resistente grampositive Erreger (z. B. MRSA) wird zusätzlich Linezolid oder Vancomycin verwendet.

Therapiedauer. Bei erregergerechter Initialtherapie ist eine Dauer der Antibiose von **8 Tagen** für die meisten bakteriellen Erreger ausreichend (Ausnahmen, z. B. Pseudomonas spp.). Die Therapiedauer kann auch **anhand des Verlaufs des Procalcitonin-Serumspiegels** gesteuert werden: Ist dieser auf 10–20 % des Ausgangswerts oder auf einen Wert < 0,5 µg/l gefallen, kann die Antibiose beendet werden. Grundsätzlich muss jede Antibiotikatherapie, unter der sich der klinische und infektiologische Zustand eines Patienten/einer Patientin nicht innerhalb von 72 Stunden bessert, kritisch geprüft und ggf. geändert werden.

Allgemeine Therapiemaßnahmen. Die unspezifische Therapie von Pneumonien richtet sich v. a. nach der Schwere der Erkrankung. Entscheidend ist die **Stabilisierung der Vitalfunktionen** (Sauerstoffgabe, Beatmungstherapie, Kreislaufstabilisierung). Im Rahmen der wichtigen Beatmungstherapie ist darauf zu achten, die durch die Beatmung induzierten Schädigungen (z. B. Baro-, Volu- oder Biotrauma) durch angepasste Atemzugvolumina (Richtwert 6–8 ml/kg KG) und ausreichend offene Alveolen, z. B. mittels PEEP (S. 140) möglichst gering zu halten („**lungenprotektive Beatmung**“ (S. 143)).

9.2.5 Prognose und Prophylaxe

Prophylaxe. Bei wachen und kooperativen Patient*innen können regelmäßige **atemgymnastische Übungen** (z. B. TriFlo) und **frühzeitige Mobilisation** die Wahrscheinlichkeit für das Auftreten einer Pneumonie deutlich reduzieren. Eine **Anfeuchtung der Atemluft** mit speziellen Systemen verbessert die mukoziliäre Clearance und kann die VAP-Inzidenz senken.)

MERKE

Eine **prophylaktische Gabe von Antibiotika** zur Verhinderung einer Pneumonie ist **niemals indiziert**.

Prognose. Die Prognose von Patient*innen mit **CAP** ist in der Regel **gut**: Nur 15 % dieser Patient*innen benötigen eine stationäre Behandlung, die Letalität liegt bei ca. 1 %. Bei **HAP** ist die **Prognose deutlich ernster**: Zwar ist die Pneumonie oft „nur“ eine Begleitkrankheit während eines längeren intensivmedizinischen Aufenthalts und kann gut medikamentös therapiert werden. Allerdings versterben bis zu 15–20 % aller Patient*innen auf Intensivstationen mit einer HAP, was sie zu einer der häufigsten Todesursachen bei diesen Patient*innen macht.

9.3 Akutes Lungenversagen

Key Point

- Ein ARDS kann durch verschiedene Auslöser verursacht werden, läuft aber immer gleichartig ab.
- Anhand des Oxygenierungsindexes (Horovitz-Index) werden 3 Schweregrade unterschieden.
- Lungenprotektive Beatmung und Lagerungsmaßnahmen (Bauchlage) sind die entscheidenden symptomatischen Therapiemaßnahmen.
- Im Einzelfall kann nach Ausschöpfung aller konservativer Maßnahmen ein extrakorporeales Oxygenierungsverfahren (ECLA, ECMO) zur Aufrechterhaltung einer ausreichenden Oxygenierung und Decarboxylierung erwogen werden.

Definitionen und Diagnostik. Das **akute Lungenversagen** (ALI = Acute Lung Injury) bzw. **ARDS** (Acute Respiratory Distress Syndrome) ist eine schwere, immer gleichartig ablaufende Reaktion der Lunge auf verschiedene schädigende Einflüsse. Es wird **definiert durch folgende Parameter**:

- akuter Beginn
- beidseitige Infiltrate im Röntgen Thorax
- Ausschluss eines zugrundeliegenden Linksherzversagens
- $p_aO_2/F_iO_2 \leq 300$ mmHg (Oxgenierungs- oder Horovitz-Quotient).

Seit 2012 gilt die sog. **Berlin-Definition**: Zusätzlich zu den Kriterien des akuten Beginns (innerhalb von 1 Woche) der respiratorischen Symptomatik, bilateralen Infiltraten, die nicht alleine durch Pleuraergüsse oder Atelektasen erklärbar sind (Röntgen- oder CT-Thorax, **Abb. 9.2** und **Abb. 9.3**) und dem Ausschluss einer kardialen Genese (z. B. durch Echokardiografie) werden abhängig vom Oxygenierungsindex drei Schweregrade unterschieden (**Tab. 9.2**).

Ätiologie. Viele direkte und indirekte Ursachen können ein ARDS auslösen; **mögliche direkte Auslöser**:

- Pneumonie (S. 165)
- Aspiration
- Inhalation toxischer Gase (S. 267)
- Lungenkontusion
- Aspiration von Süß- oder Salzwasser (S. 260).

Mögliche indirekte Auslöser:

- Fruchtwasserembolie
- Sepsis (S. 163)
- schweres Trauma
- Verbrennungen (S. 263)
- akute Pankreatitis (S. 183).

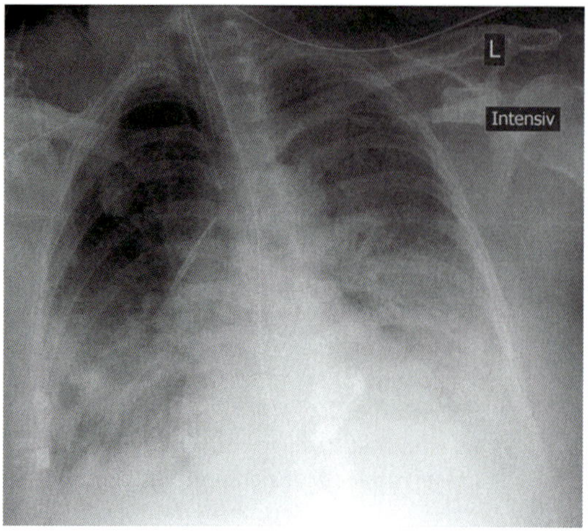

Abb. 9.2 **Röntgen-Thorax: Bipulmonale, fleckige und zum Teil flächenhafte Verdichtungen („weiße Lunge") bei ARDS. Nebenbefundlich Randwinkelergüsse beidseits.**

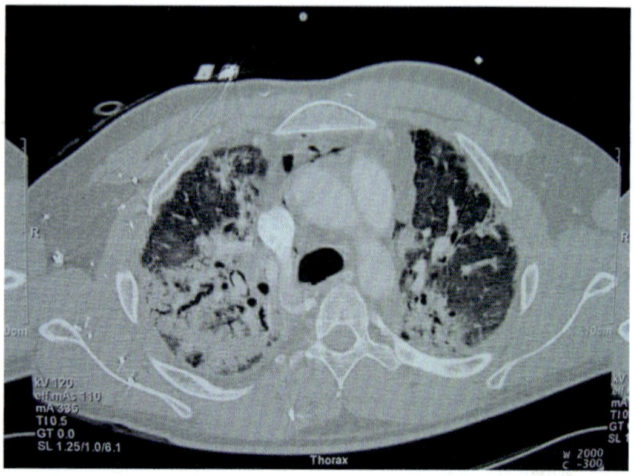

Abb. 9.3 **CT-Thorax bei ARDS.**

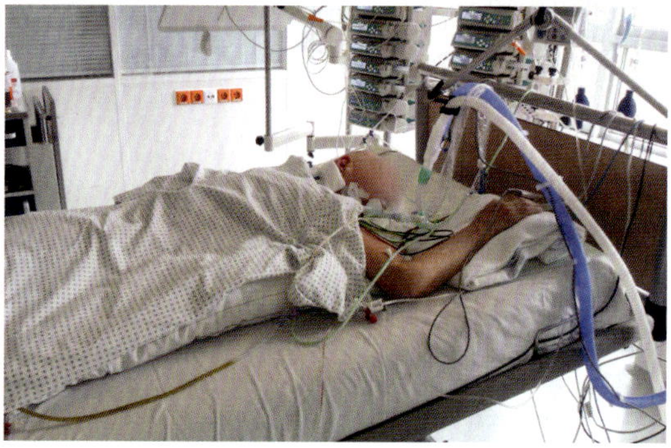

Abb. 9.4 **Patient mit ARDS, der zur Verbesserung der Oxygenierung intermittierend in Bauchlage gelagert wird.**

9

Tab. 9.2

Schweregrade des ARDS nach der Berlin-Definition.

Oxygenierungsindex	Schweregrad
201–300 mmHg	mildes ARDS
101–200 mmHg	moderates ARDS
≤ 100 mmHg bei PEEP ≥ 5 cmH_2O	schweres ARDS

Therapie. Im Zentrum stehen – sofern möglich – die **Therapie der zugrundeliegenden Ursache** und symptomatisch eine **Verbesserung der Oxygenierung durch** assistierte bzw. kontrollierte mechanische **Beatmung**. Bei der Beatmung kann eine Anpassung des PEEP-Niveaus (S. 140) oder des Beatmungsmodus und des Inspirations-Exspirationsverhätnisses (I:E) der Beatmung die Oxygenierung verbessern. Zudem ist strikt darauf zu achten, dass **hohe Spitzendrücke vermieden** werden ($p_{plat} \leq 15\, cmH_2O$ über PEEP). Oft sind diese Beatmungsparameter nur nach einer **endotrachealen Intubation** realisierbar. Die Beatmung sollte so eingestellt werden, dass ein **Tidalvolumen von ca. 6 ml/kg KG** erreicht wird. Der Patient/die Patientin sollte so lange wie möglich und so früh wie möglich wieder spontan atmen: Die bevorzugten Beatmungsverfahren (S. 141) sind daher BIPAP oder APRV mit der Möglichkeit der Spontanatmung und sobald wie möglich CPAP/ASB. Auch **Lagerungsmaßnahmen** (Bauch-135°-Lagerung) verbessern die Oxygenierung oft signifikant. Die früh im Verlauf des schweren ARDS begonnene, über mehrere Tage durchgeführte, intermittierende **Bauchlage** (**Abb. 9.4**), die jeweils für ≥ 16 Stunden aufrechterhalten wird, kann das Langzeitüberleben positiv beeinflussen. Kann unter optimaler Ausnutzung dieser Maßnahmen keine ausreichende Oxygenierung und/oder Decarboxylierung erreicht werden, so muss über den Einsatz von **extrakorporalen Lungenersatzverfahren** ([P]ECLA/ECMO, **Abb. 9.5** und **Abb. 9.6**) nachgedacht werden. Allerdings können diese extrakorporalen Verfahren nur in Zentren

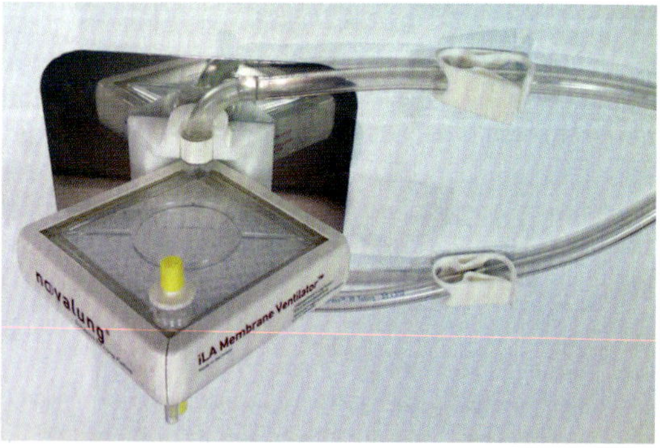

Abb. 9.5 Membran einer **einer pumpenlosen extrakorporalen Lungenunterstützung** (PECLA), Beispiel: „ILA": Das Assist-System wird arteriell und venös kanüliert und durch die arteriovenöse Druckdifferenz pumpenlos perfundiert. Das Blut durchströmt eine Membran und wird dort decarboxyliert und oxygeniert. Treibende Kraft ist hier der Kreislauf der Patient*innen.

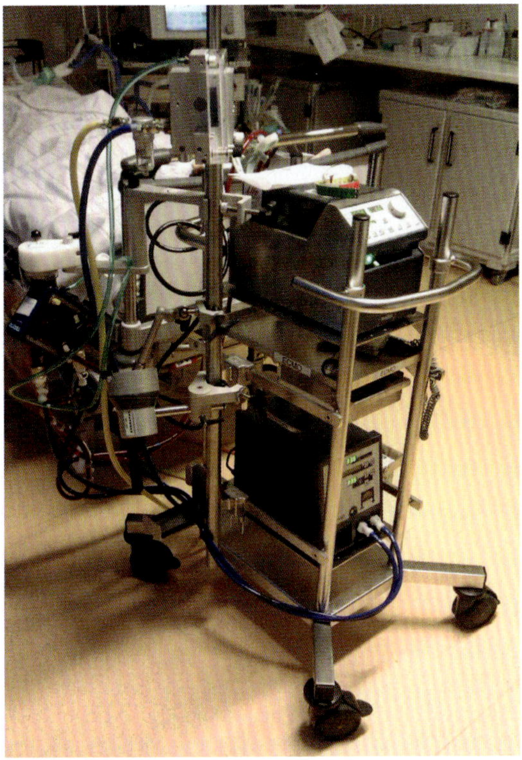

Abb. 9.6 Beispiel für ein Gerät zur extrakorporalen Membranoxygenierung (ECMO).

durchgeführt werden und haben keinen gesicherten positiven Effekt auf das Überleben der Patient*innen.

9.4 Atelektasen

Key Point

- **Atelektasen sind nicht belüftete Lungenareale.**
- **Sie entstehen häufig bei Patient*innen, die über längere Zeit und/oder mit hoher F_iO_2 beatmet wurden.**
- **Abhängig von der Ursache können Atelektasen durch Sekretmobilisation und Anwendung eines kurzzeitig höheren Atemwegsdrucks meist wiedereröffnet werden.**

Definition. **Luftleeres, kollabiertes Lungengewebe** nimmt nicht am Gasaustausch teil und wird, in Abhängigkeit von der Ausdehnung, als **Platten-**, **Segment-**, **Lappen-** oder **Totalatelektase** bezeichnet. Davon unterschieden werden **Dystelektasen**, bei denen noch eine geringe Belüftung stattfindet.

Ätiologie. Folgende Formen werden unterschieden:

- **Resorptionsatelektasen** entstehen bei **Obstruktion eines Bronchus** (z. B. durch Sekretverhalt, Fremdkörper): Die Luft distal des Verschlusses wird kontinuierlich resorbiert, es resultiert ein Volumenverlust der Lunge. Eine Sonderform sind Resorptionsatelektasen bei **hoher inspiratorischer Sauerstoffkonzentration** (F_iO_2): Der Sauerstoff führt zur „Auswaschung" des die Alveolarwand stabilisierenden Stickstoffs aus den Alveolen; durch die vollständige Diffusion des Sauerstoffs kollabieren die Alveolen.
- **Kompressionsatelektasen** sind Folge einer direkten **Kompression des Lungengewebes** von außen, z. B. durch Pleuraergüsse oder Zwerchfellhochstand.

Klinik und Diagnostik. Kleine Atelektasen sind oft Zufallsbefunde im Röntgen- oder CT-Thorax. Große Atelektasen werden fast immer klinisch auffällig: Spontanatmende Patient*innen leiden an **Luftnot** und benötigen Sauerstoff für einen adäquaten Gasaustausch. Ohne Supplementierung von Sauerstoff zeigen sich in der Blutgasanalyse ein **niedriger p_aO_2** und ein normaler bis erhöhter p_aCO_2. Auch bei intubierten und beatmeten Patient*innen verschlechtert sich der Gasaustausch: Die **F_iO_2** muss **erhöht** werden, um erniedrigte p_aO_2-Werte wieder zu normalisieren. Auch der **Beatmungsdruck** kann **ansteigen**. Die klinische Untersuchung ergibt einen **gedämpften Klopfschall** sowie ein **abgeschwächtes oder aufgehobenes Atemgeräusch** über dem betroffenen Lungenareal. Im Röntgen-Thorax weist eine **geringe Strahlentransparenz** („Weißfärbung") eines Lungenareals auf eine Atelektase hin. Benachbarte Strukturen können auf die betroffene Seite verzogen sein (**Abb. 9.7**).

Verlauf. Persistierende Atelektasen können zu **pulmonalen Shunts** und Pneumonien (S. 165) führen. Entsprechend wichtig ist daher eine frühzeitige Prävention bzw. ggf. Therapie.

Therapie und Prophylaxe. Bei bestehenden Lungenatelektasen, bzw. zu deren Prävention, sind oft intensive **physiotherapeutische Bemühungen** erfolgreich: Sekret in den Bronchien kann durch kontinuierliches Klopfen oder Lagerungstherapie gut mobilisiert werden. **Sekret** kann aus den großen Atemwegen (Trachea bis etwa Carina) „blind" mit einem Katheter oder idealerweise selektiv und kontrolliert mittels fiberoptischer Bronchoskopie (Bakteriologie!) **abgesaugt** werden. Die intermittierende Anwendung eines **kontinuierlichen positiven Atemwegdrucks**, z. B. mit CPAP-Maske, CPAP-Helm oder PEEP-Beatmung (S. 141) kann Lungenareale offen halten oder bereits verschlossene Lungenareale wiedereröffnen. Sind auch diese Bemühungen nicht erfolgreich, kann bei endotracheal intubierten Patient*innen und nicht mechanisch obstruiertem Atemweg mit kontinuierlicher PEEP-Beatmung (PEEP > 8–10 mbar) und vorsichtiger Rekrutierung („Blähung") der Lunge die Wiedereröffnung kollabierten Lungengewebes versucht werden. Die medikamentöse Prophylaxe mit

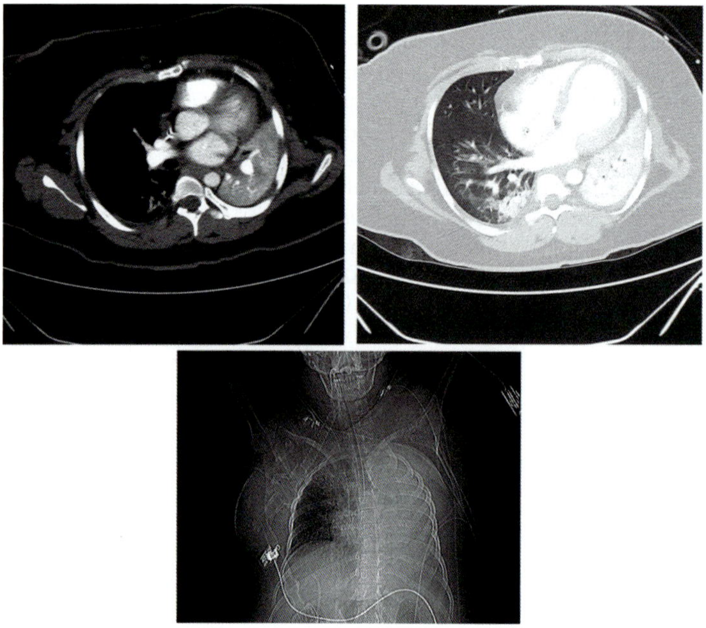

Abb. 9.7 **CT-Thorax: Totalatelektase der rechten Lunge bei Tubusfehllage im linken Hauptbronchus.**

N-Acetylcystein oder Ambroxol i. v. kann die Atelektasenbildung nicht verhindern.

9.5 Pleuraerguss

Key Point

- **Pleuraergüsse sind bei Intensivpatient*innen sehr häufig, v. a., wenn sie viel parenterale Flüssigkeit erhalten („Positivbilanz" über mehrere Tage).**
- **Begleitergüsse werden bei entsprechender Flüssigkeitsausscheidung („Negativbilanz", sofern der Patient/die Patientin dies hämodynamisch toleriert) meist spontan wieder resorbiert.**
- **Große Pleuraergüsse, die die Ventilation und Oxygenierung beeinträchtigen, müssen drainiert werden.**

Definition. Pleuraergüsse sind definiert als pathologische **Ansammlung von Flüssigkeit** (Transsudat, Exsudat, Eiter, Blut, Lymphe) **im Pleuraraum**. Als **komplizierte Pleuraergüsse** werden infizierte, septierte oder den Gasaustausch deutlich beeinträchtigende Ergüsse bezeichnet.

Ätiologie. Die meisten Pleuraergüsse bei intensivmedizinischen Patient*innen sind unkomplizierte „**Begleitergüsse**" durch **lokale Gewebereizung** (z. B. nach thorakalen und abdominellen OPs, bei Entzündungen) oder als **Folge einer massiven pulmonalen Stauung (Transsudation)** oder einer **Exsudation** im Rahmen eines inflammatorischen oder septischen Geschehens. Ergüsse können auch im Rahmen einer **Pleuritis** oder einer **Pneumonie** entstehen. Nach einem Trauma oder postoperativ nach thorakalen Eingriffen sind Flüssigkeitsansammlungen im Thorax häufig durch eine akute Blutung verursacht (**Hämatothorax**).

Klinik. Pleuraergüsse können zu **Atemnot**, **Husten mit Auswurf** und **Thoraxschmerzen** führen. Der **p_aO_2 fällt ab**, der p_aCO_2 bleibt gleich oder steigt an. Bei intubierten und beatmeten Patient*innen nimmt oft der **Beatmungsdruck** zu (restriktive Ventilationsstörung).

Diagnostik. Hinweise auf einen Pleuraerguss in der **klinischen Untersuchung** sind ein gedämpfter Klopfschall und ein abgeschwächtes oder aufgehobenes Atemgeräusch. Das **Röntgen-Thorax** (**Abb. 9.8**) zeigt eine **Transparenzminderung** v. a. der basalen Lungenabschnitte (nach kranial abnehmende Dichte bei stehenden Patient*innen, bei Liegendaufnahmen häufig nach kranial „auslaufende" Ergüsse → diffuse Transparenzminderung), eine verstrichene Zwerchfellkontur und einen verstrichenen Randwinkel sowie bei großen Ergüssen die Verdrängung des Mediastinums zur Gegenseite. Die **Nachweisgrenze** im Röntgen-Thorax liegt bei etwa **300–500 ml**. Die **Sonografie** (**Abb. 9.9**) erlaubt einen **schnellen, bettseitigen Nachweis auch sehr kleiner Ergüsse** sowie zudem eine quantitative Abschätzung, die mitunter hilft, die Notwendigkeit zur Drainage bzw. Punktion abzuschätzen. Im **CT-Thorax** (**Abb. 9.10**) können meist **auch kleinste Ergussmengen** sicher erkannt werden:

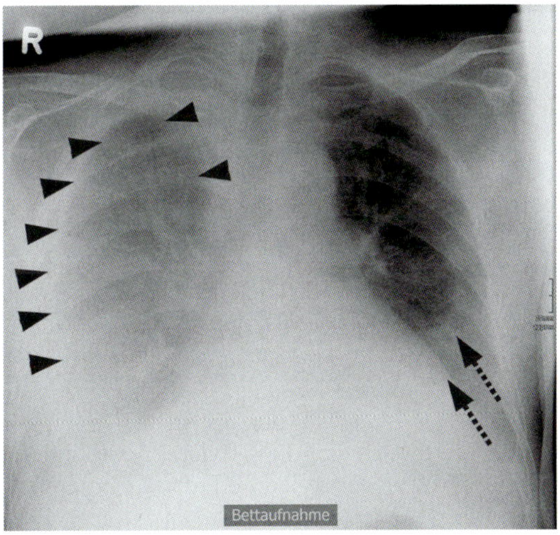

Abb. 9.8 Röntgen-Thorax: Großer Pleuraerguss rechts mit einer von kaudal nach kranial abnehmenden Verschattung des Hemithorax. Rechts-lateral und apikal komplette Verschattung der Pleura durch die große Ergussmenge (Pfeilspitzen). Links geringerer Erguss mit Auslaufen in den großen Lappenspalt, dadurch konkavbogige Begrenzung der ergussbedingten Verschattung zur Lunge (gestrichelte Pfeile). (Quelle: Schultheis, Mödder, Antoch et al., Chirurgie und Bildgebung, Thieme, 2018)

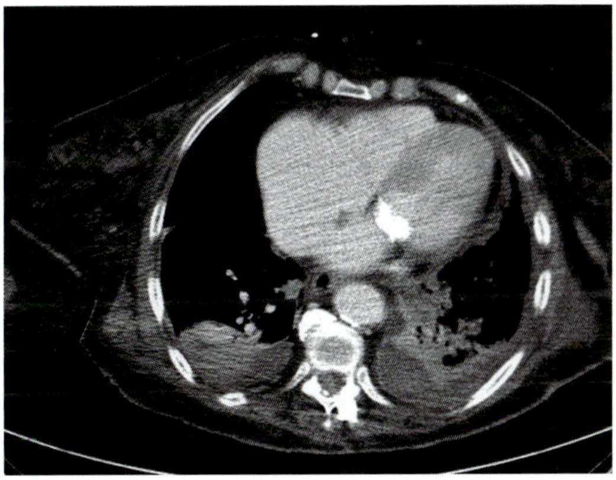

Abb. 9.10 CT-Thorax: Beidseitige basale Pleuraergüsse.

In Rückenlage zeigen sie sich bei entsprechender Dichte meist als Sichel an der dorsalen Thoraxwand.

Therapie. Kleine, nicht infizierte und nicht septierte Pleuraergüsse sind nicht behandlungsbedürftig und bilden sich i. d. R. von alleine zurück. Auch bei größeren Pleuraergüssen gelingt meist mit **forcierter Diurese**, **Flüssigkeitsrestriktion** und **vorsichtiger Volumensubstitution** ein ausreichender Rückgang des Ergussvolumens. Bei Versagen dieser Maßnahme ist eine invasive Entlastung mit Anlage einer Thoraxdrainage (S. 237) indiziert.

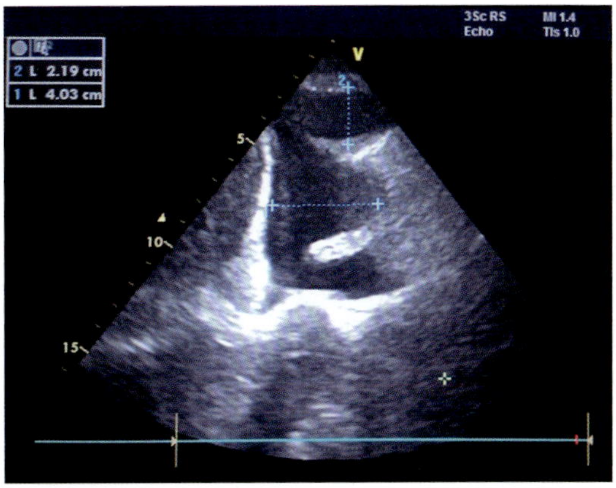

Abb. 9.9 Pleuraerguss in der transthorakalen Sonografie: Im unteren Anteil ist ein atelektatischer Lungenanteil zu erkennen, der im Erguss flottiert.

MERKE

Eine zu schnelle Drainage mit einer **Drainagemenge > 1000 ml** kann ein **Reexpansionsödem** der Lunge verursachen. Hier sollte die Drainage nach ca. 700 ml zunächst abgeklemmt und etwas später („in Etappen") weiter drainiert werden.

9.6 Lungenembolie

Key Point

- **Bei Intensivpatient*innen besteht, v. a. postoperativ, neben einem erhöhten Blutungsrisiko ein erhöhtes Risiko für eine Lungenembolie infolge einer tiefen Venenthrombose.**
- **Alle Patient*innen sollten Maßnahmen zur venösen Thromboembolieprophylaxe erhalten, soweit keine akute (Nach-)Blutungsgefahr besteht.**
- **Bei jeder plötzlichen kardiopulmonalen Verschlechterung ohne offensichtliche Ursache sollte an die Möglichkeit einer Lungenembolie gedacht und bei klinischer Wahrscheinlichkeit eine adäquate Diagnostik eingeleitet werden.**

Definition. Die Lungenembolie ist definiert als ein **akuter Verschluss einer oder mehrerer Lungenarterien** durch einen Embolus.

Ätiologie. In > 90 % aller Fälle ist die Ursache eine **Einschwemmung eines losgelösten Thrombus** aus dem Einstromgebiet der V. cava inferior, meist eine **tiefe Beinvenenthrombose**. Es kommen jedoch auch Fett, Luft, Fremdkörper, Tumorbestandteile oder Fruchtwasser als Ursache infrage.

Pathophysiologie. Siehe Kapitel Notfallmedizin (S. 232).

Symptomatik. Siehe Kapitel Notfallmedizin (S. 231). Lungenembolien werden **oft klinisch nicht erkannt**, weil die Symptome meist unspezifisch sind und in unterschiedlicher Ausprägung und wechselnder Kombination bestehen.

Differenzialdiagnosen. Akutes Koronarsyndrom (instabile Angina pectoris, Myokardinfarkt), Pneumothorax, Pneumonie, akute Atemwegsobstruktion (z. B. schwerer Asthmaanfall, Exazerbation einer chronischen Bronchitis), akute Aortendissektion, psychogene Hyperventilation.

Diagnostik. Die Diagnostik bei Verdacht auf Lungenembolie umfasst ein **EKG** (**Abb. 11.16**). Ein S_IQ_{III}-Typ und (überdrehter) Rechtstyp sind typische, aber keineswegs häufige Befunde. Die Bestimmung der D-Dimere und eine **arterielle Blutgasanalyse** sind indiziert. Da dies jedoch keine diagnostische Sicherheit erlaubt, sollte ohne Verzögerung eine **CT-Angiografie** angestrebt werden (**Abb. 9.11**). Eine Option bei instabilen Patient*innen ist eine bettseitige transösophageale oder transthorakale **Echokardiografie**: Der Nachweis eines akuten Rechtsherzversagens ist nahezu beweisend.

Therapie. Informationen zur notfallmedizinischen Versorgung findest du im Kapitel Notfallmedizin (S. 231). Bei Nachweis einer Lungenembolie oder entsprechendem klinischem Verdacht ist die Behandlung und Überwachung auf einer (Intensiv-)Station erforderlich. **Allgemeinmaßnahmen** umfassen die **Gabe von Sauerstoff** mittels Gesichtsmaske oder Nasenbrille (→ ausreichende Oxygenierung), **strikte Bettruhe** und ggf. **Sedierung**. Bei **kleinen, hämodynamisch nicht relevanten Lungenembolien** genügt eine konservative **Therapie** mit UFH in therapeutischer Dosierung (S. 154) und Rezidivprophylaxe mit direkten oralen Antikoagulanzien (DOAK) oder Kumarinen über 6 Monate. Bei größeren Lungenembolien ist hingegen eine spezifische Therapie erforderlich, um die pulmonale Zirkulation wiederherzustellen. Bei ausgeprägter Lungenembolie mit gravierender Einschränkung der Hämodynamik (z. B. akute Rechtsherzinsuffizienz, Herz-Kreislauf-Stillstand) ist eine **systemische Thrombolyse** mit einem Fibrinolytikum (z. B. rt-PA, Streptokinase, Tenecteplase) indiziert. Mittels operativer Thorakotomie und **pulmonaler Thromboembolektomie** unter extrakorporaler Zirkulation kann das betroffene Gefäß rekanalisiert werden. Dies ist jedoch nur **bei Versagen anderer Therapiemethoden** oder bei absoluter Kontraindikation einer Thrombolyse indiziert, denn die perioperative Mortalität liegt bei ca. 50 %.

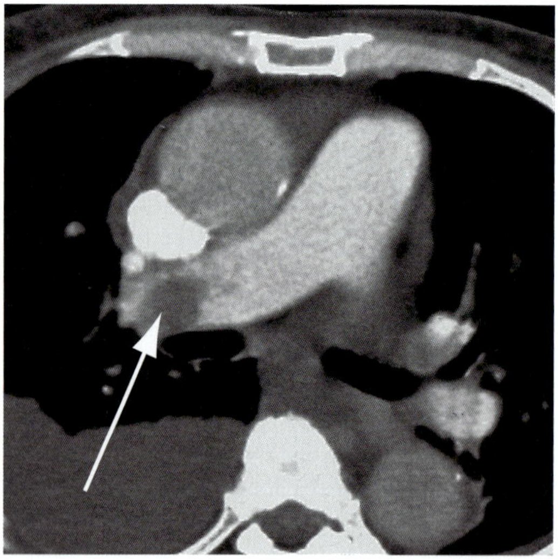

Abb. 9.11 CT-Thorax bei Pulmonalembolie: Großer Thrombus in der rechten Pulmonalarterie (Pfeil). (Quelle: Reiser, Kuhn, Debus, Duale Reihe Radiologie, Thieme, 2011)

9.7 Akutes Nierenversagen (ANV)

Key Point

- **Akutes Nierenversagen führt zur fehlenden Ausscheidung von Wasser, Elektrolyten (Kalium!) und harnpflichtigen Substanzen.**
- **Die Ursache kann prärenal, renal oder postrenal sein.**
- **Die KDIGO-Einteilung unterscheidet drei Stadien des ANV anhand von drei Kriterien: Kreatininanstieg, geschätzte glomeruläre Filtrationsrate (eGFR) und Urinmenge.**
- **Wichtige Indikationen zur Durchführung einer Dialyse sind lebensbedrohliche Veränderungen des Wasser-, Elektrolyt- (Hyperkaliämie) und Säure-/Basenhaushalts.**

Definition. Das ANV (engl.: acute kidney injury, AKI) ist eine **innerhalb kurzer Zeit** (Stunden bis sieben Tage) **auftretende**, **prinzipiell reversible Verschlechterung der Nierenfunktion**, definiert durch die abrupte Erfüllung eines der folgenden Zeichen (Stadium 1):

- Anstieg des Serum-Kreatinins um ≥ 50 % des Ausgangswerts innerhalb von sieben Tagen
- absoluter Anstieg des Serum-Kreatinins auf ≥ 0,3 mg/dl innerhalb von 48 h
- Abnahme der Urinausscheidung auf < 0,5 ml/kg KG/h für > 6 Stunden.

Epidemiologie. Etwa **20–50 % aller Intensivpatient*innen** entwickeln ein ANV. Patient*innen nach elektiven chirurgischen Eingriffen zeigen eine geringere, septische Patient*innen eine höhere Inzidenz.

Pathophysiologie. Bei komplettem Funktionsausfall der Nieren resultiert eine **Hypervolämie** sowie ein **Anstieg von Kalium und der harnpflichtigen Substanzen** (z. B. Kreatinin, Harnstoff) im Blut mit der Gefahr von lebensbedrohlichen pulmonalen, kardialen (z. B.

Tab. 9.3

KDIGO-Kriterien (2012).

AKI-Stadium	Serum-Kreatinin	Urinausscheidung
1	Kreatininanstieg auf das 1,5- bis 1,9-fache innerhalb 7 Tagen bzw. um ≥ 0,3 mg/dl innerhalb 48 Stunden	< 0,5 ml/kg KG/h über mehr als 6 h
2	Kreatininanstieg auf das 2- bis 2,9-fache	< 0,5 ml/kg KG/h über mehr als 12 h
3	Kreatininanstieg auf das ≥ 3-fache bzw. Kreatininwert ≥ 4 mg/dl bzw. Einleitung einer Nierenersatztherapie	< 0,3 ml/kg KG/h über mehr als 24 h oder Anurie über mehr als 12 h

Daten aus: Kidney Disease: Improving Global Outcomes (KDIGO) Acute Kidney Injury Work Group. KDIGO Clinical Practice Guideline for Acute Kidney Injury. Kidney inter., Suppl. 2012; 2: 1–138.

Lungenödem, Herzrhythmusstörungen, Herz-Kreislauf-Stillstand) und zerebralen Problemen (Enzephalopathie).

Ätiologie. Folgende Gruppen werden unterschieden:

- **prärenales ANV**, z. B. bei Hypovolämie oder zirkulatorischem Nierenversagen (häufig im Schock: zu geringer arterieller Mitteldruck → unzureichende Nierenperfusion): Hier ist die Niere selbst initial nicht geschädigt. Dies droht jedoch, wenn die Ursache fortbesteht.
- **renales ANV** durch primär renale Erkrankungen:
  - mikrovaskuläre Schädigung: z. B. rapid progressive oder Poststreptokokken-Glomerulonephritis, hämolytisch-urämisches Syndrom, IgA-Nephritis
  - akute Tubulusnekrose: z. B. septisch bei Multiorganversagen, toxisch durch Medikamente oder Schwermetalle, ischämisch bei Schock, Vaskulitis oder Thormoboembolien, durch Myoglobin bei Crush-Niere (S. 258) oder Leichtketten bei Plasmozytom
- **postrenales ANV** durch einen behinderten Abfluss über die ableitenden Harnwege:
  - im Bereich der Ureteren: z. B. Harnleitersteine, Tumoren
  - im Bereich der Blase: v. a. Karzinome
  - im Bereich der Urethra: v. a. Steine, Prostatatumoren oder benigne Prostatahyperplasie, verstopfter Dauerkatheter.

Klinik. Der Abnahme der Urinproduktion kann – zunächst aufgrund der unzureichenden Filtration harnpflichtiger Substanzen – auch eine vermehrte Urinausscheidung (**polyurische Phase des ANV**) vorangehen. Diese Phase ist – sofern vorhanden – jedoch selten wegweisend für die Diagnose. Der Verdacht auf ein ANV ergibt sich meist bei **Oligurie bzw. Anurie**. Bei weiterem Fortschreiten zeigen sich klinisch v. a. **Zeichen der Hypervolämie** (z. B. Lungenödem, gestaute Halsvenen, periphere Ödeme und Zeichen der Überwässerung) und **Zeichen der Elektrolytverschiebungen** (Anstieg des Serumkaliums, symptomatisch z. B. durch Herzrhythmusstörungen).

Diagnostik. Ein **Abfall der Urin-Stundenportionen** < 0,5 ml/kg KG/h bzw. Anurie und ein **plötzlicher Anstieg der Retentionsparameter** (Kreatinin und Harnstoff im Serum) sind hochverdächtig auf ein ANV und erlauben eine **Stadieneinteilung nach den KDIGO-Kriterien** (**Tab. 9.3**). In dieser Situation sollte unverzüglich eine ursächliche Abklärung begonnen werden: Insbesondere ist zu überprüfen, ob ein **intravasaler Volumenmangel** besteht (stehende Hautfalten, Durstgefühl, niedriger mittlerer arterieller Druck, 24-Stunden-Bilanz der letzten Tage negativ?). Im **Labor** sollten die Nierenretentionsparameter, die Elektrolyte (Na^+, K^+) und die Kreatinkinase (CK) bestimmt werden. Eine **Urinprobe** sollte auf Elektrolyte, Proteine und Zellen untersucht werden. Eine **Sonografie** der Nieren und der ableitenden Harnwege kann Hinweise auf Stenosen geben, eine Sonografie der zentralen Gefäße (V. cava) erlaubt Aussagen über den Volumenstatus.

Therapie. Ziel der Therapie ist – wenn möglich – die **Therapie der zugrundeliegenden Ursache**:

- **prärenales Nierenversagen**: Optimierung des Volumenstatus und der Kreislaufsituation (MAD > 60–70 mmHg, bei Hypertonikern ggf. noch höher) durch Infusionstherapie und ggf. Katecholamine (z. B. Dobutamin, Noradrenalin)
- **renales Nierenversagen**: entsprechend der zugrundeliegenden Pathologie z. B. Absetzen nephrotoxischer Medikamente (ggf. Rücksprache mit Nephrologie)
- **postrenales Nierenversagen**: schnellstmögliche Beseitigung der Stenose (Urologie informieren!).

Die beiden klinisch führenden Probleme sind meist die **Flüssigkeitsüberladung des Körpers** (→ kardiale Dekompensation, Lungenödem) und die Hyperkaliämie (S. 151) mit Gefahr von Herzrhythmusstörungen. Zunächst kann versucht werden, die Menge an Urin und ausgeschiedenem Kalium durch die die Gabe von **Schleifendiuretika** (Furosemid) zu erhöhen. Zusätzlich wird das **zugeführte Volumen** so weit wie möglich **reduziert**.

9

MERKE

Diuretika können zwar die Diurese, **nicht** aber die **glomeruläre Filtrationsrate** (GFR) **steigern** und haben keinen positiven Einfluss auf die Prognose des ANV. In hoher Dosis wirken sie **selbst nephrotoxisch** und verschlechtern die Prognose.

Die weiter oben beschriebenen **Maßnahmen gegen die** Hyperkaliämie (S. 151) reichen bei ANV i. d. R. nur überbrückend aus, bevor ein Nierenersatzverfahren zur Verfügung steht.

MERKE

Kann der **Kaliumspiegel nicht ausreichend** bzw. nachhaltig **gesenkt** werden, ist eine **Notfalldialyse** indiziert.

Nierenersatzverfahren. Über ⅔ **aller Patient*innen mit ANV** benötigen zumindest vorübergehend ein Nierenersatzverfahren. **Indikationen** hierfür sind ein Anstieg des Harnstoffs > 150–200 mg/dl, eine progressive metabolische Säuerungstendenz bei Oligo- oder Anurie, ein Serum-Kaliumspiegel > 6,5 mmol/l und ein stetiger Anstieg des Serum-Kreatinins auf Werte > 3 mg/dl. In der Intensivmedizin werden im Regelfall kreislaufschonende **kontinuierliche Nierenersatzverfahren** angewendet, z. B. die **kontinuierliche venovenöse Hämodialyse** (CVVHD, **Abb. 9.12**) oder die **kontinuierliche venovenöse Hämodiafiltration** (CVVHDF). Häufig wird auch noch die kostengünstige **Slow Low Efficiency Daily Dialysis** (SLEDD), eine Variante der intermittierenden Hämodialyse mit Dialysedauern von 8–12 Stunden, eingesetzt, da dieses Verfahren meist nachts („Moonlight SLEDD") durchgeführt werden kann, und daher Patient*innentransporte und Prozeduren tagsüber nicht behindert. Die **Wahl des Dialyseverfahrens** hat **keinen Einfluss auf die Überlebensrate**. Jedes dieser Verfahren erfordert die **Anlage eines großlumigen Dialysekatheters** (z. B. Shaldon-Katheter) und eine **Antikoagulation** des extrakorporalen Systems (meist mit Heparin oder Citrat). Die Citratantikoagulation könnte bei septischen Patient*innen vorteilhaft sein und ist auch bei Patient*innen mit (Verdacht auf) HIT (S. 180) durchführbar.

Prognose. Die Prognose reicht von Restitutio ad Integrum bis zum bleibenden dialysepflichtigen Nierenversagen und ist stets **abhängig vom Einzelfall**: Ursache und Dauer des ANV spielen dabei eine wesentliche Rolle. Patient*innen mit bereits vorbestehender chronischer Nierenfunktionseinschränkung („acute on chronic"), haben meist eine ungünstigere Prognose als zuvor nierengesunde Patient*innen. Die **Gesamtmortalität** von Intensivpatient*innen mit dialysepflichtigem ANV ist mit **ca. 45 %** sehr hoch.

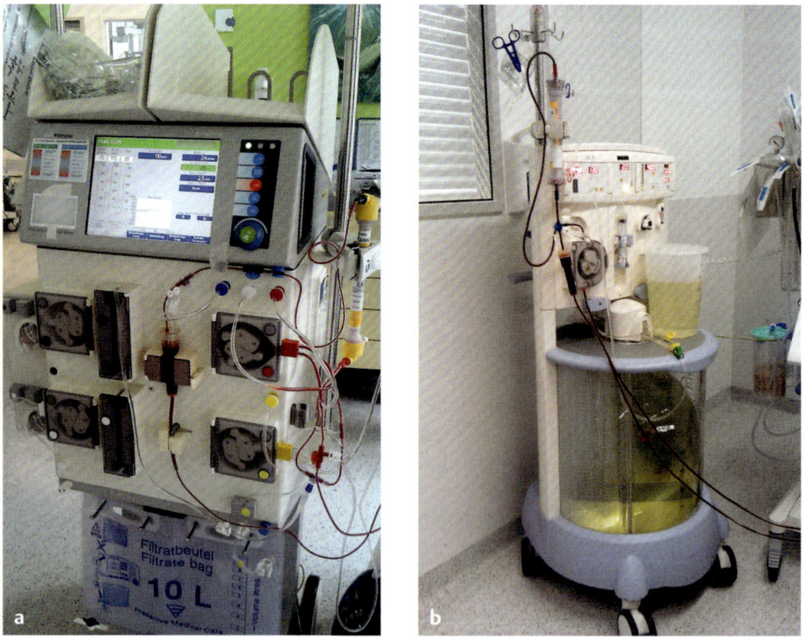

Abb. 9.12 Beispiele für Dialysegeräte:
a Gerät zur kontinuierlichen venovenösen Hämofiltration (CVVH)
b Gerät zur Slow Low Efficiency Daily Dialysis (SLEDD).

9.8 Akutes Leberversagen (ALV)

Key Point

- **Ein akutes Leberversagen führt zu schweren Stoffwechsel- und Synthesestörungen mit Störungen der Blutgerinnung.**
- **Meist besteht durch den Abfall des peripheren Gefäßwiderstands ein hyperdynames Kreislaufversagen.**
- **Bislang gibt es nur überbrückende Leberunterstützungsverfahren (MARS); ohne kausale Therapie ist das Krankheitsbild häufig letal.**

Ätiologie. Die Ursachen des akuten Leberversagens sind vielfältig. Die dominierende Ursache verschob sich in den letzten Jahren von der akuten Virushepatitis hin zum toxisch induzierten Leberversagen:

- **toxische Ursachen**: Paracetamol (in Europa am häufigsten), Knollenblätterpilz, Ecstasy, Phenprocoumon, Tetrazykline, Makrolide, Halothan, Isoniazid, Anabolika, Phytopharmaka
- **entzündlich**: Virushepatitiden, Autoimmunhepatitis, Graft-vs.-Host-Disease
- **metabolisch**: α_1-Antitrypsin-Mangel, Morbus Wilson
- **vaskulär**: Ischämie, Schock, Budd-Chiari-Syndrom, Veno-occlusive Disease
- **bei Schwangeren**: HELLP-Syndrom (Hemolysis, Elevated Liver Enzymes, Low Platelets), akute Schwangerschaftsfettleber.

Pathophysiologie. Bei einem kompletten Funktionsausfall der Leber **steigen** als Folge der unzureichenden Metabolisierungsleistung („Entgiftung") des Körpers die **Konzentrationen von Ammoniak und Bilirubin** im Blut an. Die hohe Ammoniakkonzentration im Blut kann eine **hepatische Enzephalitis** auslösen. Bilirubin kann in hohen Konzentrationen ebenfalls die Blut-Hirn-Schranke überwinden und eine (irreversible) **Bilirubinenzephalopathie** verursachen. Durch die Syntheseeinschränkung **fallen** die **Konzentrationen der Gerinnungsfaktoren** (Faktoren II, VII, IX und X → hämorrhagische Diathese) **und der sonstigen Proteine** (v.a. Albumin → Aszitesbildung) ab. Die Kombination aus portaler Hypertonie und Aszites kann auch ein **hepatorenales Syndrom** (ANV infolge eines Leberversagens) auslösen. Die ausgeprägte, NO-modulierte periphere Vasodilatation kann zum klinischen Bild eines vasoplegischen Schocks mit hyperdynamen Kreislaufverhältnissen führen.

Klinik. Klinisch äußert sich das ALV durch **Bewusstseinstrübung** und -verlust bis hin zum Koma (hepatische Enzephalopathie), **hypotone und tachykarde Kreislaufverhältnisse** (peripherer Gefäßwiderstand ↓, Herzzeitvolumen ↑), **Ikterus** der Haut und

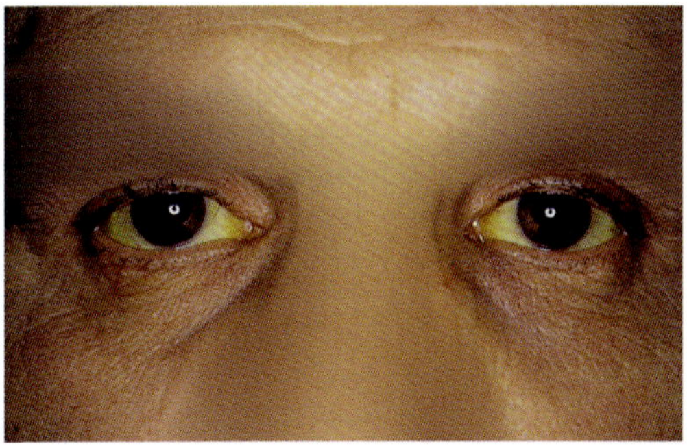

Abb. 9.13 Ikterischer Patient. (Quelle: Füeßl, Middeke, Duale Reihe Anamnese und klinische Untersuchung, Thieme, 2022)

der Schleimhäute (**Abb. 9.13**), **verstärkte Blutungsneigung** (fehlende Synthese der Gerinnungsfaktoren II, VII, IX und X → Quick-Wert ↓) und **Aszites** (Hypalbuminämie). Häufig sind Hyperglykämien (periphere Insulinresistenz) oder auch Hypoglykämien (schwerer Leberzellschaden → Störung der Glukoneogenese) und ein **Laktat-Anstieg** (verminderte Verstoffwechslung in der Leber) zu beobachten. Weitere Hinweiszeichen bei wachen Patient*innen sind ein **Foetor hepaticus** (Geruch nach roher Leber) und ein **Flapping Tremor** (Asterixis: grobschlägiger Tremor der Hände). Auch ein **akutes Nierenversagen** und **endokrine Störungen** sind möglich.

Allgemeine Therapiemaßnahmen. Die Therapie umfasst eine adäquate Therapie des vasoplegischen Schocks (→ Stabilisierung der Hämodynamik), die **Sicherung der Atemwege** und frühzeitige maschinelle Beatmung (bei eingetrübten Patient*innen), die engmaschige Überwachung und ggf. **Korrektur des Flüssigkeits- und Elektrolythaushalts**, eine **Restriktion der enteralen Eiweißzufuhr** und die enterale Gabe von **Laktulose** und **Neomycin** (→ Reduktion der Ammoniakbildung), die **Substitution von Gerinnungsfaktoren und Albumin** (v.a. bei hepatorenalen Syndrom), Maßnahmen zur **Verhinderung eines Hirnödems** (z.B. Oberkörperhochlagerung, ggf. Ausgleich einer Hyponatriämie, osmotische Therapie mit Mannitol), die Erhaltung bzw. der Ersatz der **Nierenfunktion** sowie das Monitoring und frühzeitige Management von Infektionen. In einigen Zentren stehen **extrakorporale Leberunterstützungsverfahren** zur Verfügung, bei denen es sich prinzipiell um erweiterte Dialyseverfahren handelt, die neben wasserlöslichen Substanzen auch eiweißgebundene Substanzen eliminieren können. Der prognostische Stellenwert der Leberersatzverfahren ist jedoch bisher nicht bewiesen.

Spezifische Therapiemaßnahmen. Unter bestimmten Bedingungen (z.B. bei akut-toxischem ALV) kommt eine **Lebertransplantation** als kausale Therapie in Frage. Daher sollte frühzeitig mit einem Transplantationszentrum Kontakt aufgenommen werden. Die hochdosierte Gabe von **N-Acetylcystein** (NAC) ist bei **Paracetamol**-induziertem ALV etabliert. Bei Schwangerschafts-induziertem ALV sollte die **Schwangerschaft** schnellstmöglich **beendet** werden. Patient*innen mit **Knollenblätterpilzvergiftung** erhalten **Penicillin** G (300 000–1 Mio IE/kg KG i. v., max. 40 Mio IE/d) für 2–3 Tage und **Silibinin** (20 mg/kg KG/d i. v.) für 3–5 Tage.

Prognose. Die Prognose ist auch unter optimaler Therapie sehr ernst, die **Letalität** beträgt **> 50 %**.

MERKE

Das **akute Leberversagen** (ALV) ist ein schwerwiegendes Krankheitsbild, das **auch unter adäquater Therapie** mit einer **hohen Letalität** assoziiert ist.

9.9 Schädel-Hirn-Trauma (SHT) und Hirndrucktherapie

Key Point

- **Der Schweregrad des Schädel-Hirn-Traumas wird anhand des initialen GCS-Werts eingeteilt.**
- **Der Sekundärschaden kann durch bestmögliche Intensivtherapie minimiert werden.**
- **Jederzeit muss ein adäquater zerebraler Perfusionsdruck (CPP) aufrechterhalten werden.**
- **Bei analgosedierten Patient*innen ist meist die Messung des intrakraniellen Drucks (ICP) indiziert.**
- **Verschiedene Medikamente (Osmodiuretika, hypertone hyperonkotische Infusionslösungen) können zur Senkung eines erhöhten ICPs eingesetzt werden.**

9.9.1 Symptomatik und initiale Versorgung

Ätiologie, Epidemiologie und Notfallversorgung. Siehe Notfallmedizin (S. 255).

Schweregradeinteilung. Die Einteilung erfolgt nach der Glasgow Coma Scale (GCS) (**Tab. 11.1** und **Tab. 11.2**).

Pathophysiologie. Der Pathomechanismus der zerebralen Schädigungen nach einem SHT ist komplex: Die **direkte Gewalteinwirkung** auf graue und weiße Substanz, Kalotte und Gefäße bewirkt einen **Primärschaden**. Die hieraus resultierenden **Gewebedefekte** (z. B. Zerstörung von Hirngewebe, Gefäßschädigung → Blutung oder diffus-axonale Schädigung) sind **irreversibel** und nicht therapeutisch zu beeinflussen. Intrazerebrale, sub-/epidurale oder subarachnoidale Blutungen, oder das begleitende perifokale Ödem, bewirken im weiteren Verlauf eine **intrakranielle Druckerhöhung**. Diese führt zu einer Perfusionsminderung, schließlich zur Gewebshypoxie und in weiterer Folge zum Gewebsuntergang von primär nicht betroffenen Hirnarealen, also zu **Sekundärschäden**. Diese sind **durch** eine **optimale Intensivtherapie positiv zu beeinflussen** bzw. zu verhindern: Ungünstig wirken sich z. B. Hyper- oder Hypoglykämie, erhöhter intrakranieller Druck (ICP), Hypotonie, Hypoxämie oder Elektrolytentgleisungen aus.

Klinik. Die klinische Symptomatik ist sehr stark abhängig von Lokalisation und Ausmaß des Hirngewebeschadens: Ein **leichtes SHT** (GCS 13–15 Punkte) kann gänzlich asymptomatisch sein oder sich nur mit kurzfristiger Bewusstlosigkeit oder posttraumatischen Zephalgien präsentieren. Bei **mittelgradigem SHT** (GCS 9–12 Punkte) besteht häufig eine initiale Bewusstlosigkeit und im Anschluss eine Vigilanzminderung. Ein **schweres SHT** (GCS 3–8 Punkte) ist gekennzeichnet durch eine initial schwere Bewusstseinsstörung, den Ausfall von Hirnnerven, pathologische Reflexe und ggf. Hirnstammsymptome.

Schockraumversorgung. Bei Ankunft im Schockraum sollten alle Patient*innen mit SHT neurochirurgisch und anschließend bildgebend mittels „**Traumaspirale**" (CCT + CT HWS + CT Thorax/Abdomen bzw. – je nach Klinik auch Ganzkörper-CT) untersucht werden (**Abb. 9.14**). Bei Vigilanzminderung mit einem GCS-Wert ≤ 8 Punkte ist meist eine endotracheale Intubation indiziert, bei mittelschwerem und schwerem SHT i. d. R. auch die Anlage eines arteriellen (ggf. vor CT-Diagnostik) und eines zentralvenösen Zugangs. Parallel wird der Patient/die Patientin ggf. **hämodynamisch stabilisiert** (z. B. Gabe von Volumen und Katecholaminen).

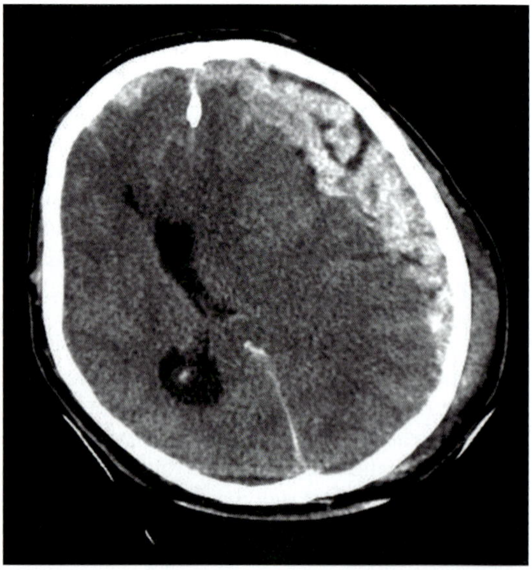

Abb. 9.14 CCT axial: Schweres Schädel-Hirn-Trauma mit großem Subduralhämatom linkshemisphärisch mit deutlicher Mittellinienverlagerung. Links frontal einliegende externe Ventrikeldrainage.

MERKE

Bis zum radiologischen Beweis des Gegenteils (unauffällig befundetes CT der HWS) ist von einer **begleitenden HWS-Verletzung** auszugehen: Die HWS ist daher zu immobilisieren und ggf. eine endotracheale Intubation schonend und unter Stabilisierung der HWS durchzuführen.

Monitoring. Insbesondere in der Initialphase muss mit einer Zunahme der zerebralen Schwellung und damit des intrakraniellen Drucks (ICP) gerechnet werden. Engmaschiges **Monitoring von Bewusstseinslage**, **Pupillomotorik**, **Kreislaufparametern** (EKG, kontinuierliche arterielle RR-Messung, Pulsoxymetrie) und ggf. **intrakraniellem Druck** ist daher von größter Bedeutung. Licht- und Kornealreflex werden jeweils im Seitenvergleich geprüft. Veränderungen wie eine weite, nicht mehr auf Licht reagible Pupille (zuerst meist einseitig) oder auch eine Hypertonie mit Bradykardie (Cushing-Reflex) sind **Warnzeichen für** eine beginnende bzw. manifeste **Einklemmung** von Hirnteilen im Tentoriumschlitz (obere Einklemmung) oder im Foramen occipitale magnum (untere Einklemmung). Bei bewusstlosen, intubierten und beatmeten Patient*innen, pathologischen Reflexen, initialen Beuge- oder Strecksynergismen oder besonders schweren Befunden im CCT ist die Anlage einer intrakraniellen Sonde (S. 131) zur kontinuierlichen Messung des Hirndrucks indiziert. Bei jeder neurologischen Verschlechterung (z. B. Bewusstseinstrübung, Auftreten von pathologischen Reflexen, Störungen der Pupillomotorik) sollte sofort ein **CCT** durchgeführt werden. Wichtig sind auch eine **kontinuierliche Temperaturmessung,** engmaschige **Blutgasanalysen** (Hypo- bzw. Hyperglykämien? Elektrolytkonzentrationen?) und auch die Aufrechterhaltung eines ausreichenden **zerebralen Perfusionsdrucks** (**CPP**, Ziel-Wert bei schwerem SHT > 70 mmHg): Dieser errechnet sich aus der Differenz von mittlerem arteriellen Blutdruck (MAP) und ICP (CPP = MAP – ICP).

9.9.2 Therapie

MERKE

Der **Primärschaden** bei SHT ist **therapeutisch nicht** mehr **beeinflussbar**, da der bereits entstandene Gewebeschaden irreversibel ist. Ziel aller intensivmedizinischen Maßnahmen ist es daher, den **sekundären Hirnschaden** zu **vermeiden**.

Lagerung. Die Patient*innen sollten **mit 15–30° erhöhtem Oberkörper** und gerade gelegtem Kopfgelagert werden: Dies verbessert den venösen Abfluss und trägt zu einem konstanten ICP bei.

Analgosedierung. Zur Vermeidung von Stress ist bei beatmeten Patient*innen mit erhöhtem ICP eine **adäquate** Analgosedierung (S. 137) erforderlich, vor pflegerischen Maßnahmen sollten ggf. Sedierungsboli verabreicht werden.

Beatmung. Bei beatmeten Patient*innen wird zur Sicherstellung einer ausreichenden Oxygenierung ein **p_aO_2 > 100 mmHg** angestrebt. Bei initialen oder im Verlauf aufgetretenen ICP-Anstiegen sollte durch konsequente **Normoventilation** ein Ziel-p_aCO_2 von 35–38 mmHg eingehalten werden. Dies verhindert eine intrakranielle Vasodilatation und reduziert die intrakranielle Blutmenge und verhindert damit einen Anstieg des ICP (Monro-Kellie-Doktrin).

Kreislaufmanagement. Zur Aufrechterhaltung eines ausreichenden MAP bzw. CPP werden **kristalline Infusionslösungen** und ggf. kontinuierlich **Katecholamine** (z. B. Noradrenalin) über einen Perfusor infundiert.

Metabolismus. Die **Plasmaglukosekonzentration** sollte im Bereich von 80–150 mg/dl gehalten werden. Erhöhte Werte werden mittels Insulingabe abgesenkt. Bei **Fieber** wird die Normothermie ggf. durch externe Kühlung oder Antipyretika (z. B. Paracetamol oder Metamizol) wieder hergestellt.

Vorgehen bei passager erhöhtem Hirndruck. Kurzfristige ICP-Erhöhungen (z. B. im Rahmen von Husten), die die Dauer von Sekunden oder wenigen Minuten übersteigen, sind durch eine **ausreichende Sedierungstiefe** und ggf. durch die Applikation von Sedierungsboli (S. 137) zu kupieren. Steigt der ICP aufgrund einer unzureichenden Sedierungstiefe (z. B. mit Sufentanil + Propofol) häufiger passager an, ist die zusätzliche Gabe eines weiteren Medikaments zur Supplementierung der Analgosedierung (z. B. Ketamin) zu überlegen.

Vorgehen bei persistierend erhöhtem Hirndruck. Bei einer über **> 10–15 min persistierenden Hirndruckerhöhung** ist eine Senkung des ICP indiziert:

- Ein **Ablassen von Liquor über die externe Ventrikeldrainage** kann den ICP in Abhängigkeit vom Ort der Schädigung kurzfristig senken, jedoch auch (z. B. bei Raumforderungen in der hinteren Schädelgrube) den Gegendruck so weit senken, dass eine **hintere Einklemmung** resultiert – daher darf dies **nur nach Absprache mit der Neurochirurgie** erfolgen!
- Medikamentös lässt sich der ICP kurzfristig durch die **Bolusapplikation von Osmodiuretika** (z. B. 100 ml Mannitol 15 % bis zu 3 × täglich) senken: Die Bolusapplikation erhöht kurzfristig die Serumosmolalität und bewirkt eine Rückresportion von Wasser in das Gefäßsystem und damit eine intrakranielle Volumenabnahme.
- Reicht dies nicht aus, kann durch die Gabe anderer **osmotisch wirksamer Substanzen**, v. a. von **hy-**

9

pertoner Kochsalzlösung (z. B. 125 ml NaCl 7,2 % maximal 3 × täglich – cave: Serumnatrium kontrollieren, Gefahr einer pontinen Myelinolyse bei zu raschem Anstieg des Serumnatriums!) über denselben Wirkmechanismus das zerebrale Volumen reduziert und somit der ICP gesenkt werden.

- Sind chirurgische und medikamentöse Therapieoptionen ausgeschöpft, kann bei hämodynamisch stabilen Patient*innen die Gabe von **Barbituraten** erwogen werden. Die prophylaktische Gabe von Barbituraten, mit dem Ziel durch ein „Burst-Suppression-EEG" (intermittierend isoelektrisches EEG, gefolgt von unkoordinierter hochamplitudiger Aktivität als Zeichen des Ausfalls geordneter kortikaler Aktivität und somit eines sehr tiefen Komas) einen ICP-Anstieg zu verhindern, wird nicht empfohlen.
- Reichen all diese Maßnahmen nicht aus, um den ICP stabil-niedrig zu halten, sollte frühzeitig über eine **dekompressive Hemikraniektomie** („Trauma-Flap") nachgedacht werden: Ein großer Teil der Schädelkalotte wird entfernt, die Dura bleibt intakt und der Defekt wird mit Haut gedeckt. Dies gibt dem Gehirn selbst bei starker Schwellung die Möglichkeit, sich zu expandieren, ohne dass der ICP kritisch ansteigt und eine Einklemmung und somit Schädigung anderer lebenswichtiger Hirnareale resultiert. In Ausnahmefällen (schwerstes SHT) kann die dekompressive Hemikraniektomie auch beidseitig durchgeführt werden.

Wurden im CCT **raumfordernde Blutungen** entdeckt (**Abb. 9.14**), ist die Indikation zu operativen Entlastung und Blutstillung durch die Neurochirurgie zu klären.

9.10 Delir

Key Point

- **Bei intensivmedizinischen Patient*innen ist ein regelmäßiges Screening auf eine delirante Symptomatik wichtig.**
- **Therapeutisch sollten auslösende Faktoren eliminiert werden. Zusätzlich können Sedativa (z. B. Dexmedetomidin) sowie niedrig dosierte Antipsychotika gegeben werden.**

Definition. Das Delir (veraltete Begriffe: Durchgangssyndrom, hirnorganisches Psychosyndrom) ist ein **neuropsychiatrisches Syndrom** mit Störung des Bewusstseins und der Aufmerksamkeit. Typischerweise bestehen eine Beeinträchtigung kognitiver Funktionen und Wahrnehmungsveränderungen. Typisch für ein Delir sind das **Fehlen einer quantitativen Bewusstseinseintrübung, das Auftreten innerhalb von Stunden oder Tagen,** die im Tagesverlauf **fluktuierende** und meist vollständige reversible Symptomatik.

Ätiologie. Delirante Syndrome kommen bei intensivmedizinischen Patient*innen oft vor, wobei **über 65-Jährige** weitaus **häufiger betroffen** sind als junge Patient*innen. Nach **großen chirurgischen Eingriffen** werden delirante Symptome bei bis zu 50 % der Patient*innen beobachtet (ungünstiger Einfluss auf die Mortalität der Patient*innen!). Die Ätiologie ist multifaktoriell, nicht immer kann der Auslöser identifiziert werden. Diskutiert werden eine individuelle Prädisposition und verschiedene exogene Auslöser, darunter **Stress** (z. B. schweres Trauma, Operation), **Stoffwechselstörungen** (z. B. Hyper-/Hypoglykämie, Elektrolytentgleisungen, hepatische/urämische Enzephalopathie), **Hypoxie, Hypotonie, tiefe Sedierung, Infektionen** (z. B. Sepsis, Meningitis) sowie **Alkohol-, Drogen-** und **Medikamentenabusus** bzw. -entzug. **Medikamente mit anticholinerger Wirkung** (z. B. trizyklische Antidepressiva, niedrig potente Antipsychotika, Antihistaminika) sowie eine kontinuierliche Gabe von Benzodiazepinen (cave: beim Absetzen Gefahr eines Entzugssyndroms bedenken) können die Entstehung eines Delirs begünstigen.

Klinik. Bei der **hyperaktiven Form** des Delirs (ca. 2–10 %) werden eine vermehrte psychomotorische Aktivität (oft insbesondere nachts), typischerweise mit Nestelbewegungen, Aufstehversuchen oder Ziehen an Zugängen und Kathetern sowie Halluzinationen beobachtet. Bei der **hypoaktiven Form** (25–40 %) sind die mentale Aktivität und die Aufmerksamkeit reduziert. Am häufigsten (40–50 %) sind **Mischformen** mit hypo- und hyperaktiven Phasen. Gefährlich für den Patienten/die Patientin können auch **vegetative Entgleisungen** (z. B. Tachykardie, Blutdruckentgleisungen) sein.

Diagnostik. Anamnese und **psychischer Zustand** (Patient*in inadäquat reagierend und desorientiert, fluktuierende Symptomatik) geben die entscheidenden Hinweise auf die Diagnose. Sie kann mittels spezifischer **psychometrischer Tests** (z. B. CAM-ICU) verifiziert werden (**Abb. 9.15**), ein organisches Korrelat existiert nicht. Ein regelmäßiges, gezieltes und aktives Screening (z. B. mit dem CAM-ICU-Test) auf delirante Symptome sollte bei Intensivpatient*innen alle 8 Stunden erfolgen. Wichtig ist die **Abklärung** und ggf. Therapie **des Auslösers** (s. o.).

Therapie. Entscheidend ist die **Elimination von Delir-auslösenden oder -fördernden Einflüssen,** z. B. durch Korrektur des Elektrolythaushalts oder einer Hypoglykämie, Etablierung und Optimierung einer Schmerztherapie, Mobilisierung der Patient*innen und Wiederherstellung eines geregelten Tag-Nacht-Rhythmus (gedämpftes Licht nachts, keine nächtlichen Routinepflegemaßnahmen) und die **Hilfe bei der Reorientierung der Patient*innen** (z. B. frühest-

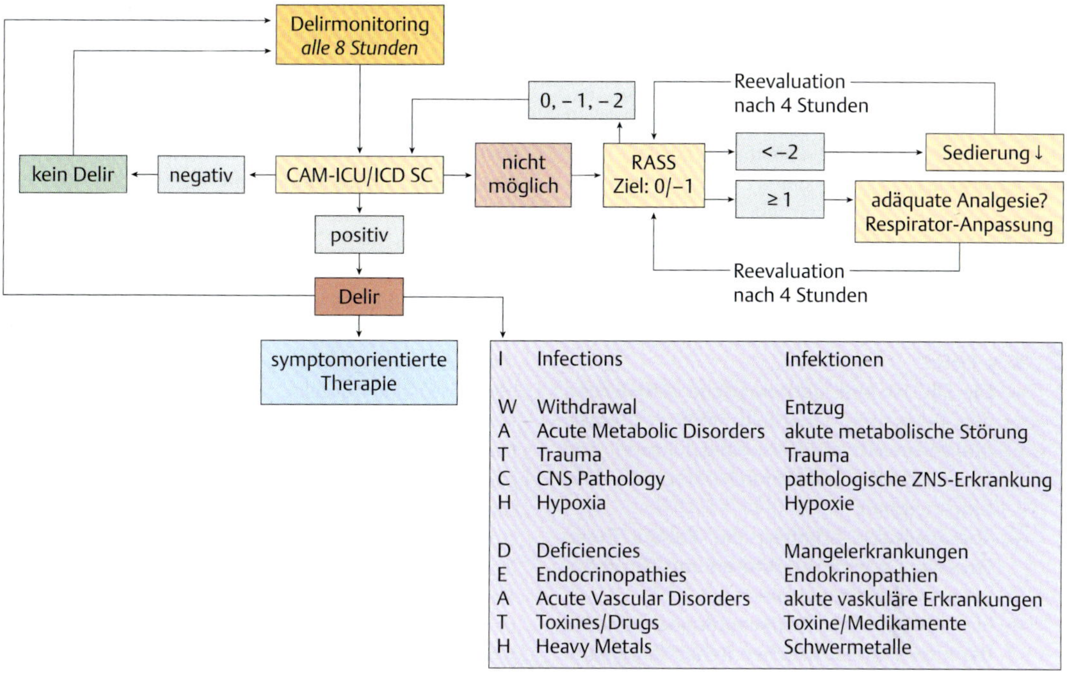

Abb. 9.15 Algorithmus für Monitoring und Therapie des Delirs.

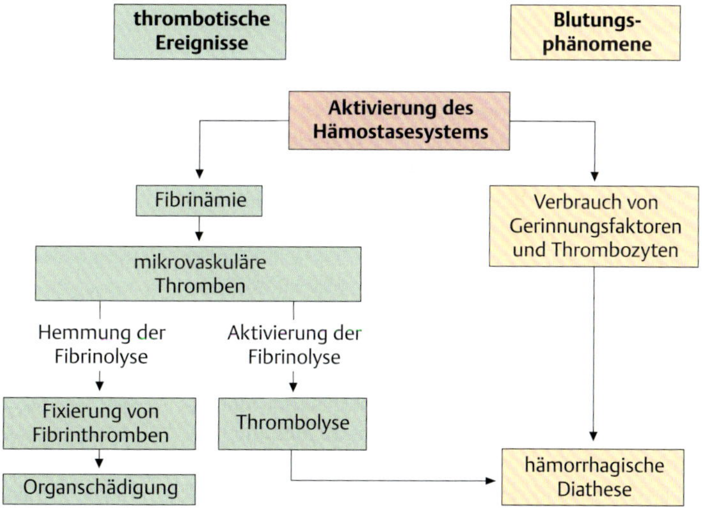

Abb. 9.16 Reaktionsfolgen im Verlauf der disseminierten intravasalen Gerinnung. (Quelle: Greten, Rinninger, Greten, Innere Medizin, Thieme, 2010)

möglicher Einsatz von Brille, Hörgerät, Uhr). Zur symptomatischen Therapie bei hyperaktivem Delir kann eine **Sedierung** (z. B. Dexmedetomidin) gegeben werden (cave: Hypnotika und Benzodiazepine als möglicher Risikofaktoren für das Entstehen eines Delirs!). Das Ziel ist ein Wert von 0 oder –1 auf der Richmond Agitation Sedation Scale (RASS, **Tab. 8.1**). **Propofol** sollte nur als Rescue-Medikation bei selbst- und fremdgefährdendem Verhalten genutzt werden. Bei psychotischen Symptomen kann ein **Antipsychotikum** (z. B. Risperidon oder Haloperidol) gegeben werden.

Bei Alkoholentzugsdelir werden **Benzodiazepine** (z. B. Lorazepam) oder **Clomethiazol** vorzugsweise oral, bei lebensbedrohlichem Delir i. v. verabreicht. In schweren Fällen kann eine Kombination mit **Haloperidol** (i. m.; i. v. off-label!) sinnvoll sein. Clonidin und Dexmedetomidin (**sedierende α_2-Rezeptor-Agonisten**) können bei Hypertension und Tachykardie zusätzlich verabreicht werden.

Nicht medikamentöse Maßnahmen (s. o.) haben sowohl in der Prophylaxe als auch in der Therapie des Delirs **Vorrang vor der medikamentösen Therapie**.

Prognose. Das Delir **bildet sich bei fast allen Patient*innen** nach adäquater Therapie und konsequenter Delirprophylaxe **vollständig zurück**. Dennoch **erhöht** das Vorliegen eines Delirs die intensivmedizinische und langfristige **Mortalität** signifikant!

9.11 Disseminierte intravasale Gerinnung (DIC)

Key Point

- **Die DIC ist eine pathologische Aktivierung der Gerinnung innerhalb intakter Gefäße mit Verbrauch von Gerinnungsfaktoren und Thrombozyten und dadurch verstärkter Blutungsneigung.**
- **Therapeutisch erhalten die Patient*innen Heparin; Gerinnungsfaktoren und Thrombozyten werden substituiert.**
- **Eine konsequente Antikoagulation während der intensivmedizinischen Behandlung kann das Auftreten einer DIC u. U. verhindern.**

9

Definition. Die Ursache einer disseminierten intravasalen Gerinnung (DIC) ist eine **pathologische Aktivierung der intravasalen Gerinnung** mit Verbrauch von Gerinnungsfaktoren und Thrombozyten und dadurch verstärkter Blutungsneigung.

Ätiologie. Eine DIC ist immer eine **sekundäre Erkrankung** und kann durch **Schock** jeglicher Genese, Verletzungen oder Operationen an **thrombokinasereichen Organen** („4 P“: Pulmo, Pankreas, Prostata, Plazenta), ausgeprägte **Thrombosen,** bakterielle oder mykotische **Sepsis**, **Polytrauma**, schwere **Verbrennungen**, Tumorzerfall, akute Pankreatitis, Hämolysen (z. B. Transfusionszwischenfall) oder bei Verwendung eines **extrakorporalen Kreislaufs** ausgelöst werden.

Pathogenese. Die pathologische **Aktivierung der intravasalen Gerinnung** (gesteigerte Expression von Tissuefactor, Aktivierung des Kontaktsystems Faktor XI + XII + Präkallikrein sowie von Thrombozyten und Endothel) führt zu einer **gesteigerten Thrombin- und Plasminbildung**. Reicht das inhibitorische Potenzial (Antithrombin, Protein C, Tissuefactor Pathway Inhibitor) nicht aus, überwiegt die Gerinnungsaktivierung mit Bildung von **Mikrothromben** und **Mikrozirkulationsstörungen**. Der **Verbrauch von Thrombozyten und Gerinnungsfaktoren** führt zu einer verstärkten **Blutungsneigung.** Um die intravasalen Thromben aufzulösen, entwickelt sich reaktiv eine **Hyperfibrinolyse**. Es bestehen somit **gleichzeitig** eine **Hypo- und** eine **Hyperkoagulabilität**. Dies kann im Sinne eines Circulus vitiosus zu **unbeherrschbaren Blutungen** und **Mikrothromben** in verschiedenen Organen (z. B. intrazerebrale Blutungen) und letztendlich zum **Organversagen** (v. a. ARDS, akutes Nierenversagen) führen.

Symptomatik. Klinisch gut sichtbare Symptome wie **petechiale oder flächenhafte** (Schleimhaut-)**Blutungen** sowie **innere Blutungen** finden sich **nur bei schwerer DIC.**

MERKE

Bei Patient*innen mit **Risiko** für die Entwicklung einer DIC sollten die **Gerinnungsparameter** und die **Thrombozytenzahl regelmäßig kontrolliert** werden, um die Erkrankung frühzeitig zu erkennen.

Diagnostik. Die Diagnose wird anhand der ausgedehnten **Blutungen** und **Laborveränderungen** (gleichzeitiger Abfall von Fibrinogen und Thrombozyten, Antithrombin III und Quick-Wert ↓, aPTT ↑, Nachweis von Fibrin-Spaltprodukten) gestellt.

Therapie. Am wichtigsten ist die adäquate **Therapie der Grunderkrankung** (z. B. Fokussanierung und antibiotische Therapie bei Sepsis). In der **Frühphase** erhalten die Patient*innen **unfraktioniertes Heparin i. v.** (ca. 10 000–15 000 IE/d, Ziel-PTT 40–60 s). Bei manifester DIC muss das **Heparin abgesetzt** werden und es werden **Gerinnungsfaktoren**, **Thrombozytenkonzentrate** und bei aktiver Blutung **Erythrozytenkonzentrate** sowie ggf. **Fresh Frozen Plasma** (FFP) substituiert. Organausfälle und sonstige Komplikationen werden symptomatisch behandelt.

Prophylaxe. Eine prophylaktische Heparinisierung (S. 154) während einer intensivmedizinischen Behandlung kann die Entwicklung einer DIC evtl. verhindern.

9.12 Heparin-induzierte Thrombozytopenie (HIT)

Key Point

- **Bei Patient*innen, die über längere Zeit Heparin bekommen, ist an die Möglichkeit der Entstehung einer HIT zu denken.**
- **Ein Monitoring der Thrombozytenzahlen, mindestens für die ersten 14–21 Tage einer Heparintherapie, ist obligat.**
- **Bei venösen Thrombosen trotz therapeutischer Antikoagulation muss an eine HIT gedacht werden.**

Definition. Die HIT ist eine gefährliche **Komplikation** einer prophylaktischen oder therapeutischen **Gabe von** unfraktioniertem **Heparin** (UFH) oder niedermolekularen Heparinen (NMH).

Epidemiologie. Unter einer Therapie mit **UFH** ist die Entwicklung einer HIT etwa **zehnmal häufiger als bei** Verwendung von **NMH**, so dass die effektivste Maßnahme zur Vermeidung einer HIT die möglichst konsequente Verwendung von NMH anstelle von UFH ist.

HIT Typ I. Die HIT Typ I tritt **dosisabhängig** meist **2–10 Tage nach der ersten Applikation** als Thrombozytopenie in Erscheinung. Ursache ist die proaggregatorische Wirkung von Heparin durch Hemmung der Adenylatzyklase, wodurch sich **flüchtige Plättchenaggregate** bilden. Der Verlauf ist meist leicht und ohne schwere Komplikationen. Sie ist, abhängig von der Grunderkrankung, z. B. postoperativ sehr schwierig von einem „normalen" Verbrauch abzugrenzen. Bei einer Thrombozytenzahl > 100 000/µl muss die **Antikoagulation nicht zwingend unterbrochen** werden, die Thrombozytenzahl ist jedoch zu kontrollieren. Diese Patient*innen dürfen im weiteren Verlauf **erneut Heparin** erhalten.

HIT Typ II. Die HIT Typ II manifestiert sich als **dosisunabhängige, immunologisch** bedingte Thrombozytopenie, meist 5–10 Tage nach Therapiebeginn: Heparin und Plättchenfaktor 4 (PF4) bilden mit IgG-Antikörpern Immunkomplexe, die über einen Rezeptor auf den Thrombozyten zu einer starken Aggregation führen. Die gebildeten Aggregate führen zu einer **Thrombozytopenie** (meist < 100 000/µ bzw. auf < 50 % des Ausgangswerts) sowie zu **arteriellen und venösen Thromben** („White Clot Syndrome"). Die Diagnose wird durch den **HIPA-Test** (Nachweis heparininduzierter-Plättchen-Antikörper, HIT-AK) abgeklärt. Bei Verdacht auf eine HIT Typ II muss **Heparin sofort abgesetzt** und durch den direkten Thrombininhibitor **Argatroban** (i. v.), das Hirudin-Analogon **Bivalirudin** (i. v.), das Heparinoid **Danaparoid** (i. v.) oder den Faktor Xa-Inhibitor **Rivaroxaban** (p. o., cave: Off-Label-Use!) bzw. **Fondaparinux** (s. c., cave: Off-Label-Use) ersetzt werden. Diese Patient*innen können u. U. nach ca. 100 Tagen wieder kurzzeitig mit Heparin behandelt werden, wenn dies dringend notwendig ist (z. B. bei Einsatz einer Herz-Lungen-Maschine). Voraussetzung ist allerdings, dass keine HIT-Antikörper vorhanden sind und die Anwendung von Heparin prä- und postoperativ vermieden wird.

MERKE

Die **Leitsymptome** einer HIT sind ein abrupter **Abfall der Thrombozytenzahl** auf < 50 % des Ausgangswerts und neu auftretende **Thromboembolien**: Daher muss die **Thrombozytenzahl** unter Heparingabe **regelmäßig** (alle 3–4 Tage) **kontrolliert** werden, um eine HIT frühzeitig zu erkennen.

Differenzialdiagnosen. **Pseudothrombozytopenie** (nur im Laborbefund bestehende Thrombozytopenie durch Fehlzählung aufgrund einer Verklumpung der Thrombozyten im Röhrchen mit EDTA-Zusatz), massive **Lungenembolien**, **Verbrauchsthrombozytopenien** (z. B. Sepsis, HELLP, DIC), durch **andere Medikamente** (z. B. Penicillin, NSAID, Benzodiazepine, Diuretika, Antiarrhythmika) induzierte Thrombozytopenien, **Thrombozytenbildungsstörungen**, **Autoimmunthrombozytopenien** (z. B. SLE).

9.13 Akute Herzinsuffizienz und Herzrhythmusstörungen

Key Point

- **Eine akute Herzinsuffizienz mit Links- oder Rechtsherzversagen entwickelt sich häufig auf dem Boden einer chronischen Herzinsuffizienz.**
- **Die kausale Therapie der akuten Herzinsuffizienz ist vorrangig und z. B. im Fall von Koronarstenosen oder bei Arrhythmien möglich.**
- **Medikamentös wird eine Optimierung der kardialen Vor- und Nachlast sowie eine positiv inotrope, bei kreislaufrelevanten Herzrhythmusstörungen eine antiarrhythmische Therapie durchgeführt. Bei lebensbedrohlichen Rhythmusstörungen kann eine Kardioversion (EKG-getriggert) oder – bei Kammerflimmern – eine Defibrillation indiziert sein.**

Definition. Bei der akuten Herzinsuffizienz **nimmt** plötzlich oder progredient die **myokardiale Pumpleistung** und damit das ausgeworfene **Schlagvolumen ab**. Je nachdem, welcher Ventrikel betroffen ist, werden eine Links-, eine Rechts- und eine globale Herzinsuffizienz unterschieden.

Ätiologie. Die **akute Herzinsuffizienz** mit der Gefahr eines kardialen Pumpversagens entsteht **meist** auf dem Boden einer **chronischen Herzinsuffizienz**. Weitere wichtige Auslöser sind **Myokardinfarkt** und **Herzrhythmusstörungen** (z. B. Tachyarrhythmia absoluta, ventrikuläre Tachykardie [VT], AV-Blockierungen höheren Grades) oder **Z. n. Sepsis**. Eine isolierte Rechtsherzinsuffizienz findet sich u. a. bei chronisch obstruktiven Lungenerkrankungen (**COPD**) und Lungenembolien (S. 171).

Die häufigste **Ursache einer chronischen Herzinsuffizienz** ist mit > ⅔ der Fälle die **koronare Herzkrankheit** (KHK). Weitere wichtige Ursachen sind Herzklappendysfunktionen, hypertensive Herzerkrankungen und dilatative Kardiomyopathien, seltener sind Myo- oder Perikarditiden oder kongenitale Herzfehler. Es wird bei der chronischen Linksherzinsuffizienz die Herzinsuffizienz mit erhaltener linksventrikulärer

9

Funktion (diastolische Herzinsuffizienz, HF-pEF [Heart Failure with preserved Ejection Fraction]) von der Herzinsuffizienz mit reduzierter linksventrikulärer Funktion (HF-rEF [Heart Failure with reduced Ejection Fraction]), bei der die Pumpfunktion bereits deutlich eingeschränkt und der linke Ventrikel oft dilatiert ist, unterschieden.

Pathogenese. Bei **Linksherzversagen** staut sich das Blut vor dem linken Vorhof in die Lungen zurück. Es resultiert ein Übertritt von Flüssigkeit in das Lungengewebe und damit eine **Lungenstauung** bis hin zum Lungenödem. Bei der **Rechtsherzinsuffizienz** staut sich das Blut in den **Körperkreislauf** zurück (→ gestaute Halsvenen, prätibiale Ödeme, Hepatomegalie). Bei globaler Herzinsuffizienz findet sich häufig eine Kombination beider Pathomechanismen.

Symptomatik. Die Symptome können von einer leichten Beeinträchtigung (z. B. Belastungsdyspnoe) bis zu einem Lungenödem oder einem kardiogenen Schock mit Organminderdurchblutung reichen:

9

- Das Leitsymptom der **akuten Linksherzinsuffizienz** ist die **Dyspnoe**. Tachypnoe, Unruhe, Hustenreiz und Kaltschweißigkeit sind weitere wichtige Symptome. Meist nehmen die Patient*innen selbständig eine **sitzende Haltung** ein und tolerieren eine Flachlagerung nicht.
- Zeichen einer akuten Rechtsherzinsuffizienz sind gestaute Halsvenen, Unterschenkelödeme (Knöchel, prätibial) und akuter Harndrang.

Praxistipp

In der Regel ist das Erkennen der Symptome einer Rechtsherzinsuffizienz als Teil einer globalen Herzinsuffizienz wichtig für deren Diagnosestellung (Beteiligung beider Ventrikel). Die im Vordergrund stehende Akutsymptomatik (Dyspnoe) kann dennoch durch die Linksherzinsuffizienz bedingt sein.

Diagnostik. **Anamnese** und körperliche Untersuchung mit **Auskultation** (feuchte Rasselgeräusche bei Linksherzinsuffizienz) liefern die entscheidenden Hinweise. Das **12-Kanal-EKG** kann Hinweise auf auslösende Faktoren geben und sollte vor der Therapie von Herzrhythmusstörungen immer zur Dokumentation des Ausgangsbefundes durchgeführt werden. Mit der **Echokardiografie** (**Abb. 9.17**) können regionale oder globale Kontraktionsstörungen erkannt sowie die Funktionsfähigkeit des Klappenapparats und die kardialen Volumenparameter beurteilt werden. Im **Röntgen Thorax** kann eine Vergrößerung des Herzens sowie das Vorliegen einer Lungenstauung oder von Pleuraergüssen zu sehen sein. Im weiteren Verlauf kann sich eine **Herzkatheteruntersuchung** anschließen, die Hinweise auf Ursachen der Herzinsuffizienz liefern und gleichzeitig, z. B. bei KHK, Therapieansätze bieten kann.

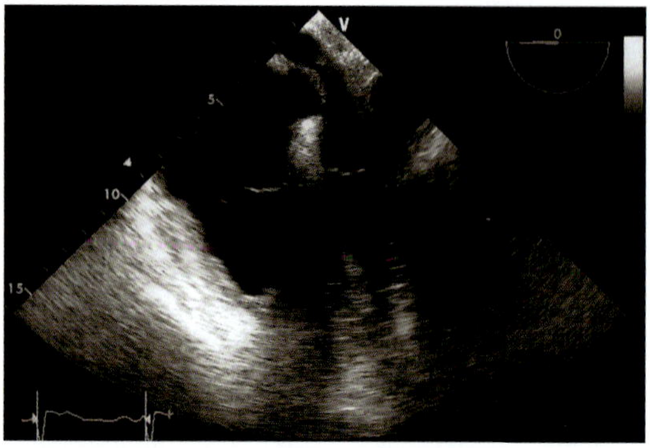

Abb. 9.17 Transösophageale Echokardiografie: Rechtsherzversagen mit Dilatation von rechtem Vorhof und Ventrikel.

Erstmaßnahmen. Das Akutvorgehen bei kardiogenem Schock wird im Kapitel Notfallmedizin (S. 218) beschrieben.

MERKE

Die **Erstmaßnahmen** bei Patient*innen mit akuter Herzinsuffizienz unterscheiden sich nicht von der üblichen Basisversorgung von Notfallpatient*innen: **Sauerstoffgabe**, **Monitoring** (EKG, Blutdruck, Pulsoxymetrie) und die **Anlage eines periphervenösen Zugangs** sind Voraussetzungen für die weitere Behandlung.

Medikamentöse Maßnahmen bei akuter Herzinsuffizienz. Die Vorlastsenkung kann durch die Gabe eines **Schleifendiuretikums** (z. B. Furosemid, 20–40 mg i. v.) unterstützt werden. **Nitrate** (z. B. Glyceroltrinitrat, 0,4 mg s. l.) bewirken eine venöse Gefäßweitstellung, was ebenfalls die Vorlast senkt. Zusätzlich verbessern Nitrate die koronare Durchblutung und bewirken auch eine arterielle Vasodilatation, also eine Abnahme des peripheren Gefäßwiderstands (→ **Nachlastsenkung**). Dies reduziert die Herzarbeit, weil das Herz gegen weniger Widerstand pumpen muss. Um die Symptomatik nicht zu verstärken, sollte den Patient*innen **möglichst wenig Flüssigkeit** zugeführt werden: Eine Infusion sollte langsam, nur zum Offenhalten des venösen Zugangs, laufen.

Maßnahmen bei kardiogenem Schock. Im kardiogenen Schock mit Blutdruckabfall, Kreislauf- und Multiorganversagen ist eine **Nachlastsenkung nicht sinnvoll**, da diese die **Minderperfusion** der Organe **verstärkt**. Hier muss der Kreislauf durch die Gabe von Katecholaminen (S. 146) stabilisiert werden; nicht zuletzt, um die Durchblutung des Herzens selbst zu gewährleisten. Um eine adäquate Oxygenierung der Gewebe – v. a. auch des Myokards – zu gewährleisten, kann die **Intubation** und **Beatmung mit 100 % Sauerstoff** (F_iO_2 1,0) notwendig werden.

Vorgehen bei Myokardinfarkt. Bei einem akuten Myokardinfarkt als Ursache des kardiogenen Schocks ist – neben den in der Notfallmedizin (S. 229) genannten Akutmaßnahmen – die Rekanalisation der Koronargefäße durch eine **Akut-PTCA** vielversprechend.

Therapie bei Vorhofflimmern. Bei Vorliegen einer Herzrhythmusstörung ist **nicht immer sicher** zu differenzieren, **ob** sie **Folge** der Herzinsuffizienz (z. B. ausgelöst durch Myokardischämie) **oder Ursache** des Pumpversagens ist. Daher kann es notwendig sein, die Herzrhythmusstörung nach Befunddokumentation im 12-Kanal-EKG zu behandeln, um eine normale Pumpfunktion des Herzens wieder zu ermöglichen, z. B. durch Kardioversion bei ventrikulärer Tachykardie oder Tachyarrhythmia absoluta.

MERKE

Therapieziele bei Vorhofflimmern

1. Normalisierung der Kammerfrequenz
2. Konversion in einen Sinusrhythmus
3. Thromboembolieprophylaxe
4. Rezidivprophylaxe.

Grundsätzlich ist bei neu aufgetretenem Vorhofflimmern die erste therapeutische Maßnahme die Normalisierung der Serumelektrolyte (Kalium 4,5–5,5 mmol/l, Magnesium > 1 mmol/l) und Optimierung des Volumenstatus. Anschließend sollten korrigierbare Ursachen gesucht und korrigiert werden (Perikarderguss, endokrine Ursachen, Hypothermie, Anämie). Bei **hämodynamisch stabilen und symptomatischen Patient*innen** wird die frequenzkontrollierende Therapie mit möglichst **kardioselektiven und gut steuerbaren β-Blockern** (z. B. Esmolol in Boli 10–20 mg oder kontinuierlich, Landiolol 10–40 µg/kg/min) begonnen. Bei **niedrigem thromboembolischen Risiko** und fortbestehender Symptomatik unter genannter Therapie kann die **Kardioversion** medikamentös (Vernakalant [3 mg/kg KG über 10 min, nach 15-minütiger Pause 2 mg/kg KG] oder Amiodaron [5 mg/kg KG über 1 h]) oder durch synchronisierte elektrische Kardioversion (150 J) angestrebt werden.

MERKE

Die **Kombination von β-Blockern und Kalziumantagonisten** ist **kontraindiziert**, da dies zu bradykarden Herzrhythmusstörungen (z. B. AV-Block, Asystolie) führen kann.

MERKE

Amiodaron besteht zu 37 % aus **Jod** und kann sowohl **hypo-** als auch **hyperthyreote Reaktionen** auslösen.

Bei **hämodynamisch instabilen Patient*innen** steht nach Sicherstellung der Oxygenierung und eines ausreichenden Perfusionsdrucks die synchronisierte (EKG-getriggerte) elektrische Kardioversion (150 J) im Vordergrund.

MERKE

Besteht die absolute **Arrhythmie** schon **> 48 Stunden**, muss vor der elektrischen Kardioversion mittels **transösophagealer Echokardiografie** (TEE) das Vorhandensein von Vorhofthromben ausgeschlossen werden.

Zur **Thromboembolieprophylaxe** im weiteren Behandlungsverlauf ist unbedingt eine **suffiziente Antikoagulation** erforderlich, auch wenn die Wahrscheinlichkeit von Thromboembolien in den ersten Stunden nach Beginn des Vorhofflimmerns relativ gering ist. Hierzu eignet sich während der stationären Behandlung **niedermolekulares Heparin** (NMH) bzw. nach der Entlassung **Kumarinderivate** (z. B. Phenprocoumon p. o.) oder orale Faktor-Xa-Inhibitoren wie **Rivaroxaban** (20 mg/d), **Apixaban** [2 × 5 mg/d; cave bei Niereninsuffizienz!] und **Edoxaban** [60 mg/d; cave bei Niereninsuffizienz!] oder orale Faktor-IIa-Inhibitoren (**Dabigatran** [2 × 150 mg/d; cave: Dosisanpassung bei Alter > 80 Jahren]). Zur Überwachung der Antikoagulation werden in regelmäßigen Abständen aPTT (bei Heparin), Anti-Xa (bei NMH) oder der Quick- bzw. INR-Wert (bei Phenprocoumon) bestimmt. Bei Faktor-Xa- und Faktor-II-Inhibitoren sind keine Laborkontrollen notwendig.

9.14 Akute Pankreatitis

Key Point

- **Die häufigsten Ursachen einer akuten Pankreatitis sind Gallenwegskonkremente und chronischer Alkoholismus.**
- **Die klinische Untersuchung und die Konzentration von Amylase und Lipase im Serum sind wegweisend für die Diagnose.**
- **Konkremente als Ursache einer Pankreatitis können häufig mittels ERCP beseitigt werden.**
- **Eine Nahrungskarenz ist therapeutisch nicht erforderlich.**

Definition. Diffuse, seltener herdförmige interstitielle Entzündung des Pankreas.

Epidemiologie. Die Inzidenz der akuten Pankreatitis liegt bei **10–40 Erkrankungen/100 000 Einwohner*innen/Jahr** mit einem Häufigkeitsgipfel zwischen dem **20. und 40. Lebensjahr**.

Ätiologie. Die häufigsten Ursachen sind Gallengangserkrankungen (ca. 45 % der Fälle: Hemmung des Abflusses der Pankreassekrete über den Ductus pancreaticus → **akute biliäre Pankreatitis**) und chronischer **Alkoholismus** (35 % d. F.). In ca. 15 % der Fälle wird keine Ursache gefunden (**idiopathische Pankreatitis**). **Seltene Ursachen** (0,1–2 %) sind Medikamente (z. B. Diuretika, β-Blocker, ACE-Hemmer, Glukokortikoide, Antibiotika), Traumata, Virusinfekte, Duodenaldivertikel und eine Hypertriglyzeridämie. Auch im Rahmen verschiedener **intensivmedizinischer Erkrankungen** (z. B. Sepsis, Schock, Trauma) kann sich eine akute Pankreatitis entwickeln.

Pathogenese. Als Folge der oben genannten Umstände werden die **Enzyme** des exokrinen Pankreas (z. B. Trypsin, Elastase, Lipase) bereits **im Pankreas aktiviert**, was eine Entzündung bis zur Autodigestion des Organs verursacht. Aus den zerstörten Pankreaszellen werden zahlreiche Enzyme und Mediatoren (z. B. Kinine) freigesetzt, so dass sich das klinische Bild der Pankreatitis mit Schmerzen, Vasodilatation bis hin zum Schock entwickelt.

Symptomatik. Häufige und klassische Symptome einer akuten Pankreatitis sind **Bauchschmerzen**, die typischerweise **gürtelförmig im Oberbauch** und **in den Rücken ausstrahlend** verlaufen, aber auch in den gesamten Bauch- und Thoraxraum ausstrahlen können, sowie **Übelkeit**, **Erbrechen** und **Meteorismus**. Begleitend bestehen oft **Peritonismus**, **Darmparalyse**, **Aszites** und **Fieber**. Bei Beteiligung des Gallengangssystems können **Ikterus** und Hautzeichen, das **Grey-Turner**- (bläuliche Flecken im Flankenbereich) und das **Cullen-Zeichen** (bläuliche Flecken periumbilikal) auftreten (**Abb. 9.18**). Schwere Fälle sind gekennzeichnet durch eine generalisierte inflammatorische Reaktion mit Kreislauf- und respiratorischer Insuffizienz sowie Bewusstseinstrübung, Schock und Multiorganversagen.

Labordiagnostik. Die Amylase ist nicht pankreasspezifisch, da sie zu etwa 60 % in der Parotis synthetisiert wird. Spezifischer sind erhöhte Spiegel des ausschließlich im Pankreas synthetisierten Isoenzyms **Pankreasisoamylase** oder die Enzyme **Elastase** und

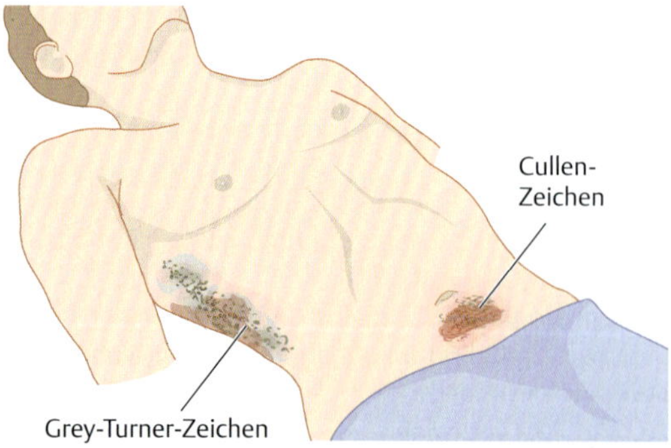

Abb. 9.18 Hautzeichen bei akuter Pankreatitis. (Quelle: Arastéh, Baenkler, Bieber et al., Duale Reihe Innere Medizin, Thieme, 2018)

Lipase in Serum und Urin. Abhängig vom Schweregrad können zusätzlich **CRP**, **LDH**, **PAP** (Pankreas-assoziiertes Protein) und **TAP** (Trypsin-aktiviertes Peptid) erhöht sein. Bei einer Obstruktion des Gallengangsystems sind meist **Bilirubin**, **γ-GT** und alkalische Phosphatase (**AP**) erhöht. Häufig sind erhöhte **Blutzucker**- und **Nierenretentionswerte**, erniedrigte **Kalziumspiegel** und eine **Leukozytose** nachweisbar. In der Intensivmedizin sind bei diesen Patient*innen Blutgasanalysen im Abstand von ca. 4–6 Stunden indiziert, um den Elektrolytstatus, den Blutzuckerspiegel sowie den Gasaustausch und den Säure-Basen-Haushalt zu überwachen.

MERKE

Eine Pankreatitis kann diagnostiziert werden, wenn 2 der folgenden Kriterien vorliegen:

- typische abdominelle Schmerzen (gürtelförmig, in Rücken ausstrahlend)
- Erhöhung der Serum-Lipase auf mindestens das 3-Fache des Normalwerts
- charakteristische Befunde in der Bildgebung (Sonographie, CT).

Weitere Diagnostik. Zur Verifizierung der Diagnose können die **Sonografie** und ggf. ein **CT-Abdomen** sowie eine **Röntgen-Abdomen** wertvolle Hinweise geben: Das Pankreas ist als Hinweis auf entzündliche Veränderungen meist ödematös geschwollen. Mikroskopisch kann die Pankreatitis durch eine **Feinnadelpunktion** und histopathologische Untersuchung (Gramfärbung → Bestätigung einer bakteriellen Infektion von Nekrosen) bestätigt werden. Die Infektion der Nekrosen lässt sich jedoch auch mit der Bestimmung von **Procalcitonin** (PCT) im Serum nachweisen.

Therapie. **Elektrolytverschiebungen** werden ggf. **korrigiert**. Die Patient*innen haben besonders initial häufig einen relativen Volumenmangel mit ausgeprägtem Volumenbedarf, der mit einer **Infusionstherapie** behandelt werden muss. Zur **Stressulkusprophylaxe** werden Protonenpumpenhemmer (z. B. Pantoprazol, Esomeprazol) gegeben. Aufgrund der z. T. heftigen Schmerzen ist eine **potente Analgesie** unerlässlich: Neben Nicht-Opioiden (z. B. Metamizol) sind auch Opioide indiziert. Aufgrund der im Vergleich zu Morphin geringeren spastischen Wirkung auf den Sphincter Oddi werden Buprenorphin und Pethidin empfohlen. Daneben stehen die üblicherweise intensivmedizinisch eingesetzten Opioide (Morphin, Piritramid, Oxycodon, Fentanyl, Sufentanil) zur Verfügung, da es keine Hinweise gibt, dass diese Substanzen die Prognose ungünstig beeinflussen. Auf der Intensivstation kann durch Anlage einer Periduralanästhesie eine opioidfreie, effektive Analgesie gewährleistet werden. Bei biliärer Pankreatitis können die Konkremente mittels **ERCP** (endoskopische retrograde Cholangiopankreatikografie) dargestellt und ggf. beseitigt werden. **Abszesse** im Bereich des Pankreas können sonografisch oder CT-gesteuert **punktiert** werden. Bei Cholangitis oder infizierten Nekrosen erfolgt eine erregergerechte **antibiotische Therapie** (initial z. B. Ciprofloxacin 2 × 400 mg + Metronidazol 2 × 500 mg oder Meropenem 3 × 500 mg).

MERKE

Eine **enterale Ernährung** soll auch bei schwerem Verlauf **möglichst früh begonnen** werden. Bei der **biliären Pankreatitis** ist die Durchführung einer **ERCP** von zentraler Bedeutung. Eine **prophylaktische antibiotische Therapie** wird grundsätzlich **nicht empfohlen**, auch nicht bei der nekrotisierenden Pankreatitis.

Prognose. Die **Letalität** wird durch das Ausmaß, die Anzahl und die Lokalisation der Nekrosen sowie deren bakterielle Besiedlung (Abszess, Sepsis mit Schock, Multiorganversagen) bestimmt. Insgesamt liegt sie bei **ca. 15 %.**

9.15 Malaria

Key Point

- **Bei jedem Fieber mit entsprechender Reiseanamnese ist an eine Malaria zu denken.**
- **Die Therapie sollte nach Absprache mit einem tropenmedizinischen Institut erfolgen.**

Epidemiologie. Die **Malaria** ist die weltweit **häufigste Infektionskrankheit** (ca. 200 Millionen Infizierte/Jahr) und aufgrund der zum Teil schweren Verläufe auch in Europa intensivmedizinisch relevant: Malaria ist **in Deutschland** häufiger als allgemein angenommen, **jährlich** werden **etwa 500–600 Fälle** registriert. Betroffen sind v. a. **aus den Tropen heimkehrende Tourist*innen**, die sich im Urlaubsland infiziert haben und oft erst nach der Rückkehr symptomatisch werden. Seltenere Übertragungswege sind die „Aircraft"- oder „Airport-Malaria" (Stich durch eine Anophelesmücke außerhalb eines Endemiegebiets) und die Malaria nach Bluttransfusionen.

Pathogenese. Erreger der Malaria sind **einzellige Parasiten** (**Plasmodien**), die durch den Stich der weiblichen **Anophelesmücke** auf den Menschen übertragen werden. In unterschiedlichen Regionen auf der Welt sind unterschiedliche Spezies der Plasmodien beheimatet, die sich bezüglich der **Inkubationszeiten**, der **Fieberrhythmen** und der **Prognose** unterscheiden (**Tab. 9.4**).

Die Sporozoiten der Plasmodien befallen **zunächst** die **Leber**, entwickeln sich dort zu Schizonten und weiter zu Merozoiten, induzieren die Lyse der infizierten Hepatozyten (**Abb. 9.19**: 1, 2), befallen die menschlichen **Erythrozyten** (**Abb. 9.19**: 3) und vermehren sich dort über die Stadien Trophozoit und Schizont. Durch **Ruptur der Erythrozyten** (→ **Hämolyse**) werden Merozoiten in den Blutkreislauf freigesetzt (**Abb. 9.19**: 4), was einen **Fieberschub** auslöst. Die Merozoiten befallen wiederum Erythrozyten und führen erneut zu deren Ruptur. Befallene Erythrozyten heften sich an andere Erythrozyten oder an Endothelien (→ Mikrozirkulationsstörungen; **Abb. 9.19**: 5). Merozoiten werden darüber hinaus zu Gametozyten umgewandelt, die bei erneutem Stich von der Mücke wieder aufgenommen werden können (**Abb. 9.19**: 6). Diese Mücke kann erneut Menschen infizieren, nachdem im Rahmen der Sporogonie Sporozoiten gebildet wurden (**Abb. 9.19**: 7). Die **Abstände** zwischen diesen Entwicklungszyklen sind bei den einzelnen Plasmodienspezies unterschiedlich. **Bei Plasmodium vivax, ovale und malariae** erfolgen die Entwicklungszyklen synchron, woraus **regelmäßige Fieberschübe** resultieren (benigne Form der Malaria, **Tab. 9.4**). Bei **Plasmodium falciparum** sind die Zyklen asynchron, die **Fieberschübe** sind **unregelmäßig** (maligne Form der Malaria).

Die Infektion mit **Plasmodium falciparum** führt zudem zu **Veränderungen der** befallenen **Erythrozyten**, sodass diese vermehrt am Endothel heften und aggregieren. Dies kann zu **Mikroembolien** in ZNS, Leber, Lunge, Nieren und Darm führen. Die Hämolyse kann bei diesem Erreger sehr massiv sein und zu Hämoglobinurie mit Dunkelfärbung des Urins führen („**Schwarzwasserfieber**").

Tab. 9.4

Formen der Malaria.

	Erreger	Inkubationszeit	Fieberschübe
Malaria tertiana	Plasmodium ovale und vivax	12–18 Tage	alle 2 Tage
Malaria quartana	Plasmodium malariae	3–6 Wochen	alle 3 Tage
Malaria tropica	Plasmodium falciparum	7–14 Tage	unregelmäßig

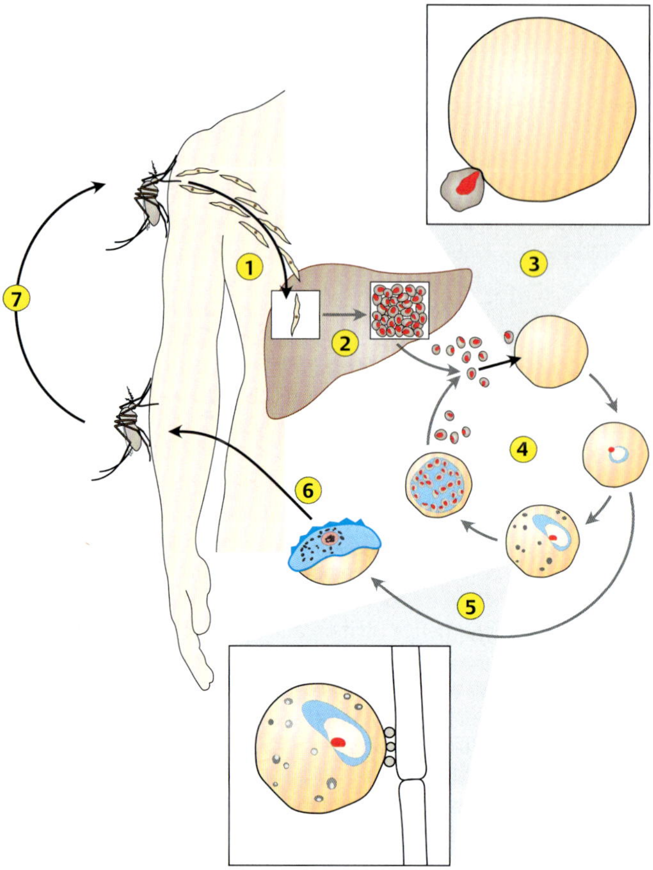

Abb. 9.19 Lebenszyklus der Plasmodien. (Quelle: Jelinek, Kursbuch Reisemedizin, Thieme, 2012)

Klinik. Typische Initialsymptome sind **Leistungsminderung** sowie **Kopf- und Gliederschmerzen**. Das **Fieber** steigt rasch auf bis > 40 °C an; der Fieberanstieg ist von **Schüttelfrost** begleitet. Nach einigen Stunden **entfiebern** die Patient*innen. Weitere **mögliche Symptome** sind Blässe, Splenomegalie, Diarrhö, Ikterus, Hepatomegalie, Übelkeit und Erbrechen. **Warnhinweise auf eine schwere Verlaufsform** der Malaria tropica sind eine Dunkelfärbung des Urins, ausgeprägte Kopfschmerzen, Bewusstseinsstörungen, Krampfanfälle, generalisierte Ödeme, petechiale Blutungen und Dyspnoe.

Diagnostik. Bei **Fieber unklarer Genese** im Zusammenhang mit einem **Aufenthalt in einem Endemiegebiet** (7 Tage bis 5 Jahre zuvor) in der Anamnese muss an Malaria gedacht werden. Entsprechend sind beim geringsten Hinweis darauf eine gezielte Anamnese und ggf. Diagnostik durchzuführen. Der einfachste und kostengünstigste Nachweis ist die **lichtmikroskopische Untersuchung** und Identifikation der Erreger auf **Blutausstrichen** (normaler Blutausstrich = „dünner Tropfen" oder bei Malaria angereicherter „dicker Tropfen"). Darüber hinaus ist auch ein **molekularbiologischer** (PCR) **oder immunologischer Erregernachweis** (ELISA) möglich.

MERKE

Denke bei **Fieber unklarer Genese** auch Jahre nach einem Tropenaufenthalt immer auch an eine mögliche **Malaria**!

Therapie. Eine **intensivmedizinische Überwachung** in den ersten Krankheitstagen ist aufgrund der potenziellen Komplikationen auf jeden Fall dringend anzuraten, da v. a. die Malaria tropica auch letal verlaufen kann. Eine **adäquate**, **zielgerichtete** und **frühzeitige Therapie** verbessert die Prognose, insbesondere bei Malaria tropica. Vor Beginn der Therapie sollte unbedingt ein **tropenmedizinisches Institut** konsultiert werden (z. B. Berücksichtigung regionaler Resistenzlagen). Die **spezifische Therapie** erfolgt mit auf die Resistenzlage abgestimmten Medikamenten (z. B. Artemether/Lumefantrin; Dihydroartemisinin/Piperaquin; Artesunat bei komplizierter Malaria tropica [cave: in Deutschland nicht zugelassen, daher Verfügbarkeit auf einige Universitätskliniken begrenzt]).

Zur supportiven Therapie wird das **Fieber** mit Paracetamol oder Wadenwickeln gesenkt. Der **Wasser- und Elektrolythaushalt** muss überwacht werden, um ein **Lungenödem**, eine **Hyper-** oder **Dehydratation** oder ein **Nierenversagen** frühzeitig erkennen zu können. Sind > 20 % der Erythrozyten infiziert, kann eine **Austauschtransfusion** in Erwägung gezogen werden.
Prognose. Malaria tertiana und quartana können in der Regel gut medikamentös behandelt werden und führen nur selten zum Tod. Die **Malaria tropica** verläuft **in ca. 2–4 % der Fälle tödlich**.

9.16 Meningitis und Enzephalitis

Ätiologie, Klinik und notfallmedizinisches Vorgehen. Siehe Kapitel Notfallmedizin (S. 241).
Diagnostik. Typischerweise sind in der neurologischen Untersuchung die **Meningismus-Zeichen** (Brudzinski-, Lasègue- und Kernig-Zeichen) positiv. Ein **CCT** (zum Ausschluss intrazerebraler Blutungen oder Raumforderungen beinahe obligatorisch) kann eine Meningitis nicht beweisen oder ausschließen. Die Diagnose wird durch eine **Liquorpunktion** mit anschließender Gramfärbung gesichert: Bei bakterieller Meningitis ist der Liquor bereits makroskopisch erkennbar trüb. Die Gramfärbung gibt bei bakterieller Infektion bereits Hinweise auf den Erreger (z. B. gramnegative Diplokokken → Neisseria meningitidis). Der Liquor sollte darüber hinaus auch laborchemisch untersucht werden, was wertvolle Hinweise liefern kann (**Tab. 9.5**).
Waterhouse-Friederichsen-Syndrom. Eine **Meningokokkeninfektion** kann sich bei bis zu 15 % der Patient*innen primär auch als (meist fulminant verlaufenden) **Sepsis** präsentieren, dem sog. **Waterhouse-Friederichsen-Syndrom**: Die Endotoxinfreisetzung führt zu einem rasch eintretenden septischen Schock und zur massiven Aktivierung des Gerinnungssystems mit Verbrauchskoagulopathie. Klinisch zeigen sich daher **Petechien** und zudem häufig **Einblutungen in die Nebennieren mit akuter Nebenniereninsuffizienz**.
Therapie. Bei begründetem Verdacht muss sofort eine **kalkulierte Antibiotikatherapie** (Cephalosporin der Gruppe 3a [Ceftriaxon 2 × 2 g/d i. v.] + Ampicillin 6 × 2 g [zur Abdeckung von Listerien]) begonnen und nach Erhalt des Resistogramms entsprechend angepasst werden. Eine begleitende Therapie mit **Glukokortikoiden** (Dexamethason 4 × 10 mg i. v.; erste Gabe unmittelbar vor oder zeitgleich mit der ersten Antibiotikagabe; Fortführung für 4 Tage bei Pneumokokkenmeningitis; bei Nachweis von Neisseria meningitidis sofort absetzen) wird empfohlen. Beim **Waterhouse-Friederichsen-Syndrom** steht neben der sofortigen Antibiotika-Gabe die intensivmedizinische Stabilisierung der Patient*innen im Vordergrund. Bei **Verdacht auf Herpes-Enzephalitis** sollte sofort mit der **antiviralen Therapie** (z. B. Aciclovir 3 × 10 mg/kg KG für ≥ 2 Wochen) begonnen werden. Da gegen die meisten auslösenden Viren keine antiviralen Medikamente verfügbar sind, können **virale Meningitiden** meist nur **symptomatisch** behandelt werden.
Chemoprophylaxe bei Verdacht auf Meningokokken-Meningitis. Siehe Kapitel Notfallmedizin (S. 241).
Prognose. Virale Meningitiden verlaufen **häufig mild** und können ohne bleibende Schäden ausheilen (Restitutio ad integrum). **Virusenzephalitiden und bakterielle Meningitiden** hingegen **verlaufen häufig schwerer**, je nach Alter und Erreger versterben 5–35 % der Patient*innen trotz adäquater Therapie. Hirnnervenschädigungen (z. B. Schwerhörigkeit), Epilepsie und bleibende schwere kognitive Defizite werden bei ca. 10–20 % der meningitischen bzw. ca. 50 % der enzephalitischen Verläufe beobachtet. Das **Waterhouse-Friederichsen-Syndrom** hat selbst bei sofortigem Therapiebeginn eine **sehr schlechte Prognose**, bis zu 90 % der Patient*innen versterben.

9

Tab. 9.5

Typische Liquorbefunde bei den verschiedenen Formen der Meningitis.

Erreger	Zellen und Zellzahl	Glukose	Proteingehalt
Bakterien	Granulozyten, > 300/mm²	↓ (< 40 % des Blutzuckers)	↑
Viren	Lymphozyten, < 300/mm²	normal	normal bis ↑
Pilze	< 300/mm²	↓	↑
Mykobakterien	Lymphozyten, Monozyten, < 300/mm²	↓	↑

10

Allgemeine Notfallmedizin

Feierabendverkehr

Alarmierung

Es ist kurz nach 18 Uhr, als das Licht im Zimmer von Dr. Schneider* plötzlich angeht. Nur Sekundenbruchteile später erklingen auch der Gong der Wachdurchsage und der Funkmeldeempfänger: „Notarzteinsatz – Verdacht auf Schlaganfall“. Dr. Schneider springt in seine Sicherheitsstiefel und eilt zum Fahrzeug.

Rendezvous mit dem Rettungswagen

Die Notfallsanitäter*innen des Rettungstransportwagens (RTW) strahlen ihn an – ihre Funkmelder waren stumm geblieben: Der Einsatz führt in einen benachbarten Stadtteil, wo ein anderer RTW eine kürzere Anfahrtszeit hat und zu diesem Einsatz alarmiert wurde – einer der größten Vorteile des „Rendezvous“-Systems.

Entwarnung

Notfallsanitäterin Schmidt* steuert das Notarzteinsatzfahrzeug (NEF) an den Kolonnen des Feierabendverkehrs vorbei. Nach 5 Minuten meldet sich die Leitstelle: „NEF 21 für Leitstelle – Sie können den Einsatz abbrechen, der RTW ist vor Ort, der Verdacht hat sich nicht bestätigt“. „Verstanden“, quittiert Dr. Schneider den Funkspruch, während Notfallsanitäterin Schmidt das Blaulicht ausschaltet, die Taste für „einsatzbereit“ im Funkhörer drückt und vorsichtig wendet.

Schon wieder der nächste Alarm

„Tja, wenn wir nicht abbestellt worden wären, stünden wir jetzt wenigstens nicht im Stau“, scherzt Dr. Schneider noch, als die Funkmelder schon wieder schrillen. „Hatte die Leitstelle also doch ein Einsehen“, grinst Notfallsanitäterin Schmidt, „aber worum geht es denn diesmal?“ Dr. Schneider blättert die Details der Einsatzmeldung am Funkmeldeempfänger durch: „Aha, Herzrhythmusstörungen in einer Hausarztpraxis, mit unserem RTW“, während die Notfallsanitäterin wieder an den Autoschlangen vorbeizieht.

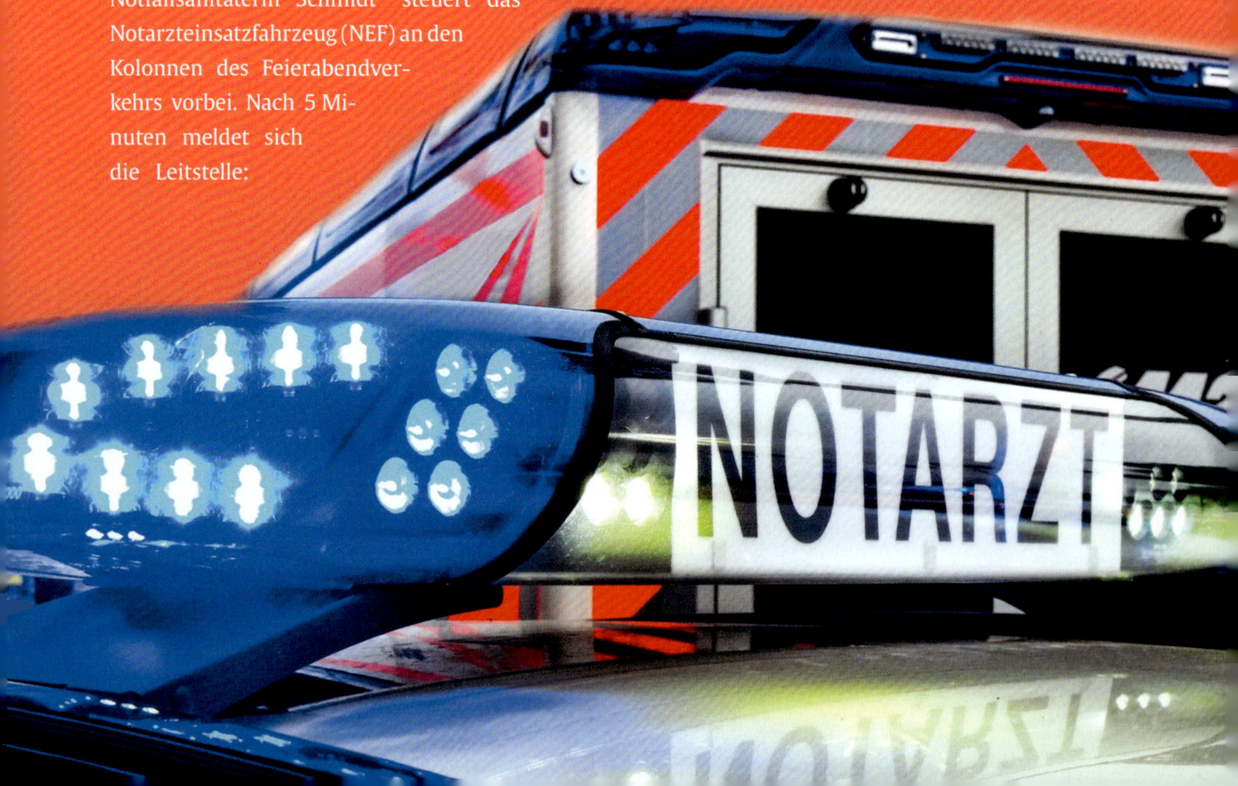

*Fallbeispiel fiktiv, Namen frei erfunden. Foto: © Comofoto/stock.adobe.com

10.1 Überblick

Key Point

- **Auf Eigenschutz achten!**
- **Bei der individualmedizinischen Versorgung wird jeweils nur ein Patient/eine Patientin notfallmedizinisch versorgt.**
- **Vital bedrohte Patient*innen werden möglichst schnell vital stabilisiert und dem nächsten geeigneten Krankenhaus zur Weiterversorgung zugeführt.**
- **Bei einem Massenanfall von Verletzten können nicht alle Patient*innen individualmedizinisch versorgt werden, da aufgrund der großen Zahl von Betroffenen die vorhandenen Ressourcen evtl. nicht ausreichen. Hier obliegt dem Leitenden Notarzt/der Leitenden Notärztin (LNA) die Sichtung und Festlegung der Behandlungsprioritäten mit Unterstützung durch den Organisatorischen Leiter/die Organisatorische Leiterin Rettungsdienst (OrgL).**
- **Bei der Übergabe von notärztlichen Patient*innen ist ein Gespräch zwischen den Ärzt*innen obligat!**

10.1.1 Problematik

Die präklinische Notfallmedizin ist eine **besondere Herausforderung in mehrfacher Hinsicht**: Du wirst i. d. R. zu einem Patienten/einer Patientin gerufen, über den/die du nichts weißt, bei dem/der du oft keine Anamnese erheben kannst und der/die sich in akuter Lebensgefahr befindet. Zudem besteht die besondere Situation, dass nicht der Patient/die Patientin zum Arzt/zur Ärztin (Krankenhaus, Praxis), sondern der Arzt/die Ärztin zum Patienten/zur Patientin (z. B. in die Wohnung) kommt: Du bist in einer **ungewohnten Umgebung** und hast nur sehr **beschränkte materielle** (DIN-Normausstattung von Rettungswagen und Notarzteinsatzfahrzeug und die darin vorgehaltenen Medikamente) **und personelle Ressourcen**.

Das bedeutet im Rettungsdienst: Du kannst i. d. R. **niemanden zur Hilfe rufen**, wenn du ein spezielles Medikament verabreichen möchtest, dir in der Therapie unsicher bist oder die getroffenen Therapiemaßnahmen (z. B. endotracheale Intubation) nicht selbst bewältigen kannst. Nur in wenigen Systemen gibt es zusätzlich einen erfahrenen Notarzt/eine erfahrene Notärztin, der/die zur Unterstützung hinzugezogen werden kann. **Situative Umstände** (z. B. aufgeregte Angehörige, Dunkelheit, schlechtes Wetter, mögliche Eigengefährdung an der Einsatzstelle) können die Arbeit zusätzlich erschweren. Deshalb ist es besonders wichtig, umfassende Kenntnis über potenziell lebensbedrohliche Krankheitsbilder und deren Therapie zu haben und mit den wichtigsten notfallmedizinischen Medikamenten und Tätigkeiten (Zugänge, Intubation, Drainagen) wirklich vertraut zu sein, um diese auch unter den erschwerten Bedingungen der präklinischen Notfallmedizin sicher praktizieren zu können.

MERKE

Du musst alle **notfallmedizinischen Maßnahmen** durch klinische Erfahrung **sicher beherrschen**: Eine Maßnahme, die du in einem notfallmedizinischen Einsatz erstmals durchführst, wird mit sehr hoher Wahrscheinlichkeit nicht funktionieren!

10.1.2 Rettungskette

Für die erfolgreiche Abarbeitung eines jeden Notfalls sind **geordnete Strukturen und Verfahren** notwendig. Auch wenn sich die einzelnen Notfälle in Ursache, Hergang, Symptomatik und Therapie unterscheiden, hat die Rettungskette bei jedem Notfall große Bedeutung.

MERKE

Eine **funktionierende Rettungskette** ist eine unabdingbare Voraussetzung für eine optimale Patient*innenversorgung.

Die Rettungskette (**Abb. 10.1**) ist definiert als eine chronologische Verknüpfung verschiedener Phasen in der Versorgung eines Notfalls:

- **Entdeckung des Notfalls** (häufig zufällig!): Die Zeitdauer bis zum Entdecken des Notfalls kann entscheidend sein (z. B. bei Herz-Kreislauf-Stillstand, Anaphylaxie, hämorrhagischem Schock)!
- **Notruf, Notfallmeldung an die Rettungsleitstelle** Tel. 112 (regionale Unterschiede noch möglich)
  - Beantwortung der „W-Fragen“: Wo? Was? Wer? Wie viele? Wann? Wie erreichbar? etc.
- **Disponierung und Alarmierung** über Funkmeldeempfänger (**Abb. 10.2**) eines (nächsten) geeigneten Rettungsmittels (S. 193)

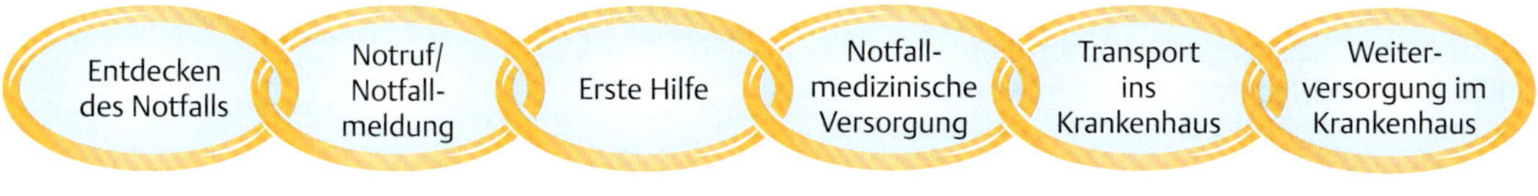

Abb. 10.1 Rettungskette. (Quelle: Genzwürker, Hinkelbein, Notfallmedizin Kompakt, Thieme, 2011)

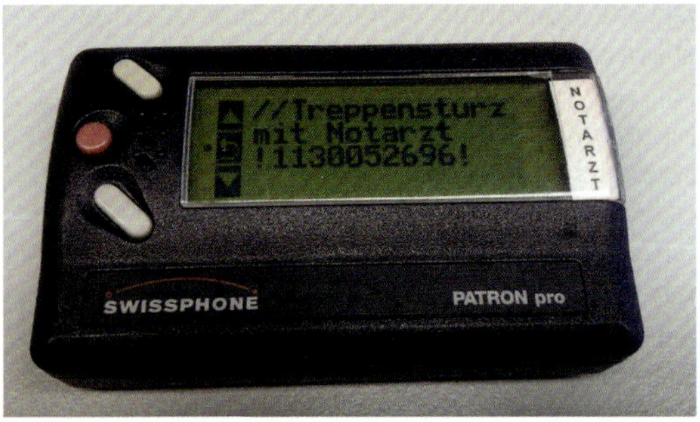

Abb. 10.2 Beispiel für einen **Funkmeldeempfänger.**

- **Erste Hilfe bzw. Laienhilfe**: alle Maßnahmen, die ohne Hilfsmittel durchgeführt werden können (z. B. Basic Life Support (S. 220), stabile Seitenlagerung (S. 206), Kompression von Blutgefäßen, Mund-zu-Mund-Beatmung)
  - Verpflichtung für alle Bürger*innen (§ 323c StGB), häufig (mit-)entscheidend für den Behandlungserfolg
  - Beginn so rasch wie möglich
- **adäquate notfallmedizinische Versorgung des Patienten/der Patientin** durch Rettungsdienst und Notarzt/Notärztin: Kurzanamnese und kurze körperliche Untersuchung (z. B. Vitalfunktionen, Body-Check) → präklinisches Management des Notfalls, rasche Stabilisierung des Patienten/der Patientin (sofern möglich), ansonsten rascher Transport
  - wichtig: möglichst rascher Beginn, Initiierung gezielter therapeutischer und adjuvanter Maßnahmen, Dokumentation
- **Transport in das nächstgelegene und geeignete Krankenhaus**
  - Indikation: immer, wenn Krankenhausbehandlung und weitere Diagnostik erforderlich oder nicht auszuschließen; Patient*innen mit Bagatellverletzungen oder -erkrankungen müssen nicht transportiert werden.
  - bei kritisch kranken und vital bedrohten Patient*innen ggf. telefonische Voranmeldung in der Zielklinik
- **optimale Weiterversorgung im Krankenhaus**
  - Einlieferung meist über Notaufnahme/Ambulanz, Schockraum oder Intensivstation
  - Übergabe des Patienten/der Patientin und der vollständigen Dokumentation an den weiterbehandelnden ärztlichen Kollegen/die weiterbehandelnde ärztliche Kollegin
  - Initiierung der weiteren erforderlichen Behandlungsmaßnahmen.

10.1.3 Personal im Rettungsdienst

Notarzt/Notärztin (NA).

- **Definition und Qualifikation**: Voraussetzungen sind die Approbation als Arzt/Ärztin und die Zusatzbezeichnung Notfallmedizin: Letztere ist an fachliche Voraussetzungen gebunden. Die Regelungen unterscheiden sich in den einzelnen Bundesländern, in manchen Bundesländern reicht derzeit noch die Fachkunde „Rettungsdienst". Der/die NA ist medizinisch und organisatorisch gegenüber den Rettungsdienstkräften weisungsbefugt.
- **Aufgaben:**
  - Behandlung von vital gefährdeten Notfallpatient*innen
  - medizinische Einsatzleitung

Leitender Notarzt/Leitende Notärztin (LNA).

- **Definition und Qualifikation**: Notarzt/Notärztin, der/die bei einem Großschadensereignis (S. 196) die Tätigkeit von Ärzt*innen koordiniert; der/die LNA muss die Fachkunde „Leitender Notarzt"/„Leitende Notärztin" besitzen (Zusatzbezeichnung Notfallmedizin + langjährige Tätigkeit als Notarzt/Notärztin + Facharzt/Fachärztin[-qualifikation] in einem Fachgebiet mit intensivmedizinischer Tätigkeit + Kenntnisse der [über]regionalen medizinischen Versorgungsstrukturen + 40-stündiges Fortbildungsseminar). Der/die LNA ist medizinisch und organisatorisch gegenüber allen anderen Ärzt*innen, dem/der OrgL (Organisatorischer Leiter/Organisatorische Leiterin Rettungsdienst) und den Rettungsdienstkräften weisungsbefugt.
- **Aufgaben:**
  - keine aktive Beteiligung an der Patient*innenversorgung!
  - Sichtung und Dokumentation
  - Beurteilung in Bezug auf Versorgungskapazität und Anzahl der Verletzten, Art der Schädigung usw.
  - Leitung, Koordinierung und Überwachung aller medizinischen und logistischen Maßnahmen
  - Ansprechpartner*in für die technische Einsatzleitung, z. B. Feuerwehr, Technisches Hilfswerk (THW).

MERKE

Der **leitende Notarzt**/die **leitende Notärztin** sichtet die Patient*innen und koordiniert die weiteren Maßnahmen, **behandelt selbst** jedoch meist **keine Patient*innen**.

Notfallsanitäter*in.

- **Definition und Qualifikation**: Unterstützung des/der NA bei allen Tätigkeiten; Voraussetzung ist eine 3-jährige Berufsausbildung und die kontinuierliche Fortbildung.
- **Aufgaben:**
  - selbstständige Versorgung von Notfallpatient*innen bis zum Eintreffen des/der NA
  - Assistenz bei notärztlichen Maßnahmen
  - Durchführung bestimmter notfallmedizinischer Maßnahmen
  - qualifizierte Überwachung und Betreuung von Notfallpatient*innen während des Transportes.

Rettungsassistent*in (RA).

- **Definition und Qualifikation**: Unterstützung des/der NA bei allen Tätigkeiten, selbstständige Durchführung des Transports bei nicht vital bedrohlichen Erkrankungen; Voraussetzung ist eine 2-jährige Berufsausbildung und die kontinuierliche Fortbildung. Diese Ausbildung wurde durch die Ausbildung zum Notfallsanitäter/zur Notfallsanitäterin ersetzt.
- **Aufgaben:**
  - selbstständige Versorgung von Notfallpatient*innen bis zum Eintreffen des/der NA
  - Assistenz bei notärztlichen Maßnahmen
  - Patient*innenversorgung in minderschweren Fällen
  - qualifizierte Überwachung und Betreuung von Notfallpatient*innen während des Transports.

Rettungssanitäter*in (RS).

- **Definition und Qualifikation**: Fahrer*in im RTW bzw. Fahrer*in und Transportführer*in im KTW; RS haben nur grundlegende Kenntnisse der Notfallmedizin. Die Ausbildung umfasst ca. 500 Stunden Theorie und Praxis.
- **Aufgaben:**
  - qualifizierter Krankentransport
  - Mitwirkung an der Notfallrettung.

Rettungshelfer*in (RH).

- **Definition und Qualifikation**: Fahrer*in und Transportführer*in im KTW bzw. mancherorts auch Fahrer*in im Rettungsdienst; RH haben Basiskenntnisse der Notfallmedizin. Die Ausbildung umfasst ca. 300 Stunden Theorie und Praxis.
- **Aufgaben:**
  - qualifizierter Krankentransport
  - z. T. Mitwirkung an der Notfallrettung.

Organisatorischer Leiter/Organisatorische Leiterin Rettungsdienst (OrgL).

- **Definition und Qualifikation**: RA, der/die bei einem Großschadensereignis (S. 196) gemeinsam mit dem/der LNA die medizinische Einsatzleitung übernimmt. Die Ausbildung ist gesetzlich nicht genau definiert, i. d. R. handelt es sich jedoch um langjährige, sehr erfahrene RA mit Zusatzausbildung.
- **Aufgaben:**
  - keine aktive Beteiligung an der Patient*innenversorgung
  - Festlegung des Standorts und Errichtung von Erstbehandlungseinheit und Transportkapazitäten
  - Beurteilung der Schadenslage aus medizinisch-organisatorischer Sicht, z. B. Versorgungskapazität (Anzahl der Helfer*innen, medizinische Materialien), technische Besonderheiten und mögliche Gefahren
  - Erfassung und Registrierung aller Patient*innen
  - Koordinierung aller medizinischen und logistischen Maßnahmen
  - zusammen mit dem/der LNA Ansprechpartner*in für die Koordination des Einsatzes mit Feuerwehr, THW etc.

Schnell-Einsatz-Gruppe (SEG). Diese Gruppe schnell verfügbarer Helfer*innen (v. a. NA, RA, RS, RH, Sanitätshelfer*in, Notfallseelsorger*in) **unterstützt im Falle eines** MANV (S. 196) das **Personal des Rettungsdienstes**. Die Beteiligten leisten ihre Tätigkeit im sofortigen Bedarfsfall während ihrer Freizeit unentgeltlich ab.

10

10.1.4 Rettungsmittel

Definition. Ein Rettungsmittel ist ein **Land-** (z. B. Rettungswagen), **Wasser-** (z. B. Seenotrettungskreuzer) oder **Luftfahrzeug** (z. B. Rettungshubschrauber) des Rettungsdienstes, das der Rettung und dem Transport von (Notfall-)Patient*innen dient. Die materielle Ausstattung der Fahrzeuge ist deutschlandweit genormt und unterliegt der DIN-/EN-Norm (DIN-Norm 13 030 und 13 050).

Praxistipp

Die personelle Besetzung von Rettungsmitteln ist nicht bundesweit einheitlich geregelt, so dass hier erhebliche regionale Unterschiede bestehen!

Krankentransportwagen (KTW).

- **Besatzung**: meist 1 Rettungssanitäter*in + 1 Rettungshelfer*in
- **Möglichkeiten**: Minimalausstattung (z. B. Notfallkoffer, Sauerstoff) und wenig Platz → nur eingeschränkte Versorgungsmöglichkeiten
- **Aufgabe**: Transport von Patient*innen ohne vitale Bedrohung (z. B. Akutkrankenhaus → Rehabilitationseinrichtung, Pflegeheim oder nach Hause, Dialysefahrten).

Rettungstransportwagen („Rettungswagen", RTW).

- **Besatzung**: meist 1 Notfallsanitäter*in + 1 Rettungssanitäter*in/-helfer*in (**Abb. 10.3**)

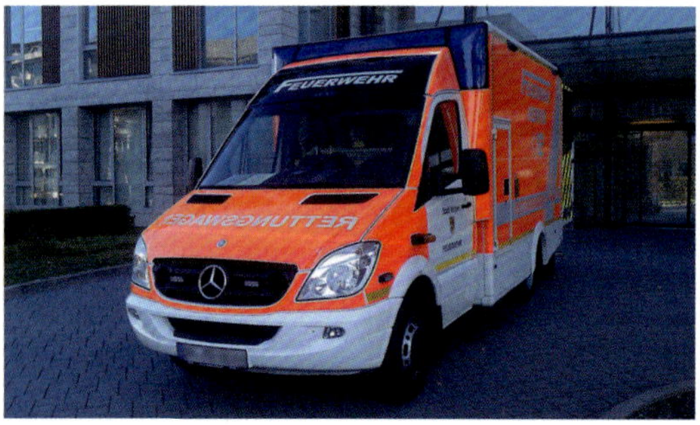

Abb. 10.3 Beispiel für einen **Rettungswagen** (RTW) bzw. **Notarztwagen** (NAW, sofern mit Notarzt/Notärztin besetzt).

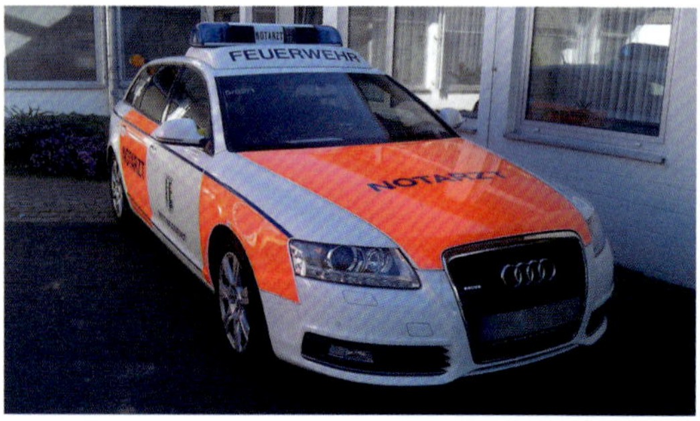

Abb. 10.4 Beispiel für ein **Notarzteinsatzfahrzeug** (NEF).

- **Möglichkeiten**: meist großer Innenraum, umfangreiche apparative Ausstattung (z. B. Beatmungsgerät) und Medikamentenvorrat → Notfallbehandlung (internistische Notfälle oder Traumata) möglich
- **Aufgaben**: **Rendezvous-Einsatz** mit ärztlich besetztem Rettungsmittel (NEF, NAW) möglich: Der Notarzt/die Notärztin wird mit dem NEF zum RTW und zum Patienten/zur Patientin gefahren und begleitet dann diesen in die Klinik. Der mit einem Notarzt/einer Notärztin besetzte RTW wird definitionsgemäß als NAW bezeichnet.

Notarzteinsatzfahrzeug (NEF).

- **Besatzung**: 1 Notarzt/Notärztin + meist 1 Notfallsanitäter*in (**Abb. 10.4**)
- **Möglichkeiten**: Notfallkoffer und -ausstattung vorhanden, aber kein Transport von Patient*innen möglich
- **Aufgabe**: Alarmierung durch die Rettungsleitstelle bei Notfällen, die eine ärztliche Versorgung erfordern: z. B. Schlaganfall, Myokardinfarkt, Polytrauma, Reanimation („notärztliche Indikationen") → Transport des Notarztes/der Notärztin zum Einsatzort bzw. zum RTW („Rendezvous-System") → ggf. nach Stabilisierung des Patienten/der Patientin Transport des Notarztes/der Notärztin zum nächsten Einsatz.

Notarztwagen (NAW).

- **Besatzung**: 1 Notarzt/Notärztin + meist 1 Notfallsanitäter*in + 1 Rettungssanitäter*in
- **Möglichkeiten**: großer Innenraum, Medikamentenvorrat, Notarzt/Notärztin vorhanden → Versorgung von akuten Notfällen mit vitaler Bedrohung
- **Aufgabe**: Transport von Notfallpatient*innen unter ärztlicher Begleitung in das nächste geeignete Krankenhaus.

Praxistipp

Das „Rendezvous-System" ermöglicht einen flexibleren Einsatz des Notarztes/der Notärztin, daher werden in Deutschland zunehmend NAWs durch RTW + NEF ersetzt.

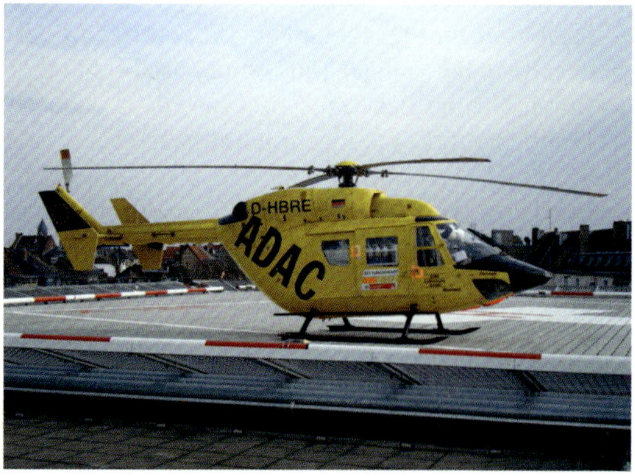

Abb. 10.5 Beispiel für einen **Rettungshubschrauber** (RTH) bzw. **Intensivtransporthubschrauber** (ITH).

Rettungshubschrauber (RTH).

- **Besatzung**: 1 Pilot*in + 1 Notarzt/Notärztin + 1 Notfallsanitäter*in (HEMS Crew Member) (**Abb. 10.5**)
- **Aufgabe**: Transport von Notfallpatient*innen, die mit dem Rettungshubschrauber schneller zu erreichen sind als mit dem NAW/NEF bzw. wenn ein schneller Transport vom Notfallort in die Klinik (auch über längere Entfernungen) erforderlich ist (z. B. bei Myokardinfarkt, Insult oder Polytrauma); Versorgungsgebiet ca. 50 km (ca. 5–15 Flugminuten) um den Standort.

10.1.5 Notrufeingang bei der Rettungsleitstelle

Aufgaben und Organisation der Rettungsleitstelle. Die **zentrale Stelle für den Erstkontakt** eines Patienten/einer Patientin mit der präklinischen Notfallmedizin ist die **Rettungsleitstelle** (**Abb. 10.6**). Sie koordiniert den Einsatzablauf (Alarmierung, telefonische Rücksprache mit Team und Kontakt zum Krankenhaus). Betreiber sind meist Kommunen/Landkreise, Feuerwehr, kassenärztliche Vereinigung oder große Rettungsdienstorganisation (z. B. Berufsfeuerwehr [BF], Deutsches Rotes Kreuz [DRK], Arbei-

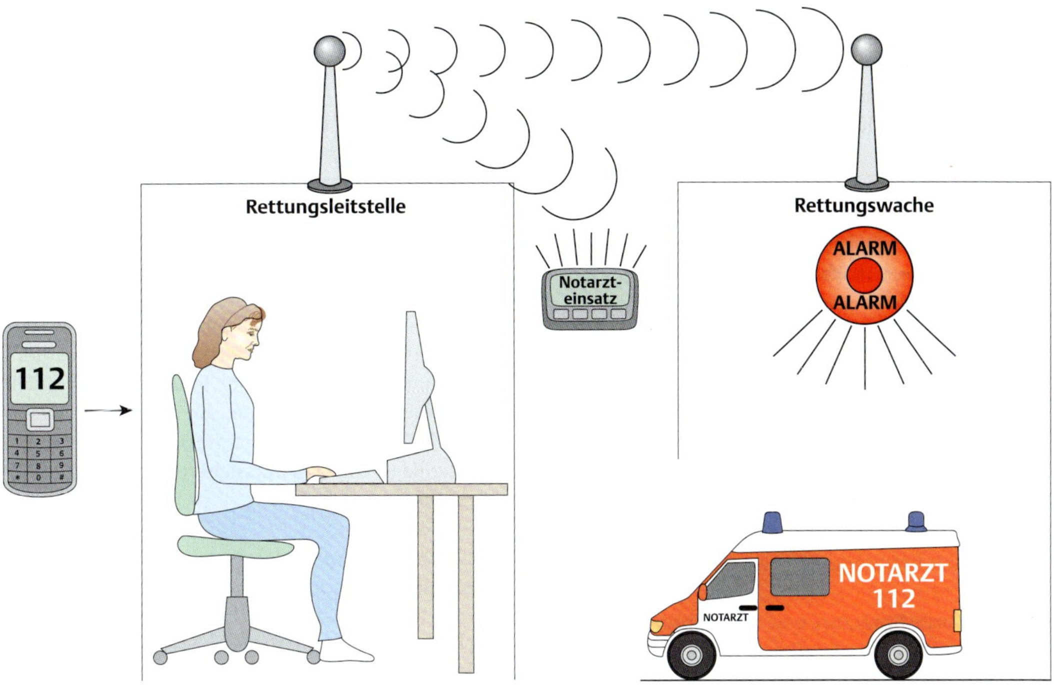

Abb. 10.6 Schematischer Ablauf des Notrufeingangs.

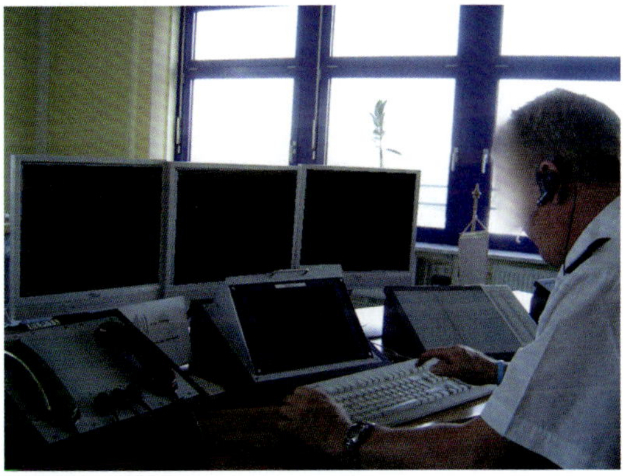

Abb. 10.7 Arbeitsplatz einer Feuerwehr- und Rettungsleitstelle.

ter-Samariter-Bund [ASB], Johanniter-Unfallhilfe [JUH] oder Malteser Hilfsdienst [MHD]).

Rettungsleitstellen sind **für einen bestimmten** regionalen oder überregionalen **Bereich zuständig**. Besonders qualifizierte **Notfallsanitäter*innen/Rettungsassistent*innen** nehmen Notrufe entgegen (**Abb. 10.7**) und **koordinieren logistisch den Einsatzablauf** (z. B. Alarmierung der geeigneten Rettungsmittel, Informationen über freie Bettenkapazität von geeigneten Kliniken). Nachdem mittels standardisierter Abfragen bzw. Abfrageschemata der Zustand des Patienten/der Patientin geklärt ist, wird von dem Leitstellendisponent/der Leitstellendisponentin das nächste geeignete Rettungsmittel alarmiert.

MERKE

Streng zu differenzieren von der Rettungsleitstelle ist die **Telefonzentrale des Ärztlichen Bereitschaftsdienstes** (ÄBD), meist Tel. 116 117). Diese koordiniert die kassenärztliche Versorgung nicht akut vital bedrohter Patient*innen außerhalb der Praxisöffnungszeiten. Aufgaben dieser Ärzt*innen (häufig keine Qualifikation als Notärzt*innen!) sind Hausbesuche, Medikamentenverordnungen, Krankmeldungen oder Klinikeinweisungen.

Auswahl des geeigneten Rettungsmittels.

- Patient*innen mit vitaler Gefährdung (immer Versorgung durch Notarzt/Notärztin!): NEF + (RTW) bzw. NAW oder RTH
- Patient*innen ohne akute/vitale Gefährdung: RTW oder KTW.

MERKE

Ein Notfallpatient/eine Notfallpatientin sollte immer in eine geeignete Klinik transportiert werden, wenn eine weitere Diagnostik und/oder Therapie erforderlich, oder nicht auszuschließen, ist. **Im Zweifelsfall** (z. B. unklare Symptome) sollte der Patient/die Patientin **besser in die Klinik gebracht** werden (bessere diagnostische Möglichkeiten)!

Hilfsfrist. Die Hilfsfrist gibt die Zeitspanne an, innerhalb derer nach einem Telefonanruf das Rettungsteam beim Patienten/bei der Patientin eingetroffen sein muss. Diese Frist ist in den Rettungsdienstgesetzen der Bundesländer definiert und beträgt meist **maximal 10–15 min** (uneinheitlich in Bundesländern geregelt). Sie ist ein wichtiger Indikator für Qualitätsvergleiche und Qualitätsmanagement.

Praxistipp
Die Hilfsfrist kann unterschiedlich definiert sein: Meist bezieht sie sich auf die Dauer vom Eingang des Notrufs bis zum Eintreffen des Rettungsmittels an der Unfallstelle bzw. an der Wohnung.

10.1.6 Einsatztaktik

Rettungsdienstlicher Notfall

Definition. Nur **einzelne Menschen** sind **vital bedroht**, der Notfall ist in der Regel individuell mit Mitteln des regionalen Rettungsdienstes zu bewältigen. Die meisten Nortarzteinsätze betreffen diese Kategorie.

Ablauf. **Notarzt/Notärztin und Rettungsdienst** werden über Melder oder Telefon von der Rettungsleitstelle (RLS) **alarmiert**, begeben sich unverzüglich zum Fahrzeug („**Ausrückzeit**“) und fahren zum Notfallort („**Anfahrtsdauer**“). Zur Verkürzung der Anfahrtsdauer werden bei vital bedrohlichen Krankheitsbildern Sonderrechte genutzt (Blaulicht, Martinshorn). Beim Eintreffen am Notfallort wird die Notfallsituation kurz eingeschätzt, auch um potenzielle Gefahren zu erkennen (→ Eigensicherung, z. B. Stromunfall, fließender Verkehr oder Waffen bei Kriminaldelikten). Ist der **Eigenschutz** nicht gewährleistet, muss ggf. noch vor der Behandlung des Patienten/der Patientin Unterstützung durch z. B. Polizei oder Feuerwehr angefordert und abgewartet werden (z. B. bis Autobahn bzw. Fahrstreifen gesperrt ist, Stromleitungen abgeschaltet wurden). Wichtig ist auch, kurz zu überprüfen, ob es evtl. weitere Verletzte gibt – falls ja, muss unmittelbar Verstärkung nachgefordert werden. Das Rettungsteam sollte sich ggf. den **Unfallhergang klar machen** und das vorhandene **Verletzungsmuster grob einschätzen** (z. B. Sturzhöhe, Deformation am Fahrzeug). In der Folge ist **abzuwägen**, ob die eingesetzten **Rettungsmittel ausreichen** oder ob **weitere Unterstützung erforderlich** ist. **Danach** erst beginnt die **individualmedizinische Versorgung** (Anamnese, Basismonitoring, Untersuchung, Therapie).

MERKE
Der Helfer/die Helferin darf sich **nie** (!) **selbst in Gefahr bringen**.

Praxistipp
Wichtige Fragen bei Verkehrsunfällen: Wo war der Aufprall? Wie hoch war die Geschwindigkeit? Welche Kräfte haben mutmaßlich auf die Insassen eingewirkt? Waren die Insassen angeschnallt? Haben Airbags ausgelöst?

Dokumentation. Alle wichtigen patient*innenbezogenen und rettungstechnischen Daten (z. B. Notfallanamnese, Erstbefunde, Diagnosen, Verlauf, notärztliche Maßnahmen und Übergabezustand) werden **zeitnah im Notarzteinsatzprotokoll dokumentiert**. Die Dokumentation dient der **Information** der weiterbehandelnden Ärzt*innen, aber auch der **juristischen Absicherung** des Notarztes/der Notärztin und ist Grundlage zur **Qualitätssicherung** in der Notfallmedizin.

Massenanfall von Verletzten (MANV)

Definitionen. Sind viele Menschen gleichzeitig vital bedroht (z. B. Verkehrsunfall mit vielen Verletzten), spricht man von einem **Großschadensereignis**. In der Regel sind die Patient*innen dabei vorerst nur eingeschränkt individualmedizinisch und nicht mehr mit Mitteln des regionalen Notfalldienstes zu versorgen. Hier muss auf personelle Reserven (z. B. Einsatzleitung, Schnell-Einsatz-Gruppe) zurückgegriffen werden. Das Vorgehen wird durch den Leitenden Notarzt/die Leitendende Notärztin (S. 192) und den Organisatorischen Leiter Rettungsdienst/die Organisatorische Leiterin Rettungsdienst (S. 193) koordiniert. Sind sehr viele Menschen vital bedroht (z. B. bei Flutkatastrophe oder Erdbeben), sodass sie mit den regionalen, aber auch mit überregionalen Mitteln (z. B. wegen Zerstörung der Infrastruktur) nicht mehr versorgt werden können, handelt es sich um eine **Katastrophe**. Solche Situationen werden durch den **Katastrophenschutz** koordiniert.

Sichtung (Triage). Bei einem MANV fällt der/die LNA die **Entscheidung über Prioritäten in der Patient*innenversorgung**: Die vorhandenen Versorgungskapazitäten werden dem Verletzungsmuster und der Anzahl der Verletzten gegenübergestellt. Es muss abgewogen werden, wie einer möglichst großen Anzahl an Verletzten die bestmögliche Hilfe zukommen kann. Die Verletzten werden nach definierten Kategorien gesichtet und mit „**Sichtungskarten**“ gekennzeichnet:

- **S 1**, **rot**: akute vitale Bedrohung (z. B. Beckenfraktur, Polytrauma, arterielle Blutung) → Sofortbehandlung unerlässlich
- **S 2**, **gelb**: schwer verletzt/erkrankt (z. B. Oberschenkelfraktur, Thoraxtrauma) → aufgeschobene Behandlungsdringlichkeit, Überwachung

- **S 3, grün**: leicht oder nicht verletzt/erkrankt (z. B. Extremitätentrauma) → spätere, ggf. ambulante Behandlung
- **S 4, blau**: ohne Überlebenschance → betreuende (abwartende) Behandlung, Sterbebegleitung
- **schwarz**: Verstorbene.

Diese Einteilung ist dynamisch und abhängig von Veränderungen des Patient*innenzustands, aber auch von der Verfügbarkeit von Hilfskräften: Die bei der ersten Sichtung festgelegten Kategorien S 1–S 4 können jederzeit geändert werden.

Praxistipp

Der/die zuerst am Ort des Geschehens eintreffende Notarzt/Notärztin übernimmt bis zur Ankunft des/der LNA dessen/deren Funktionen.

10.1.7 Transport von Notfallpatient*innen

Auswahl einer geeigneten Klinik. Der Notarzt/die Notärztin sollte **immer** die **nächstgelegene und geeignete Klinik** auswählen. Hierbei sind v. a. der **Zustand des Patienten/der Patientin** (je instabiler ein Patient/eine Patientin, desto kürzer sollte der Transportweg sein) und die **erforderliche Diagnostik** zu berücksichtigen (z. B. Klinik mit betriebsbereitem CT oder MRT bei vermutlich neurologischem Krankheitsbild, z. B. unklarer Bewusstlosigkeit). Eine wichtige Rolle spielen auch möglicherweise **erforderliche Therapien** (z. B. Klinik mit Möglichkeit zur PTCA bei Herzinfarkt, freie Beatmungsplätze auf Intensivstation für intubierte/beatmete Patient*innen) sowie u. U. auch **vorangegangene Krankenhausaufenthalte** oder Untersuchungen mit bereits vorhandener medizinischer Dokumentation oder laufender Therapie. Ein nicht vorhandenes Intensivbett ist beispielsweise beim Trauma kein Grund, nicht das nächste geeignete Krankenhaus nicht anzufahren.

Information des Zielkrankenhauses. Nach suffizienter Stabilisierung des Patienten/der Patientin empfiehlt sich ein **Anruf im Zielkrankenhaus**, um den Patienten/die Patientin anzukündigen. Dies kann (regional unterschiedlich) **durch die Rettungsleitstelle oder den Notarzt/die Notärztin** selbst erfolgen. Führt der Notarzt/die Notärztin selbst dieses Gespräch, ist auch ein kurzer Kontakt mit dem aufnehmenden Arzt/der aufnehmenden Ärztin empfehlenswert. In jedem Fall muss aber auch die Rettungsleitstelle über den weiteren Ablauf informiert werden. **Instabile** (sowie auf jeden Fall intubierte/beatmete) Patient*innen oder solche mit **zeitkritischen Erkrankungen** (z. B. Insult, Myokardinfarkt) sollten **beim aufnehmenden Krankenhaus angekündigt** werden, damit dieses entsprechende Vorbereitungen treffen kann. Bei stabilen und nicht intubierten Patient*innen reicht dagegen meist eine Information an oder über die Rettungsleitstelle aus. Eine vorherige Ankündigung der Patiennt*innen ist keine Verpflichtung und erfolgt ausschließlich zur Ablaufoptimierung; die Ablehnung einer Patient*innenaufnahme durch ein Krankenhaus ist generell **nicht** statthaft.

Notärztliche Begleitung und geeignete Transportmittel. Sind während des Transports **notfallmedizinische Maßnahmen erforderlich** oder muss **kontinuierlich überwacht** werden (z. B. drohende Verschlechterung), begleitet der Notarzt/die Notärztin den Patienten/die Patientin ins Krankenhaus. Entsprechend sind bei vitaler Gefährdung NAW oder RTH (S. 193) die Transportmittel der Wahl. Zu beachten ist auch das Platzangebot im jeweiligen Transportmittel (**Abb. 10.8**). Der Transport kann je nach Krankheitsbild mit oder ohne Sondersignal durchgeführt werden. Bei **Notfällen ohne vitale Bedrohung** kann der Notarzt/die Notärztin den Patienten/die Patientin an das Rettungsdienstpersonal übergeben, das den Patienten/die Patientin dann in einem **RTW oder KTW** ins Krankenhaus begleitet. Bei Bagatellverletzungen besteht die Möglichkeit einer ambulanten Behandlung zu Hause.

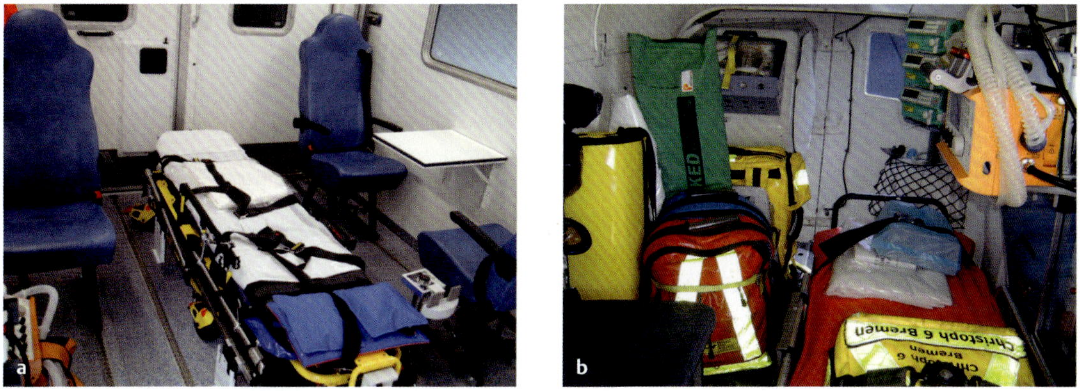

Abb. 10.8 Platzangebot in Rettungsmitteln:
a Im NAW sind aufgrund des Platzangebots medizinische Maßnahmen meist optimal möglich.
b Im RTH ist das Platzangebot dagegen meist sehr limitiert.

MERKE

Ein schneller **Transport** ins Krankenhaus **mit Sonderrechten** kann für den Patienten/die Patientin **auch nachteilig** sein (z. B. Stressreaktion bei Myokardinfarkt, vielfach erhöhtes Unfallrisiko), sodass Nutzen und Risiko eines solchen Transports immer streng gegeneinander abzuwägen sind.

Praxistipp

Während des Transports sind die optimale Lagerung des Patienten/der Patientin und die Sicherheitsvorschriften (z. B. Anschnallpflicht für Patient*in und Besatzung) zu beachten. Der Transport sollte schnell, aber möglichst schonend erfolgen.

Praxistipp

Häufig möchten Angehörige den Transport im RTW begleiten. Dies ist jedoch aus versicherungstechnischen Gründen meist nicht gestattet! Einzige Ausnahme sind hier in der Regel Einsätze mit Kindern, bei denen ein Elternteil den Transport begleiten darf.

10.1.8 Übergabe von Notfallpatient*innen

Übergabe. Die Übergabe des Patienten/der Patientin zur schnellen weiteren Diagnostik und Therapie hängt von seinem/ihrem Zustand ab: Bei **vitaler Bedrohung** (z. B. starke Blutung, Beatmung) empfiehlt sich die **Übergabe im Schockraum oder auf der Intensivstation**. Alle anderen Patient*innen werden in die zuständige **Notfallambulanz** bzw. (falls vorhanden) in die (zentrale) **Notaufnahme** gebracht, Kinder mit stabilen Vitalfunktionen in die Notaufnahme der Kinderklinik.

Medizinische Dokumentation. Bei der Übergabe werden die vollständige **Dokumentation** (Notarzteinsatzprotokoll) und wichtige **Informationen** an den weiterbehandelnden Arzt/die weiterbehandelnde Ärztin und das Pflegepersonal weitergegeben. Ggf. werden weitere erforderliche Behandlungsmaßnahmen oder auch z. B. Anfragen an den Hausarzt/die Hausärztin mit der Bitte um wichtige Informationen (z. B. Medikamente) initiiert. Der Übergabezeitpunkt und die Vitalparameter sind ebenfalls auf dem Protokoll zu dokumentieren.

Übergabe im Schockraum. Die Schockraumversorgung kritisch kranker Patient*innen ist **meist interdisziplinär organisiert**, d. h. ärztliche Kolleg*innen

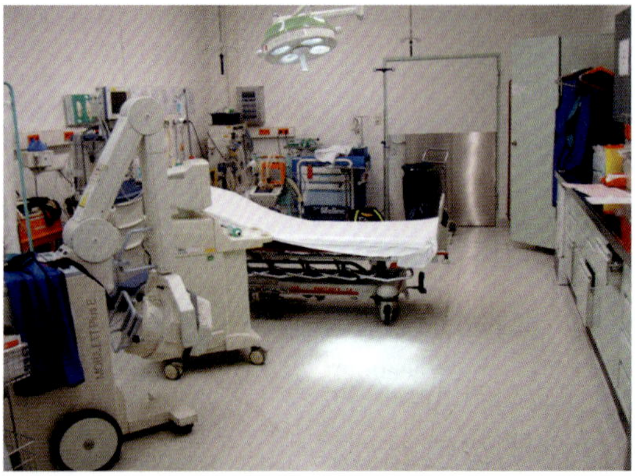

Abb. 10.9 Schockraum in einem Klinikum der Maximalversorgung: Im Vordergrund (links) sind ein Röntgen- und ein Ultraschallgerät zu erkennen. Am Kopf des Patienten/der Patientin steht ein Narkosegerät, im Hintergrund ein Schrank mit Medikamenten und weiterem Material.

(Facharztstandard) und Pflegekräfte verschiedener Abteilungen (meist Allgemeinchirurgie, Anästhesie, Kinderchirurgie/Pädiatrie, Innere Medizin, Neurochirurgie, Radiologie, Unfallchirurgie und ggf. weitere erforderliche Fachabteilungen) arbeiten gemeinsam und koordiniert (**Abb. 10.9**). Im Schockraum ist **rasches und koordiniertes Handeln unerlässlich**. Daher ist das **Vorgehen meist standardisiert** und folgt etablierten Konzepten (z. B. Advanced Trauma Life Support [ATLS] oder European Trauma Course [ETC] und S 3-Leitlinie zur Polytraumaversorgung).

Bei Eintreffen des Patienten/der Patientin mit Notarzt/Notärztin steht im Normalfall das komplette **Schockraumteam bereit** und nimmt den Patienten/die Patientin entgegen (daher ist ein vorheriger Anruf hilfreich). Da der Patient/die Patientin i. d. R. vom Rettungsdienst mit notärztlicher Begleitung gebracht wird, **informiert** diese vor der Umlagerung des Patienten/der Patientin das Team **kurz, zielgerichtet und prägnant** über Anamnese/Unfallhergang, Symptome, Therapiemaßnahmen und den aktuellen Zustand.

MERKE

Beim Arbeiten an Patient*innen und bei ihrer Umlagerung ist immer auf die **Dislokation** von Tuben und Kathetern sowie die **Diskonnektion** von Beatmungsschläuchen, Kabeln und Infusionsleitungen zu achten!

10.2 Notfallmedizinische Untersuchung

Key Point

- **Die notfallmedizinischen Basismaßnahmen umfassen Anamnese, Basismonitoring, Befunderhebung/Untersuchung sowie allgemeine und spezifische therapeutische Maßnahmen.**
- **Basismonitoring ist bei jedem Patienten/jeder Patientin Standard und umfasst EKG, Pulsoxymetrie und Blutdruckmessung sowie ggf. Blutzuckermessung und Kapnografie.**
- **Alle Notfallpatient*innen sollten mit einem venösen Zugang ausgestattet werden.**

10.2.1 Anamnese

Im Vordergrund steht die **Eigenanamnese**, u. a. bezüglich Leitsymptomen, Erkrankungsbeginn und Medikamenteneinnahme. Die Anamnese sollte **möglichst kurz und fokussiert**, aber dennoch präzise sein (z. B. akute Beschwerden, Dauermedikation, Vorerkrankungen, Allergien), sodass in kurzer Zeit die relevanten Informationen eingeholt werden:

- Wie kam es zu der Notfallsituation?
- Welche Beschwerden sind seit wann vorhanden (z. B. Atemnot, Schmerzen mit Stärke und Lokalisation)?
- Gab es früher (ähnliche) Notfälle?
- Welche relevanten Vorerkrankungen gibt es?
- Welche Medikamente (inkl. Dosierung) werden eingenommen?
- Sind Allergien bekannt (z. B. gegen bestimmte Medikamente)?
- Befindet sich der Patient/die Patientin zurzeit in Behandlung (z. B. hausärztlich)? Krankenhausaufenthalte? Vorbefunde verfügbar?

Ist der Patient/die Patientin zu einer Anamneseerhebung nicht in der Lage, muss eine **Fremdanamnese**, z. B. durch Angehörige oder Passanten, erhoben werden.

MERKE

Häufig können Patient*innen oder Angehörige **keine genauen Angaben zu Vorerkrankungen** machen (z. B. „Mein Mann hatte schon mal so einen Anfall mit dem Herzen…“). Oft gelingt es aber, anhand der Dauermedikation wertvolle Hinweise zu erhalten (z. B. β-Blocker + Digitalis bei Vorhofflimmern und absoluter Arrhythmie).

10.2.2 Basisdiagnostik

Im Notfall ist es wichtig, die **lebensnotwendigen Systeme** des menschlichen Körpers wie Atmung, Herz-Kreislauf-System, ZNS und Stoffwechsel **schnell beurteilen** und ggf. behandeln zu können. Als sinnvoller Ablauf hat sich daher das folgende ABCDE-Schema im Anschluss an die Kontrolle des Bewusstseins (GCS) etabliert:

- **A = Airway/Atemweg**: Insbesondere bewusstlose Patient*innen sind durch Verlegung der Atemwege gefährdet (z. B. durch Rückfallen des Zungengrundes). In diesen Fällen ist zunächst die Atemwegsverlegung zu beseitigen (z. B. durch Reklinieren des Kopfes, ggf. Intubation).
- **B = Breathing/(Be-)Atmung**: Ist bei freien Atemwegen eine ausreichende Spontanatmung vorhanden? Ultraschallkontrolle (POCUS)?
- **C = Circulation/Kreislauf**: Elektrische Herzaktivität im EKG? Zentrale und periphere Pulse? Sind Blutdruck und Herzfrequenz ausreichend für eine suffiziente Durchblutung der Organe?
- **D = Disability**: Liegen weitere Verletzungen (z. B. Knochenbrüche) oder Dysfunktionen bzw. neurologische Probleme vor? Durchführung weiterer diagnostischer Maßnahmen (z. B. Kontrolle des Blutzuckers).
- **E = Environment, Exploration/Umgebungseinflüsse**: Patient*in entkleiden, kompletter Bodycheck, Wärmeerhalt.

10

MERKE

Das alleinige **Vorhandensein von Thoraxbewegungen** ist **nicht mit einer suffizienten Spontanatmung gleichzusetzen**, z. B. kann die Atmung insuffizient sein (Schaukelatmung bei Obstruktion der Atemwege) oder eine CO-Vergiftung vorliegen.

Die Untersuchung erfolgt im ABCDE-Schema **immer vom Wichtigen zum Unwichtigen.** A-Probleme müssen vorrangig behandelt werden, gefolgt von B- und C-Problemen. Bei akuter Verschlechterung des Patienten/der Patientin ist umgehend eine erneute Evaluation anhand des ABCDE-Schemas erforderlich. Bei Traumapatient*innen wird das Vorgehen auch **cABCDE** genannt, hier steht **„c“** für **„critical bleeding“**.

10.2.3 Basismonitoring

EKG

Indikation. **Bei allen Notfallpatient*innen** ist eine **kontinuierliche EKG-Ableitung indiziert**, um kardiale Notfälle sofort zu entdecken und Therapiemaßnahmen (z. B. medikamentöse antiarrhythmische Therapie bei Herzrhythmusstörungen) zu überwachen.

Praktisches Vorgehen. Das EKG kann über 2, 3, 4, 5 oder 10 Elektroden abgeleitet werden. **Normalerweise** reicht eine **3-** (Ableitungen I, II und III) **oder 4-Punkt-Ableitung** (Ableitungen I, II, III, aVL, aVR, aVF) aus. Bei Patient*innen mit **kardialen Beschwerden** sollte jedoch immer ein **12-Kanal-EKG** geschrieben werden (4-Punkt-Ableitung + Brustwandableitungen V_1–V_6). Die Beurteilung des EKGs ist auf den integrierten Monitoren meist nicht verlässlich möglich. Deshalb ist es empfehlenswert, immer – auch zur Dokumentation und Verlaufsbeurteilung – einen **Papierausdruck** des EKGs zu schreiben.

Bei der **Ableitung über 2 Elektroden** (**„Defibrillatorelektroden"**) wird die erste der handtellergroßen Elektroden rechts parasternal unterhalb der Klavikula positioniert (Beschriftung meist „Sternum"), die zweite links im 5. ICR in der mittleren Axillarlinie (Beschriftung meist „Apex"). Der größte Vorteil ist die schnelle Einsetzbarkeit im Falle einer notwendigen Defibrillation (S. 221), nachteilig sind allerdings die Kosten (Defibrillator-Klebeelektroden sind sehr teuer), die fehlende Beurteilbarkeit der Erregungsleitung und -rückbildung sowie z. T. die Störanfälligkeit durch Artefakte.

Beurteilungskriterien. Das EKG dient der Beurteilung von:

- **Herzfrequenz**: z. B. Bradykardie (Herzfrequenz < 50/min) oder Tachykardie (HF > 100/min)
- **Herzrhythmus**: z. B. Sinusrhythmus, absolute Arrhythmie, Extrasystolen, Kammertachykardie oder Rhythmusstörungen (Differenzierung supraventrikulär/ventrikulär)
- **Lagetyp**: z. B. Verlagerung nach rechts bei akuter Rechtsherzbelastung (z. B. Lungenembolie)
- **P-Welle**: z. B. sägezahnartige P-Wellen bei Vorhofflattern, P-Wellen ohne Bezug zum QRS-Komplex bei AV-Block III°
- **PQ-Zeit**: z. B. Verlängerung bei AV-Block I° und II°
- **QRS-Komplex**: z. B. Verbreiterung bei Links- oder Rechtsschenkelblock, tiefe Q-Zacken bei abgelaufenem Myokardinfarkt
- **ST-Strecke**: z. B. Hebungen/Senkungen bei Myokardischämie oder Myokardinfarkt
- **T-Welle**: z. B. Überhöhung bei Myokardinfarkt oder Hyperkaliämie, Erniedrigung bei Hypokaliämie
- **QT-Zeit**: z. B. Verlängerung bei Hyperkalzämie, Verkürzung bei Hypokalzämie.

Blutdruckmessung

Indikation. Der **Blutdruck** (RR) muss bei **allen Notfallpatient*innen regelmäßig und engmaschig kontrolliert** werden. Eine Hypotonie kann zu Ischämien, Bewusstlosigkeit oder reduzierter myokardialer Perfusion führen, eine Hypertonie zu kardialer Dekompensation, Gefäßrupturen oder Einblutungen.

Arterieller Mitteldruck (MAP). Der MAP hat im Vergleich mit dem systolischen (RR_{syst}) und diastolischen (RR_{dia}) Blutdruck die größte Bedeutung für die Organperfusion. Er liegt in der Regel bei ca. 80 mmHg. Bei Werten < 70 mmHg kann die Perfusion gestört sein. Der MAP ist nicht messbar, sondern wird nach folgender Formel abgeschätzt:

$$MAP = RR_{dia} + \frac{1}{3} \times (RR_{syst} - RR_{dia})$$

Problematik in Notfallsituationen. In schwierigen Einsatzsituationen (laufende Motoren, Gerätelärm durch technische Rettung) ist oft nur eine **Messung ohne Stethoskop** (= palpatorisch, nur systolischer Blutdruck) oder die Verwendung **automatischer oszillometrischer Blutdruckmesser** möglich und sinnvoll. Moderne Defibrillatoren mit Überwachungsmonitor ermöglichen meist eine automatische oszillatorische RR-Messung.

Pulsoxymetrie

Indikation. Auch die **Pulsoxymetrie** sollte **bei Notfallpatient*innen immer eingesetzt** werden. So lässt sich die **Sauerstoffsättigung** (**SpO_2**: Maß für die Oxygenierung) beurteilen und rechtzeitig eine Hypoxämie (SpO_2 < 90 %) erkennen sowie ggf. entsprechend behandeln (z. B. durch Sauerstoffgabe oder Beatmung). Eine SpO_2 > 98 % entspricht einem p_aO_2 von > 90 mmHg. Das akustische Signal, das bei jedem Pulsschlag ertönt, gibt zusätzlich Auskunft über die **Herzfrequenz** und ggf. **Herzrhythmusstörungen**.

Normalwerte. Die **normale Sauerstoffsättigung** im arteriellen Blut beträgt beim Menschen **94–99 %**. Sie korreliert dabei meist gut mit dem Sauerstoffpartialdruck des Blutes (p_aO_2 90–150 mmHg). Gerade alte Menschen haben im Normalfall einen deutlich niedrigeren p_aO_2 (etwa 60 mmHg, SpO_2 94–96 %).

Fehlerquellen. Siehe Anästhesie (S. 28).

Integrierte Monitore. Bei **modernen Defibrillatoren** ist die **Pulsoxymetrie** üblicherweise ebenfalls **integriert**, sodass EKG, RR und SpO_2 meist an einem Monitor sichtbar sind (**Abb. 10.10**). Für den Rettungsdienst gibt es auch **kleine portable Geräte** und sogar Mini-Messgeräte, die in den Fingersensor integriert sind.

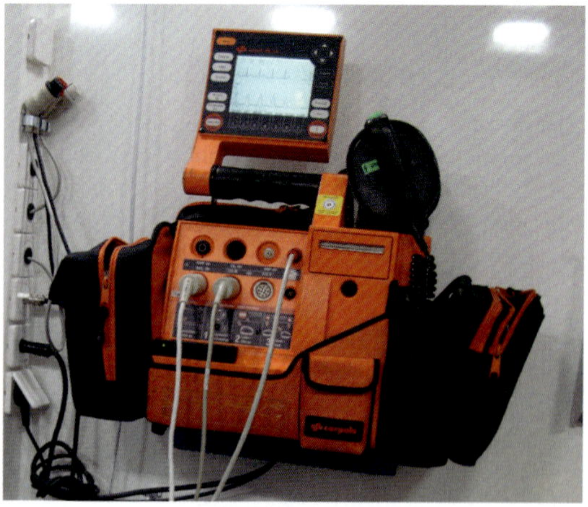

Abb. 10.10 Kombiniertes Gerät (z. B. Fa. Corpuls, Typ 08/16).

Kapnometrie bzw. Kapnografie

Definition. Die **Kapnometrie** zeigt den **endtidalen Kohlendioxidpartialdruck** ($p_{et}CO_2$) als Zahlenwert, die **Kapnografie** dessen grafischen Verlauf über die Zeit.

Indikation. Kapnometrie bzw. Kapnografie müssen **bei allen intubierten Patient*innen** standardmäßig genutzt werden: Der $p_{et}CO_2$ in der Ausatemluft dient dem Nachweis der **korrekten Tubuslage** nach Intubation und der **Steuerung der Ventilation** (z. B. Atemminutenvolumen). Besonders die Kapnografie kann auch als **„Erfolgskontrolle“ bei der kardiopulmonalen Reanimation** oder zur Prognoseabschätzung bei einer kardiopulmonalen Reanimation (CPR) genutzt werden: CO_2 kann nur entstehen, wenn die Organe perfundiert sind. Zudem lässt sich mit der Kapnografie auch die **Atemfrequenz bestimmen** (→ wichtige Methode zur Überwachung einer suffizienten Ventilation).

Veränderungen der CO_2-Konzentration.

- **Hyperkapnie** ($p_{et}CO_2$ > 45 mmHg): z. B. bei akuter respiratorischer Insuffizienz, Koma oder zu niedrigem Atemminutenvolumen bei beatmeten Patient*innen
- **Hypokapnie** ($p_{et}CO_2$ < 35 mmHg): z. B. bei schmerzbedingter Hyperventilation, respiratorischer Kompensation einer metabolischen Azidose oder zu hohem Atemminutenvolumen bei beatmeten Patient*innen.

Messverfahren. Siehe Anästhesie (S. 29).

Blutzuckermessung

Indikation. Bei allen **Notfallpatient*innen mit Bewusstseinsveränderungen** muss der **Blutzuckerwert** (BZ) bestimmt werden, da Hypo- und Hyperglykämien wichtige und häufige Ursachen für Bewusstseinsveränderungen sind und schnell therapiert werden müssen.

Veränderungen des Blutzuckerspiegels:.

- Hyperglykämie (S. 240), > 140 mg/dl bzw. > 7,8 mmol/l: z. B. diabetisches Koma
- Hypoglykämie (S. 240), < 80 mg/dl bzw. < 4,4 mmol/l: z. B. versehentliche Applikation zu hoher Insulindosen.

Messung der Körpertemperatur

Indikationen. Insbesondere bei **Bewusstseinsveränderungen** (v. a. bei Kindern) sollte eine Hypothermie (< 36,5 °C) oder Hyperthermie (> 38,5 °C) als Ursache abgeklärt werden. Häufig besteht z. B. auch bei polytraumatisierten Patient*innen eine Hypothermie.

Vorgehen. Idealerweise wird die Temperatur mit einem digitalen Thermometer **im Ohr** gemessen.

10.2.4 Körperliche Untersuchung

MERKE

Die **körperliche Untersuchung** besteht immer aus **Inspektion, Auskultation, Palpation** und **Perkussion.**

Inspektion.

- **Körperhaltung**: z. B. Sitzen bzw. Aufstützen mit den Armen bei Dyspnoe, Schonhaltung bei Schmerzen
- **Hautfarbe**: z. B. Zyanose bei Hypoxämie, Blässe bei Schock
- **Schweiß**: z. B. bei Fieber, Kollaps, Myokardinfarkt
- **kapilläre Reperfusionszeit** (Capillary Refill; CRF): Nagelbett kurz komprimieren → Beobachten, wie schnell es wieder rosig wird; normal < 3 s, verlängert bei Schock
- **Thoraxbewegungen**: z. B. Schaukelbewegungen bei Thoraxtrauma mit Rippenserienfrakturen
- **Verletzungen**: z. B. Fehlstellung und/oder Krepitationen bei Frakturen, Schwellung bei Weichteiltrauma, Blutungen
- **Motorik**: z. B. Hemiparese bei Schlaganfall
- **Pupillen**: Prüfen von Isokorie und Lichtreaktion; z. B. Anisokorie bei intrakranieller Blutung
- **Sonstiges**, z. B. Dauerkatheter, PEG-Sonden etc. (Hinweise auf Entzündung o. ä.?).

Palpation. Die Palpation des Pulses von A. radialis, A. femoralis oder A. carotis erlaubt die **Beurteilung der Pulsqualität und -stärke** sowie der **Regelmäßigkeit** des Pulsschlages (Schock? Arrhythmien?).

Auskultation. Bei der **Auskultation von Herz** (pathologische Herzgeräusche?) **und Lunge** (Giemen, Brummen, feuchte Rasselgeräusche, fehlendes Atemgeräusch?) können u. U. schwerwiegende Pathologien erkannt werden. Aufgrund der oft lauten Umgebung in der Notfallmedizin ist dies jedoch **häufig nur eingeschränkt möglich**.

Perkussion. Mit der Perkussion kann – insbesondere im Seitenvergleich – ein **abgeschwächtes Atemgeräusch weiter differenziert** werden: Bei Pneumothorax (S. 236) ist ein hypersonorer, bei Hämatothorax oder Pleuraergüssen ein hyposonorer Klopfschall zu erwarten.

Geruch. In manchen Fällen kann der **Geruch** Hinweise auf die ursächliche Erkrankung geben, z. B.:

- Foetor alcoholicus → Alkoholkonsum
- Foetor uraemicus (harnähnlicher Geruch) → Nierenversagen
- Aceton- oder Obstgeruch → ketoazidotisches Koma (S. 240)
- Bittermandelgeruch → Zyanidintoxikation (S. 267).

Neurologische Untersuchung. Bei **Verdacht auf neurologische Krankheitsbilder** ist eine schnelle, orientierende **neurologische Untersuchung** nötig:
- Glasgow Coma Scale (**Tab. 11.1**)
- Motorik: Seitengleichheit, Gangsicherheit, (Hemi-)Paresen?
- Sensibilität: Seitengleichheit?
- Pupillen: Isokorie, Lichtreagibilität, Blickkonvergenz?

MERKE

Führe **keine unnötigen und zeitaufwändigen Untersuchungen** durch: Besser ist es, zügig die zur Symptomatik gehörenden Befunde zu erheben und entsprechende Therapiemaßnahmen einzuleiten.

Exkurs

Spezialfall Traumapatient*in

Der sog. **Body Check** dient der **schnellen übersichtlichen und systematischen Untersuchung von verletzten Personen**. Dabei wird der gesamte Körper des Patienten/der Patientin innerhalb kurzer Zeit inspiziert und palpiert. Die Untersuchung ist beschränkt auf das Auffinden potenziell vital bedrohlicher Verletzungen (z. B. Schädel-Hirn-Trauma, Thorax-, Abdominal- oder Beckentrauma). Auf zeitaufwändige weitere Untersuchungen wird hier meist verzichtet.

10.3 Notfallmedizinische Arbeitstechniken

10.3.1 Gefäßzugänge in der Notfallmedizin

Peripher-venöser Zugang

Indikation. Grundsätzlich sollte **bei allen Notfallpatient*innen** ein i. v.-Zugang gelegt werden, um ggf. sofort Notfallmedikamente verabreichen zu können. Da sich viele Situationen sehr schnell verschlechtern können, die Bedingungen für die Venenpunktion bei schlechten Kreislaufverhältnissen nicht besser werden und dadurch wertvolle Zeit verloren gehen kann, sollte der Zugang **frühzeitig gelegt** werden. Bei **Kleinkindern** kann **im Einzelfall** der **Verzicht** auf einen i. v.-Zugang gerechtfertigt sein, wenn die dadurch verursachte Traumatisierung in keinem Verhältnis zum potenziellen Nutzen steht.

Auswahl des geeigneten Zugangs. Viele „internistische" Notfälle betreffen **ältere und multimorbide Patient*innen** mit schlechten Venenverhältnissen. Bei diesen ist in der Regel ein **kleiner Zugang** (z. B. 20G, rosa, vgl. **Tab. 2.1** bzw. **Abb. 2.6**) ausreichend. **Traumapatient*innen** sollten **≥ 2 großlumige Zugänge** (z. B. 16 G grau oder 14 G orange) erhalten, um eine adäquate Volumenersatztherapie zu gewährleisten. Bei **schwierigen Venenverhältnissen** können oft die kaliberstarke **V. jugularis externa** (ggf. supraklavikulär stauen) oder die **V. saphena magna** vor dem Innenknöchel erfolgreich punktiert werden. ZVKs besitzen in der präklinischen Notfallmedizin meist keine Bedeutung.

Praktisches Vorgehen. Siehe Anästhesie (S. 30).

Intraossärer Zugang

Indikation. Gelingt die **Anlage eines peripher-venösen Zugangs** bei einem lebensbedrohlichen Notfall **nicht** nach dem 2. bis maximal 3. Versuch (oder nach 60–90 s), sollte ein intraossärer Zugang etabliert werden.

Punktionsorte. Proximale Tibia (2 Querfinger distal und medial der Tuberositas tibiae), distaler Femur, Malleolus medialis oder Humeruskopf.

Praktisches Vorgehen. Für den intraossären Zugang werden **spezielle Kanülen** benötigt, die – nach **Desinfektion** der Punktionsstelle – **senkrecht zur Hautoberfläche** manuell in den Markraum des Knochens eingebohrt, mittels Federkraft in den Knochen „geschossen" (z. B. Bone Injection Gun; B.I.G.) oder mit einem halbautomatischen System (z. B. EZ-IO) in den Knochen eingebracht werden (**Abb. 10.11**). Bei Verwendung dieser Systeme ist bei vital bedrohlichen Notfällen **keine** vorherige **Lokalanästhesie** erforderlich. Sobald der Widerstand nachlässt, ist der Markraum erreicht. Der **Mandrin** wird nun **entfernt** und die **Lage kontrolliert**: Der Zugang liegt korrekt, wenn sich Knochenmark aspirieren lässt und Flüssigkeit mit mäßigem Widerstand injiziert werden kann, ohne dass sich eine Schwellung im Bereich der Einstichstelle bildet. Bei korrekter Lage wird die **Kanüle fixiert** und eine **Infusion angehängt** (**Abb. 10.12**). Im Gegensatz zur meist schmerzlosen Anlage ist die **Infusion und Applikation von Medikamenten** über den intraossären Zugang auch bei korrekter Kanülenlage **oft schmerzhaft**!

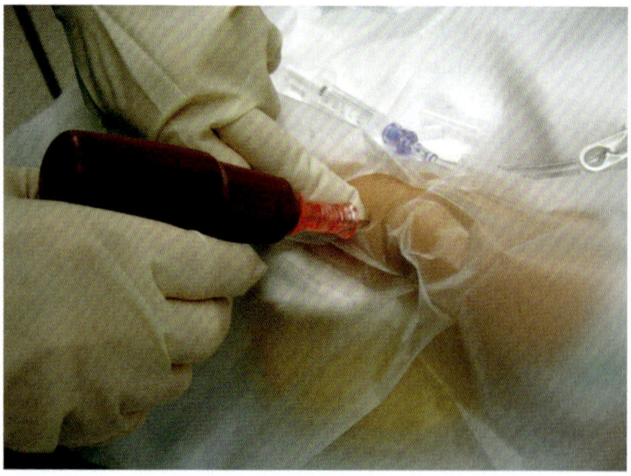

Abb. 10.11 Halbautomatisches System mit spezieller Akku-Bohrmaschine zur Anlage intraossärer Zugänge.

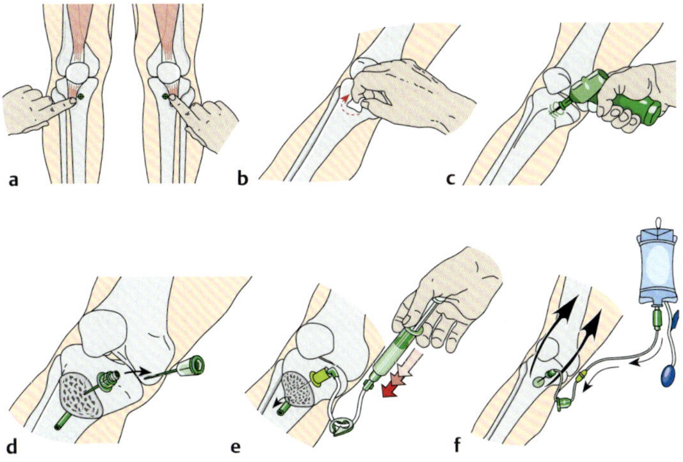

Abb. 10.12 Anlage eines intraossären Zugangs an der Tibia: a: Punktionsstelle (proximale Tibia, 2 Querfinger distal und medial der Tuberositas tibiae); **b**: Desinfektion der Punktionsstelle; **c**: Punktion; **d**: Entfernen des Stahlmandrins; **e**: Durchspülen des i.o.-Zugangs; **f**: Infusion anschließen. (Quelle: Müller, Memorix Notfallmedizin, Thieme, 2019)

Praxistipp

Infusionen über einen intraossären Zugang laufen nicht immer frei: Häufig wird ein pneumatisches Druckinfusionssystem benötigt, um größere Flüssigkeitsmengen schnell zu infundieren.

Zentralvenöse Zugänge

Indikation. Die Anlage dieser Zugänge dauert in der Regel vergleichsweise lange, ist komplikationsträchtig und außerhalb einer Klinik kaum unter akzeptablen hygienischen Verhältnissen möglich. Es gibt daher in der Notfallmedizin hierfür **so gut wie keine Indikationen**.

Praktisches Vorgehen. Siehe Anästhesie (S. 37).

10.3.2 Volumenersatztherapie

Kristalline Infusionslösungen. Vollelektrolytlösungen und **isotone Kochsalzlösung** (NaCl 0,9 %) werden **primär** zum Ausgleich von Flüssigkeitsverlusten und zur Volumengabe bei Hypovolämie und Schockzuständen **eingesetzt**. Aufgrund der Verteilung in alle Flüssigkeitskompartimente des Körpers verbleiben jedoch nur **ca. 30 %** der infundierten Menge **intravasal**.

Kolloidale Infusionslösungen. Diese Lösungen enthalten große Makromoleküle, um einen größeren Volumeneffekt zu erreichen. Ein Beispiel für eine kolloidale Infusionslösung ist modifizierte **Gelatine** (succinylierte Gelatine, harnstoffvernetzte Gelatine). Kolloidale Infusionslösungen haben einen stärkeren Effekt auf das intravasale Volumen und können z. B. als **Volumenersatz bei akuten Blutungen** verwendet werden. Für alle kolloidalen Infusionslösungen gibt es **Höchstmengen**, die nicht überschritten werden dürfen. Die **Indikation** ist aufgrund möglicher schwerwiegender Nebenwirkungen für den Patienten/die Patientin **sehr kritisch zu prüfen**!

10

MERKE

Aufgrund der potenziell schwerwiegenden Nebenwirkungen (z. B. Nephrotoxizität, allergische Reaktionen), sollten **kolloidale Infusionslösungen nur bei einem therapierefraktären Volumenmangelschock angewendet** werden!

Glukoselösungen. Diese Lösungen (z. B. Glukose 5 %) sind elektrolytfrei und enthalten nach Verstoffwechselung der Glukose ausschließlich „freies Wasser", das nahezu vollständig ins Gewebe diffundiert und dort nachteilige Folgen (z. B. Hirnödem) haben kann. Sie sollten daher **in der Notfallmedizin nicht verwendet** werden.

10.3.3 Atemwegsmanagement in der Notfallmedizin

Bedeutung des Airway Managements. Atemwegsmanagement spielt in der Notfallmedizin eine entscheidende Rolle und hat mitunter wesentlichen **Einfluss auf das Behandlungsergebnis** und manchmal sogar **auf das Überleben** von Notfallpatient*innen. Die Techniken der Atemwegssicherung sind grundsätzlich die gleichen wie im innerklinischen Betrieb und müssen dort sicher erlernt worden sein.

Endotracheale Intubation

Wertigkeit. Die endotracheale Intubation ist der **Goldstandard für das Atemwegsmanagement in der Notfallmedizin**: Sie ermöglicht eine kontrollierte Beatmung und schützt bewusstseinsgetrübte bzw. -lose Patient*innen vor einer Verlegung der Atemwege sowie (in begrenztem Ausmaß) vor Aspiration.

Problematik. Die Technik entspricht zwar dem Vorgehen in der Klinik, die **Situation** ist jedoch deutlich **schwieriger und problemträchtiger**:

- Notfallpatient*innen sind **generell** als **nicht nüchtern** zu betrachten! Die endotracheale Intubation muss daher als sog. Nicht-Nüchtern-Einleitung (S.66) durchgeführt werden.
- Der Patient/die Patientin liegt meist **nicht auf Augenhöhe** (z.B. auf einem OP-Tisch), die **Lagerung** ist **suboptimal** (**Abb. 10.13**).
- Die Umgebung ist oft zu **hell** (Sonneneinstrahlung) oder zu **dunkel** (in dunklen Zimmern) und/oder sehr **laut**.
- Es stehen nur **begrenzte** materielle und meist keine personellen **Back-Up-Möglichkeiten** (keine Supervision z.B. durch einen Oberarzt/eine Oberärztin) zur Verfügung.

Aufgrund der schwierigen Situation, ist es daher **essenziell**, die **Indikation** zur Einleitung einer Notfallnarkose (S.210) bzw. einer endotrachealen Intubation am Notfallort **sehr streng zu stellen**. Wird eine Intubation „semi-elektiv“ durchgeführt (d.h. Patient*in hat noch erhaltene Spontanatmung und Schutzreflexe), sollten die **Intubationsbedingungen vorher** unbedingt **optimiert** werden. Zur Verbesserung der Erfolgsrate und beim schwierigen Atemweg sollte primär ein Videolaryngoskop genutzt werden.

Praxistipp

Die Intubation auf der Trage im Rettungswagen bietet meist deutlich bessere Bedingungen als am Notfallort.

MERKE

Notfallpatient*innen gelten generell als **nicht nüchtern**.

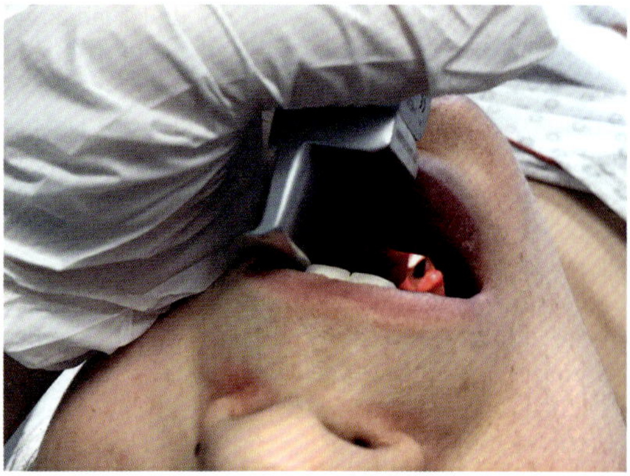

Abb. 10.13 Endotracheale Intubation.

Praxistipp

Ausreichende Sicherheit in der Technik der endotrachealen Intubation ist vor Beginn der notfallmedizinischen Tätigkeit obligat. Studien zeigten, dass die Sicherheit erst nach > 150 erfolgreichen innerklinischen Intubationen ausreichend hoch ist!

Larnyxtubus

Anwendung. Der Larynxtubus (**Abb. 10.14**) ist ein häufig verwendetes **supraglottisches** Atemwegshilfsmittel in der außerklinischen Notfallmedizin. Die **Anwendung** ist **sehr einfach**: Der Larynxtubus wird **blind** in den geöffneten Mund **eingeführt**, das **verschlossene Ende** des Tubus liegt dann **„automatisch“ im Ösophagus**, das offene Ende im Pharynx (**Abb. 10.15**). Beim Blocken füllen sich 2 Cuffs gleichzeitig – ein kleiner ösophagealer und ein größerer pharyngealer Cuff. Die Beatmung erfolgt über die Beatmungsöffnungen am distalen Ende des Larynxtu-

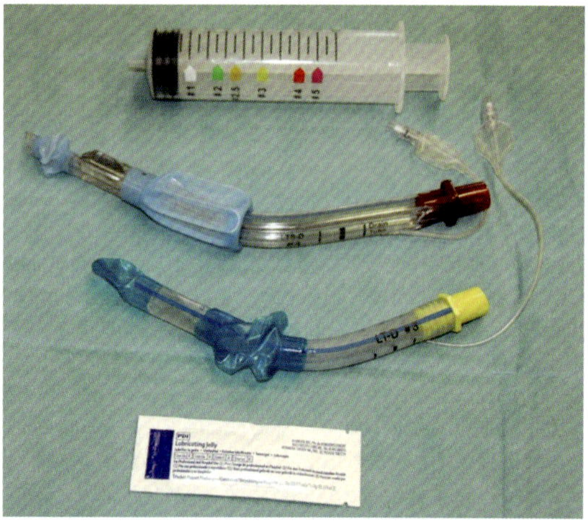

Abb. 10.14 Beispiel für **Larynxtuben mit Blockerspritze und Gleitgel.**

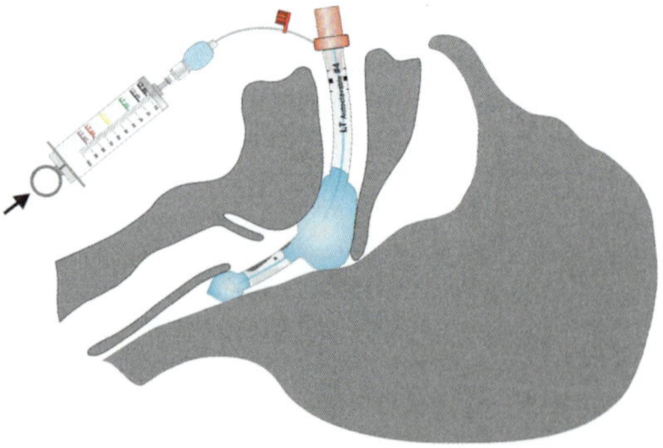

Abb. 10.15 Lage eines korrekt platzierten Larynxtubus. (Quelle: Genzwürker, Hinkelbein, Fallbuch Anästhesie, Intensivmedizin und Notfallmedizin, Thieme, 2014)

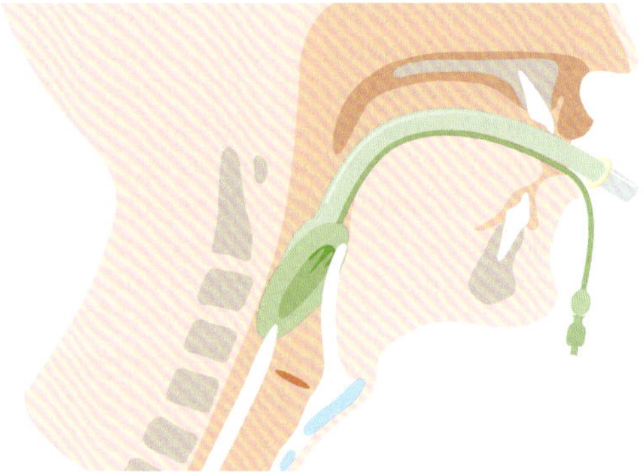

Abb. 10.16 Lage einer korrekt platzierten Larynxmaske. (Quelle: Enke, Koch, Kuhnke et al., retten - Rettungssanitäter, Thieme, 2024)

bus. Der **Cuffdruck** muss zwingend gemessen werden und darf 60 cmH_2O nicht übersteigen.

Vorteile. Die **Anwendung** ist recht **einfach zu erlernen**, in sehr kurzer Zeit durchführbar und erfordert **keine weiteren Hilfsmittel** (z. B. Laryngoskop), weshalb der Larynxtubus in vielen Rettungsdiensten z. B. als Alternative zur Beutel-Masken-Beatmung durch Rettungsdienstmitarbeitende im Rahmen der kardiopulmonalen Reanimation eingesetzt wird.

Nachteile. Bei **Obstruktionen auf Höhe oder unterhalb der Glottis** (Glottisödem, Laryngospasmus, Fremdkörperaspiration) ist meist **keine suffiziente Beatmung** möglich. Der Larynxtubus bietet **keinen vollständigen Aspirationsschutz**.

Larynxmaske (LMA)

Anwendung. Larynxmasken werden in der Notfallmedizin ebenfalls als **supraglottische** Hilfsmittel bei Misslingen oder **Unmöglichkeit der endotrachealen Intubation** verwendet (**Abb. 10.16**): Bei korrekter Platzierung legt sich die LMA um den Kehlkopf. Die Einschränkungen entsprechen im Wesentlichen denjenigen des Larynxtubus. Das Vorgehen bei der Platzierung wird im Kapitel Anästhesie (S. 49) beschrieben.

MERKE

Auch der **Einsatz der supraglottischen Atemwegshilfsmittel** muss unter **elektiven, kontrollierten Bedingungen** (in der Klinik) entsprechend **trainiert werden**, bevor diese im Notfall verwendet werden!

Koniotomie

Indikation. Die Koniotomie ist in einer „cannot intubate, cannot ventilate"-Situation der **allerletzte Ausweg**, um einen Patienten/eine Patientin vor dem Tod durch Hypoxämie zu retten.

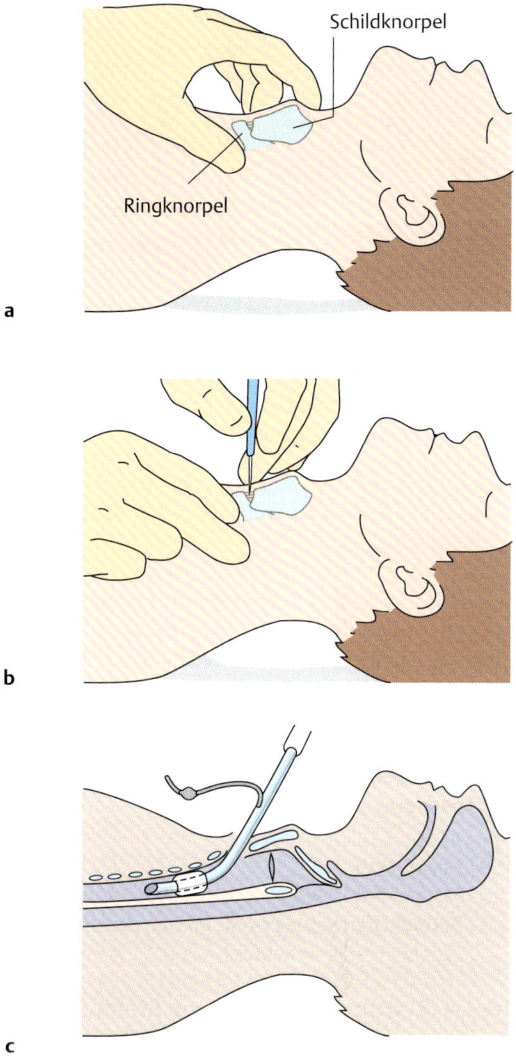

Abb. 10.17 Durchführung einer Koniotomie:

a Aufsuchen des Spalts zwischen Schild- und Ringknorpel (Quelle: Secchi, Ziegenfuß, Checkliste Notfallmedizin, Thieme, 2009)
b Inzision der Haut und des Lig. conicum (Quelle: Secchi, Ziegenfuß, Checkliste Notfallmedizin, Thieme, 2009)
c Einführen des Tubus. (Quelle: Secchi, Ziegenfuß, Checkliste Notfallmedizin, Thieme, 2009)

Praktisches Vorgehen. Die **konventionelle** (chirurgische) **Koniotomie** (**Abb. 10.17**) ist **ohne spezielle Hilfsmittel** möglich:

- möglichst weites Überstrecken des Kopfes
- falls ohne Zeitverlust möglich: großflächige Desinfektion der Inzisionsstelle
- horizontaler Hautschnitt im Bereich der Lücke zwischen Ring- und Schildknorpel (**Abb. 2.52**)
- stumpfe Präparation
- Identifikation des Lig. cricothyroideum
- horizontale Inzision

10

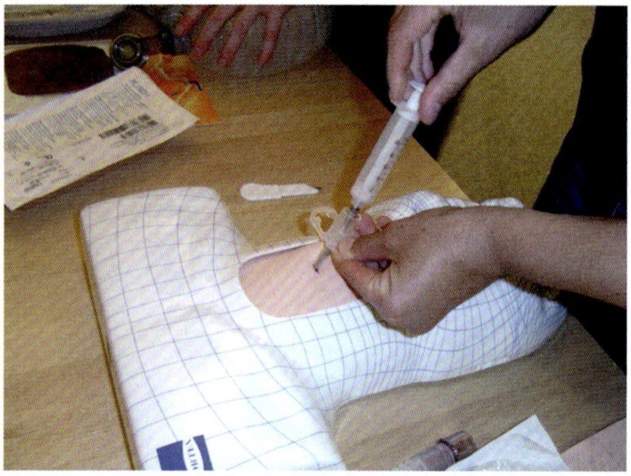

Abb. 10.18 Durchführung einer Koniotomie an einem Dummy.

- Aufspreizen mittels Klemme oder stumpfer Schere
- Insertion eines kleinen Woodbridge-Endotrachealtubus ID 5,5
- Beatmung.

In Rettungsmitteln werden dazu oft **Fertig-Sets** vorgehalten, die die Punktion oder Eröffnung der Trachea erleichtern sollen: An derselben Stelle wird mit einer Stahlkanüle punktiert und die Plastikkanüle zur Beatmung ähnlich wie eine Venenverweilkanüle eingebracht (**Abb. 10.18**). Das Vorgehen wird im Kapitel Anästhesie (S. 64) beschrieben. Dabei gibt es blockbare und nicht blockbare Ausführungen.

Praxistipp
Mache dich im Vorfeld mit dem auf dem NEF befindlichen Set vertraut, da sich die Sets z. T. erheblich unterscheiden!

10.3.4 Rettung, Lagerung und Stabilisierung

Lagerung

Stabile Seitenlagerung. Die stabile Seitenlagerung ist eine **Methode in der Ersten Hilfe**, um den **Atemweg** bei Patient*innen mit Bewusstseinsstörungen **frei zu halten**. Es gibt verschiedene Techniken zur Anwendung der stabilen Seitenlage. Eine einfache Variante funktioniert folgendermaßen: Liegt der Patient/die Patientin auf dem Rücken, nimmt der/die Helfende den ihm/ihr zugewandten Arm des Patienten/der Patientin und streckt ihn in einem 90°-Winkel ab. Dann beugt er/sie das ferne Bein des Patienten/der Patientin in der Hüfte und im Knie um 90°, legt den (helfer*innenfernen) Arm auf das Knie und dreht den Patienten/die Patientin nun zu sich hin, sodass der Patient/die Patientin auf dem gebeugten Knie zu liegen kommt. Der (initial helfer*innenferne) Arm kann nun noch zum Unterpolstern des Gesichtes genutzt werden (**Abb. 10.19**). So gelagerte Patient*innen werden **vom Rettungsdienst** achsengerecht **auf den Rücken zurückgedreht**, anschließend können weitere Maßnahmen zum Freihalten der Atemwege (bei Persistenz und wenn keine kausale Therapie möglich ist i. d. R. endotracheale Intubation) ergriffen werden.

MERKE
Patient*innen sollen **nicht in Seitenlagerung transportiert** werden!

Schocklagerung. Patient*innen im manifesten (Volumenmangel-)Schock können – wenn eine kausale Therapie des Schocks nicht möglich ist – mit flachem Oberkörper und etwa 30° erhöhten Beinen gelagert werden, um die zerebrale Perfusion zu verbessern.

Oberkörperhochlagerung. Alle Patient*innen ohne Kontraindikationen (kontraindiziert z. B. bei Verdacht auf Wirbelsäulenverletzung) sollten **mit leicht erhöhtem Oberkörper transportiert** werden. Ein Transport mit etwa 30° erhöhtem Oberkörper wird meist auch deutlich angenehmer empfunden als eine Flachlagerung. Patient*innen im **kardiogenen Schock** sollten mit etwa **45° erhöhtem Oberkörper** transportiert werden (Reduktion des venösen Rückflusses zum Herzen, „unblutiger Aderlass"). Zur Erleichterung des Einsatzes der Atemhilfsmuskulatur können Patient*innen mit **respiratorischen Notfällen** (z. B. Asthma bronchiale, exazerbierte COPD) auch **sitzend** mit bis zu 90° erhöhtem Oberkörper transportiert werden.

Lagerung bei akutem Abdomen. Die Schmerzen dieser Patient*innen lassen sich meist deutlich reduzie-

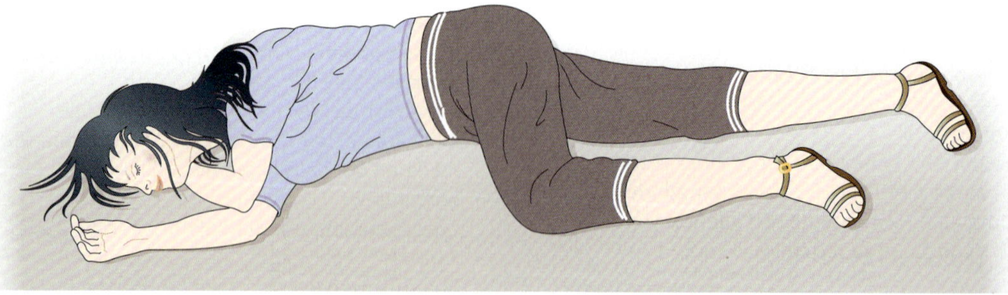

Abb. 10.19 Patientin in stabiler Seitenlagerung. (Quelle: Genzwürker, Hinkelbein, Notfallmedizin Kompakt, Thieme, 2011)

ren, wenn zum Transport der **Oberkörper 30–45° erhöht** und zusätzlich eine **Rolle** (z. B. zusammengerollte Decke) **unter die Knie gelegt** wird.

Lagerung für Schwangere. Schwangere Patientinnen sollten zur Prävention eines Vena-cava-Kompressionssyndroms (S. 244) **in leichter Linksseitenlage** transportiert werden: Die Patientinnen wählen dabei meist selbst die komfortable Lage.

Rettung und Stabilisierung

Rettung aus einem Fahrzeug. In der Ersten Hilfe wird zur Rettung aus dem Fahrzeug häufig der **Rautek-Handgriff** beschrieben, bei dem der Helfer/die Helferin von hinten unter den Schultern durchfasst und den Patienten/die Patientin, durch einen Griff mit beiden Händen um einen Arm des Patienten/der Patientin, aus dem Fahrzeug hebt. Durch dieses Manöver kann der Patient/die Patientin jedoch zusätzliche Verletzungen davontragen, bei verunfallten Fahrzeuginsassen ist diese Technik daher nur im vitalen Notfall anzuwenden! Um Patient*innen aus einem Fahrzeug zu retten (falls sie dies nicht mehr aus eigener Kraft können) kommen stattdessen eine **Zervikalstütze** zur Immobilisierung der Halswirbelsäule und eine **Schaufeltrage** oder ein **Spineboard** mit sog. Headblocks zur Kopffixierung zur Anwendung: Dies erlaubt eine achsengerechte Rettung und verhindert die Entstehung weiterer Verletzungen durch die Rettung!

Helmabnahme. Die Helmabnahme bei verunfallten Zweiradfahrenden sollte – wenn möglich – **durch 2 Helfer*innen** erfolgen (**Abb. 10.20**): Helfer*in 1 kniet über dem Kopf und zieht den Helm langsam und vorsichtig nach oben weg, während Helfer*in 2 von unten die Halswirbelsäule stabilisiert und den Kopf axial so lange auf Zug hält („**Manual In-Line Stabilisation**", **MILS**), bis Helfer*in 1 sachgerecht eine Zervikalstütze oder Headblocks angelegt hat.

Schienung. Extremitätenfrakturen können – nach ggf. erforderlicher Reposition – mithilfe von **Luftkammer-** oder biegsamen, anformbaren **Schaumstoffschienen** mit Metallkern (z. B. Sam-Splint) für den Transport geschient werden. Bei Frakturen an mehreren Extremitäten, Hinweisen auf stammnahe Frakturen oder Verdacht auf ein Wirbelsäulentrauma (jeder Unfallmechanismus mit hoher Aufprallgeschwindigkeit oder starker Krafteinwirkung!), sollte der Patient/die Patientin zur Immobilisation stets auf einer Vakuummatratze oder einem Spineboard (s. u.) gelagert werden.

Vakuummatratze. Die Vakuummatratze (**Abb. 10.21**) ähnelt einer Luftmatratze, funktioniert aber genau nach dem umgekehrten Prinzip: Die Kunststoffhülle ist mit kleinen Plastikkügelchen gefüllt, die sich an den Patienten/die Patientin anmodellieren lassen – sofern sich Luft in der Hülle befindet. Durch Absaugen der Luft wird die Vakuummatratze dann sehr fest, es resultiert eine **Ganzkörper-Immobilisation für den Transport**. Die Vakuummatratze bietet eine gute seitliche Stabilität, wegen der geringen Längsstabilität muss jedoch eine **Schaufeltrage oder** ein **Spineboard** untergelegt werden, sofern der Patient/die Patientin **angehoben** wird.

Schaufeltrage. Die Schaufeltrage besteht aus Aluminium oder Kunststoff. Sie kann **in der Mitte geteilt** und dadurch **von rechts und links unter den Patienten/die Patientin geschoben** werden, wo sie dann arretiert wird. So ist eine schonende Umlagerung von Traumapatient*innen auf die Vakuummatratze möglich.

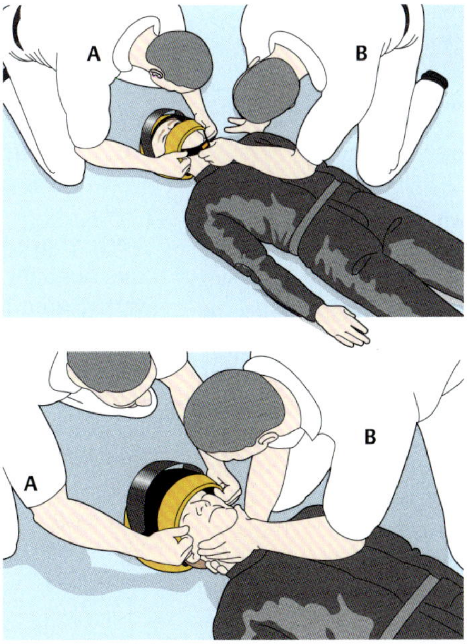

1. **Helfer*in A** immobilisiert den Kopf durch leichten, achsengerechten Zug an Helm und Unterkiefer
2. **Helfer*in B** öffnet das Visier, entfernt ggf. die Brille, öffnet den Kinnriemen und übernimmt die Immobilisation durch Umfassen des Halses im Hinterkopf-/Nackenbereich
3. **Helfer*in A** zieht jetzt den Helm vorsichtig ab und übernimmt anschließend wieder die Immobili-sation
4. **Helfer*in B** legt danach den Stützverband an

Abb. 10.20 Helmabnahme bei Motoradfahrer*innen. (Quelle: Adams, Flemming, Friedrich et al.,Taschenatlas Notfallmedizin, Thieme, 2016)

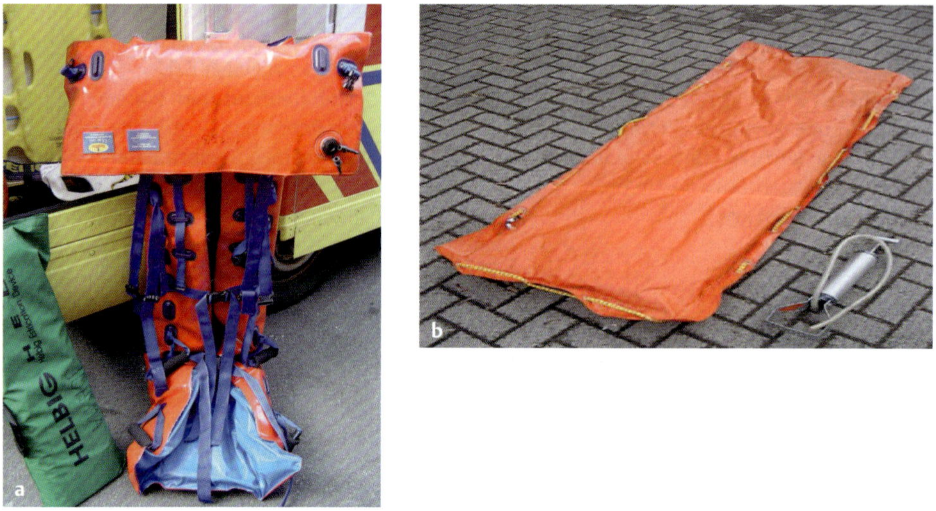

Abb. 10.21 Beispiele für **Vakuummatratzen** (**a**, **b**). (b: Quelle: Scholz, Sefrin, Böttiger et al., Notfallmedizin, Thieme, 2013)

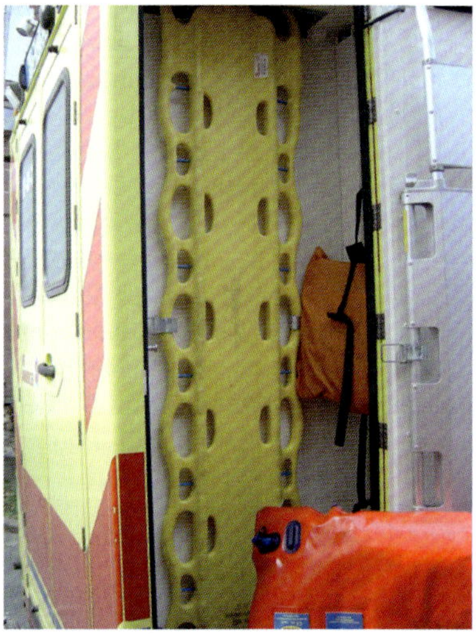

Abb. 10.22 Beispiel für ein **Spineboard**.

> **MERKE**
>
> Die Schaufeltrage muss **nach der Umlagerung entfernt** werden!

Spineboard. Das Spineboard (**Abb. 10.22**) ähnelt der Schaufeltrage und besteht in der Regel aus Kunststoff, ist aber **nicht teilbar**. Im Gegensatz zur Vakuummatratze ist es **längsstabil**. Es wird **als Ganzes unter** den Patienten/die Patientin **geschoben**, der Patient/die Patientin wird mit Gurten und Kopf-Immobilisationspolstern darauf festgeschnallt. Es ist eine Alternative zur Vakuummatratze für den Transport ins Krankenhaus. Um Druckstellen zu vermeiden, sollte das Spineboard aber nur möglichst kurz verwendet werden.

Schienung der Halswirbelsäule. Bei jedem **Verdacht auf ein HWS-Trauma** sollte diese mit einer passenden **Zervikalstütze** immobilisiert werden. Alternativ können Headblocks genutzt werden.

> **MERKE**
>
> Die HWS-Schiene darf **erst im Krankenhaus** wieder **abgenommen** werden, sobald eine **HWS-Verletzung** (z. B. mittels Röntgen, CT oder akribischer körperlicher Untersuchung) **sicher ausgeschlossen** ist.

Ist eine **endotracheale Intubation** erforderlich, soll die **HWS-Schiene** hierfür unter manueller Stabilisierung (MILS, „Manual In-Line Stabilisation") **gelockert**, nicht aber komplett abgenommen werden. Dazu muss eine erfahrene Person den Kopf axial stabilisieren und auf Zug halten, bis die HWS-Schiene wieder angelegt ist.

10.3.5 Grundprinzipien der medikamentösen Therapie

Verfügbare Medikamente

Die Auswahl der auf dem Notarzteinsatzfahrzeug verfügbaren Medikamente unterliegt **großen regionalen Unterschieden**: Sie orientiert sich zwar an DIN-Vorgaben, hängt jedoch auch von regionalen Bedürfnissen ab. Die in **Tab. 10.1** gezeigte Auswahl ist beispielhaft und kann in Abhängigkeit von Standort und regionalen Besonderheiten deutlich abweichen! In der Notfallmedizin wichtige Antidote findest du in **Tab. 11.6**.

Tab. 10.1

Beispielhafte Medikamentenausstattung eines Notarzteinsatzfahrzeuges (NEF).

Wirkstoff	**typischer Wirkstoffgehalt/typische Konzentration, Darreichungsform**	**typische Indikationen**
Acetylsalicylsäure	0,5 g Trockensubstanz + 5 ml Lösungsmittel zur Herstellung einer Injektionslösung	akutes Koronarsyndrom
Adenosin	6 mg / 2 ml Injektionslösung	supraventrikuläre Tachykardie
Adrenalin	40 mg / 10 ml Verneblerlösung	Krupp-Syndrom, Epiglottitis
	1 mg / 1 ml; 25 mg / 25 ml Injektionslösung	Schock, Reanimation, Anaphylaxie
Ajmalin	50 mg / 10 ml Injektionslösung	WPW-Syndrom, ventrikuläre Tachykardie
Amiodaron	150 mg / 3 ml Injektionslösung	ventrikuläre Tachykardie, kardiopulmonale Reanimation
Atropinsulfat	0,5 mg / 1 ml Injektionslösung	Bradykardien
Butylscopolaminiumbromid	20 mg / 1 ml Injektionslösung	Kolikschmerzen
Calciumgluconat 10 %	1 g / 10 ml Injektionslösung	Hyperkaliämie
Clopidogrel	300 mg Filmtablette	akutes Koronarsyndrom
Dexamethason	40 mg / 5 ml Injektionslösung	allergische Reaktion
Diazepam	10 mg / 2 ml Injektionslösung	Erregungszustände
Dimenhydrinat	62 mg / 10 ml Injektionslösung	Schwindel, Übelkeit
Dimetindenmaleat	4 mg / 4 ml Injektionslösung	allergische Reaktion
Esketamin	50 mg / 2 ml Injektionslösung	Narkoseeinleitung
Etomidat	20 mg / 10 ml Emulsion zur Injektion	Narkoseeinleitung
Fenoterolhydrobromid	100 µg / 1 Hub Dosieraerosol	Atemwegsobstruktion
	25 µg / 1 ml Injektionslösung	Notfälle bei Geburt zur Tokolyse
Fentanyl	0,5 mg / 10 ml Injektionslösung	starke Schmerzen
Flumazenil	0,5 mg / 5 ml Injektionslösung	Benzodiazepin-Intoxikation
Furosemid	40 mg / 4 ml Injektionslösung	Lungenödem
Glukose 40 %	4 g / 10 ml Injektionslösung	Hypoglykämie
Glyceroltrinitrat	0,4 mg / Sprühstoß, Spray zur Anwendung in der Mundhöhle	hypertensive Entgleisung, akutes Koronarsyndrom
Haloperidol	5 mg / 1 ml Injektionslösung	Delirium tremens, akute psychotische Zustände
Heparin-Natrium	25 000 I.E. / 5 ml Injektionslösung	akutes Koronarsyndrom, Arterienverschluss, Lungenembolie
Hydroxyethylstärke	500 ml Infusionslösung	Volumenersatz (strenge Indikationsstellung!)
Ipratropiumbromid	250 µg / 2 ml Verneblerlösung	Atemwegsobstruktion
Lidocain 2 %	100 mg / 5 ml Injektionslösung	Lokalanästhesie
Metamizol-Natrium	1 g / 2 ml Injektionslösung	Schmerzen
Metoclopramid	10 mg / 2 ml Injektionslösung	Übelkeit
Metoprololtartrat	5 mg / 5 ml Injektionslösung	hypertensive Entgleisung, Tachykardien
Midazolam	15 mg / 3 ml Injektionslösung	Sedierung, Narkoseeinleitung
Morphinsulfat	10 mg /1 ml Injektionslösung	starke Schmerzen
Naloxon-HCl	0,4 mg /1 ml Injektionslösung	Opioid-Intoxikation
Natriumhydrogencarbonat 8,4 %	8 400 mg / 100 ml Infusionslösung	metabolische Azidose
Nitrendipin	5 mg / 1 ml, Lösung zum Einnehmen p. o.	hypertensive Entgleisung
Oxytocin	10 I. E. / 1 ml Injektionslösung	postpartale Blutungen
Paracetamol	250 mg supp.	Schmerzen, Fieber bei Kindern
Prednison	100 mg supp.	Krupp-Syndrom
Propofol	200 mg / 20 ml Injektionslösung	Narkoseeinleitung
Reproterol-HCl	0,09 mg / 1 ml Injektionslösung	Atemwegsobstruktion
Salbutamolsulfat	1,5 mg / 2,5 ml Verneblerlösung	Atemwegsobstruktion
Simeticon	69,19 mg / ml Suspension zum Einnehmen p. o.	Meteorismus
Suxamethoniumchlorid	500 mg Trockensubstanz + 25 ml Lösungsmittel zur Herstellung einer Injektionslösung	Narkoseeinleitung
Tenecteplase	50 mg (10 000 U) Trockensubstanz + 10 ml Lösungsmittel zur Herstellung einer Injektionslösung	akutes Koronarsyndrom
Theodrenalin/Cafedrin	10 mg Theoadrenalin + 200 mg Cafedrin / 2 ml Injektionslösung	Blutdruckabfall

Tab. 10.1 Fortsetzung

Wirkstoff	typischer Wirkstoffgehalt/typische Konzentration, Darreichungsform	typische Indikationen
Theophyllin	200 mg / 5 ml Injektionslösung	Atemwegsobstruktion
Urapidil	50 mg / 10 ml Injektionslösung	hypertensive Entgleisung
Vollelektrolytlösung	500 ml Infusionslösung	Volumenersatz

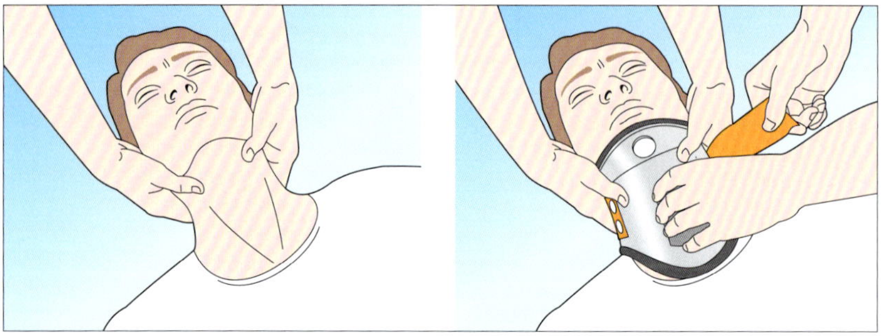

Abb. 10.23 Patient mit angelegter Zervikalstütze. (Quelle: Adams, Flemming, Friedrich et al.,Taschenatlas Notfallmedizin, Thieme, 2016)

Analgesie

Zielsetzung. **Starke Schmerzen** sind einer der **Hauptgründe für die Alarmierung** des Rettungsdienstes bzw. des Notarztes/der Notärztin. Das **Erreichen einer adäquaten Analgesie** (Reduktion von Schmerzen auf ein erträgliches Maß, im Idealfall völlige Schmerzfreiheit) ist daher eine der wichtigsten notärztlichen Aufgaben.

Praktisches Vorgehen. Informationen zu den verwendeten Substanzen findest du im Kapitel Schmerztherapie (S. 276). In der Regel sind immer einige **Nicht-Opioid-Analgetika** (z. B. Metamizol) und einige unterschiedlich potente **Opioide** (meist nur in NEF oder NAW; z. B. Morphin, Piritramid, Fentanyl oder Sufentanil) verfügbar. Beispiele für mögliche Therapieschemata bei unterschiedlich starken Schmerzen:

- **mäßige bis mittelstarke Schmerzen**: Metamizol 1 g i. v. (Kurzinfusion)
- **mittelstarke Schmerzen**: Metamizol 1 g i. v. + Piritramid oder Morphin mg-weise titriert nach Wirkung (cave: Wirkeintritt erst nach einigen Minuten – daher langsam herantasten!)
- **stärkste Schmerzen**: Piritramid oder Morphin in angepasster Dosierung oder Fentanyl 0,5–1 µg/kg KG (cave: Intubationsbereitschaft, Gefahr der Atemdepression); alternativ oder zusätzlich Ketamin 0,5 mg/kgKG oder Esketamin 0,3 mg/kgKG
- **nicht zu beherrschende stärkste Schmerzen oder Gefahr der Atemdepression wegen hoher Dosis**: Notfallnarkose erwägen.

MERKE

Alle **Opioid-Analgetika** bewirken dosisabhängig eine **Atemdepression**. Grundsätzlich müssen Patient*innen, die Opioide erhalten haben, **in ärztlicher Begleitung** transportiert werden und sollten ggf. **Sauerstoff** erhalten. Die Gabe von Opioiden setzt grundsätzlich die Möglichkeit der Durchführung einer endotrachealen Intubation und Beatmung voraus!

Sedierung und Anxiolyse

Indikationen. Starke Unruhe, Agitation, Panikattacke (S. 252), starke Angst- oder Stressreaktion.

Praktische Durchführung. Am besten geeignet sind **kurzwirksame Benzodiazepine wie Midazolam**. Sie sollten sehr vorsichtig (mg-weise i. v. titriert bis zur gewünschten Wirkung) gegeben werden. Aufgrund der möglichen Atemdepression sollte ggf. **Sauerstoff** über eine Nasensonde oder Maske appliziert werden. Im Falle einer Überdosierung können die Patient*innen meist durch Ansprache und Schmerzreize erweckt werden, dennoch muss immer die **Möglichkeit der Beatmung** gegeben sein.

MERKE

Sedierung ist **keine Analgesie** und darf diese niemals ersetzen!

Notfallnarkose

Indikationen.

- Polytrauma
- Verlust der Schutzreflexe (GCS ≤ 8 Punkte)
- respiratorische Insuffizienz mit Notwendigkeit der invasiven Beatmung
- Fraktur mehrerer Extremitäten
- stärkste Schmerzen.

MERKE

Die **Indikation** für eine Notfallnarkose sollte generell **sehr streng gestellt** werden, da das Risiko für Komplikationen deutlich höher ist als in der Klinik (suboptimale Umgebungsbedingungen, nicht nüchterne Notfallpatient*innen, beschränkte materielle Ressourcen, kein personelles Back-up bei Problemen). AWMF-Leitlinie zur Notfallnarkose beachten!

Vorbereitung.

- Ist der Patient/die Patientin noch bei Bewusstsein, sollte er/sie über alle geplanten Maßnahmen kurz informiert und ein Einverständnis eingeholt werden.
- Anlage eines sicheren i. v.-Zugangs (besser zwei)
- Präoxygenierung über Sauerstoffmaske mit Reservoir und hohem Fluss (z. B. 10 l/min O_2)
- Prüfen des Laryngoskops auf Funktionsfähigkeit
- Einlegen und Vorformen eines Führungsstabs in einen passenden Endotrachealtubus
- Bereitstellen, Einschalten und Testen einer Absaugung (mit größtem Absaugkatheter)
- Bereitlegen eines alternativen Atemwegs (z. B. Larynxtubus, Larynxmaske) in richtiger Größe für den Fall der unmöglichen Intubation
- Material zur Fixierung des Atemwegs.

Einleitung einer Notfallnarkose. **Abb. 10.24** zeigt ein mögliches Schema für eine Rapid-Sequence-Einleitung (S. 66) im notärztlichen Dienst. Nach erfolgreicher endotrachealer Intubation (S. 203) kann das Legen einer **Magensonde** erwogen werden, um Magensekret abzusaugen und somit das sekundäre Aspirationsrisiko zu verringern.

MERKE

Grundsätzlich muss **bei allen Notfallpatient*innen** eine Rapid-Sequence-Einleitung (S. 66) durchgeführt werden!

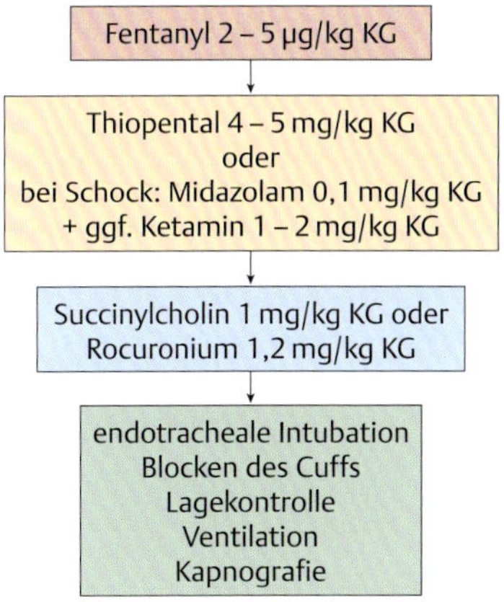

Abb. 10.24 Beispiel für eine Notfallnarkose.

Aufrechterhalten einer Notfallnarkose. Nach der Einleitung muss – insbesondere bei Patient*innen mit Volumenmangel oder manifestem Schock – aufgrund des Wegfalls des Sympathikotonus auf die Gefäßmuskulatur mit einem ausgeprägten, z. T. lebensbedrohlichen **Blutdruckabfall** gerechnet werden. Daher sollte bei hypovolämischen Patient*innen schnellstmöglich (bereits vor Einleitung der Notfallnarkose) mit der **Volumensubstitution** begonnen werden. Zur schnellen Therapie kurzfristiger Blutdruckabfälle sollte auch ein **Vasopressor** (z. B. Theodrenalin/Cafedrin, Ephedrin, Noradrenalin) bereitgehalten werden. Zur **Narkoseaufrechterhaltung** eignet sich in der Notfallmedizin die repetitive Gabe von **Midazolam** (z. B. 5 mg alle 15 min oder nach Wirkung) und Opioiden.

Beatmung. Notfallrespiratoren bieten unterschiedlichste Beatmungsmöglichkeiten: Einfache Geräte haben nur die Möglichkeit, das Tidal- oder das Atemminutenvolumen sowie die Atemfrequenz einzustellen. Moderne Geräte bieten auch die Möglichkeit hochdifferenzierter Beatmungsformen und einer assistierten Beatmung. Als Faustregel sollte ein **Tidalvolumen** von **6–8 ml/kg KG** gewählt werden, die **Beatmungsfrequenz** sollte so eingestellt werden, dass die Kapnografie (S. 201) **normale $p_{et}CO_2$-Werte** erreicht (ca. 35–40 mmHg).

Praxistipp

Alle intubierten und beatmeten Patient*innen sollten telefonisch oder über die Leitstelle im Zielkrankenhaus angekündigt werden.

10.4 Medikolegale Aspekte

10.4.1 Vorgehen bei Auffinden einer toten Person

Todeszeichen. Wird man als Notarzt/Notärztin zu einer Person gerufen, bei der **unsichere Todeszeichen** vorliegen, muss eine kardiopulmonale Reanimation (S. 219) begonnen werden. Die weitere Behandlung wird jedoch sofort abgebrochen, wenn bereits folgende **sichere Todeszeichen** bestehen:

- Leichenstarre (Rigor mortis)
- Leichenflecken (Livores)
- Fäulnis
- „nicht mit dem Leben vereinbare Verletzungen" (z. B. Dekapitation, Zerstückelung, offenes Schädel-Hirn-Trauma mit Zerstörung großer Teile des Gehirns).

Eine vorhandene und rechtsgültige Patientenverfügung sollte beachtet werden.

Leichenschau und Totenschein. Ländergesetze regeln, **wer** die Leichenschau **durchführen** muss: In einigen Bundesländern ist der Notarzt/die Notärztin zur Leichenschau verpflichtet, in anderen Bundesländern stellt der Notarzt/die Notärztin nur eine **„vorläufige Todesbescheinigung“** aus, und ein Polizeiarzt/eine Polizeiärztin übernimmt später die Leichenschau.

Bestehen auch nur geringste **Zweifel über die Todesursache** (diese lässt sich im Rettungsdienst bei unbekannten Personen nur selten eindeutig feststellen), muss als **Todesursache „ungeklärt“** oder **„nicht natürlich“** angegeben und die **Polizei informiert** werden (Unterschiede in den Bundesländern). Finden sich Anhaltspunkte für eine nicht natürliche Todesursache (z. B. Unfall, Tötungsdelikt), ist die Leichenschau unverzüglich abzubrechen, dies zu dokumentieren und sofort die Polizei zu verständigen (Tatort nicht verändern). Bei ungeklärten und nicht natürlichen Todesursachen sollte das **Eintreffen der Polizei abgewartet** und die Einsatzstelle der Polizei übergeben werden. In diesen Fällen wird die Leiche von der Polizei im Auftrag der Staatsanwaltschaft zunächst üblicherweise beschlagnahmt. Bei **natürlicher Todesursache** und rechtskonform ausgefülltem Totenschein (regionale Unterschiede beachten!) können die Angehörigen **unmittelbar** ein **Bestattungsunternehmen** beauftragen.

Praxistipp

Im Totenschein sollte der Zeitpunkt des Todes nur eingetragen werden, wenn dieser zweifelsfrei bekannt ist (z. B. beobachteter Herz-Kreislauf-Stillstand, Einstellen der Reanimationsmaßnahmen) – ansonsten sollte stattdessen nur der Auffindezeitpunkt im entsprechenden Feld des Totenscheins notiert werden.

10.4.2 Rechte der Patient*innen in der Notfallmedizin

Transportverweigerung. Häufig bist du im Rettungsdienst mit Patient*innen konfrontiert, die die Behandlung und/oder den Transport in ein Krankenhaus verweigern. **Sofern** ein Patient/eine Patientin **einwilligungsfähig** ist, muss diese **Entscheidung** auf jeden Fall **beachtet** werden: Der Patient/die Patientin muss **medizinisch belehrt** werden, dass das Unterlassen von Behandlung/Transport negative Auswirkungen auf die Gesundheit haben kann (und u. U. lebensgefährlich sein kann). Entscheidet der Patient/die Patientin sich danach immer noch gegen Behandlung und Transport, ist diesem Willen i. d. R. Folge zu leisten: Zuwiderhandlungen stellen sogar den Straftatbestand der Körperverletzung bzw. Freiheitsberaubung dar. Die Ablehnung von Transport und Behandlung sollte auf einem Vordruck **schriftlich dokumentiert** und den Patient*innen und – wenn möglich von unabhängigen – Zeug*innen unterschrieben werden. Hierbei muss beachtet werden, dass Patient*innen mitunter (aufgrund der Notfallsituation) nicht rechtsgültig einwilligen können.

Nicht einwilligungsfähige Patient*innen. Bei bewusstlosen Patient*innen muss **dem mutmaßlichen Willen des Patienten/der Patientin folgend** gehandelt werden. Dies impliziert auf jeden Fall die **Behandlung von lebensbedrohlichen Krankheitsbildern**. Es gibt jedoch auch weniger eindeutige Fälle: Hat der Notarzt/die Notärztin etwa den Eindruck, dass ein Patient/eine Patientin **nicht einwilligungsfähig** ist (z. B. wegen Bewusstseinstrübung, Alkohol- oder Drogenkonsum), sollte dies entsprechend **dokumentiert** werden. Auch solche Situationen erfordern meist ein Handeln nach dem mutmaßlichen Willen des Patienten/der Patientin, u. U. ist sogar eine **„Zwangsbehandlung“** indiziert. Im **Zweifelsfall** sollte bei solchen Fällen die **Polizei hinzugezogen** werden.

Patientenverfügung. In einer Patientenverfügung haben viele Menschen für den Fall einer irreversiblen zerebralen Schädigung oder einer unheilbaren Krankheit festgelegt, was mit ihnen in diesem Fall passieren darf und welche Behandlungen sie explizit ablehnen. Die gebotene **Eile im Rettungsdienst** macht es oft jedoch **unmöglich**, die **Rechtsverbindlichkeit** einer solchen Erklärung rechtlich **einwandfrei zu prüfen** (z. B. ob die Erklärung wirklich von der betroffenen Person stammt, ob diese zum Zeitpunkt der Erklärung einwilligungsfähig war, ob es vielleicht eine neuere und anderslautende Erklärung gibt). Außerdem sollte man die Frage im Auge behalten, warum ein Patient/eine Patientin oder die Angehörigen bei Vorliegen einer Patientenerklärung überhaupt den Rettungsdienst angerufen haben. Die meisten Patientenverfügungen sind zudem so formuliert (z. B. „irreversible Schädigung“), dass sich dies, mit den in der Notfallmedizin zur Verfügung stehenden diagnostischen Methoden, **nicht zweifelsfrei feststellen** lässt. In diesem Zusammenhang sei auch noch erwähnt, dass Ehepartner*innen gesetzlich u. U. eine **Entscheidungsvollmacht** besitzen. Sie können auch dazu beitragen, den mutmaßlichen Willen des Patienten/der Patientin zu eruieren.

11

Spezielle Notfallmedizin

Schlaganfall?

Es ist 07:55 Uhr, als der Alarm des Funkmelders Dr. Schneider* aufschrecken lässt – gedanklich war er schon beim Frühstück. Auch der zuständige Notfallsanitäter Wang*, der heute Fahrer des Notarzteinsatzfahrzeugs ist, ist nicht begeistert: „Verdacht auf Schlaganfall, hat die Leitstelle geschrieben, da müssen wir in die Uniklinik fahren… das heißt, Frühstück nicht vor 10 Uhr", seufzt er, während er das NEF mit Blaulicht und Folgetonhorn durch den Berufsverkehr steuert. Der Rettungswagen steht bereits vor der angegebenen Adresse, als die beiden nach nur 5 Minuten Einsatzfahrt ankommen. In der Wohnung finden sie die Patientin am Küchentisch sitzend vor. Während die Notfallsanitäter*innen EKG, Blutdruckmanschette und Pulsoxymetrie anbringen, widmet sich Dr. Schneider der Anamnese und Untersuchung: Die Patientin ist 64 Jahre alt, sitzt aufrecht, hat die Augen spontan geöffnet (4), antwortet orientiert (5) und bewegt spontan und auf Aufforderung alle Extremitäten seitengleich und mit normaler Kraft (6; somit GCS 15 Punkte). Die Pupillen sind beidseits mittelweit und reagieren auf Licht. Die Patientin berichtet, dass sie etwas Atemnot habe und vor einigen Minuten „Farben und Sterne" gesehen habe. „Der Auskultationsbefund ist grob orientierend unauffällig", sagt Dr. Schneider. Notfallsanitäter Wang zeigt Dr. Schneider den Ausdruck des 12-Kanal-EKGs: normofrequenter Sinusrhythmus, Linkstyp, keine Erregungsrückbildungsstörungen, keine Extrasystolen. „Blutdruck 235/140 mmHg, Puls 72/min, Sättigung 97 %", berichtet Notfallsanitäter Wang weiter. „Ich muss Ihnen noch einen Venenzugang legen", informiert Dr. Schneider die Patientin, „und wahrscheinlich haben Sie keinen Schlaganfall, sondern eine Blutdruckentgleisung – wir nennen das einen hypertensiven Notfall." „Oh je", stöhnt die Patientin, „schon wieder der Blutdruck. Dabei nehme ich seit 3 Tagen dieses eine Blutdruckmedikament nicht mehr, dieses Rami… Rami-Irgendwas, weil mir immer schwarz vor Augen wurde." Dr. Schneider nickt und ist sich nun sehr sicher, dass seine Verdachtsdiagnose zutrifft – ein plötzliches Absetzen von ACE-Hemmern führt sehr häufig zum Entgleisen des Blutdrucks. Er legt eine 18G-Venenverweilkanüle, während Notfallsanitäter Wang bereits eine Infusion mit kristalliner Vollelektrolytlösung vorbereitet und ihm fragend eine Ampulle Urapidil zeigt – Dr. Schneider nickt zustimmend. Der Notfallsanitäter zieht das Medikament auf.

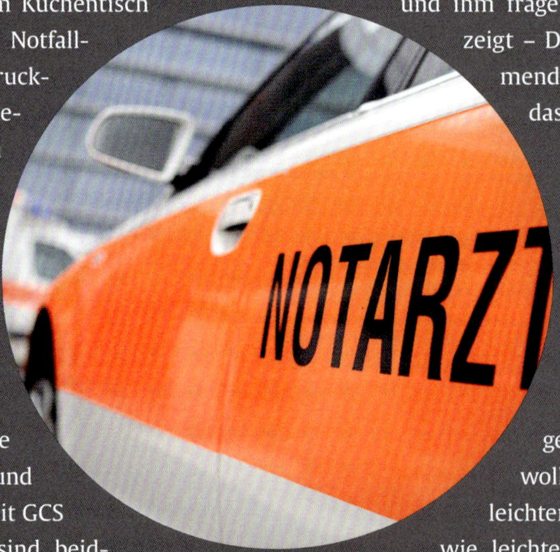

Nach fraktionierter Gabe von 20 mg Urapidil ergibt die Messung einen Wert von 176/95 mmHg. Dr. Schneider ist zufrieden – die Blutdrucksenkung um nicht ganz 25 % des Ausgangswertes war genau das, was er erreichen wollte. Die Patientin wirkt erleichtert: „Mir ist es jetzt irgendwie leichter. Und diese Farben sehe ich jetzt auch nicht mehr. Ich glaube, ich kann auch hier bleiben." Dr. Schneider überzeugt sie aber schnell vom Gegenteil und macht ihr klar, dass sie wohl auf andere Antihypertensiva eingestellt werden müsse und das Wiederauftreten eines hypertensiven Notfalls bei der kurzen Halbwertszeit von Urapidil sehr wahrscheinlich sei. Er begleitet die Patientin auf dem Transport, der bei der nunmehr stabilen Patientin ohne Sonderrechte durchgeführt wird. Ziel ist nicht die weiter entfernte Uniklinik, sondern die internistische Notaufnahme des städtischen Klinikums, das beinahe „um die Ecke" liegt – also Frühstück doch vor 10 Uhr?

*Fallbeispiel fiktiv, Namen frei erfunden. Foto: © Felix Abraham / stock.adobe.com

11.1 Leitsymptome

Key Point

- **In der Notfallmedizin bist du mit meist vital bedrohten Notfallpatient*innen konfrontiert, Anamnese und Untersuchung sind zudem oft nur sehr eingeschränkt möglich.**
- **Es hat sich bewährt, anhand von Leitsymptomen die häufigsten Krankheiten differenzialdiagnostisch zu bedenken und so eine (Arbeits-)Diagnose zu finden.**
- **Oft ist am Notfallort keine kausale Therapie möglich – das Ziel ist daher meist die Wiederherstellung und Aufrechterhaltung der Vitalfunktionen und der zügige Transport in eine für das Krankheitsbild geeignete Zielklinik.**

11.1.1 Bewusstlosigkeit

Ätiologie.

- Hyperglykämie (S. 240) und Hypoglykämie (S. 240)
- Schlaganfall (S. 242)
- intrakranielle Blutungen (subdural, epidural, subarachnoidal, intrazerebral)
- Herz-Kreislauf-Stillstand
- kardiale Arrhythmien (S. 225)
- Intoxikationen (S. 265)
- Schädel-Hirn-Trauma (S. 255)
- Meningitis/Enzephalitis (S. 241)
- Hirntumor
- urämisches und hepatisches Koma
- septische Enzephalopathie
- Exsikkose (S. 241).

Stadien der quantitativen Bewusstseinsstörungen.

- **Somnolenz**: Patient*in abnorm schläfrig, aber leicht weckbar, Ausführung einfacher Aufgaben (z. B. Augenöffnen) möglich
- **Sopor**: Patient*in tief schlafend und nur durch starke (Schmerz-)Reize kurzfristig weckbar
- **Koma**: Patient*in bewusstlos und nicht weckbar.

Glasgow Coma Scale (GCS). Der Grad der Bewusstseinsstörung wird heute im Allgemeinen mit Hilfe der GCS (**Tab. 11.1**) beurteilt und in Schweregrade eingeteilt (**Tab. 11.2**). Dieser Score wurde ursprünglich für Schädel-Hirn-Traumata entwickelt, ist aber auf jede Form der Vigilanzstörung anwendbar. Die **erweiterte und adaptierte Frankfurter GCS** (F-GCS) berücksichtigt als weitere Kategorie okuläre Sympto-

Tab. 11.1

Glasgow Coma Scale (GCS) sowie erweiterte und adaptierte Frankfurter GCS (F-GCS) für Kinder.

Punkte	Augen öffnen	beste motorische Reaktion	beste verbale Reaktion (ab dem 24. Lebensmonat)	beste verbale Reaktion (vor dem 24. Lebensmonat)	Augensymptome (bis zum 12. Lebensjahr)
6	–	befolgt Aufforderungen	–	–	–
5	–	gezielte Schmerzabwehr	konversationsfähig, orientiert	fixiert verfolgt, erkennt, lacht	–
4	spontan	ungezielte Schmerzabwehr	konversationsfähig, desorientiert	fixiert, verfolgt inkonstant, erkennt nicht sicher, lacht nicht situationsbedingt	konjugierte Augenbewegungen möglich, Lichtreaktion der Pupillen auslösbar
3	nach Aufforderung	auf Schmerzreiz Beugeabwehr	unzusammenhängende Worte	nur zeitweise erweckbar, trinkt und isst nicht	Puppenaugenphänomen auslösbar, dabei konjugierte Bulbusbewegungen
2	auf Schmerzreiz	auf Schmerzreiz Strecksynergismen	unverständliche Laute	motorisch unruhig, aber nicht erweckbar	Divergenzstellung der Bulbi, v. a. bei Auslösen des Puppenaugenphänomens oder Kaltspülen des äußeren Gehörgangs
1	keine Reaktion	keine Reaktion auf Schmerzreiz	keine verbale Reaktion	kein Kontakt zur Umwelt, keine visuell, akustisch oder sensorisch ausgelöste motorische Reizbeantwortung	keine spontanen Augenbewegungen; weite, lichtstarre Pupillen

Tab. 11.2

Schweregrad der Vigilanzstörung nach GCS bzw. F-GCS.

Grad der Vigilanzstörung	GCS-Punkte	F-GCS-Punkte
leicht	13–15	17–19
mittelschwer	9–12	12–16
schwer	3–8	3–11

me und hat eine angepasste Punktbewertung für unter 2-Jährige.

Notärztliche Therapie.

- Sauerstoffgabe (Ziel-$SpO_2 > 96\,\%$), bei respiratorischer Insuffizienz bzw. GCS < 9 Punkte Intubation erwägen
- weitere Maßnahmen je nach Verdachtsdiagnose.

11.1.2 Dyspnoe

Atemnot ist ein häufiges Einsatzstichwort für den Rettungsdienst. Störungen der Atmung und des Gasaustausches können sehr schnell lebensbedrohlich werden und werden von den Patient*innen häufig ebenfalls als sehr bedrohlich und mit Gefühlen der Todesangst erlebt. Daher ist es wichtig, relativ zügig zu einer Diagnose zu kommen und die zugrunde liegende Ursache schnell zu therapieren.

Wichtige Ursachen.

- akute Obstruktion bei Asthma bronchiale oder exazerbierter COPD (S. 234)
- Lungenembolie (S. 231)
- Pneumothorax (S. 236)
- Lungenödem (S. 235)
- Fremdkörperaspiration (S. 247)
- Krupp-Syndrom (S. 246)
- Anaphylaxie (S. 217)
- Pneumonie
- psychogen (z. B. Angst, Stress, Hyperventilation).

Notärztliche Diagnostik.

- SpO_2, RR, EKG
- Anamnese: Beginn der Symptomatik, mögliche Auslöser, Vorerkrankungen
- weitere Symptome: z. B. Schmerzen? Übelkeit? Juckreiz?
- Inspektion, Auskultation, Palpation und Perkussion des Thorax.

Notärztliche Therapie.

- Sauerstoffgabe (Ziel: $SpO_2 > 96\,\%$), bei respiratorischer Insuffizienz (z. B. $SpO_2 < 88\,\%$) Intubation erwägen
- weitere Maßnahmen je nach Verdachtsdiagnose.

11.1.3 Thoraxschmerz

Ätiologie. Schmerzen im Thoraxbereich lösen bei den Patient*innen häufig große Angst vor einem „Herzinfarkt" aus, die Ursachen sind jedoch vielfältig:

- Lungenembolie (S. 231)
- akutes Koronarsyndrom (S. 229)
- Pneumothorax (S. 236)
- Aortendissektion (S. 233)
- **Perikarditis**: stechender, linksthorakaler Schmerz mit Zunahme im Liegen, bei Inspiration und beim Husten
- **Interkostalneuralgie oder thorakaler Bandscheibenvorfall**: lokaler, nicht belastungsabhängiger Druckschmerz
- **Da-Costa-Syndrom** (Herzneurose, somatoforme autonome Funktionsstörung des Herzens): attackenartige Schmerzen im Herzbereich ohne organische Ursache, begleitet von Angst und vegetativen Störungen
- **Panikattacke**: intensive Angst, begleitet von verschiedenen körperlichen Symptomen, z. B. Tachykardie, Thoraxschmerzen, Schwindel, vegetative Symptome
- **Pleuritis sicca**: atemabhängige Schmerzen
- **Herpes zoster bzw. Zoster-Neuralgie**: dermatombezogener, brennender Schmerz, Hautveränderungen.

Diagnostik.

- SpO_2, RR, EKG (Basismonitoring)
- Anamnese: Lokalisation, Qualität, Intensität, Atemabhängigkeit, Ausstrahlung und Beginn der Schmerzen, mögliche Auslöser, Vorerkrankungen
- weitere Symptome: z. B. Dyspnoe? Angst? Schwindel?
- Inspektion, Auskultation, Palpation und Perkussion von Thorax und Epigastrium.

Notärztliche Therapie.

- Sauerstoffgabe (Ziel-$SpO_2 > 96\,\%$)
- bei starken Schmerzen und organischer Ursache evtl. Schmerztherapie, z. B. Morphin 2–5 mg i. v.
- evtl. Sedierung z. B. mit 1–2 mg Midazolam i. v.
- weitere Maßnahmen je nach Verdachtsdiagnose.

11.1.4 Akutes Abdomen

Definition. Überbegriff für eine ganze Reihe von Erkrankungen, die sich mit akuten Bauchschmerzen und Abwehrspannung manifestieren und z. T. lebensbedrohliche Ursachen haben.

Ätiologie. Die Ursachen sind vielfältig, neben **lokalen Erkrankungen** wie Aortendissektion (S. 233), Mesenterialinfarkt (S. 234), Hohlorganperforation oder Gallenkolik (S. 239) kommen auch **systemische Ursachen** wie Hyperglykämie oder Erkrankungen anderer Organsysteme in Frage. **Abb. 11.1** gibt einen Überblick über häufige Ursachen des akuten Abdomens.

Diagnostik.

- Anamnese: Lokalisation, Qualität, Intensität und Beginn der Schmerzen, mögliche Auslöser, Vorerkrankungen
- weitere Symptome: z. B. Übelkeit/Erbrechen? Obstipation?
- Inspektion, Auskultation, Palpation und Perkussion des Abdomens (vorsichtig beginnen wegen Schmerz!)
- SpO_2, RR, EKG.

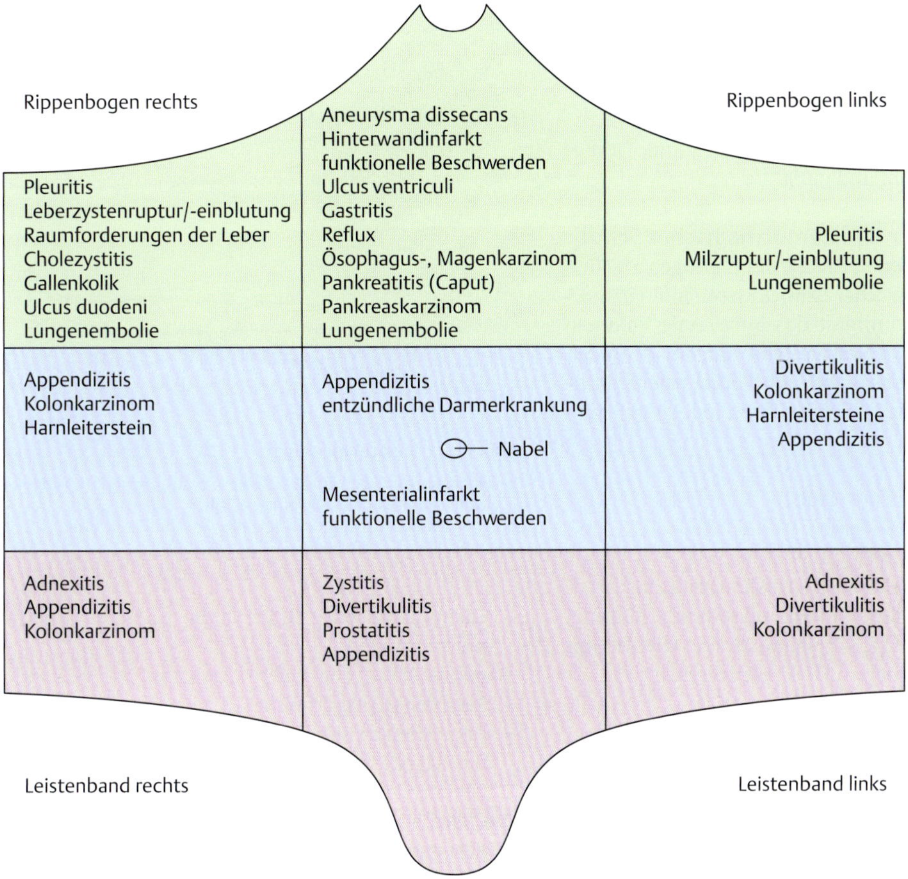

Abb. 11.1 Schmerzlokalisationen verschiedener Ursachen eines akuten Abdomens. (Quelle: Baenkler, Bals, Goldschmidt et al., Kurzlehrbuch Innere Medizin, Thieme, 2021)

Notärztliche Therapie. Möglich sind nur symptomatische Maßnahmen, z. B.:

- Vollelektrolytlösung
- Metamizol 1 g als Kurzinfusion
- Butylscopolamin 20 mg i. v. bei kolikartigen Schmerzen
- Morphin 2–10 mg titriert i. v. bei starken Schmerzen
- Dimenhydrinat 62,5 mg i. v. bei Übelkeit und Erbrechen
- Transport in die nächste geeignete chirurgische Klinik.

11.1.5 Schock

Anaphylaxie

Ätiologie. In der Notfallmedizin sind anaphylaktische Reaktionen auf **Insektengifte** (z. B. Mellitin, Phospholipase A und B, Hyaluronidase), **Schalentiere**, **Nüsse** und **Medikamente** häufig.

Klinik und Stadieneinteilung. Siehe Anästhesie (S. 69).

Diagnose. Typische Klinik, eigen- oder fremdanamnestische Angaben zur Art der Allergie.

Therapie.

- falls möglich: Allergen entfernen oder Zufuhr stoppen!
- Basismonitoring
- wenn möglich 2 großlumige venöse Zugänge anlegen (oft schwierig!)
- Gabe kristalliner Infusionslösungen (10–20 ml/kg KG als Bolus, weitere Dosierung nach Wirkung)
- Adrenalin i. m. in die Außenseite des Oberschenkels (bei Erwachsenen 300–600 µg), ggf. Wiederholung nach 10 min, bei (drohender) Dekompensation von Kreislauf und Atmung i. v.-Gabe von erfahrenen Anwender*innen (1 ml einer 1 mg/ml-Adrenalinlösung auf 100 ml NaCl 0,9 % verdünnen → Endkonzentration: 10 µg/ml → titrierende Gabe einzelner Boli von 1 µg/kg KG)
- bei Bronchospastik: β_2-Sympathomimetika inhalativ, z. B. 2–4 Hübe Fenoterol
- bei (V. a.) eine Schwellung im Bereich der oberen Atemwege: Adrenalin inhalativ
- H_1-Antagonist, z. B. Dimetinden (0,1 mg/kg KG i. v.)

- ggf. zusätzlich H_2-Antagonist (Wirksamkeit umstritten)
- hochdosiertes Glukokortikoid erwägen, z. B. 250–1000 mg Prednisolon (Wirkeintritt verzögert, unklare Evidenz)
- zügiger Transport in geeignete Zielklinik (Intensivstation, Vorankündigung).

Hypovolämischer und hämorrhagischer Schock

Ätiologie. Durch den Verlust großer Mengen an Flüssigkeit (**hypovolämischer Schock**) bzw. Blut (**hämorrhagischer Schock**) nimmt das intravasale Volumen ab. Verluste 15–20 % werden von jungen, gesunden Menschen zunächst klinisch gut kompensiert, darüber hinaus gehende Verluste führen jedoch ggf. zum Schock.

Klinik.

- blasse, kalte, feuchte Haut
- Tachykardie, Hypotonie
- Oligurie bis Anurie
- verlängerte kapilläre Reperfusionszeit (CRF).

Diagnose. Schocksymptomatik mit klinisch (Blutung) oder anamnestisch (z. B. langanhaltende Diarrhö mit Erbrechen) erkennbarem Flüssigkeitsverlust.

11

Therapie.

- Basismonitoring
- Blutstillung (falls möglich)
- Beine erhöht lagern (45°) oder Trendelenburg-Lagerung (**Abb. 11.2**)
- Anlage mehrerer großlumiger Zugänge (z. B. 2× 16 G)
- Infusion von kristallinen Infusionslösungen (z. B. 1000 ml)
- ggf. titrierte Gabe von Katecholaminen (z. B. ¼ bis ½ Ampulle Theodrenalin/Cafedrin oder Noradrenalin 10 µg i. v.)
- zügiger Transport in geeignete Zielklinik (Intensivstation, ggf. Vorankündigung).

Kardiogener Schock

Ätiologie. Durch ein **vermindertes Herzzeitvolumen** wird kein ausreichender Kreislauf erreicht, um die Versorgung der Organe zu sichern. Mögliche Auslöser sind eine **verminderte Kontraktilität des Herzens** (z. B. dekompensierte Herzinsuffizienz, Myokardinfarkt, Myokarditis, Kardiomyopathien), **Rhythmusstörungen** (z. B. Tachyarrhythmia absoluta, ventrikuläre Tachykardie) oder **äußere Ursachen** (z. B. Spannungspneumothorax, Lungenarterienembolie, Herzbeuteltamponade).

Klinik.

- Dyspnoe, kardiales Lungenödem, gestaute Halsvenen
- klinische Symptome der Grunderkrankung
- Hypotonie

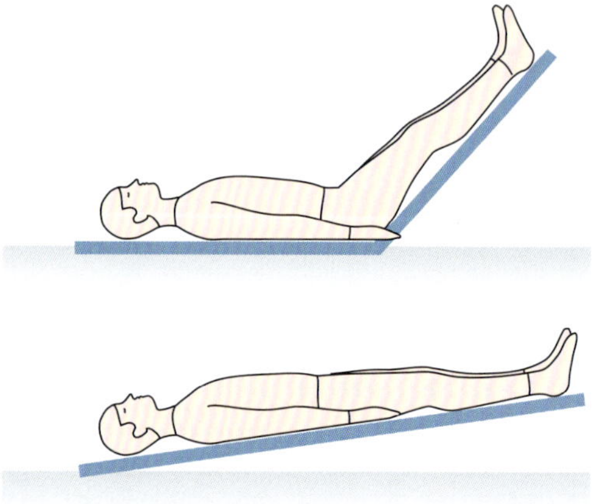

a

b

Abb. 11.2 Schocklagerung:

a Hochlagerung der Beine (Quelle: Secchi, Ziegenfuß, Checkliste Notfallmedizin, Thieme, 2009)

b Trendelenburg-Lagerung. (Quelle: Secchi, Ziegenfuß, Checkliste Notfallmedizin, Thieme, 2009)

- Tachykardie oder Bradykardie und/oder Rhythmusstörungen.

Diagnose.

- feuchte Rasselgeräusche
- Anzeichen der Grunderkrankung (z. B. ST-Hebung bei Myokardinfarkt, Nachweis der zugrundeliegenden neuaufgetretenen Rhythmusstörung).

Therapie.

- Basismonitoring
- Oberkörper erhöht lagern (30°) oder Anti-Trendelenburg-Lagerung (möglichst keine Flach- oder Schocklagerung)
- Anlage eines i. v.-Zuganges
- zurückhaltende und vorsichtige (!) Infusion von kristallinen Infusionslösungen (nur zum Offenhalten des Zuganges)
- ggf. titrierte Gabe von Katecholaminen (z. B. ¼ bis ½ Ampulle Theodrenalin/Cafedrin, ggf. Noradrenalin oder Suprarenin fraktioniert i. v.)
- ggf. Gabe eines Diuretikums, z. B. 40 mg Furosemid
- ggf. Therapie der Rhythmusstörungen, falls neu aufgetreten und präklinisch möglich
- zügiger Transport in geeignete Zielklinik (Intensivstation, Vorankündigung).

Praxistipp

Meist nehmen die Patient*innen von selbst eine aufrechte Position ein oder möchten sich nicht flach hinlegen: Dies entlastet das Herz, da der venöse Rückstrom vermindert und so die Volumenbelastung reduziert wird (Vorlastsenkung). Im Rettungswagen kann dieser Effekt noch verstärkt werden, indem die Patient*innen ihre Beine seitlich an der Trage herunterhängen lassen. Beachte beim Transport im Treppenhaus und im Fahrzeug, dass Patient*innen mit akuter Linksherzinsuffizienz eine Flachlagerung nicht tolerieren!

Septischer Schock

Ätiologie. Zirkulierende bakterielle Endotoxine und/oder Mediatoren der Entzündungskaskade lösen eine systemische Entzündungsantwort (**Systemic Inflammatory Response Syndrome** = SIRS) aus. In der Frühphase (**hyperdyname Form**) ist aufgrund des endogenen Sympathikotonus und des dadurch erhöhten peripheren Widerstands der systemische Blutdruck zunächst noch normal, in der folgenden Phase (**hypodyname Form**) kommt es jedoch zum Kapillarleck (Capillary Leak) und zum Abfall des systemischen Blutdrucks mit deutlicher Reduktion des Herzzeitvolumens.

Klinik. Meist hohes Fieber, Hypotonie, Tachykardie, feuchte, blasse, kühle Haut, Anurie, schwer kranke, somnolente bis soporöse Patient*innen. Nähere Informationen zur Sepsis findest du im Kapitel Intensivmedizin (S. 163).

Diagnose. Typische Klinik mit Nachweis des Infektfokus (in der präklinischen Notfallmedizin unmöglich).

Therapie.

- Basismonitoring
- Oberkörper flach lagern, ggf. Beine vorsichtig erhöht lagern
- Anlage eines i. v.-Zugangs
- vorsichtige Infusion von kristallinen Infusionslösungen (z. B. 500–1000 ml)
- ggf. titrierte Gabe von Katecholaminen (z. B. ¼ bis 1 Ampulle Theodrenalin/Cafedrin)
- falls verfügbar: differenzierte Katecholamintherapie: Noradrenalin 0,05–0,25 µg/kg KG/min über Perfusor
- zügiger Transport in geeignete Zielklinik (Intensivstation, Vorankündigung).

Neurogener Schock

Ätiologie. Nach **Schädel-Hirn-Traumata** oder **Verletzungen des Thorakalmarks** oder höherer Rückenmarksbereiche (S. 257) kann die sympathische Versorgung der Gefäßmuskulatur ausfallen. Dadurch fällt der orthostatische Reflex aus und Lageänderungen führen zum Versacken des Blutes in der Körperperipherie und zum Abfall des systemischen Blutdrucks bis hin zur Bewusstlosigkeit. Der neurogene Schock ist **äußerst selten**.

Klinik und Diagnose. Hypotonie oder Bewusstlosigkeit nach Lageänderung bei entsprechender Anamnese.

Therapie.

- Basismonitoring
- Oberkörper flach und Beine erhöht lagern (30°; cave: Rückenmarksverletzung?) oder Trendelenburg-Lagerung
- Anlage eines i. v.-Zuganges
- ggf. Infusion von kristallinen Infusionslösungen (z. B. 500 ml)
- ggf. titrierte Gabe von Katecholaminen (z. B. ¼ bis ½ Ampulle Theodrenalin/Cafedrin)
- Therapie der Grunderkrankung, falls möglich.

11.1.6 Herz-Kreislauf-Stillstand

Ätiologie

Unterschieden werden der **primäre** (kardiale Ursache, z. B. Kammerflimmern (VF) oder ventrikuläre Tachykardie (VT); bei Erwachsenen dominierend) und der **sekundäre Herz-Kreislauf-Stillstand** (häufig durch eine Hypoxämie, z. B. im Rahmen einer Atemwegsverlegung oder Intoxikation; bei Kindern dominierend). Nach folgenden, potenziell **reversiblen Ursachen** für einen Herz-Kreislauf-Stillstand sollte im Rahmen der Reanimation unbedingt gesucht und entsprechend therapiert werden („4 H's" und „HITS"):

- **H**ypoxie
- **H**ypovolämie
- **H**ypothermie
- **H**ypo-/Hyperkaliämie
- **H**erzbeuteltamponade
- **I**ntoxikation
- **T**hromboembolie
- **S**pannungspneumothorax.

Kardiopulmonale Reanimation (CPR)

Definition. Alle Maßnahmen (Basic Life Support = BLS; Advanced Life Support = ALS) zur Überbrückung eines **Herz-Kreislauf-** und **Atemstillstands**.

Zielsetzung. Aufrechterhaltung einer ausreichenden Gewebeoxygenierung (v. a. des ZNS) durch Herstellen eines überbrückenden Kreislaufs und einer Ventilation, um dauerhafte Schäden und den Tod zu vermeiden.

Leitlinien. Die folgenden Empfehlungen beruhen auf den Leitlinien des European Resuscitation Council (ERC) bzw. des German Resuscitation Council (GRC) aus dem Jahr 2021, abzurufen unter www.grc-org.de.

Basic Life Support (BLS)

Definition. Alle **Maßnahmen**, die von Helfenden **ohne wesentliche Hilfsmittel** ergriffen werden können, also alle Maßnahmen, die bei einer „Laienreanimation“ ergriffen werden sollen, aber auch die Maßnahmen, mit denen professionelle Helfende die Reanimation beginnen, bis weiteres Material vorbereitet ist und eingesetzt werden kann.

Vorgehen. Bei Auffinden einer leblosen Person wird initial das **Bewusstsein überprüft** (**Abb. 11.3**). Dazu wird die Person laut angesprochen und ggf. ein Schmerzreiz an einer Extremität oder an der Schulter gesetzt. Bei normaler Reaktion können andere Erste-Hilfe-Maßnahmen ergriffen werden; bei fehlender Reaktion wird der Kopf überstreckt, das Kinn angehoben (**HTCL-Manöver** [Head Tilt and Chin Lift]) und für maximal 10 Sekunden **nach Zeichen einer Atmung gesucht** („hören, sehen, fühlen“). Ist die **Atmung normal** (normales Atemgeräusch, Thoraxexkursionen, Atemstrom fühlbar), wird die Person in **stabile Seitenlage** gebracht und der Rettungsdienst alarmiert. Ist die **Atmung nicht normal**, muss ebenfalls der Rettungsdienst alarmiert und sofort mit **Wiederbelebungsmaßnahmen** (**Cardiopulmonary Resuscitation**, CPR) begonnen werden (**Abb. 11.4**).

Bei **Laienhelfer*innen** wird das **Prüfen der Kreislauftätigkeit nicht empfohlen**. Professionelle Helfer*innen können das Vorhandensein des Karotispulses überprüfen (maximal 10 s). Im Zweifelsfall sollte immer unverzüglich mit Thoraxkompressionen begonnen werden.

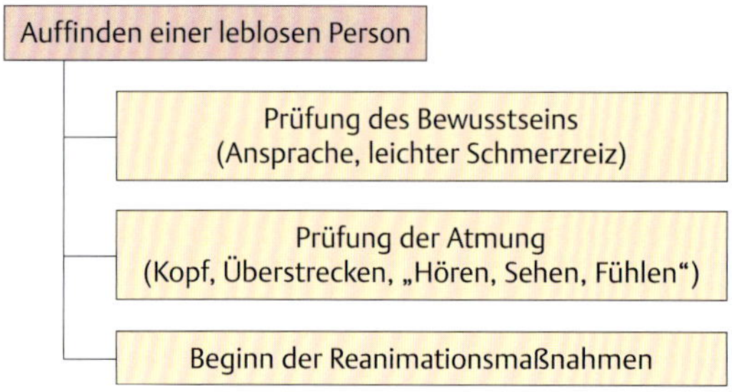

Abb. 11.3 Vorgehen beim Auffinden einer leblosen Person.

11

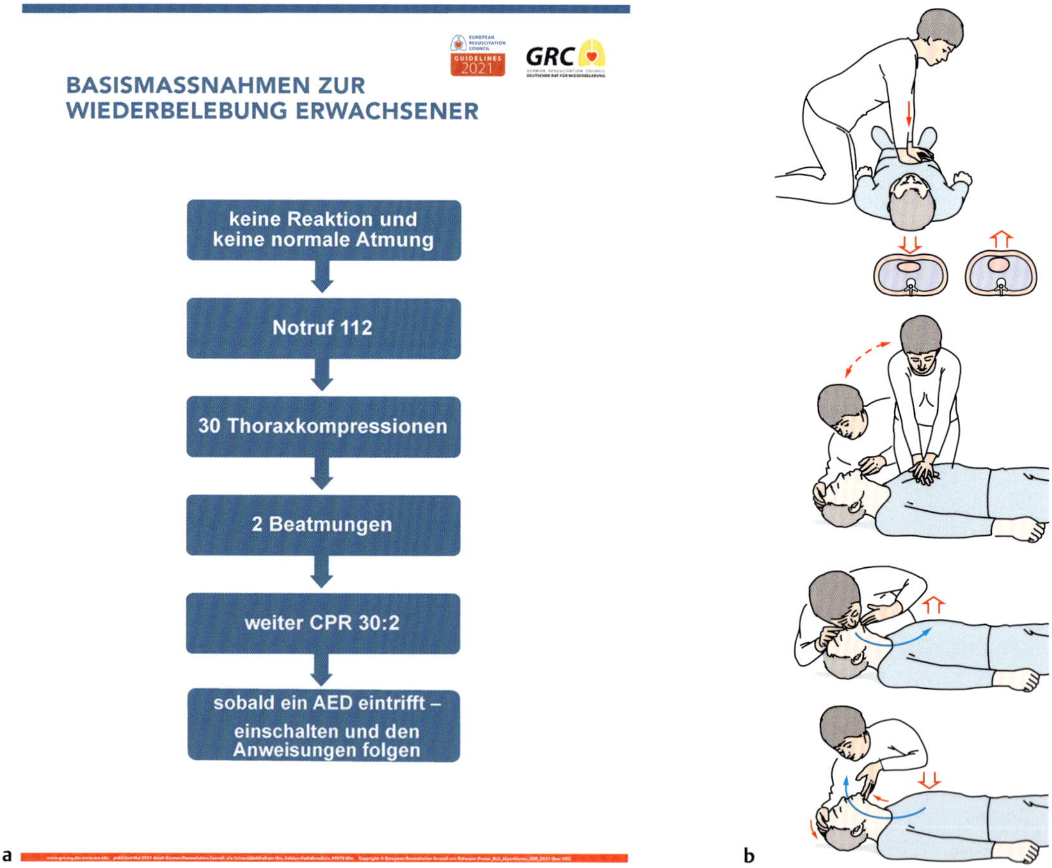

Abb. 11.4 BLS-Maßnahmen bei Erwachsenen:
a Algorithmus (Quelle: © German Resuscitation Council (GRC) und Austrian Resuscitation Council (ARC) 2021; Olasveengen, T.M., Semeraro, F., Ristagno, G. et al. Basismaßnahmen zur Wiederbelebung Erwachsener (Basic Life Support). Notfall Rettungsmed 24, 386–405 (2021))
b konkretes Vorgehen. (Quelle: Secchi, Ziegenfuß, Checkliste Notfallmedizin, Thieme, 2009)

Die **Thoraxkompressionen** sollen mit einer Frequenz von **100–120/min** und einer **Drucktiefe von 5–6 cm** durchgeführt werden (Druckpunkt in der Mitte des Sternums auf Höhe der Mamillen). Nach jeder Kompression ist auf eine vollständige Entlastung zu achten. Nach jeweils 30 Kompressionen werden 2 kurze Mund-zu-Mund- oder Mund-zu-Nase-Beatmungen (Dauer je ca. 1 s, insgesamt 5 s) durchgeführt. Bei der Mund-zu-Mund-Beatmung muss die Nase bzw. bei Mund-zu-Nase-Beatmung der Mund des Patienten/der Patientin zugehalten werden. Die Reanimation wird nun im **Verhältnis 30 : 2** (Thoraxkompressionen : Beatmungen) weitergeführt, bis weitere Hilfe eintrifft bzw. mit den erweiterten Maßnahmen begonnen werden kann. Sofern verfügbar, kann, und soll (auch und v. a. von medizinischen Laien!), ein **automatischer externer Defibrillator** (**AED**) verwendet werden.

Advanced Life Support (ALS)

Definition. Alle **auf dem BLS aufbauenden**, **von professionellen Helfer*innen** (z. B. Notarzt/Notärztin, Rettungsdienst, Reanimationsteam) **durchgeführten Maßnahmen** der Reanimation (**Abb. 11.6**), z. B. Beatmung mittels Beatmungsbeutel, Atemwegssicherung mittels Endotracheal- oder Larynxtubus, EKG-Auswertung, Anwendung eines manuellen Defibrillators, Anlage eines i. v.- oder i.o.-Zuganges, Applikation von Medikamenten (z. B. Adrenalin, Amiodaron) und – sofern möglich – die Therapie von möglichen reversiblen Ursachen des Kreislaufstillstands.

Defibrillation. Die Defibrillation ist zweifellos das **wichtigste Instrument des ALS**, da sie in vielen Fällen **lebensbedrohliche Herzrhythmusstörungen** (VF und VT) **kausal therapieren** kann. Daher sollten so früh wie möglich die Defibrillations-Pads auf den Patienten/die Patientin geklebt werden (**Abb. 11.5**). Nach der Anlage wird in einer möglichst kurzen Phase der Unterbrechung der Herzdruckmassage der Herzrhythmus des Patienten/der Patientin analysiert. Bei **Kammerflimmern** oder **pulsloser ventrikulärer Tachykardie** wird nun **1 Schock** abgegeben (360 J monophasisch bzw. 150–200 J biphasisch). Dies wird alle 2 Minuten wiederholt.

i. v.- oder i.o.-Zugang. Wenn möglich, sollte im Rahmen des ALS ein i. v.-Zugang (S. 202) **gelegt** werden. Meist ist eine problemlose Punktion von Hand- oder Armvenen möglich, auch die V. jugularis externa bietet eine meist sichere und schnell erreichbare Zugangsstelle. Konnte **nach** spätestens **3 Punktionsversuchen** oder nach 90 Sekunden kein sicherer intravenöser Zugang etabliert werden, sollte die Anlage eines intraossären Zugangs erfolgen (S. 202). Mögliche Anlagestellen sind die proximale Tibia, der Malleolus medialis und der proximale Humerus.

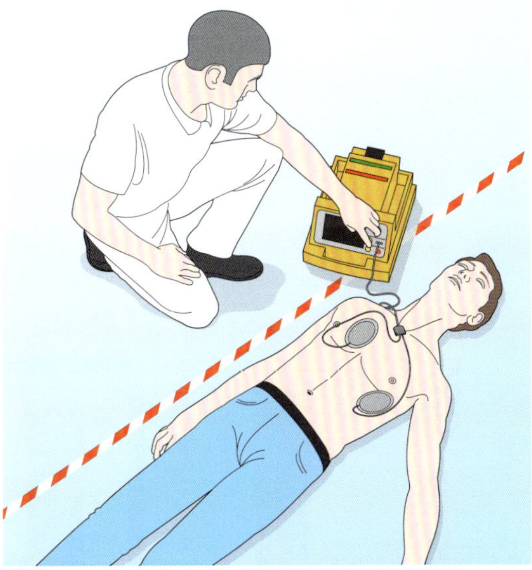

Abb. 11.5 Korrekte Positionierung der Defibrillationspads. (Quelle: Flemming A, Friedrich L, Ruschulte H, Ringe B. Kardiopulmonale Reanimation – CPR. In: Taschenatlas Notfallmedizin. 4., aktualisierte Auflage. Stuttgart: Thieme; 2024)

Atemwegssicherung. Ein **geschultes Team** (Notarzt/Notärztin oder Anästhesist*in/Intensivmediziner*in) sollte im Rahmen des ALS die Atemwege sichern. Die endotracheale Intubation ist nach wie vor Goldstandard zur Beatmung, da sie vor Aspiration schützt und eine unterbrechungsfreie Herzdruckmassage ermöglicht. Intubationsversuche sollten jedoch **möglichst ohne Unterbrechung der Herzdruckmassage** durchgeführt werden und **nicht länger als 10 Sekunden dauern**. Ist eine Intubation nicht oder nicht gleich möglich, sollte eine **alternative Atemwegssicherung** (z. B. mit einem supraglottischen Atemwegshilfsmittel, z. B. Larynxmaske oder Larynxtubus) erfolgen. Die Lage des Tubus bzw. die Ventilation sollte mittels Kapnometrie/Kapnografie kontrolliert werden. Bei einem Herz-Kreislauf-Stillstand und suffizienter Reanimation sind $p_{et}CO_2$-Werte von 5–20 mmHg zu erwarten.

MERKE

Defibrillierbare Rhythmen sind **Kammerflimmern** und **pulslose ventrikuläre Tachykardie**. Asystolie und pulslose elektrische Aktivität werden nicht defibrilliert.

Nach der Defibrillation wird – unabhängig vom danach erreichten Rhythmus – die mechanische **Herzdruckmassage sofort wiederaufgenommen** und **für 2 Minuten** fortgeführt (Ausnahme: der Patient/die Patientin zeigt Lebenszeichen wie Bewegungen oder Spontanatmung), anschließend wird der **Rhythmus erneut analysiert**. Besteht weiterhin ein defibrillierbarer Rhythmus, wird ein weiterer Schock abge-

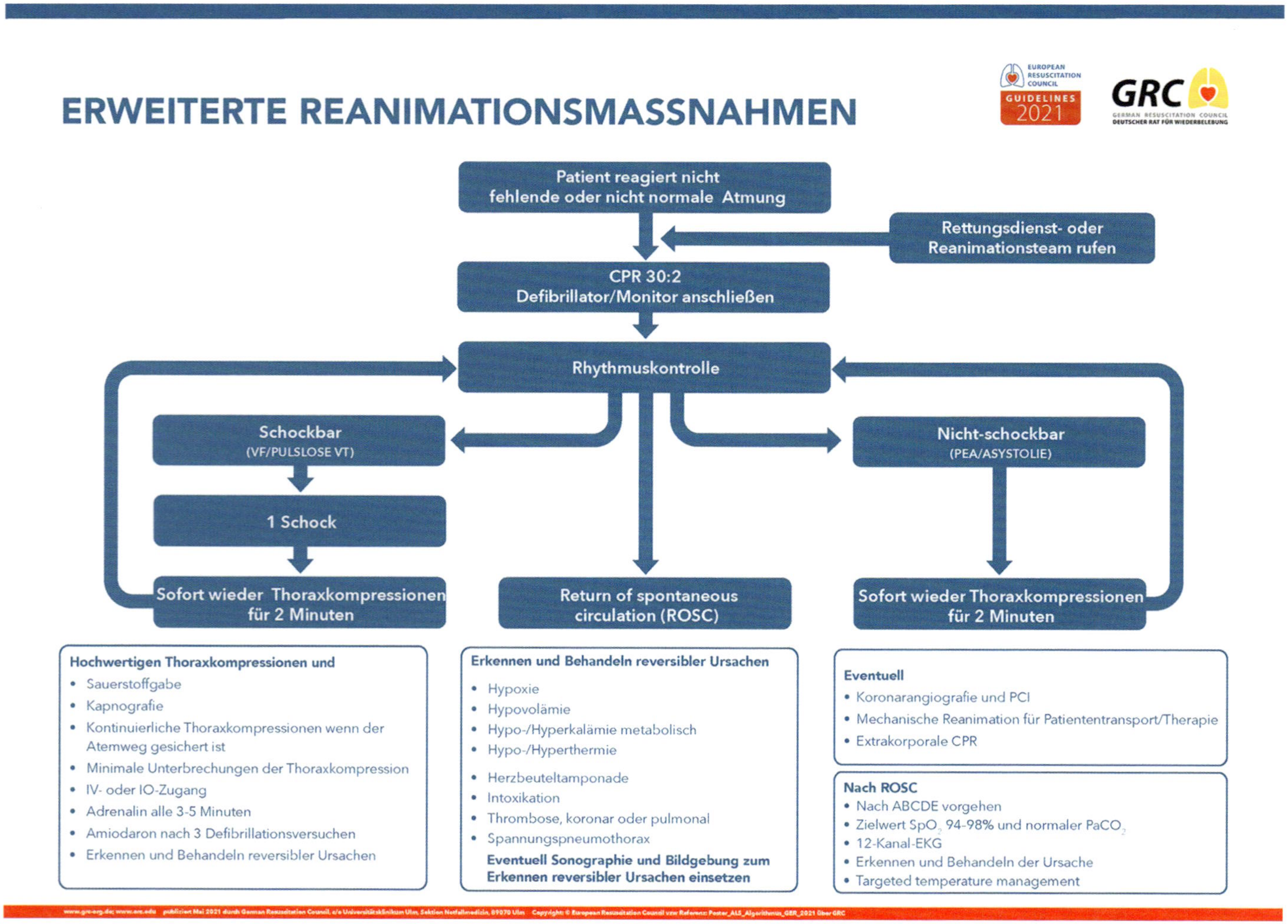

Abb. 11.6 Algorithmus für den Advanced Life Support. (Quelle: © German Resuscitation Council (GRC) und Austrian Resuscitation Council (ARC) 2021; Soar, J., Böttiger, B.W., Carli, P. et al. Erweiterte lebensrettende Maßnahmen für Erwachsene. Notfall Rettungsmed 24, 406–446 (2021))

geben (360 J monophasisch bzw. 150–360 J biphasisch; alle 2 Minuten).

Medikamente. **Adrenalin 1 mg i. v.** oder i.o. sollte (unabhängig von der Defibrillierbarkeit des Rhythmus) **alle 3–5 Minuten** appliziert werden (bei VF und VT erst nach der 3. erfolglosen Defibrillation). Zusätzlich werden dann **300 mg Amiodaron** i. v. oder i. o. gegeben (cave: nur mit Glucose 5 % verdünnen! Ebenfalls erst nach der 3. erfolglosen Defibrillation). Bei **Torsade-de-pointes-Tachykardie** kann **Magnesium** (2 g) gegeben werden. Eine **Thrombolyse** ist nur bei Verdacht auf eine fulminante **Lungenembolie** indiziert.

Kausale Therapie. Die Therapie der möglichen reversiblen Ursachen des Herz-Kreislauf-Stillstands ist ebenfalls ein entscheidender Bestandteil des ALS:

- Eine **Hypoxämie** wird durch die Intubation und Beatmung behandelt.
- Eine **Hypovolämie** sollte bei entsprechendem Verdacht (Trauma, Blutung, Exsikkose) durch einen i. v.-Flüssigkeitsbolus ausgeglichen werden.
- **Hypo-** und **Hyperkaliämie** sowie **metabolische Entgleisungen** können präklinisch meist weder diagnostiziert noch adäquat therapiert werden, innerklinisch gibt hier die Blutgasanalyse wertvolle Hinweise.
- Eine Hypothermie (S. 264) sollte bei entsprechenden Hinweisen (z. B. Auffinden im Freien, im Wasser) durch die Messung der Körpertemperatur abgeklärt werden. Bei Nachweis einer Hypothermie muss die Reanimationsbehandlung prolongiert fortgeführt und der Patient/die Patientin zum aktiven Wiedererwärmen (ECMO/HLM!), unter Reanimation, in ein entsprechendes Zentrum gebracht werden.
- Eine **Herzbeuteltamponade** lässt sich präklinisch ebenfalls nur selten diagnostizieren, innerklinisch wird unter sonografischer Kontrolle punktiert.
- Bei Intoxikationen (S. 265) sollte mit der nächsten Vergiftungsinformationszentrale Kontakt aufgenommen werden, die Hinweise zur spezifischen Antidottherapie geben kann.
- Bei **Thrombosen**, die zu einer Lungenembolie (S. 231) geführt haben, kann der Patient/die Patientin oft durch die mechanische Fragmentierung des Embolus während der Reanimation stabilisiert werden. Bei hochgradigem Verdacht ist eine Thrombolysebehandlung indiziert, wobei die Reanimation für weitere 60–90 Minuten aufrechterhalten werden sollte.
- Ein Spannungspneumothorax (S. 236) ist am einseitig abgeschwächten Atemgeräusch bei der Beatmung erkennbar und muss sofort mittels Punktion (z. B. 14 G-Kanüle in Monaldi-Position) entlastet werden. Nach dem Entweichen der Luft und der Wiederherstellung eines Kreislaufs kann die Anlage einer Thoraxdrainage erwogen werden.

Vorgehen bei ROSC. Gelingt es, einen **Spontankreislauf wiederherzustellen** (Return of Spontaneous Circulation, ROSC), so ist dieser selten so stabil, dass keine weiteren Maßnahmen erforderlich sind. Meist benötigen die Patient*innen noch **Kreislaufunterstützung**, z. B. mittels kontinuierlicher Noradrenalin-Infusion über einen Perfusor, idealerweise über einen separaten Zugang. Die **kontrollierte Beatmung** sollte an die Kapnometrie/Kapnografie adaptiert werden (Ziel-etCO_2 um 35 mmHg, Ziel-SpO_2 ca. 96 %: keine Beatmung mit 100 % Sauerstoff ohne Grund!). Atmet der Patient gegen den Ventilator, sollte eine Analgosedierung durchgeführt oder die Narkose vertieft werden (z. B. mit Midazolam). Präklinisch kann ggf. bereits ein **Temperaturmanagement** begonnen werden (aktive externe Kühlung mit Coolpacks, Applikation gekühlter Infusionslösungen), da dies das neurologische Behandlungsergebnis verbessern kann. Eine invasive **Druckmessung** ist nur zu erwägen, wenn diese am NEF verfügbar und ohne Zeitverlust etablierbar ist. Ansonsten sollte der Blutdruck alle 1–2 Minuten nicht invasiv gemessen werden. Außerdem sind eine **kontinuierliche EKG-Ableitung** und **SpO_2-Messung**, ein angeschlossener und **betriebsbereiter Defibrillator** und ein **jederzeit für eine neuerlich erforderliche Reanimation bereites Rettungsteam** erforderlich, wenn der Patient/die Patientin in die Klink transportiert wird.

CPR bei Säuglingen und Kindern

Bei Säuglingen und Kindern resultiert ein Herz-Kreislauf-Stillstand in den allermeisten Fällen aus einer **respiratorischen Ursache** und einer daraus folgenden Hypoxämie („respiratorisch induzierter Herz-Kreislauf-Stillstand"). Daher sollte immer **nach Fremdkörpern im Bereich der Atemwege gesucht** werden.

Bei **Neugeborenen** sollte mit Reanimationsmaßnahmen begonnen werden, wenn nach der Geburt keine (ausreichende) Spontanatmung einsetzt oder die Herzfrequenz < 100/min liegt (Auskultation über der Herzspitze oder Tasten des Pulses über der Nabelschnur). Zunächst werden die Atemwege freigemacht und ggf. abgesaugt. Danach wird **5 × beatmet**, wobei der Inspirationsdruck für jeweils 2–3 s aufrechterhalten wird (→ Öffnung der Lungen). Meist steigt darunter die Herzfrequenz zügig an. Bei weiterhin insuffizienter Spontanatmung wird mit einer Frequenz von 30/min weiter beatmet, bei einer Herzfrequenz < 60/min werden Thoraxkompressionen begonnen. Das **Kompressions-Ventilations-Verhältnis** beträgt bei Neugeborenen **3 : 1**, es sollte eine **Kompressionsfrequenz von 120/min** erreicht werden. Dabei platziert der Helfer/die Helferin die eigenen Dau-

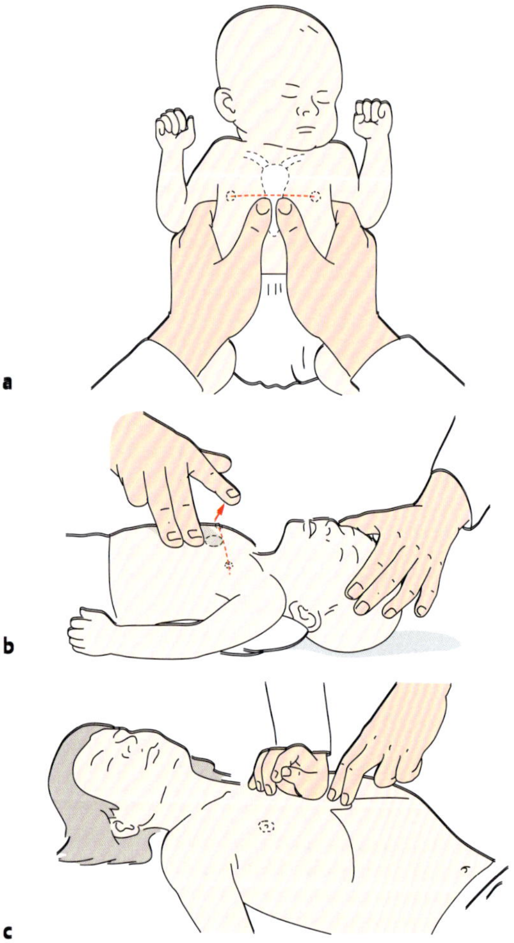

Abb. 11.7 **Herzdruckmassage bei Neugeborenen** (a), **Säuglingen** (b) **und Kindern** (c). (Quelle: Secchi, Ziegenfuß, Checkliste Notfallmedizin, Thieme, 2009)

men nebeneinander über dem unteren Drittel des Sternums, direkt unter einer gedachten Linie zwischen den Mamillen, und umgreift mit den Fingern den gesamten Thorax (**Abb. 11.7**a). Das Neugeborene sollte unbedingt durch adäquate Maßnahmen (z. B. Rettungsdecke) vor Wärmeverlust geschützt werden.

Bei **Säuglingen und Kindern** werden **5 initiale Beatmungen** durchgeführt und erst anschließend ggf. mit Thoraxkompressionen begonnen. Bei Säuglingen sind Thoraxkompressionen – falls der Puls getastet wird (Säugling: A. brachialis oder A. femoralis, Kinder: A. carotis oder A. femoralis) – bei einer Herzfrequenz < 60/min indiziert. Das **Kompressions-Ventilations-Verhältnis** beträgt hier **15 : 2** (2 professionelle Helfer*innen) oder **30 : 2** (Laienhelfer*innen oder nur 1 Helfer*in), es sollte eine **Kompressionsfrequenz von 100–120/min** erreicht werden. Die Thoraxkompressionen werden in der Mitte des Sternums auf Mamillenhöhe ausgeführt, und zwar bis zum Ende des 1. Lebensjahrs mit 2 Fingern bzw. danach mit dem Handballen (**Abb. 11.7**b und c).

Prognose

Die Prognose **nach einem Herz-Kreislauf-Stillstand** ist auch heute noch **schlecht** (nicht zuletzt, weil die Laienreanimationsquote mit ca. 30 % in Deutschland sehr niedrig ist): Bei etwa **40 %** der Patient*innen kann durch die Reanimationsmaßnahmen ein **Spontankreislauf** (ROSC) erzielt werden, nur etwa 7–14 % der Patient*innen leben 1 Jahr nach dem Ereignis noch. Wesentliche **Faktoren**, die das Überleben beeinflussen:

- Wurde der Kollaps bzw. der Kreislaufstillstand beobachtet?
- Zeitpunkt des Beginns der Reanimation (Laienreanimation verbessert das Behandlungsergebnis deutlich!)
- Qualität der durchgeführten Maßnahmen und der post-ROSC-Therapie
- initialer Herzrhythmus (Kammerflimmern und ventrikuläre Tachykardie besser als Asystolie und pulslose elektrische Aktivität)
- Ursache des Herz-Kreislauf-Stillstands
- Alter des Patienten/der Patientin (jung besser als alt)
- Begleiterkrankungen.

MERKE

Jede Minute nach Eintritt des Herz-Kreislauf-Stillstands, die bis zum Beginn der Reanimationsmaßnahmen vergeht, **senkt** die **Überlebenschance** des Patienten/der Patientin um 7–10 %! Daher ist die Laienreanimation von besonderer Bedeutung!

Abbruch einer Reanimation. Wie lange eine Reanimationsbehandlung präklinisch fortgeführt wird, lässt sich nicht generell beantworten und ist **immer** eine **Einzelfallentscheidung**, die von vielen Faktoren beeinflusst wird. Bei **jungen Patient*innen** oder **potenziell reversiblen Ursachen** können eine **prolongierte Reanimation** und sogar der Transport unter Reanimationsbedingungen (ggf. mechanische Reanimationshilfe nutzen) in die nächste Klinik gerechtfertigt sein. Schwere Begleiterkrankungen (z. B. erfährt das Team während der Reanimation von einer unheilbaren Tumorerkrankung im Endstadium) bei infauster Prognose rechtfertigen dagegen einen schnelleren Abbruch der Reanimationsmaßnahmen. Der **Abbruch der Reanimationsmaßnahmen** ist jedoch eine **endgültige Entscheidung** und muss daher wirklich wohl überlegt sein – von dieser Entscheidung gibt es kein Zurück mehr! Die Entscheidung sollte im Konsens mit dem Team und auch unter Einbeziehung der Angehörigen getroffen werden.

11.2 Kardiovaskuläre Notfälle

Key Point

- **Herzrhythmusstörungen sollten präklinisch nur bei hämodynamischer Relevanz behandelt werden (keine EKG-Kosmetik)!**
- **Ziel bei Patient*innen mit Myokardinfarkt ist die kardiopulmonale Stabilisierung und der schnellstmögliche Transport zu einem Linksherz-Katheterplatz (PTA) nach telefonischer Voranmeldung! (Ziel: „Door-to-Balloon-Time“ < 90 min).**
- **Bei hypertensivem Notfall sollte der Blutdruck nur um 25 % des Ausgangswerts gesenkt werden.**
- **Weitere wichtige kardiovaskuläre Notfälle sind der Verschluss einer Extremitätenarterie, Lungenembolien, venöse Thrombosen, Aortendissektionen und Mesenterialinfarkte.**

11.2.1 Herzrhythmusstörungen

Herzrhythmusstörungen sind bei bis zu 30 % aller notärztlichen Einsätze die Ursache für die Alarmierung. Folgende zentrale Fragen sind zu klären:

- Ist die Arrhythmie **neu aufgetreten oder vorbestehend**? (nicht immer eindeutig zu klären)
- Ist die Arrhythmie **hämodynamisch relevant**?
- Besteht die Gefahr des Übergangs in eine **lebensbedrohliche Rhythmusstörung**?

Bradykarde Rhythmusstörungen

Sinusbradykardie

Definition. Regelrechter Sinusrhythmus mit Frequenz < 50/min (**Abb. 11.8**).

Ätiologie. Die häufigste Ursache ist ein **Vagusreiz** (z. B. Schmerz, Erbrechen), in Frage kommen auch ein Sick-Sinus-Syndrom und eine Überdosierung von β-Blockern oder Opioiden.

Symptome. Evtl. **Hypotension** mit Schwindel und Synkope, bei Frequenzen > 40/min selten lebensbedrohlich.

Therapie. Bei bedrohlicher Bradykardie **Atropin** 0,01 mg/kg KG i. v., bei Persistenz 10–100 µg **Adrenalin** i. v.

AV-Block

Definition. Verzögerung oder Unterbrechung der Überleitung von den Vorhöfen auf die Kammern.

Ätiologie. Zum Beispiel hoher Vagotonus, strukturelle Herzerkrankungen, Hyperkaliämie, Digitalisintoxikation.

Grade.

- **AV-Block I°**: verlängertes PQ-Intervall (harmlos und nicht therapiebedürftig)
- **AV-Block II° mit Wenckebach-Periodik** (Mobitz I): Das PQ-Intervall wird von Erregung zu Erregung immer länger, bis schließlich eine Kammerkontraktion ausfällt.
- **AV-Block II° mit Mobitz-Periodik** (Mobitz II, **Abb. 11.9**): In regelmäßigen Abständen bleiben einzelne Kammeraktionen aus, z. B. wird nur jede

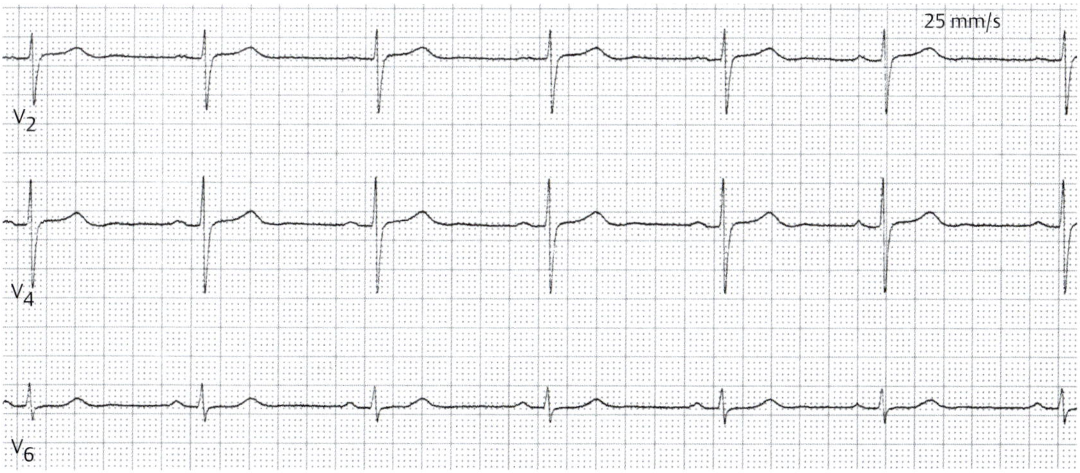

Abb. 11.8 EKG bei Sinus-Bradykardie: Herzfrequenz 50/min, P-Welle vor jedem QRS-Komplex, normale PQ-Zeit. (Quelle: Klinge, Das Elektrokardiogramm, Thieme, 2015)

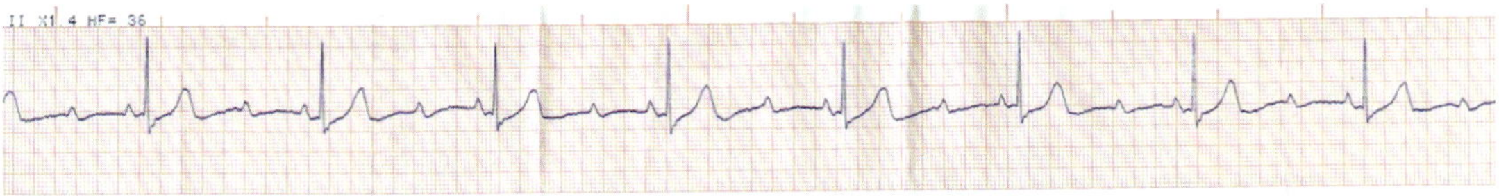

Abb. 11.9 AV-Block II mit Mobitz-Periodik.

zweite (2 : 1-Periodik) oder jede dritte P-Welle (3 : 1-Periodik) von einer Kammeraktion gefolgt.
- **AV-Block III°**: Die Vorhof- und Kammererregungen sind völlig dissoziiert, die Kammeraktionen werden von einem unabhängigen, sekundären Schrittmacher übernommen.

Symptome. Eventuell **Hypotonie**, **Schwindel** und **Kollaps**, bei AV-Block II° mit Mobitz-Periodik und AV-Block III° Asystoliegefahr (**Adam-Stokes-Anfall**).

Therapie.
- **AV-Block I° und II°-Wenckebach**: Normalerweise ist keine notfallmedizinische Therapie erforderlich, weitere Abklärung im Krankenhaus. Eine adäquate Überwachung mittels Basismonitoring sollte aber sichergestellt sein.
- **AV-Block II°-Mobitz und III°**:
  - Atropin 0,01 mg/kg KG
  - Adrenalin über Perfusor (beginnend mit 0,03 µg/kg KG/min)
  - lebensbedrohliche Bradykardie mit Bewusstseinsverlust: evtl. externer Schrittmacher (erfordert Intubation + Notfallnarkose)
- **Asystolie** oder **pulslose elektrische Aktivität (PEA):** CPR (S. 219).

11

Tachykarde Herzrhythmusstörungen mit schmal konfigurierten QRS-Komplexen

Sinustachykardie

Definition. Regelrechter Sinusrhythmus mit Frequenz > 100/min (**Abb. 11.10**).

Ätiologie. Häufige Ursachen einer Sinustachykardie in der Notfallmedizin:
- Flüssigkeitsmangel (z. B. Dehydratation, Schock)
- Schmerzen
- Aufregung, Stress
- symptomatische Tachykardie im Rahmen eines anderen, schweren Krankheitsbildes.

Symptome. Als **kritische Grenze** bei Gesunden gilt eine Herzfrequenz von 220 minus Lebensalter in Jahren (z. B. 170/min bei 50-Jährigen), mögliche Symptome sind „Herzklopfen“, Dyspnoe, Schwindel, Benommenheit.

Therapie. Die Therapie sollte sich **stets nach der Ursache** richten, z. B. vorsichtige Volumengabe bei Dehydratation, Ausgleich des Volumenmangels bei Schock, adäquate Analgesie bei Schmerzen. Liegt keine dieser Ursachen vor, kann vorsichtig und titriert ein β-Blocker i. v. (z. B. Metoprolol 1–5 mg) gegeben werden.

Supraventrikuläre Tachykardie (SVT)

Definition. Tachykardie (Frequenz > 100/min) mit regelmäßigen, schmal konfigurierten QRS-Komplexen (< 0,12 ms; **Abb. 11.11**), die von einem Zentrum oberhalb der Ventrikel ausgeht.

Ätiologie. Meist angeborene Störungen (→ typisch: junge, herzgesunde Patient*innen), z. B. Präexzitationssyndrome wie das Wolff-Parkinson-White-Syndrom (orthodrome Form), AV-Knoten-Tachykardien, AV-junktionale Tachykardien und Reentry-Tachykardien.

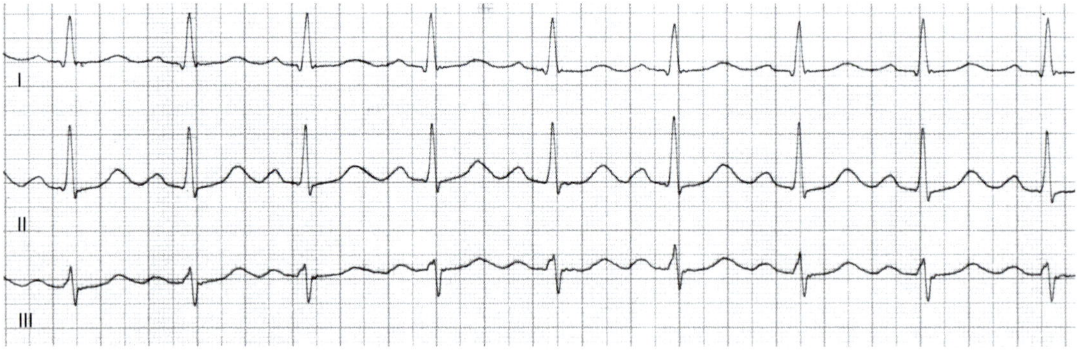

Abb. 11.10 Regelmäßige Sinustachykardie: Herzfrequenz 120/min, jeder P-Welle folgt ein QRS-Komplex; Papierlaufgeschwindigkeit 50 mm/s. (Quelle: Klinge, Das Elektrokardiogramm, Thieme, 2015)

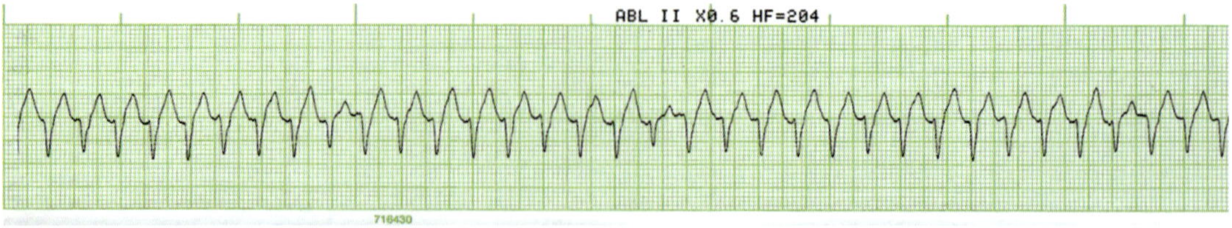

Abb. 11.11 Supraventrikuläre Tachykardie.

Symptome. Plötzlich auftretendes „Herzrasen“, evtl. Schwindel, Hypotonie, Synkope.

Therapie.

- **Vagusstimulation**: Valsalva-Pressversuch, (einseitige!) Massage des Karotissinus
- bei hämodynamischer Relevanz **Adenosin** 6 mg **schnell i. v.**, bei Erfolglosigkeit Wiederholung mit 9 mg, bei Erfolglosigkeit Wiederholung mit 12 mg. **Cave**: Adenosin kann eine totale AV-Blockierung und damit eine kurzzeitige Asystolie (einige Sekunden) auslösen, die i. A. aber nicht therapiert werden muss.
- bei unzureichendem Effekt **β-Blocker** (z. B. Metoprolol oder Esmolol) oder **Kalziumantagonisten** (Diltiazem oder Verapamil) langsam titriert i. v. (cave bei Herzinsuffizienz)
- cave: bei WPW-Syndrom + Vorhofflimmern (→ unregelmäßige Schmalkomplextachykardie) sind Adenosin, Betablocker und Verapamil kontraindiziert (Gefahr eines Kammerflimmerns)
- Eine **Kardioversion** (biphasisch, R-Zacken-synchronisiert) ist **ausschließlich bei ausgeprägter hämodynamischer Relevanz** präklinisch indiziert und erfordert in der Regel eine Analgosedierung (z. B. mit Propofol, ggf. Morphin).

Tachyarrhythmia absoluta (TAA)

Definition. Vorhofflimmern (keine P-Wellen im EKG abgrenzbar) mit schneller Überleitung auf die Kammern → Schmalkomplextachykardie mit völlig unregelmäßigen Aktionen und Frequenz > 100/min (**Abb. 11.12**).

Symptome. Bei Vorhofflimmern fällt die geordnete Vorhofkontraktion vor der Ventrikelkontraktion weg, weshalb das Schlagvolumen um ca. 30 % geringer ist als bei Sinusrhythmus. Die Patient*innen bemerken das in der Regel nicht. Steigt die Herzfrequenz jedoch an (Tachyarrhythmie), nehmen die Ventrikelfüllung und damit auch das Schlagvolumen drastisch ab. Die Patient*innen klagen über einen plötzlichen **Leistungsknick**, **Müdigkeit**, **Palpitationen** und **„Herzrasen“**.

Therapie. Je länger das Vorhofflimmern ohne Antikoagulation besteht, umso größer ist die Gefahr, dass sich im Vorhof Thromben gebildet haben, die sich bei Rhythmisierung lösen und somit zu Thromboembolien führen können.

- Bei symptomatischen, **hämodynamisch stabilen** Patient*innen steht in der Notfallmedizin daher die frequenzkontrollierende Therapie mit einem β-Blocker (z. B. Metoprolol 1–5 mg langsam titriert i. v.) oder Verapamil (5 mg i. v.) im Vordergrund. Ist eine Rhythmuskontrolle notwendig, sollte eine medikamentöse oder elektrische Kardioversion erst innerklinisch kontrolliert erfolgen (bei Bestehen des Vorhofflimmerns > 48 h nur nach 3 Wochen Antikoagulation oder Ausschluss von Vorhofthromben mittels TEE; bei Bestehen des Vorhofflimmerns < 48 h auch ohne Antikoagulation bzw. Ausschluss von Thromben mittels TEE möglich).
- Bei akuter oder sich verschlechternder **hämodynamischer Instabilität** ist die notfallmäßige elektrische Kardioversion die Therapie der Wahl; möglichst frühzeitig sollte hier eine Antikoagula-

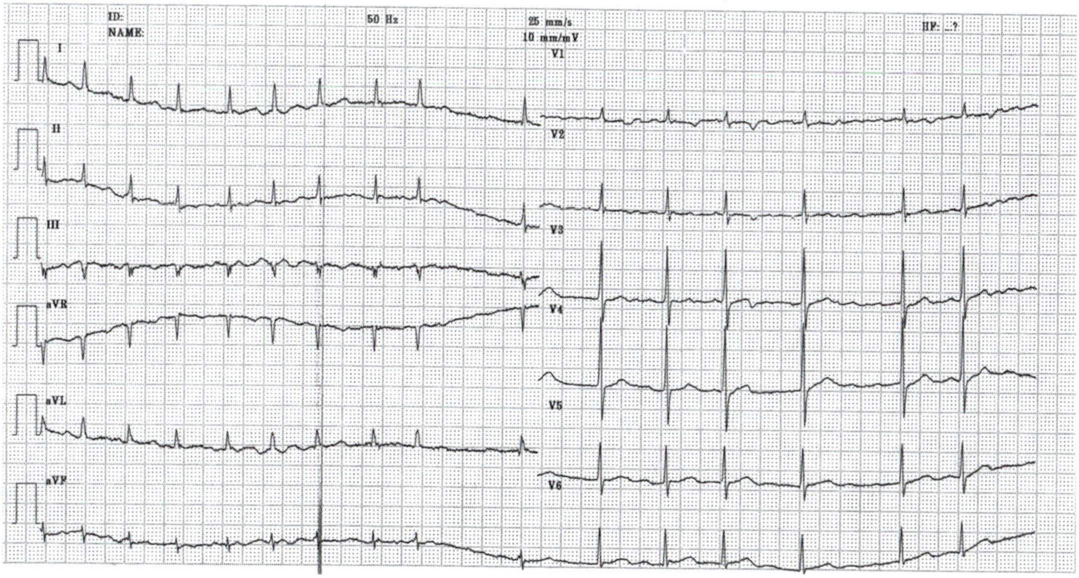

Abb. 11.12 Tachyarrhythmia absoluta.

tion für mindestens 4 Wochen eingeleitet werden. Eine weitere Option bei hämodynamischer Relevanz ist Amiodaron: Es kann zur akuten Frequenzregulierung erwogen werden, doch cave: da Amiodaron auch eine antiarrhythmische Wirkung hat, besteht hier ebenfalls ggf. die Gefahr von Thromboembolien.

Tachykarde Herzrhythmusstörungen mit breit konfigurierten QRS-Komplexen

Definition. Tachykardie (Frequenz > 100/min) mit regelmäßigen, breit konfigurierten QRS-Komplexen (≥ 0,12 ms; **Abb. 11.13**), die am häufigsten von einem ventrikulären Zentrum ausgeht (**ventrikuläre Tachykardie**, **VT**). Eine Sonderform ist die **Torsade-de-Pointes-Tachykardie**, eine spindelförmige Kammertachykardie mit einer Frequenz 4> 150/min (**Abb. 11.14**).

Ätiologie. Am häufigsten KHK, Myokardinfarkt, Intoxikation mit Antiarrhythmika oder Herzglykosiden, Long-QT-Syndrom, Brugada-Syndrom.

Symptome. Herzrasen, Angina pectoris, Synkope, kardiogener Schock.

Therapie. Die VT ist eine **lebensbedrohliche Rhythmusstörung** mit Gefahr des Übergangs in ein Kammerflimmern und muss daher sofort therapiert werden:

- stabile Hämodynamik, keine Herzinsuffizienz: **Ajmalin** 50 mg i. v. über 5 min
- stabile Hämodynamik bei Herzinsuffizienz: **Amiodaron** 300 mg i. v. über 5 min, gefolgt von 900 mg über 24 h
- Torsade-de-Pointes-Tachykardie: **Magnesium** 2 g i. v. über 5 min
- hämodynamische Instabilität oder Versagen der medikamentösen Therapie: **Analgosedierung** + **elektrische Kardioversion**, beginnend mit 150 J biphasisch
- Pulslosigkeit: **CPR** und Defibrillation.

MERKE

Bis zum Beweis des Gegenteils wird jede Tachykardie mit breit konfigurierten QRS-Komplexen wie eine ventrikuläre Tachykardie behandelt.

11.2.2 Hypertensive Entgleisung

Definition. Die **hypertensive Krise** bezeichnet eine Entgleisung des systemischen Blutdrucks mit Werten > 230/130 mmHg. Bei Zeichen einer vitalen Bedrohung durch Organschäden (z. B. Hochdruckenzephalopathie, akutes Koronarsyndrom, intrakranielle Blutungen, Lungenödem) spricht man von einem **hypertensiven Notfall**.

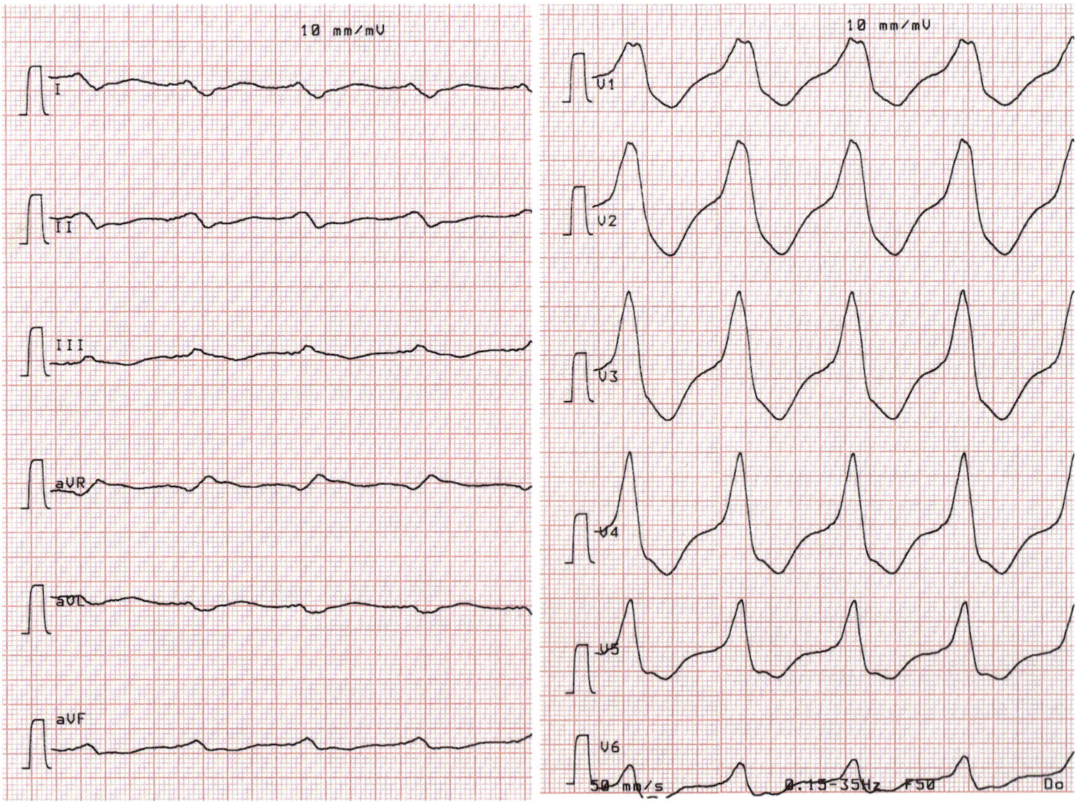

Abb. 11.13 Ventrikuläre Tachykardie.

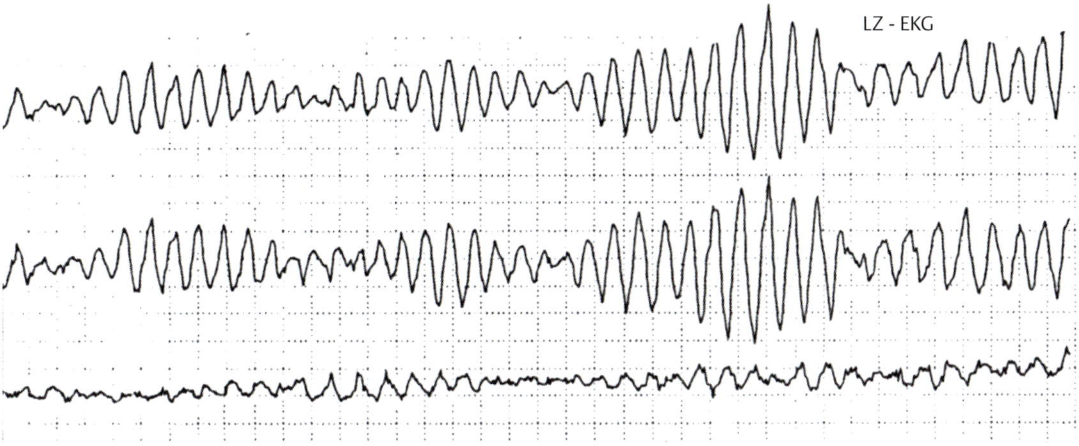

Abb. 11.14 Torsade-de-Pointes-Tachykardie. (Quelle: Klinge, Das Elektrokardiogramm, Thieme, 2015)

Ätiologie. Häufige Ursache sind **mangelnde Compliance** bei der Einnahme von Antihypertensiva und **psychische Veränderungen** (z. B. akute Erregung, Angst-/Panikzustände). Eine spezielle Situation ist die hypertensive Entgleisung im Rahmen einer Spätgestose (S. 244).

Symptome. Viele Patient*innen sind asymptomatisch. Häufig wird über **neurologische Symptome** (Schwindel, Flimmerskotome, Kopfschmerzen, neurologische Ausfälle), **Angst** und **Unruhe** geklagt. Auch **Dyspnoe**, **Nasenbluten** und **thorakale Schmerzen** sind häufig. Typisch ist auch ein deutlich hyperämisches, rotes Hautkolorit im Kopfbereich.

Therapie. Das Ziel ist die langsame, vorsichtige **Senkung** des Blutdrucks **um maximal 25 % des Ausgangswerts**! Folgende Substanzen werden derzeit empfohlen:

- 1. Wahl:
  - **Urapidil** vorsichtig i. v. (10 mg-weise titriert bis zur gewünschten Wirkung – im Rettungsdienst ideal, da sehr gut steuerbar)
  - **Glyceroltrinitrat** als Spray: 0,4–1,2 mg sublingual ≙ 1–3 Hübe; besser noch i. v. (33–133 µg/min bzw. 2–8 mg/h, Erhaltungsdosis 0,5–8 mg/h): v. a. bei Lungenödem und akutem Koronarsyndrom (cave: Nitro-Kopfschmerz!)
- Bei Therapieresistenz (falls verfügbar):
  - ACE-Hemmer Enalaprilat i. v. (0,625–1,25 mg als Bolus über 5 min)
  - β-Blocker Esmolol i. v. (0,5–1,0 mg/kg als Bolus; 50–300 µg/kg/min über i. v.-Infusion)
  - nur bei sehr schweren Fällen: Nitroprussid-Natrium i. v. (cave: Cyanidintoxikation bei längerer Anwendung!)
- bei Agitiertheit, Unruhe oder Alkoholentzugssyndrom: Clonidin i. v.
- bei Lungenödem: begleitend Furosemid 20–40 mg i. v.

> **MERKE**
> Insbesondere bei mehrfach antihypertensiv behandelten Patient*innen sind höhere Dosierungen erforderlich. Nach einiger Zeit kann bei diesen Patient*innen die Wirkung aber schlagartig einsetzen. Daher sollte immer **vorsichtig** weiter **titriert** werden, bis die gewünschte Wirkung einsetzt!

11

11.2.3 Akutes Koronarsyndrom (ACS)

Definition. Das ACS fasst die **Angina pectoris** (kein Anstieg von Troponin T/I), den **Nicht-ST-Hebungs-Infarkt** (NSTEMI: Anstieg von Troponin T/I, keine ST-Streckenhebungen im EKG) und **den ST-Strecken-Hebungs-Infarkt** (STEMI: Anstieg von Troponin T/I + typische ST-Streckenhebungen im EKG) zusammen. Die Angina pectoris und der NSTEMI sind ohne Bestimmung des Troponin-Spiegels in der Notfallmedizin nicht zu unterscheiden.

Symptome. Akut einsetzende, andauernde Brustschmerzen, thorakales Engegefühl („wie ein Gürtel um die Brust"), oft mit Ausstrahlung in den linken Arm oder aber auch in den Unterkiefer oder Oberbauch, Schwächegefühl, Todesangst, vegetative Symptome, Rhythmusstörungen, Dyspnoe.

Cave: Insbesondere bei Diabetiker*innen und älteren Patient*innen sind auch **„stumme" Infarkte** ohne die typische Schmerzsymptomatik möglich!

Diagnostik. Anamneseerhebung, SpO_2, RR, 12-Kanal-EKG (**Abb. 11.15**), kontinuierliche und lückenlose Überwachung, ggf. Troponin-Schnelltest!

Therapie.

- Der Patient/die Patientin sollte nicht mehr aufstehen oder gehen (keine weitere körperliche Belastung!)
- Oberkörper-Hochlagerung (30°) → Senkung der Vorlast
- venösen Zugang legen

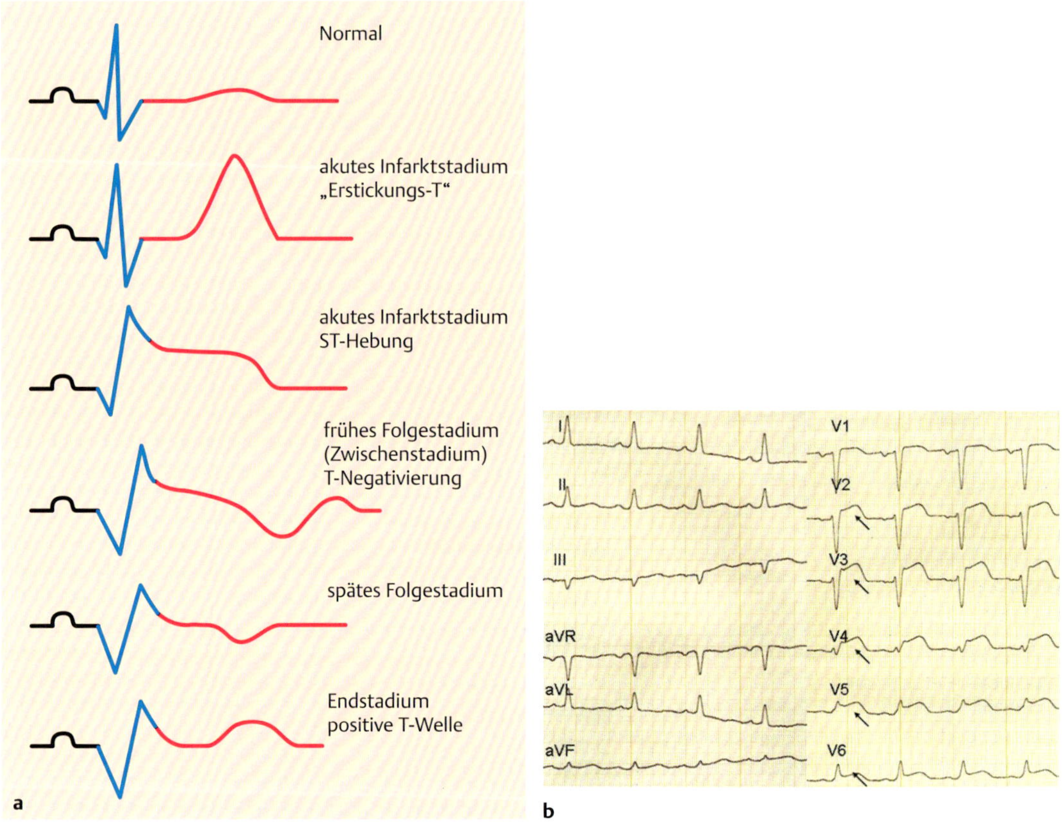

Abb. 11.15 EKG-Befunde bei akutem Myokardinfarkt:
a schematische Darstellung (Quelle: Trappe, Schuster, EKG-Kurs für Isabel, Thieme, 2024)
b akuter Vorderwandinfarkt mit ST-Hebung ≥ 2 mV in den Ableitungen V2–V6. (Quelle: Baenkler, Bals, Goldschmidt et al., Kurzlehrbuch Innere Medizin, Thieme, 2021)

- ggf. **zurückhaltende O_2-Gabe** (Ziel-SpO_2 > 94–96 %) nur bei bestehendem SpO_2-Abfall (cave: keine prophylaktische, hochdosierte Sauerstoffgabe!)
- **Nitroglycerin-Spray** (1–2 Hübe à 0,4 mg sublingual: nicht bei systolischem Blutdruck < 90 mmHg)
- **Acetylsalicylsäure** (ASS) 250–500 mg i. v.
- **ggf. Thrombozytenaggregationshemmer** p. o. erwägen: Clopidogrel 600 mg, Prasugrel 60 mg oder Ticagrelor 180 mg (→ „duale Plättchenhemmung")
- **Heparin** 70 I.E./kg KG (max. 5 000 I.E.) oder niedermolekulares Heparin (z. B. Enoxaparin 1 mg/kg KG s. c.)
- **Morphin** 3–5 mg fraktioniert i. v., bis Schmerzfreiheit
- bei Tachykardie (> 80/min): **β-Blocker** wie Metoprolol 1–5 mg langsam i. v.
- bei Übelkeit **Antiemetika**, z. B. Metoclopramid 10 mg i. v.
- bei kardiogenem Schock und persistierender Hypotonie < 90 mmHg systolisch: **Katecholamintherapie** mit Noradrenalin initiieren
- zügiger Transport mit Vorankündigung in ein Krankenhaus mit **Koronarangiografie** und kardiologischer Intensivstation (Chest Pain Unit [CPU] oder Coronary Care Unit [CCU])
- Ist bei STEMI innerhalb von 2 Stunden nach Symptombeginn keine Koronarangiografie möglich: **Thrombolyse** mit Alteplase (rt-PA), Reteplase (r-PA) oder Tenecteplase (TNK)
- Ab Diagnose bis zur Übergabe muss ständig ein **Defibrillator** unmittelbar verfügbar sein!
- ggf. Therapie von Herzrhythmusstörungen bzw. CPR.

Praxistipp
Verabreiche keine Medikamente i. m., da danach eine Thrombolyse kontraindiziert ist!

11.2.4 Verschluss einer Extremitätenarterie

Die betroffene Arterie sollte innerhalb weniger Stunden operativ desobliteriert werden, da die Extremitätenarterien im Regelfall keine ausreichenden Kollateralen haben und die betroffene Extremität

(>80% der Fälle untere Extremität) somit akut bedroht ist.

Ätiologie. Am häufigsten arterielle Embolie (meist aus dem Herzen) oder Thrombosierung im Rahmen einer pAVK, seltener Traumata (z. B. Versuch der arteriellen Kanülierung) oder Koagulopathien (Thrombophilie, HIT).

Symptome („6 P“ nach Pratt).

- starke Schmerzen (**P**ain)
- fehlende periphere Pulse (**P**ulselessness)
- Extremität kühl und blass (**P**aleness and **P**alor)
- **P**arästhesien (**P**araethesia)
- **P**aralyse (**P**aralysis)
- Schock (**P**rostration).

Diagnostik.

- Palpation der Pulse im Seitenvergleich
- in der Klinik Duplex-Sonografie → Nachweis des Gefäßverschlusses.

Therapie.

- Basismonitoring
- Anlage eines periphervenösen Zugangs
- Extremität flach (ggf. tief) lagern, vorsichtig mit Watte abpolstern
- Analgesie (NSAID, ggf. Morphin)
- Heparin 5 000–10 000 I.E.
- Transport in Klinik mit gefäßchirurgischer Abteilung.

Praxistipp

Aufgrund des sehr unangenehmen Kältegefühls, fordern die Patient*innen häufig ein Anwärmen des Beins. Dies erhöht jedoch den O_2-Bedarf und sollte daher unterlassen werden!

11.2.5 Lungenembolie

Definition. Thromboembolische Verlegung einer Pulmonalarterie (bzw. eines Astes), meist als Folge einer tiefen Beinvenenthrombose.

MERKE

Die **Lungenembolie** ist das **„Chamäleon“** der **Medizin**, da sie keinerlei spezifische Symptome hat und auch durch kein diagnostisches Kriterium sicher identifiziert werden kann. Daher wird sie oft sehr spät, oder überhaupt nicht, erkannt.

Risikofaktoren. Siehe TVT (S. 232).

Symptome.

- **Dyspnoe und Tachypnoe** (85% d. F.), neu aufgetretene atemabhängige **Thoraxschmerzen** (85% d. F.), Tachykardie, Angst und Beklemmungsgefühle (je 60% d. F.), Husten oder Hämoptysen (Bluthusten, ca. 50% d. F.), Synkope, Zyanose, obere Einflussstauung, Schock, Herz-Kreislauf-Stillstand

11

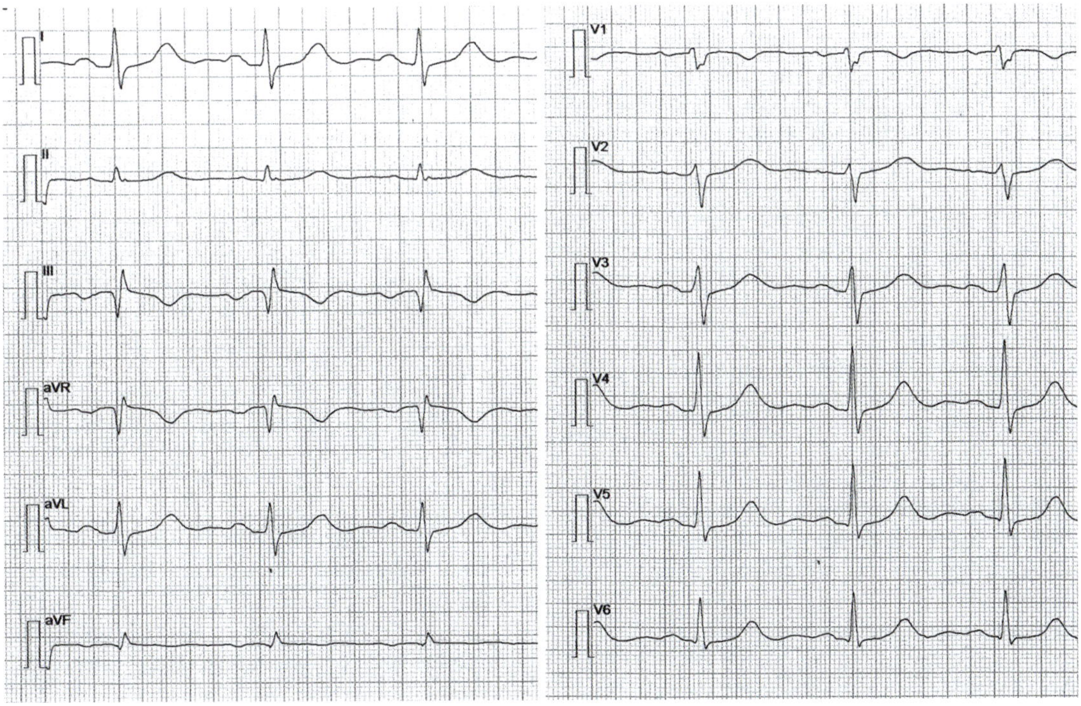

Abb. 11.16 EKG bei Lungenembolie: S_IQ_{III}-Typ als Zeichen der Rechtsherzbelastung: Gleichzeitiges Vorliegen einer S-Zacke in Ableitung I und einer Q-Zacke in Ableitung III mit begleitender T-Negativierung.

- **Symptome einer tiefen Beinvenenthrombose**: Schmerzen, Schwellung, Überwärmung, Druckempfindlichkeit im Unterschenkelbereich.

Diagnostik.

- SpO_2 (oftmals „unerklärlich schlechte" Sättigung)
- RR (Hypotonie)
- EKG (Rechtsbelastungszeichen, S_IQ_{III}-Typ (**Abb. 11.16**), T-Negativierung, neu aufgetretener Rechtsschenkelblock, Tachykardie)
- klinische Untersuchung: Halsvenenstauung? (Rechtsherzbelastungszeichen)

Therapie. Das Risiko wird anhand der kardiozirkulatorischen Situation stratifiziert: Bei einem systolischen Blutdruck < 100 mmHg besteht ein hohes Risiko; der Patient/die Patientin sollte unter Reanimationsbereitschaft in ein geeignetes Klinikum mit CT und Intensivstation gebracht werden.

- **O_2-Gabe** (4–8 l/min), ggf. endotracheale Intubation und Beatmung bei respiratorischer Insuffizienz
- **Oberkörperhochlagerung**
- Antikoagulation (siehe TVT), bei hoher klinischer Wahrscheinlichkeit und insbesondere bei hämodynamischer Instabilität präklinischer Beginn z. B. mit **Heparin** 80 I.E./kg KG
- ggf. Analgesie mit **Morphin** 5–10 mg i. v. (vorsichtig!)
- ggf. **Katecholamintherapie** mit Noradrenalin initiieren
- zügiger, sehr vorsichtiger (Gefahr, dass sich weitere Emboli ablösen!) **Transport** in geeignete Klinik
- bei Schock oder Hypotension systemische **Thrombolyse** mit Streptokinase, Urokinase oder Alteplase (rt-PA) gewichtsadaptiert erwägen; bei Kreislaufstillstand Einsatz eines Thrombolytikums während der CPR unbedingt erwägen!

Informationen zur innerklinischen Therapie findest du im Kapitel Intensivmedizin (S. 172).

Praxistipp
Verabreiche keine Medikamente i. m., da danach eine Thrombolyse kontraindiziert ist!

11

11.2.6 Venöse Thrombose (tiefe Beinvenenthrombose, TVT)

Pathogenese. Entscheiden für die Entstehung einer TVT ist die **Virchow-Trias** (verlangsamte Blutströmung, Veränderung der Viskosität des Blutes, Endothelalterationen).

Risikofaktoren. Längere Immobilisation (Trauma, postoperativ), Einnahme von oralen Kontrazeptiva, Z. n. Thromboembolien, genetische Prädisposition (z. B. Protein-C- oder Protein-S-Mangel), Nikotinkonsum, Schwangerschaft, BMI > 30 kg/m², Malignome, Thrombozytosen, chronische Herzinsuffizienz, chronisch-venöse Insuffizienz.

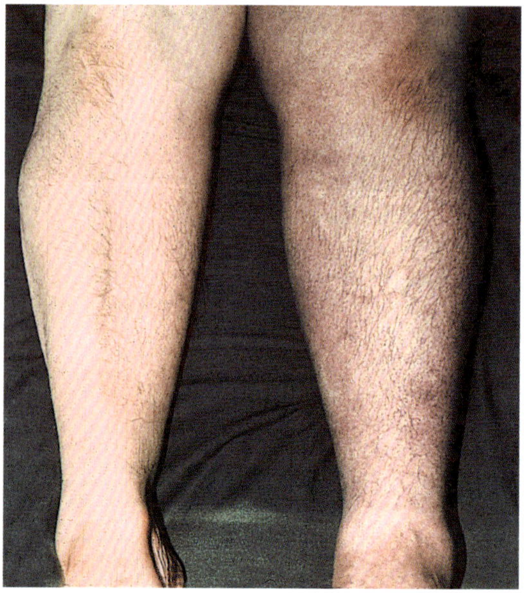

Abb. 11.17 Klinischer Befund bei tiefer Beinvenenthrombose links. (Quelle: Henne-Bruns, Duale Reihe Chirurgie, Thieme, 2012)

Symptome.

- Schwellung im Knöchel- und Unterschenkelbereich
- Spannungsgefühl und Druckdolenz im Unterschenkel- und Kniekehlenbereich
- Umfangsdifferenz im Vergleich zur kontralateralen Extremität
- Rötung, Überwärmung, ggf. livide Verfärbung der Extremität (**Abb. 11.17**).

Diagnostik.

- Umfangsmessung der Unterschenkel
- Prüfung der klinischen Zeichen einer TVT: Homann- (Dorsalextension des Fußes → Wadenschmerz) und Payr-Zeichen (Druck auf die Fußsohle → Schmerzen in Fuß und Unterschenkel), Pratt-Warnvenen (erweiterte Venen an der Tibiavorderkante)
- in der Klinik: Duplex-Sonografie der Bein- und Beckenvenen.

Therapie.

- Basismonitoring
- Anlage eines periphervenösen Zugangs
- Extremität ggf. **hochlagern** (schmerzlindernd)
- **Analgesie** (NSAID, evtl. Morphin)
- auf **Zeichen einer resultierenden Lungenembolie achten** (z. B. EKG-Veränderungen, Verschlechterung des Allgemeinzustandes, Tachykardie)
- **ärztlich begleiteter Transport** in Klinik.

TVT werden **meist konservativ behandelt** und erfordern wegen des hohen Risikos einer Lungenembolie eine **Antikoagulation** (**initial** mit niedermolekularem Heparin [z. B. Enoxaparin 1 mg/kg KG s. c. 2×/d], Fondaparinux [7,5 mg s. c. 1×/d], unfraktioniertem Heparin [80 IE/kg i. v. als Bolus, danach 15–20 IE/kg KG/h und Anpassung an Ziel-aPTT], Rivaroxaban [15 mg 2×/d] oder Apixaban [10 mg 2×/d]; später **Erhaltungstherapie** und **Sekundärprophylaxe** mit Phenprocoumon oder DOAK für mind. 3 Monate bis zu lebenslang [für individuelle Empfehlungen siehe die aktuellen Leitlinien]).

11.2.7 Aortendissektion

Synonyme. Rupturiertes Aortenaneurysma, Aneurysma dissecans

Pathogenese. Die Ursache ist ein Einriss der Tunica intima der Aorta, in den meisten Fällen im Bereich eines vorbestehenden Aneurysmas. Durch den Einriss entsteht ein **„falsches Lumen"** in der Tunica media, in dem der Blutstrom nun verläuft und das sich nach distal oder proximal ausdehnen kann. Die Ausdehnung kann von wenigen Zentimetern bis hin zur gesamten Länge der Aorta betragen. Die im Bereich der Dissektion befindlichen Arterien bzw. die von ihnen versorgten Organe werden häufig nicht mehr perfundiert, bei **inkompletter Ruptur** dominieren diese Organausfälle die Klinik. Bei **kompletter Ruptur** (Einriss auch der Tunica adventitia) verbluten die Patient*innen meist innerhalb weniger Minuten.

Risikofaktoren. kardiovaskuläre Risikofaktoren, genetisch bedingte Bindegewebsschwäche (z. B. Ehlers-Danlos- oder Marfan-Syndrom).

Klassifikationen. Die Aortendissektion wird nach **De-Bakey** (Typ I: Aorta ascendens bis abdominelle Aorta; Typ II: nur Aorta ascendens; Typ III: nur Aorta descendens) und **Stanford** (Stanford A: Beginn an der Aorta ascendens, Stanford B: Beginn in der Aorta descendens) eingeteilt (**Abb. 11.18**). Die Prognose bei Stanford A-Dissektionen ist deutlich schlechter.

Symptome.

- plötzlich einsetzende, heftigste Schmerzen thorakal oder im Rücken
- Schmerzbeginn oft „wie wenn man einen Schalter umlegt"
- neuaufgetretenes diastolisches Herzgeräusch
- bei Herzbeuteltamponade Tachykardie, Hypotonie, Pulsus paradoxus
- je nach betroffenem Gebiet z. B. fokal-neurologisches Defizit, ACS, Flankenschmerzen
- ggf. Schock, Zentralisierung.

MERKE

Denke **bei jedem** plötzlich eingetretenen Schmerzereignis **mit stärkster Schmerzsymptomatik** an eine **Aortendissektion**!

Diagnostik. Zur Differenzierung von einem ACS wird ein **EKG** angelegt. Die Aortendissektion ist (prä-)klinisch kaum sicher zu diagnostizieren, bei entsprechendem Verdacht sollten die Patient*innen zur Diagnoseklärung **möglichst rasch in eine Klinik mit CT** (oder notfalls TEE) **transportiert** (Voranmeldung → Vermeidung von Wartezeiten) und ggf. sekundär in ein kardiochirurgisches Zentrum weiterverlegt werden.

Therapie.

- Anlage großlumiger Zugänge
- O_2-Gabe bei SpO_2-Abfall (Ziel: $SpO_2 > 96\,\%$)
- **Blutdrucksenkung auf 100–110 mmHg systolisch** (Urapidil, Nitroprussid-Natrium, ggf. β-Blocker) bei hypertensiver Kreislaufsituation, um vollständige Ruptur zu vermeiden
- **Analgesie** (Morphin 3–10 mg i. v.) und **Anxiolyse** (z. B. Midazolam 2–5 mg i. v.)
- zügiger **Transport** in Klinik mit CT oder TEE-Möglichkeit bzw. bei gesicherter Diagnose schnellstmöglicher Transport in ein (kardio-)chirurgisches Zentrum (Voranmeldung, ggf. direkte Übergabe an den OP)

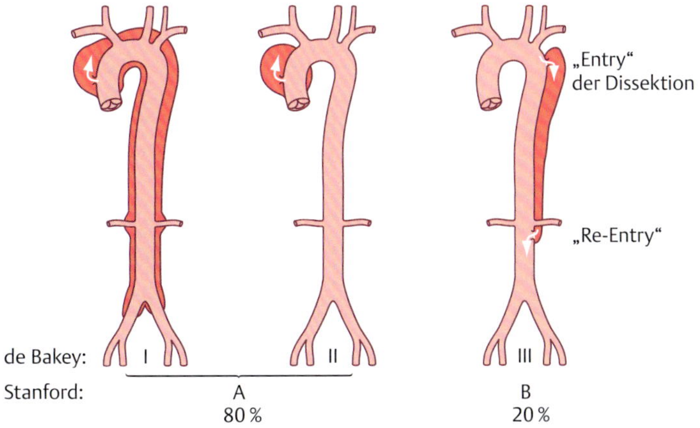

Abb. 11.18 Einteilung des Aneurysma dissecans nach DeBakey und Stanford-Klassifikation. (Quelle: Reiser, Kuhn, Debus, Duale Reihe Radiologie, Thieme, 2017)

- bei Intensivverlegung Anlage eines erweiterten hämodynamischen Monitorings (arterielle Blutdruckmessung) erwägen (wenn ohne Zeitverzug durchführbar und apparative Ausstattung am Rettungsmittel vorhanden).

11.2.8 Mesenterialinfarkt

Definition. Ischämischer Infarkt durch arterielle Thrombose oder Embolie (in 85 % d. F. A. mesenterica superior, seltener A. mesenterica inferior oder Truncus coeliacus) oder seltener hämorrhagischer Infarkt durch eine Thrombose im Bereich der abführenden Venen.

Risikofaktoren. Kardiovaskuläre Risikofaktoren, Vorhofflimmern.

Symptome. Typisch ist ein Verlauf in folgenden Phasen:

- **Initialstadium**: heftige Bauchschmerzen, (hämorrhagische) Diarrhö, verstärkte Peristaltik, akutes Abdomen, rapide Verschlechterung des Allgemeinzustandes
- „**fauler Friede**" (nach ca. 2–6 Stunden): Nachlassen der Schmerzen, Abnahme der Darmperistaltik
- Stadium der **Peritonitis** (nach 6–12 Stunden): Entwicklung eines paralytischen Ileus, extrem rascher Verfall des Patienten/der Patientin, Somnolenz bis Sopor, Hypotonie, Tachykardie, hochseptischer Verlauf durch Durchwanderungsperitonitis mit Entwicklung eines septischen Schocks bis hin zum Tod.

11

MERKE

Der **Mesenterialinfarkt** ist ein **lebensbedrohliches Krankheitsbild** mit, insbesondere bei verzögertem Therapiebeginn, sehr hoher Letalität (bis zu 90 %)!

Diagnostik. **Präklinisch** ist eine **Differenzierung** zum akuten Abdomen aus anderen Ursachen in der Regel **nicht möglich**. Innerklinisch imponiert eine sich fulminant entwickelnde Sepsis mit Laktatazidose, die Diagnose kann mittels Farbduplexsonografie des Abdomens oder Kontrastmittel-CT gesichert werden.

Praxistipp

Denke bei allen älteren Patient*innen mit kardialen Vorerkrankungen und akutem Abdomen an einen Mesenterialinfarkt!

Therapie.

- Basismonitoring
- Anlage großlumiger Venenzugänge
- Schocktherapie, primär Gabe von Vollelektrolytlösung
- bei manifestem Schock Beginn der Vasopressortherapie (z. B. Noradrenalin-Perfusor)
- Analgesie (z. B. Morphin i. v.)
- zügiger Transport in eine geeignete Zielklinik (Vorankündigung!) zur Diagnosesicherung und Therapie.

11.3 Respiratorische Notfälle

Key Point

Wichtige respiratorische Notfälle sind Asthmaanfälle, akute Exazerbationen einer COPD, Lungenödeme verschiedener Ursachen, Pneumothoraces und das Hyperventilationssyndrom.

11.3.1 Akute Atemwegsobstruktion: Asthma bronchiale und akut exazerbierte COPD

Definitionen. **Asthma bronchiale** beschreibt eine Hyperreagibilität der Bronchialschleimhaut, häufig durch eine allergische Komponente. Die **chronisch-obstruktive Lungenerkrankung** (COPD) ist gekennzeichnet durch eine Hypertrophie der Bronchialschleimhaut mit vermehrter Schleimproduktion, oftmals nach langjährigem Nikotinabusus. Beiden Krankheitsbildern gemeinsam ist, dass durch die Schwellung der Bronchialschleimhaut die Exspiration („Airtrapping") behindert wird.

Pathogenese. Bei **Asthma bronchiale** können akute Anfälle durch eine Exposition gegenüber Allergenen (extrinsisches, allergisches Asthma), aber auch z. B. durch kalte Luft, körperliche Anstrengung, inhalative Reizstoffe oder Atemwegsinfekte (intrinsisches Asthma) ausgelöst werden. Akute Exazerbationen bei **COPD** sind meist infektgetriggert (vermehrte Schleimbildung → Zunahme der Obstruktion).

Symptome. Dyspnoe bis Orthopnoe, Zyanose, Angst, Tachykardie, Tachypnoe, verlängerte, angestrengte Ausatmung, exspiratorisches Giemen und Brummen, bei lebensbedrohlichem Anfall kein Atemgeräusch auskultierbar („stille Lunge"), Zyanose, Bradykardie, Erschöpfung.

Diagnostik. SpO_2, RR, EKG, Auskultation: trockene Rasselgeräusche (Giemen, Brummen).

Schweregrade eines akuten Asthmaanfalls.

- leichter bis mittelschwerer Anfall: Sprechen möglich, AF < 25/min, HF < 110/min, PEF ≥ 50 % des persönlichen Bestwerts
- schwerer Anfall: Sprechdyspnoe, SpO_2 < 92 %, AF ≥ 25/min, HF ≥ 110/min, PEF < 50 % des persönlichen Bestwerts
- lebensbedrohlicher Anfall: kein Atemgeräusch, flache Atmung/frustrane Atemarbeit, Bradykardie, PEF < 33 % des persönlichen Bestwerts bzw.

unter 100 l/min, Hypotonie, Zyanose, $SpO_2 < 92\,\%$, $pO_2 < 60$ mmHg, pCO_2 normal oder erhöht.

Therapie eines akuten Asthmaanfalls.

- sitzende Lagerung, dosierte Lippenbremse
- Anlage eines periphervenösen Zugangs
- leichter bis mittelschwerer Anfall: 2–4 Hübe eines kurz wirksamen inhalativen β_2-Sympathomimetikums (SABA, z. B. Fenoterol, Salbutamol) über Dosieraerosol ggf. mit Spacer, ggf. nach 10–15 min wiederholen, 20–50 mg Prednisolonäquivalent p. o., wenn keine Besserung nach 30–60 min Transport ins Krankenhaus
- schwerer Anfall: O_2 über Gesichtsmaske (Ziel-$SpO_2 > 94\,\%$), 2–4 Hübe eines kurz wirksamen inhalativen β_2-Sympathomimetikums (SABA, z. B. Fenoterol, Salbutamol) über Dosieraerosol ggf. mit Spacer, 40–50 mg Prednisolonäquivalent p. o./i. v., falls vorhanden Ipratropiumbromid 0,5 mg vernebelt oder 80 µg aus einem MDI mit Spacer, wenn keine Besserung nach 30 –60 min Transport ins Krankenhaus
- lebensbedrohlicher Anfall: O_2 über Gesichtsmaske (Ziel-$SpO_2 > 94\,\%$), 2–4 Hübe eines kurz wirksamen inhalativen β_2-Sympathomimetikums (SABA, z. B. Fenoterol, Salbutamol), 50–100 mg Prednisolonäquivalent p. o./i. v., falls vorhanden Ipratropiumbromid 0,5 mg vernebelt oder 80 µg aus einem Dosieraerosol mit Spacer, schnellstmöglich Transport ins Krankenhaus
- bei respiratorischer Globalinsuffizienz und Versagen aller Maßnahmen: Einleitung einer Notfallnarkose (möglichst mit Ketamin; wirkt bronchodilatatorisch), endotracheale Intubation und Beatmung (cave: kein Thiopental verwenden, da dieses aufgrund einer Histaminliberation schwere Bronchospasmen auslösen kann!).

Praxistipp

Keine Sedativa bei einem Asthmaanfall verabreichen!

Therapie der akut exazerbierten COPD.

- kurz wirksame inhalative β_2-Sympathomimetika, ggf. zusätzlich kurz wirksame Anticholinergika (z. B. Ipratropiumbromid)
- 40 mg Prednisolon-Äquivalent oral (Fortführung für 5 Tage)
- bei hypoxämischer respiratorischer Insuffizienz ggf. kontrollierte Sauerstofftherapie (Ziel-Sättigungswert > 90 %; cave: mögliche CO_2-Retention!) und nicht invasive Beatmungsformen (NIV; z. B. CPAP über Maske)
- bei respiratorischer Globalinsuffizienz und Versagen aller Maßnahmen: Einleitung einer Notfallnarkose, endotracheale Intubation und invasive Beatmung
- Beginn einer antibiotischen Therapie je nach Schweregrad und Purulenz (z. B. Amoxicillin bzw. Amoxicillin/Clavulansäure, Makrolide oder Doxycyclin, bei schwer- bis sehr schwergradigen Exazerbationen Chinolone)
- Bei fehlender Besserung unter dieser Therapie, respiratorischer Insuffizienz, schlechtem Allgemeinzustand, rasch progredienter Symptomatik und Bewusstseinstrübung Transport ins Krankenhaus.

11.3.2 Lungenödem

Definition. Austreten von Flüssigkeit aus den Kapillargefäßen in das Interstitium (**interstitielles Lungenödem**) und im weiteren Verlauf in die Alveolen der Lunge (**alveoläres Lungenödem**).

Pathogenese. Die Flüssigkeitseinlagerung bedingt eine Verlängerung der Diffusionsstrecke und damit eine Gasaustauschstörung. Füllen sich die Alveolen mit Flüssigkeit, nimmt die Vitalkapazität ab.

Ätiologie. Am häufigsten ist das **kardiogene Lungenödem** bei Linksherzinsuffizienz, es kommen aber auch nichtkardiale Ursachen in Frage, z. B. **Rauchgasinhalation** (toxisches Lungenödem), verminderter onkotischer Druck bei **Niereninsuffizienz**, zu schnelles Ablassen eines Pleuraergusses (**Postexpansionsödem**), Aufenthalt in großer Höhe (**Höhenlungenödem**, HAPE) und **anaphylaktische Reaktionen**.

Symptome. Dyspnoe bis Orthopnoe, Hustenreiz („Asthma cardiale"), Tachypnoe bei interstitiellem Lungenödem; bei alveolärem Lungenödem zusätzlich schaumiges, evtl. blutiges Sputum, Zyanose.

Diagnostik.

- SpO_2, RR, EKG (Hinweise auf auslösende Ursache?)
- klinische Untersuchung: Zeichen der Rechts- (gestaute Halsvenen) oder Linksherzbelastung (Ödeme, Nykturie), Anzeichen sonstiger Erkrankungen
- Auskultation: evtl. Giemen bei interstitiellem Ödem, feuchte Rasselgeräusche bei alveolärem Ödem.

Therapie.

- O_2-Gabe (Ziel-$SpO_2 > 94\,\%$)
- Anlage eines periphervenösen Zugangs
- Lagerung mit erhöhtem Oberkörper
- ggf. nicht invasive Beatmung (NIV) mit PEEP 5–10 mmHg
- bei kardialem Lungenödem zusätzlich:
  - ggf. Senkung eines erhöhten Blutdrucks (β-Blocker, Urapidil oder Nitrate)
  - Furosemid 40 mg i. v.
  - Opioid (z. B. Morphin 3–10 mg titriert i. v.)
  - zurückhaltende Volumentherapie (Infusion nur zum Offenhalten des Zugangs)!

11.3.3 (Spontan-)Pneumothorax

Ätiologie. Ein **primärer Spontanpneumothorax** ohne erkennbare Ursache oder z. B. nach einer Hustenattacke wird am häufigsten bei schlanken, jungen Männern beobachtet. **Sekundäre Spontanpneumothoraces** sind die Folgen von strukturellen Lungenerkrankungen (z. B. Bullae, Lungenemphysem im Rahmen eines α_1-Antitrypsinmangels). Ein **traumatischer Pneumothorax** ist bei jedem Thoraxtrauma oder auch bei Tauchunfällen (S. 261) möglich, wobei zwischen einem offenen (Verbindung zwischen Pleuraraum und Außenluft) und einem geschlossenen Pneumothorax (keine Verbindung zur Außenluft) unterschieden wird. Der **iatrogene Pneumothorax** ist die Folge ärztlicher Maßnahmen, z. B. einer Fehlpunktion bei Anlage eines zentralen Venenkatheters.

Pathophysiologie. Bei einem Pneumothorax gelangt **Luft in den Pleuraspalt**, in dem sich normalerweise nur wenige Milliliter einer serösen Flüssigkeit befinden, die das Aneinandergleiten der Pleurablätter reibungsfrei ermöglichen. Der negative Druck im Pleuraraum gewährleistet, dass die Lunge entgegen ihrer Eigenelastizität entfaltet bleibt. Dringt Luft in den Pleuraspalt ein, so fehlt diese Kraft – die **Lunge auf der betroffenen Seite kollabiert** und steht für den Gasaustausch nicht mehr zur Verfügung (**Abb. 11.19**). Funktionell einem Pneumothorax gleichzusetzen sind der **Hämatothorax** (Blut im Pleuraraum) sowie (in der Notfallmedizin selten) der Pleuraerguss (seröse Flüssigkeit), das Thoraxempyem (Eiter) und der Chylothorax (Lymphflüssigkeit).

Beim Sonderfall des **Spannungspneumothorax** ermöglicht ein **Ventilmechanismus** das Eindringen weiterer Luft in den Pleuraspalt, verhindert jedoch das Entweichen der Luft. Die Luftmenge im Pleuraspalt wird dadurch immer mehr und komprimiert die betroffene Lunge immer weiter. Im Verlauf kann das Mediastinum zur gesunden Seite verlagert und dadurch die V. cava und die Aorta komprimiert werden bzw. abknicken, was innerhalb kürzester Zeit zu einem ausgeprägten **Blutdruckabfall mit Tachykardie** und **Schocksymptomatik** führen kann (**Abb. 11.20**). Ein Spannungspneumothorax tritt in der Regel allerdings nur bei Überdruckbeatmung auf.

Praxistipp

Häufiger tritt ein Spannungspneumothorax während einer Überdruckbeatmung nach endotrachealer Intubation bei schwerem Thoraxtrauma oder im Rahmen einer Trachealruptur auf.

Symptome. Plötzliche, zunehmende **Dyspnoe**, **Tachypnoe**, atemabhängige **Schmerzen** im Brustkorb, die ausstrahlen können; bei iatrogenem oder traumatischem Pneumothorax evtl. **Hautemphysem, „Knistern"**; bei Spannungspneumothorax **Zyanose**, **Einflussstauung** und **Kreislaufinsuffizienz** mit unmittelbarer Lebensgefahr.

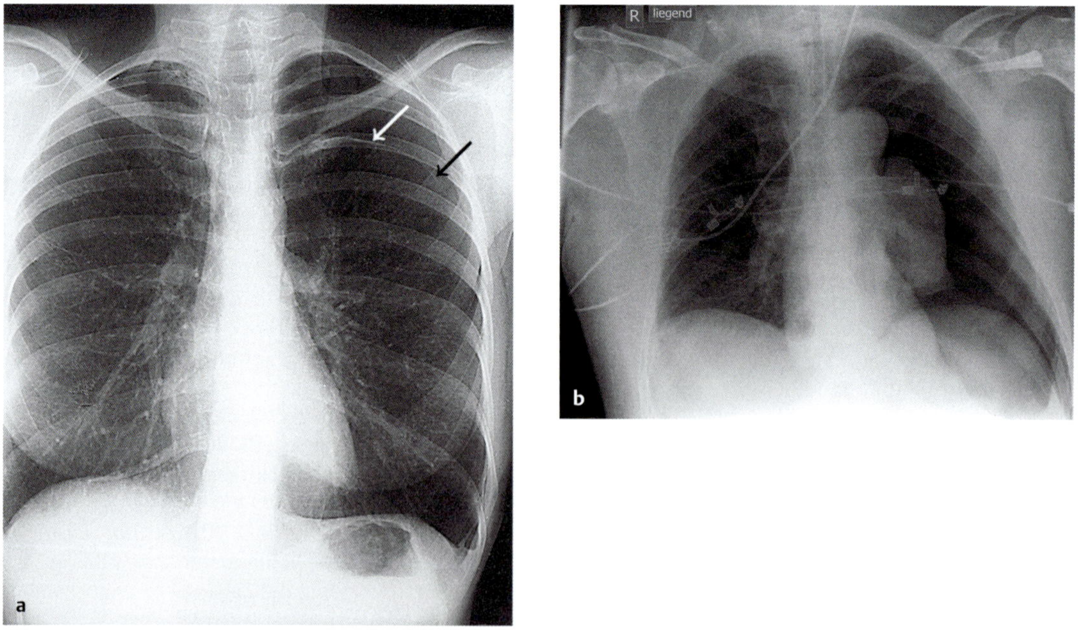

Abb. 11.19 Pneumothorax:

a Aufnahme in Inspiration bei linksseitigem Pneumothorax: Die Pleura visceralis ist als feine Haarlinie erkennbar (Pfeile). (Quelle: Reiser, Kuhn, Debus, Duale Reihe Radiologie, Thieme, 2017)

b linksseitiger Spannungspneumothorax.

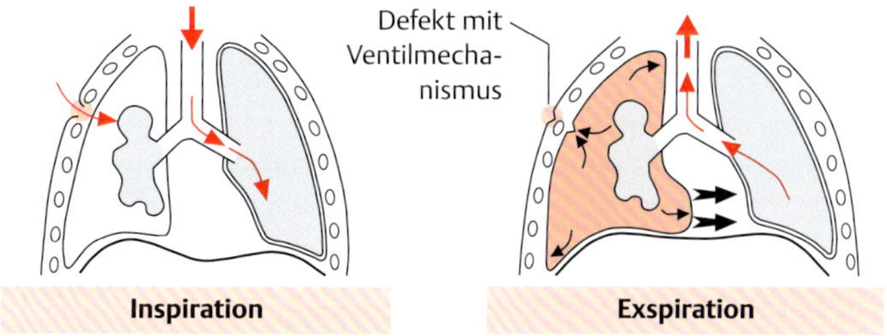

Abb. 11.20 Pathomechanismus bei Spannungspneumothorax. (Quelle: Müller, Memorix Notfallmedizin, Thieme, 2017)

Diagnostik.

- **SpO_2** (schneller Abfall bei Spannungspneumothorax), **RR** (Tachykardie und Hypotonie bei Spannungspneumothorax), **EKG** (Rhythmusstörungen?)
- **klinische Untersuchung**: einseitig abgeschwächtes Atemgeräusch, hypersonorer Klopfschall, bei Spannungspneumothorax gestaute Halsvenen.

Therapie. **Kleine Pneumothoraces** bilden sich in der Regel von selbst **ohne Therapie** zurück. Bei **größeren Pneumothoraces** ist eine **Punktion mittels Kanüle** oder das Legen einer **Thoraxdrainage** auf der betroffenen Seite erforderlich. Bei einem **Spannungspneumothorax** mit Schocksymptomatik ist eine sofortige **notfallmäßige Entlastung** erforderlich, z. B. mit einer großlumigen Venenverweilkanüle (z. B. 14G), die im 2. oder 3. ICR in Medioklavikularlinie (Monaldi-Position) am Oberrand der Rippe eingestochen wird. Nach Zurückziehen der Punktionskanüle hört man das Austreten von Luft (zischendes Geräusch), die Kreislaufsituation bessert sich in der Regel sehr schnell wieder. Vor längeren Transporten (v. a. bei Hubschraubertransport) oder bei beatmeten Patient*innen sollte man jedoch die Anlage einer Thoraxdrainage erwägen.

Praxistipp
Entferne den „Stöpsel“ am Ende des Mandrins vor der Punktion, damit die Luft auch entweichen kann!

Anlage einer Thoraxdrainage in Mini-Thorakotomie-Technik. Präklinisch nur bei lebensbedrohlichem Spannungspneumothorax!

- Lagerung des ipsilateralen Arms möglichst über den Kopf
- Punktionsort (4. ICR in der vorderen Axillarlinie: Bülau-Position) identifizieren und markieren (**Abb. 11.21**)
- ausreichende Lokalanästhesie (bei nicht narkotisierten Patient*innen)
- Desinfektion der Haut
- Aufkleben eines sterilen Lochtuchs
- Anlegen von sterilen Handschuhen und sterilem Kittel

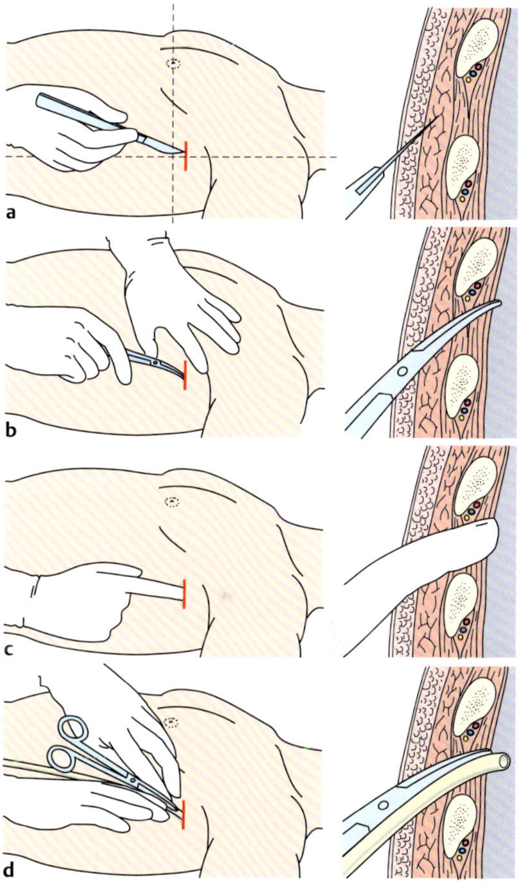

Abb. 11.21 Anlage einer Thoraxdrainage in Bülau-Position:

a Inzision am Oberrand der Rippe (Quelle: Secchi, Ziegenfuß, Checkliste Notfallmedizin, Thieme, 2009)
b Präparation durch die Interkostalmuskulatur und die Pleura parietalis mit stumpfer Klemme (Quelle: Secchi, Ziegenfuß, Checkliste Notfallmedizin, Thieme, 2009)
c digitale Sondierung des Pleuraraums (Quelle: Secchi, Ziegenfuß, Checkliste Notfallmedizin, Thieme, 2009)
d Einlage der Drainage. (Quelle: Secchi, Ziegenfuß, Checkliste Notfallmedizin, Thieme, 2009)

- Hautschnitt (ca. 4 cm)
- stumpfes Präparieren bis zur Rippe
- stumpfes Durchtrennen der Interkostalmuskulatur **am Oberrand der Rippe** (cave: Interkostalarte-

rie am Unterrand der Rippe → stärkste Blutung bei Verletzung!)
- stumpfes Eröffnen der Pleura, Austasten des Pleuraraums zur sicheren Identifikation
- Einlage der Thoraxdrainage ohne Mandrin nach oben (Pneumothorax) oder unten (Hämatothorax)
- sicheres Annähen der Thoraxdrainage
- Hautnaht
- falls vorhanden Anschluss an einen Thoraxdrainage-Kasten (Sog ca. 10–15 cm H_2O), alternativ Heimlich-Ventil (aufsteckbares Ventil, das ein Eindringen von Luft in den Brustkorb über die Drainage verhindert, Luft und Flüssigkeit jedoch entweichen lässt) benutzen
- Thoraxdrainage niemals abklemmen!

11.3.4 Hyperventilation

Definition. Atemstörung meist aufgrund **psychischer Ursache** (z. B. Angst- bzw. Panikstörung, Erregung, Affekte) oder aber auch durch **Schmerzen** oder als physiologische Reaktion auf eine **metabolische Azidose**.

11

Pathophysiologie. Durch die über den physiologischen Bedarf hinaus gesteigerte Atmung wird vermehrt CO_2 abgeatmet. Dadurch fällt der Kohlendioxidpartialdruck (pCO_2) ab und es resultiert eine **respiratorische Alkalose**. Diese wiederum führt dazu, dass im Plasma freies Kalzium (Ca^{2+}) vermehrt an negative geladene Plasmaproteine gebunden wird, die Folge ist eine **relative Hypokalzämie** mit erhöhter Empfindlichkeit der Muskulatur. Zudem führt der geringere pCO_2 über eine Konstriktion der Arteriolen zu einer **Abnahme der zerebralen Perfusion**.

Symptome.
- meist ängstliche Patient*innen mit sehr schneller Atmung und z. T. vertieften Atemzügen
- subjektive Atemnot
- hypokalzämische Tetanie: Kribbelparästhesien (v. a. in den Extremitäten), evtl. typische Handhaltung („Pfötchenstellung“) und Mundstellung („Karpfenmaul“), schmerzhafte Muskelkrämpfe
- in schweren Fällen Bewusstlosigkeit.

Diagnostik. SpO_2, EKG, klinische Untersuchung zum Ausschluss organischer Ursachen.

MERKE

Die **Abgrenzung** einer „klassischen“ Hyperventilation **gegenüber organischen Ursachen** von Dyspnoe (z. B. Pneumothorax) ist präklinisch oft **schwierig**!

Therapie.
- Beruhigung des Patienten/der Patientin, Krisenintervention („Talk down“)
- Rückatmung von CO_2 (z. B. in eine Tüte atmen lassen!)
- nur in schweren Fällen: zurückhaltend und vorsichtig Sedativa, z. B. Lorazepam (1 mg p. o.).

Praxistipp

Die Patient*innen haben nur eine relative Hypokalzämie und dürfen kein Kalzium erhalten!

11.4 Gastrointestinale Notfälle

Key Point

- **Gastrointestinale Blutungen sind präklinisch meist nicht therapierbar und erfordern neben der Schocktherapie einen zügigen Transport in eine Klinik mit Endoskopiebereitschaft (vorher telefonisch abklären).**
- **Koliken sind zwar selten lebensbedrohlich, bedeuten für die Betroffenen jedoch stärkste Schmerzzustände, die eine adäquate Analgesie erfordern.**

11.4.1 Gastrointestinale Blutung

Definitionen.
- **obere gastrointestinale Blutung** (oGIB, 80–90 % aller gastrointestinalen Blutungen): Blutungsquelle proximal des Treitz-Bandes (distales Duodenum)
- **untere gastrointestinale Blutung** (uGIB): Blutungsquelle distal des Treitz-Bandes.

Ätiologie.
- **oGIB**: Ulcus ventriculi/duodeni, Ösophagusvarizen bei portaler Hypertension, Mallory-Weiss- bzw. Boerhaave-Syndrom (longitudinale Schleimhautrisse bzw. Ösophagusruptur als Folge von massivem Erbrechen, v. a. bei chronischem Alkoholismus), Blutungen von Tumoren im Magen- und Ösophagusbereich
- **uGIB**: Hämorrhoiden, Analfissuren, Polypen oder Tumoren des Kolons, Sigmas oder Rektums, chronisch-entzündliche Darmerkrankungen, bestimmte Enteritiserreger (z. B. Amöben, Clostridien, EHEC), Divertikulitis.

Symptome.
- **Hämatemesis**: Die emetogene Wirkung von Blut führt häufig zu Erbrechen. Durch den Kontakt mit dem Magensaft (HCl) entsteht aus Hämoglobin **Hämatin**, das dem Erbrochenen ein charakteristisches, schwarz-punktförmiges, **„kaffeesatzartiges“ Aussehen** verleiht. Wird **frisches Blut** erbrochen, so ist die Kontaktzeit von Blut und Magensaft zu kurz, dass Hämatin entstehen kann: Die Ursache ist in der Regel eine **massive Blutung** aus Ösophagus oder Magen mit akuter Lebensgefahr.
- **Meläna** (**Teerstuhl**), i. A. hinweisend auf eine **oGIB**: Wird Hämatin nicht erbrochen, verändert es sei-

ne Konsistenz im Laufe der Darmpassage und verleiht dem Stuhl eine klebrige Konsistenz mit unverwechselbarem, süßlich-übelriechendem Geruch.
- **Hämatochezie**, i. A. hinweisend auf eine **uGIB**: Absetzen von frischen Blutbeimengungen auf dem Stuhl
- akutes Abdomen
- Schockzeichen bei massiver akuter Blutung
- Anämiezeichen bei chronischer Blutung.

Diagnostik.
- Anamnese inkl. Medikamenten- (COX-Hemmstoffe, Glukokortikoide, nicht selektive und selektive Serotonin-Wiederaufnahmehemmer [Serotoningehalt in den Thrombozyten ↓]) und Alkoholabusus
- Inspektion auf Zeichen der portalen Hypertension
- Inspektion von Erbrochenem und ggf. Stuhl
- ggf. Hämoccult-Test
- Basismonitoring.

Therapie.
- O_2-Gabe (Ziel-$SpO_2 \geq 97\,\%$)
- bei akuter Blutung: Anlage von ≥ 2 möglichst **großlumigen Zugängen**
- 500–1000 ml **kristalline Infusionslösungen**, bei therapierefraktärem hämorrhagischem Schock ggf. auch Kolloide
- Protonenpumpenhemmer, z. B. Pantoprazol 80 mg i. v.
- **zügiger Transport** in eine Klinik mit Endoskopiemöglichkeit (bei akuter Blutung unbedingt Voranmeldung → Endoskopiebereitschaft herstellen lassen)
- **Ösophagusvarizenblutungen**
    - bereits präklinisch, falls vorhanden: **vasoaktives Medikament** zur Senkung des Pfortaderdrucks (Terlipressin, Octreotid oder Somatostatin i. v.)
    - Antibiotikum i. v. (Ceftriaxon oder Chinolon)
    - Anlage einer **Sengstaken-Blakemore-** (**Abb. 11.22**) oder **Linton-Nachlas-Sonde** (→ intraluminale Kompression der Varizen): Prinzipiell möglich, die Sonden sind aber nur selten auf den Rettungsmitteln verfügbar und sollten nur bei ausreichender Erfahrung verwendet werden. Veraltetes Verfahren; Sonden werden noch als Überbrückungstherapie bei Versagen der endoskopischen Ligatur und Sklerotherapie eingesetzt.

11.4.2 Gallenkolik

Ätiologie. Meistens akute Obliteration der Gallengänge durch einen Steinabgang aus der Gallenblase, selten Stenosen durch Tumoren.

Risikofaktoren für Cholelithiasis. Schwangerschaft, familiäre Disposition (Mutation des ABCG8-Gens), weibliches Geschlecht, Alter > 40 Jahre, Adipositas, Hypercholesterinämie.

> **MERKE**
>
> **Merkspruch**: **6F**: **F**emale, **F**orty, **F**at, **F**amily, **F**ertile (fruchtbar), **F**air (blond und hellhäutig).

Symptome. Starke, bewegungsunabhängige, „wehenartige" (d. h. in Wellen kommende) Schmerzen mit Maximum meist unter dem rechten Rippenbogen und Ausstrahlung oft in die rechte Schulter (Head-Zone); Schmerzbeginn oft postprandial; häufig Übelkeit/Erbrechen.

Differenzialdiagnosen. Akute Pankreatitis, Cholezystitis.

Diagnostik.
- Basismonitoring
- Anamnese: erstmalige Kolik? Schmerzbeginn? Steatorrhö?
- orientierende körperliche Untersuchung: Druckschmerz betont im rechten Oberbauch? Ikterus?

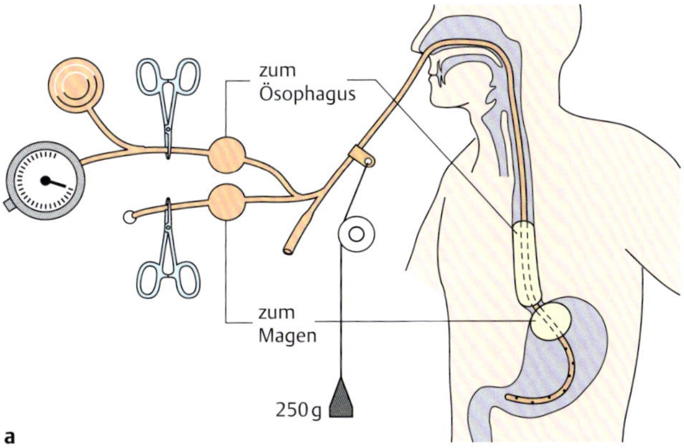

a

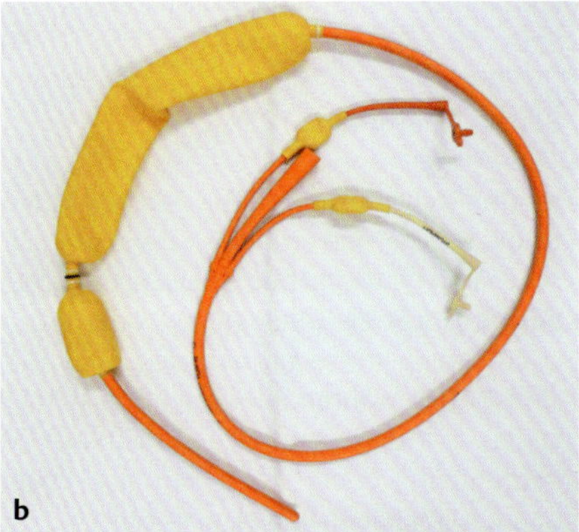
b

Abb. 11.22 Sengstaken-Blakemore-Sonde:
a Aufbau und korrekte Lage (Quelle: Secchi, Ziegenfuß, Checkliste Notfallmedizin, Thieme, 2009)
b Foto einer Sonde. (Quelle: Jünger, Nikendei, OSCE Prüfungsvorbereitung Notfallmedizin, Thieme, 2012)

Therapie.
- Anlage eines periphervenösen Zugangs
- **kristalline Infusionslösung** (z. B. 500 ml)
- 1 g **Metamizol** + 20 mg **Butylscopolamin** als Kurzinfusion
- Transport mit Knierolle und erhöhtem Oberkörper.

11.5 Stoffwechselentgleisungen

Key Point
- **Die Hypoglykämie ist eine sehr häufige Ursache für eine Bewusstlosigkeit – eine BZ-Kontrolle sollte daher bei allen bewusstseinsbeeinträchtigten Notfallpatient*innen erfolgen!**
- **Bei Hyperglykämien sollte der Blutzucker präklinisch nicht aggressiv gesenkt werden, da mitunter bedrohliche Elektrolytverschiebungen zu erwarten sind.**
- **Bedrohliche Exsikkosen sind v. a. bei älteren Menschen häufig.**

11

11.5.1 Hypoglykämie

Ätiologie. Am häufigsten akzidentelle, suizidale oder homizidale Überdosierung von Insulin oder oralen Antidiabetika bei Menschen mit Diabetes (Typ I > Typ II), seltener Alkoholexzess mit Nahrungskarenz, starke körperliche Anstrengung, Insulinom.

Symptome. Bei Absinken des Blutzuckers < 70 mg/dl bzw. 3,9 mmol/l entwickeln sich **adrenerge Symptome** (physiologische Gegenregulation) wie Heißhunger, Hyperhidrosis, Tachykardie, Tremor und Blässe sowie **neuroglykopene Symptome** (Unterversorgung des ZNS mit Glukose) wie Konzentrationsstörungen, Kopfschmerzen, Schwäche, Erregung, Verwirrtheit und schließlich Somnolenz bis Sopor (meist bei Blutzucker < 40 mg/dl bzw. 2,2 mmol/l), im Extremfall Koma.

Diagnostik.
- Anamnese: Diabetes bekannt? letzte Nahrungsaufnahme? letzte Medikation?
- SpO_2, RR, EKG
- i. v.-Zugang
- Blutzuckerbestimmung.

Therapie.
- leichte Hypoglykämie (Pat. ist bei Bewusstsein, Schutzreflexe sind erhalten): **Dextrose** p. o.
- schwere Hypoglykämie (Bewusstlosigkeit): **Glukose i. v.**, z. B. als Glukose 20 % oder 40 % („G20"/„G40"; cave: streng intravasale Applikation, Infusionslösung während der Injektion schnell laufen lassen, um die venenreizende Glukoselösung zu verdünnen!) oder (wenn kein i. v.-Zugang vorhanden) **Glukagon** 1 mg i. m./s. c.
- Nach der Blutzuckernormalisierung sollte sich die neurologische Symptomatik vollständig zurückbilden.

MERKE

Patient*innen **nach einer schweren Hypoglykämie** sollten **ins Krankenhaus** gebracht werden, weil der weitere Blutzuckerverlauf nicht zuverlässig eingeschätzt werden kann. Wenn zu Hause eine lückenlose Überwachung z. B. durch erwachsene Familienangehörige gewährleistet ist und regelmäßig der Blutzucker kontrolliert werden kann, ist es möglich, orientierte (!) Patient*innen auf eigenen Wunsch zu Hause zu belassen.

11.5.2 Hyperglykämie

Definition. Das **hyperosmolare Koma** ist die Folge eines relativen Insulinmangels, v. a. bei Menschen mit Typ-2-Diabetes. Das **ketoazidotische Koma** ist die Folge eines absoluten Insulinmangels, v. a. bei Menschen mit Typ-1-Diabetes.

Ätiologie. Betroffen sind praktisch nur Menschen mit **Diabetes**. Häufige Ursachen einer Hyperglykämie sind eine **schlechte Compliance** (fehlende Insulingabe, unregelmäßige Tabletteneinnahme), eine **akzidentelle Unterdosierung von Insulin** oder ein **erhöhter Insulinbedarf**, z. B. bei Infekten, Schwangerschaft oder schweren Allgemeinerkrankungen. Auch ein bislang unentdeckter Diabetes mellitus kann sich mit einer schweren Hyperglykämie bis hin zum diabetischen Koma manifestieren (v. a. Typ-1-Diabetes).

Pathogenese. Bei **absolutem Insulinmangel** kann Glukose aus dem Blut nicht in die Zellen aufgenommen werden, die Folge ist eine massive Lipolyse mit Freisetzung von Ketonkörpern und konsekutiver **metabolischer Azidose** (Ketoazidose), Ketonurie, Übelkeit und Erbrechen sowie Kußmaul-Atmung. Gleichzeitig steigt der Glukosespiegel im Blut massiv an, was zu **osmotischer Diurese mit Exsikkose und Hypovolämie** bis hin zum Schock sowie zu einer **intrazellulären Dehydratation** (→ zentralnervöse Störungen) führt. Die metabolische Azidose führt zudem zu einer Verschiebung von Kalium nach extrazellulär und damit zu einer **relativen Hyperkaliämie**: Bei Azidose werden vermehrt K^+-Ionen im Austausch gegen H^+-Ionen nach extrazellulär transportiert (K^+/H^+-Antiporter).

Bei **relativem Insulinmangel** verhindert die geringe Restmenge von Insulin im Plasma die Lipolyse, es entwickelt sich daher **keine metabolische Azidose**, sondern „nur" eine massive Hyperosmolarität mit den oben geschilderten Folgen (**hyperosmolares Koma**).

Symptome. Das hyperosmolare Koma entwickelt sich eher schleichend, das ketoazidotische Koma eher akut. Typische Folgen der Hyperosmolarität sind **Polyurie**, **Polydipsie**, **Exsikkose** mit stehenden Hautfalten sowie allgemeine **Schwäche**, **Verwirrtheitszustände**, **Sehstörungen** und letztlich ein **Bewusstseinsverlust** (**Coma diabeticum**). Die **Ketoazidose** führt zu vertieften Atemzügen bei normaler oder erhöhter Atemfrequenz (**Kußmaul-Atmung** als

Versuch einer respiratorischen Kompensation der metabolischen Azidose), einem **Azetongeruch** in der Ausatemluft und einem **Pseudoperitonismus** (gespanntes, schmerzhaftes Abdomen).

Diagnostik. **Basismonitoring**, Messung des **Blutzuckerspiegels** (bei hyperosmolarem Koma oft 600 bis über 1000 mg/dl, bei Ketoazidose ca. 300–600 mg/dl).

Therapie.

- Anlage eines venösen Zugangs
- **Infusion von 500–1000 ml Vollelektrolytlösung** zum Ausgleich der Dehydratation
- bei Hinweisen auf eine **bedrohliche Hyperkaliämie** im EKG (P-Verlust, Verbreiterung des QRS-Komplexes, überhöhtes und spitzes T) 1–2 g **Kalzium-Gluconat** sehr langsam i. v. oder als Kurzinfusion
- Transport in die nächste geeignete Klinik, je nach Ausprägung auf Überwachungs- oder Intensivstation.

MERKE

Eine zu schnelle Senkung des Blutzuckerspiegels kann zu einem Hirnödem und einem massiven Abfall des Kaliumspiegels mit bedrohlicher Hypokaliämie führen. Daher soll **präklinisch kein Insulin** gegeben werden (ist meist auch nicht im NEF verfügbar). Der pH-Wert normalisiert sich meistens nach der Insulinsubstitution, die **Azidose** sollte daher nur bei starker Ausprägung und **nicht präklinisch korrigiert** werden (mit Bikarbonat).

11.5.3 Exsikkose

Definition. Durch Dehydratation verursachter Zustand des Flüssigkeits- bzw. Wassermangels im Körper.

Ätiologie. Zu den Ursachen zählen **Hyperglykämien** bei Diabetes mellitus, **Durchfallerkrankungen**, **Nierenerkrankungen**, **Verbrennungen** und eine **diuretische Therapie**. Sehr häufig betroffen sind auch v. a. ältere Patient*innen mit **mangelndem Durstgefühl** oder Patient*innen, die aufgrund einer **Demenz** nicht in der Lage sind, ausreichend zu trinken. Daher ist Exsikkose ein häufiges Einsatzstichwort, insbesondere in den heißen Sommermonaten.

Symptome. Typisch sind **„stehende“ Hautfalten**, eine **trockene**, **tief gefurchte Zunge**, **Oligurie** und letztlich **Bewusstseinsstörungen** bis hin zu zerebralen Krampfanfällen und Koma.

Diagnostik. Die **Inspektion** (Hautfalten-Test, Zunge) ist diagnostisch wegweisend. Neben dem **Basismonitoring** sollten die **Körpertemperatur** und der **Blutzuckerspiegel** gemessen werden.

Therapie.

- Anlage eines venösen Zugangs
- langsame, vorsichtige Rehydratation, beginnend mit **500 ml kristalliner Infusionslösung**
- in der Regel **Klinikeinweisung**, da wiederholte Elektrolytkontrollen nötig sind.

11.5.4 Addison-Krise

Definition. Akute Dekompensation einer Nebennierenrindeninsuffizienz (Morbus Addison) mit akutem Glukokortikoidmangel.

Ätiologie. Typische Auslöser sind **Belastungssituationen** wie operative Eingriffe oder schwere Infektionen bei bekanntem Morbus Addison.

Symptome. Typische Symptome sind **Schwäche**, **Gewichtsverlust**, **Inappetenz**, **Hypotonie**, **Kollapsneigung**, **Exsikkose**, **Bauchschmerzen** (Pseudoperitonitis) und letztlich eine **Bewusstseinstrübung** bis zum Koma. Als Zeichen des Morbus Addison sind **Haut und Schleimhäute** typischerweise **hyperpigmentiert**.

Diagnostik.

- Basismonitoring
- Blutzuckermessung (Hypoglykämie?)
- Diagnosesicherung erst durch Messung des Kortisolspiegels in der Klinik möglich.

Therapie.

- Anlage eines venösen Zugangs
- Applikation einer kristallinen Infusionslösung, z. B. 500–1000 ml
- Transport in die nächste Klinik mit Intensivkapazität.

Praxistipp

Zur Vermeidung von Addison-Krisen sollte die Dosis von Hydrokortison, das bei Morbus Addison zur Substitution der fehlenden endogenen Glukokortikoide gegeben wird, vor Operationen oder bei schweren Infektionen erhöht werden.

11.6 Neurologische Notfälle

Key Point

- **Bei Verdacht auf Meningitis ist die frühestmögliche Einleitung einer antibiotischen Therapie entscheidend.**
- **Patient*innen mit Schlaganfall sollten schnellstmöglich einer Klinik mit neurologischer Fachabteilung und CT zugeführt werden. Optimal ist ein Krankenhaus mit sog. Stroke-Unit!**

11.6.1 Meningitis/Enzephalitis

Definition. Eine **Meningitis** ist eine Entzündung der Hirnhäute durch Bakterien, Viren, Pilze oder Protozoen. Betrifft die Entzündung auch das Gehirn (erkennbar an der Bewusstseinstrübung), spricht man von einer **Meningoenzephalitis**.

Ätiologie. Häufige Erreger sind **Neisseria meningitidis** (Meningokokken), **Streptococcus pneumoniae** (Pneumokokken), **Haemophilus influenzae Typ B**, **Listeria monocytogenes**, Mycobacterium tuberculosis, Enteroviren, Coxsackie-Viren, **Herpes-Simplex-Viren** (HSV-Enzephalitis), **FSME-Virus**, Japanische Enzephalitis, Aspergillus neoformans, Cryptococcus neoformans, Candida albicans oder Candida parapsilosis. Die Pathogenität der Erreger hängt auch vom **Immunstatus** der Patient*innen ab: Virulente Erreger wie Meningokokken können auch bei Gesunden Epidemien auslösen, andere Erreger (z. B. Pilze, Kryptosporidien) verursachen dagegen fast nur bei immunsupprimierten Patient*innen Entzündungen.

Symptome. Die Patient*innen sind schwer krank mit stärksten **Kopfschmerzen**, **Übelkeit**/Erbrechen, hohem **Fieber**, **Lichtempfindlichkeit** und **Nackensteife**. Zunehmende **Bewusstseinsstörungen** bis hin zum Koma deuten auf eine Beteiligung des Kortex (Meningoenzephalitis) hin.

Diagnostik.

- Basismonitoring
- Messung von Blutzucker und Körpertemperatur
- neurologische Untersuchung bezüglich Meningismus-Zeichen (Nackensteife, Brudzinski-, Lasègue- und Kernig-Zeichen positiv?)
- Inspektion, v. a. Suche nach Purpura (Hinweis auf Meningokokkensepsis!).

Therapie.

- Anlage eines venösen Zugangs und Offenhalten mit kristalliner Infusionslösung (z. B. 500 ml)
- Voranmeldung, **Transport in nächste Klinik mit neurologischer Fachabteilung**, je nach Ausprägung des Krankheitsbildes auf die nächstgelegene neurologische Intensivstation
- bei Verdacht auf eine bakterielle Meningitis: frühestmöglicher Beginn (ggf. bereits präklinisch, wenn vorhanden; mindestens innerhalb der ersten Stunde nach Aufnahme im Krankenhaus) einer **i. v.-Antibiotikatherapie:** Ceftriaxon 2 × 2 g/d + Ampicillin 6 × 2 g/d sowie 4 × 10 mg Dexamethason (erste Gabe unmittelbar vor oder zeitlich mit der ersten Antibiotikagabe)
- Information an die zuständige **Gesundheitsbehörde**
- bei Verdacht auf Meningokokken-Meningitis: Enge Kontaktpersonen sollten möglichst bald eine **Chemoprophylaxe** erhalten. Das Medikament der Wahl ist Rifampicin 2 × 600 mg p. o für 2 Tage, bei Allergien alternativ einmalig 500 mg Ciprofloxacin p. o. Schwangere erhalten einmalig 250 mg Ceftriaxon i. m.

Informationen zur innerklinischen Diagnostik und Therapie findest du im Kapitel Intensivmedizin (S. 187).

Praxistipp

Als enge Kontaktpersonen, für die eine Chemoprophylaxe indiziert ist, gelten:

- **alle Personen, die im gleichen Haushalt (oder Internat, Kaserne) wohnen**
- **Kontaktpersonen in Kindereinrichtungen mit Kindern unter 6 Jahren**
- **Personen, die in Kontakt mit Nasen- oder Rachensekret gekommen sind (medizinisches Personal z. B. nach Mund-zu-Mund-Beatmung, Intubation, Absaugen ohne geeigneten Mundschutz, Intimpartner, enge Freund*innen).**

11.6.2 Schlaganfall

Definition. Ein Schlaganfall (Stroke, cerebrovascular Accident [CVA], „Insult") bezeichnet eine **kritische Störung der zerebralen Blutversorgung**.

Ätiologie. Etwa 90 % aller Schlaganfälle sind **ischämisch** durch einen Gefäßverschluss bedingt, etwa 10 % **hämorrhagisch** durch eine Hirnblutung (intrazerebrale oder Subarachnoidalblutung). **Präklinisch**, ohne Bildgebung, können die beiden Pathomechanismen **nicht unterschieden** werden.

Diagnostik.

- Anamneseerhebung inkl. Vormedikation, **Symptombeginn erfragen** und notieren (Lysefenster!), falls möglich
- RR, SpO_2, EKG
- **neurologische Untersuchung** (Befunde zeitnah dokumentieren!): Die Symptome hängen sehr davon ab, welche Gehirnareale betroffen sind: Typisch für die sehr häufigen Cerebri-media-Infarkte ist eine Hemiparese der kontralateralen Körperhälfte.
- Messung von Blutzucker (!) und Körpertemperatur.

Therapie. Entscheidend ist die Sicherung der Vitalfunktionen, die genaue Dokumentation des Neurostatus und ein zügiger Transport in eine geeignete Klinik mit CT und Stroke-Unit. Die Patient*innen erhalten einen venösen Zugang und Sauerstoff bei einer Sauerstoffsättigung < 95 %. Blutdruck und Blutzucker müssen im Verlauf kontrolliert werden.

Zur Aufrechterhaltung eines ausreichenden zerebralen Perfusionsdrucks (CPP) spielt das Blutdruckmanagement eine wichtige Rolle. Bei einer Ischämie können erhöhte Blutdruckwerte bis 180 mmHg toleriert werden. Bei intrazerebraler Blutung steht dem Perfusionsdruck jedoch das Risiko einer Nachblutung gegenüber, hier sollte der systolische Druck möglichst innerhalb von 2 h auf Werte ≤ 140 mmHg, jedoch nicht < 110 mmHg gesenkt werden. Da Ischämie und Blutung präklinisch nicht sicher zu unterscheiden sind, muss das Blutdruckmanagement bis zur endgültigen Diagnose entsprechend abgewogen werden und individuell erfolgen.

Bei einer Ischämie ist bei fehlenden Kontraindikationen bis zu 4½ Stunden nach Einsetzen der Symptome eine Lysetherapie möglich (cave: erst in der Klinik nach Durchführung eines cCT zum Ausschluss einer Blutung!). Die Patient*innen werden im Optimalfall in ein Krankenhaus mit Stroke-Unit und interventioneller Radiologie transportiert, um bei proximalem Gefäßverschluss eine Thrombektomie zu ermöglichen.

Bei intrazerebralen Blutungen kann – je nach Größe, Lokalisation und Symptomatik – eine neurochirurgische Operation notwendig sein.

11.6.3 Epileptischer Anfall

Synonym. (zerebraler) Krampfanfall

Definition. Ein epileptischer Anfall ist charakterisiert durch **abnorme und exzessive Entladungen von Neuronenverbänden im Gehirn**. Dabei wird zwischen **generalisierten**, meist tonisch-klonischen **epileptischen Anfällen mit Bewusstseinsverlust** und **fokalen epileptischen Anfällen** (meist ohne Bewusstseinsverlust) differenziert. Dauert der epileptische Anfall länger als 5 Minuten, lässt sich medikamentös nicht durchbrechen oder tritt ein erneuter epileptischer Anfall in der postiktalen Phase auf (ohne zwischenzeitliches Wiedererlangen des vorbestehenden neurologischen Befunds) liegt ein **Status epilepticus** vor.

Ätiologie.

- **zerebral:** Hirntumoren, zerebrale Narben (z. B. nach Schädel-Hirn-Trauma, Schlaganfall), hereditäre/idiopathische Epilepsie, zerebrovaskuläre Erkrankungen (z. B. Schlaganfall, Vaskulitis), Meningitis bzw. Enzephalitis (S. 241), frisches Schädel-Hirn-Trauma (S. 255) mit epiduralem oder subduralem Hämatom
- **extrazerebral:** Hypoglykämie (S. 240), Entzugssyndrome (z. B. Alkohol), Fieber (S. 247) – v. a. bei Kindern, Drogenintoxikationen (z. B. Ecstasy, Amphetamine), zentrales anticholinerges Syndrom, Eklampsie (S. 244).

Klinik. Am häufigsten in der Notfallmedizin sind **generalisierte tonisch-klonische epileptische Anfälle** mit Bewusstseinsverlust, Sturz und klonischen Zuckungen des gesamten Körpers („Grand-Mal-Anfall"). Diese Anfälle sind in der Regel innerhalb einiger Minuten selbstlimitierend und typischerweise gefolgt von einer **postiktalen „Nachschlafphase"** mit Somnolenz.

Diagnostik.

- (Fremd)Anamnese: erstmaliger epileptischer Anfall? Auslöser eruierbar? bekannte Epilepsie?
- SpO_2, RR, EKG
- neurologischer Status: Paresen? sensible Störungen? Meningismus?
- allgemeine körperliche Untersuchung bezüglich Anfallsfolgen: Harn-/Stuhlabgang? Zungenbiss? Verletzungen durch den Sturz?

Therapie. Allgemeine Maßnahmen:

- **i. v.-Zugang legen** (wenn möglich!)
- **O_2-Gabe** bei SpO_2 < 95 %
- Sicherung der **Vitalfunktionen**
- Schutz vor Verletzung
- Antipyretika bei einer Körpertemperatur > 37,5 °C
- Infusion von Glukose 40 % bei Hypoglykämie.

Bei einem Status epilepticus oder einer Anfallsserie ist eine medikamentöse Durchbrechung des Anfalls indiziert. Da das Gehirn während des epileptischen Anfalls sehr viel Sauerstoff verbraucht, ist in der Folge eine zerebrale Ischämie möglich. Folgendes **Stufenschema** wird hierfür angewandt, wobei präklinisch meist nur Stufe 1 zum Einsatz kommt:

- **Stufe 1: Benzodiazepine**, z. B.
  - **Lorazepam** (0,1 mg/kg KG i. v., max. 4 mg/Bolusgabe, ggf. einmalige Wiederholung) *oder*
  - **Diazepam** (0,15–0,2 mg/kg KG i. v., max. 10 mg/Bolusgabe, ggf. einmalige Wiederholung) *oder*
  - **Midazolam** (0,2 mg/kg KG i. v., max. 10 mg/Bolusgabe, ggf. einmalige Wiederholung)
  - bei Unmöglichkeit, einen i. v.-Zugang zu legen: **Diazepam als Rektiole** (0,2–0,5 mg/kg KG, max. 20 mg) oder **Midazolam** (10 mg bei > 40 kg KG) **mittels nasalem Zerstäuber**
- **Stufe 2: Anfallssuppressiva**, z. B.
  - Levetiracetam (60 mg/kg KG, max. 4 500 mg, über 10 min) *oder*
  - Valproat (40 mg/kg KG, max. 3 000 mg über 10 min)
- **Stufe 3: Narkose** (Midazolam oder/und Propofol oder Thiopental), anschließend endotracheale Intubation und Beatmung
- **Stufe 4**: hochdosierte Barbiturate, ggf. Ketamin oder inhalatives Isofluran, Indikation für Epilepsiechirurgie oder Elektrokrampftherapie prüfen.

Patient*innen, bei denen der Anfall beim Eintreffen bereits sistiert hat und die sich **im postiktalen Dämmerzustand** befinden, sollten **nicht prophylaktisch antikonvulsiv behandelt** werden – die Anlage eines i. v.-Zugangs (sicheres Festkleben für den Fall eines erneuten epileptischen Anfalls) sowie des Basismonitorings sind ausreichend. Der **Transport in eine neurologische Abteilung** zur weiteren Abklärung ist jedoch **obligat**.

Praxistipp

Lichtblitze wirken epileptogen: Es sollte darauf geachtet werden, dass nicht ggf. vom Blaulicht (nachfahrendes NEF) oder durch direkte Sonneneinstrahlung (Dachfenster!) ein weiterer Anfall getriggert wird.

11.7 Gynäkologisch-geburtshilfliche Notfälle

Key Point

- **Denke bei hypertensiven Notfällen in der Schwangerschaft an eine Gestose!**
- **Schwangere sind nicht in Rückenlage, sondern in moderater Linksseitenlage zu transportieren (V. cava-Kompressionssyndrom).**
- **In den meisten Fällen ist bei beginnender Wehentätigkeit ausreichend Zeit, die Schwangere ohne überhastete Eile in die geplante geburtshilfliche Abteilung zu transportieren.**

11.7.1 Vaginale Blutungen

Ätiologie.

- **bei Nichtschwangeren**: verstärkte Menstruationsblutung (meist schmerzhaft), Verletzungen (akzidentell oder Sexualdelikt), Malignome von Vagina, Zervix oder Endometrium (schmerzlos), Myom
- **in der Frühschwangerschaft**: Abort (oft schmerzhaft), Extrauteringravidität (schmerzhaft), Blasenmole (meist schmerzlos)
- **in der Spätschwangerschaft**: Placenta praevia (schmerzlos), vorzeitige Plazentalösung (schmerzhaft), Zeichnungsblutung bei beginnender Geburt (beginnende Wehen).

Symptome. Vaginaler Blutabgang ± Schmerzen (s. o.), bei starker Blutung Zeichen des hämorrhagischen Schocks.

Diagnostik. Vaginale Blutungen können **präklinisch meist nicht weiter abgeklärt** werden und bedürfen der Vorstellung in einer gynäkologischen bzw. bei Schwangeren einer geburtshilflichen Abteilung.

Therapie.

- Anlage eines venösen Zugangs, Infusion einer kristallinen Infusionslösung (z. B. 500 ml)
- ggf. Schocklagerung: Beckenhochlagerung mit überschlagenen Beinen → leichte Kompression des kleinen Beckens
- ggf. Analgetika, z. B. 1 g Metamizol i. v.
- Transport in eine gynäkologische bzw. geburtshilfliche Klinik.

11.7.2 (Prä-)Eklampsie

Synonyme. Spät- oder EPH-Gestose, hypertensive Schwangerschaftserkrankungen.

Definitionen. Als **schwangerschaftsinduzierte Hypertonie** (Gestationshypertonie) wird eine Blutdruckerhöhung ≥ 135/85 mmHg nach der 20. Schwangerschaftswoche bezeichnet. Bei zusätzlicher Proteinurie > 0,3 g/24 Stunden, häufig begleitet von Ödemen, wird von einer **Präeklampsie** gesprochen. Entwickeln diese Patientinnen einen epileptischen Anfall, spricht man von **Eklampsie** (eklamptischer Anfall). Im Rahmen einer Präeklampsie kann sich auch ein **HELLP-Syndrom** (Hemolysis, Elevated Liver Enzymes, Low Platelets) mit Hämolyse, einem Anstieg der Leberwerte und einem massiven Abfall der Thrombozytenzahlen entwickeln.

Symptome. Die Schwangere und das Kind sind durch hypertensive Entgleisungen (S. 228), **eklamptische Krämpfe**, eine **disseminierte intravasale Gerinnung** (DIC) und **Organversagen** gefährdet. Die **kindliche Mortalität** ist insbesondere bei epileptischen Anfällen hoch und kann bis zu 30 % betragen. Die Ödeme bei Präeklampsie sind v. a. prätibial lokalisiert. Starke, **rechtsseitige Oberbauchschmerzen** in der Spätschwangerschaft sind ein Hinweiszeichen auf ein HELLP-Syndrom. **Warnhinweise auf einen bevorstehenden epileptischen Anfall** sind neurologische Symptome wie Flimmerskotom, Schwindel, Kopfschmerzen, Doppelbilder oder manchmal fokale motorische Defizite.

Diagnostik.

- Basisdiagnostik inkl. wiederholter Blutdruckmessungen
- falls vorhanden: U-Stix (Proteinnachweis im Urin).

Therapie.

- Anlage eines venösen Zugangs
- Infusion einer kristallinen Infusionslösung (z. B. 500 ml)
- bei **hypertensiver Entgleisung** (cave: vorsichtige Blutdrucksenkung, um die uterine Durchblutung nicht einzuschränken): **Urapidil** vorsichtig i. v. (initial 6,25 i. v. über 2 min, danach 3–24 mg/h) oder **Dihydralazin** (initial 5 mg i. v. über 2 min, danach 2–20 mg/h oder 5 mg alle 20 min)
- bei **eklamptischem Anfall**: **Magnesiumsulfat** 4–6 g über 20 min, danach von 1–2 g/h, alternativ (allerdings schlechtere Wirksamkeit!) **Diazepam** 5–10 mg langsam i. v.
- Transport in die nächste Klinik mit geburtshilflicher Abteilung: In vielen Fällen ist eine **notfallmäßige Sectio** erforderlich.

11.7.3 Vena-cava-Kompressionssyndrom

Pathophysiologie. In der Spätschwangerschaft kann der vergrößerte und schwere Uterus insbesondere in Rücken- und Rechtsseitenlage die V. cava inferior komprimieren.

Symptome. Blutdruckabfall bis hin zu Schock und Bewusstseinsstörungen.

Therapie bzw. Prophylaxe. Lagerung der Schwangeren auf die linke Seite.

11.7.4 Wehentätigkeit, Geburt und Neugeborenenversorgung

Vorgehen in der Eröffnungsphase. Häufig wird der Rettungsdienst zu Beginn der Wehentätigkeit gerufen: Von den typischen **Eröffnungswehen** (Dauer: ca. 30–60 s, **Abstand ca. 5–10 min**, evtl. Blasensprung mit Abgang von Fruchtwasser) bis zur Geburt vergehen insbesondere bei Erstgebärenden in der Regel aber mehrere Stunden, sodass eine Geburt im Rettungsdienst ein nicht sehr häufiges, aber sehr eindrückliches Ereignis ist. In dieser Situation kann die werdende Mutter meist **ohne überhastete Eile in die geplante geburtshilfliche Abteilung transportiert** werden. Außer der Anlage eines venösen Zugangs, der Infusion kristalliner Infusionslösung zum Offenhalten des Zugangs und dem Basismonitoring, sind meist keine weiteren Maßnahmen erforderlich.

Vorgehen in der Austreibungsphase. Der **Abstand** zwischen den Wehen nimmt auf **ca. 2 min** ab, die Schwangere presst instinktiv mit. Spätestens jetzt erfolgt meist der Blasensprung mit Abgang des Fruchtwassers. In dieser Situation sollte die Patientin – bei entsprechender Fachkenntnis – geburtshilflich untersucht werden (Leopold-Handgriffe, vaginale Tastuntersuchung mit sterilen Handschuhen), um die Kindslage zu ermitteln.

Geburt. Bei Schädellage des Kindes (in der vaginalen Tastuntersuchung nur der Kopf tastbar) und keinen Hinweisen auf sonstige Komplikationen, ist eine **Geburt im Rettungswagen** möglich: Der Notarzt/die Notärztin unterstützt auf dem Höhepunkt der Wehe das Pressen verbal. Sobald der Kopf des Kindes sichtbar wird, wird mit einer Hand der **Damm geschützt** und mit der anderen Hand der **Kopf des Kindes geführt** (**Abb. 11.23**). Sobald der Kopf durchgetreten ist, wird **zunächst** die **obere** und **anschließend** die **untere Schulter entwickelt** (**Abb. 11.24**). Nach der Geburt des Kindes wird die Mutter auf den Rücken mit überschlagenen Beinen gelagert (→ Kompression des kleinen Beckens). Die Plazenta wird in situ belassen.

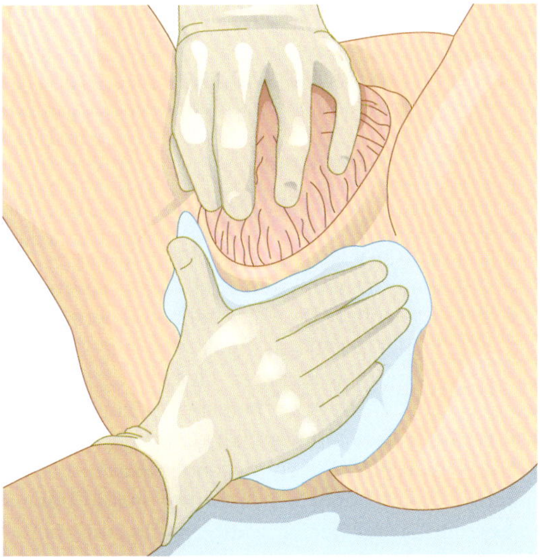

Abb. 11.23 Dammschutz: Mit einer Hand und abgespreiztem Daumen wird gegen den Damm gedrückt, während die andere Hand den kindlichen Kopf führt und ggf. abbremst, um dem Gewebe Zeit zur Dehnung zu gewähren. (Quelle: Breckwoldt, Gätje, Karck et al., Gynäkologie und Geburtshilfe, Thieme, 2008)

Postpartale Blutungen. Bei Nachblutung werden 3–5 I.E. **Oxytocin** i. v. zur Tonisierung des Uterus gegeben und ggf. eine Schocktherapie durchgeführt, bei Blutungspersistenz wiederholte Gabe nach 10 min, ggf. Dauerinfusion, Harnblase entleeren lassen. Der Uterus kann durch die Bauchdecke hindurch komprimiert werden (**Credé-Handgriff**). Bei Blutungen ≥ 1500 ml ist die Gabe von Tranexamsäure 1–2 g i. v. indiziert.

> **MERKE**
> Auf ein **möglichst steriles Vorgehen** ist zu achten!

Pathologische Geburt. Bei jedem Hinweis auf eine **schwierige Geburt** (z. B. Lageanomalien, Arm- oder Nabelschnurvorfall, anamnestische Hinweise auf Probleme), erfolgt eine medikamentöse Tokolyse mit β_2-Mimetika (z. B. Fenoterol) unter EKG-Kontrolle

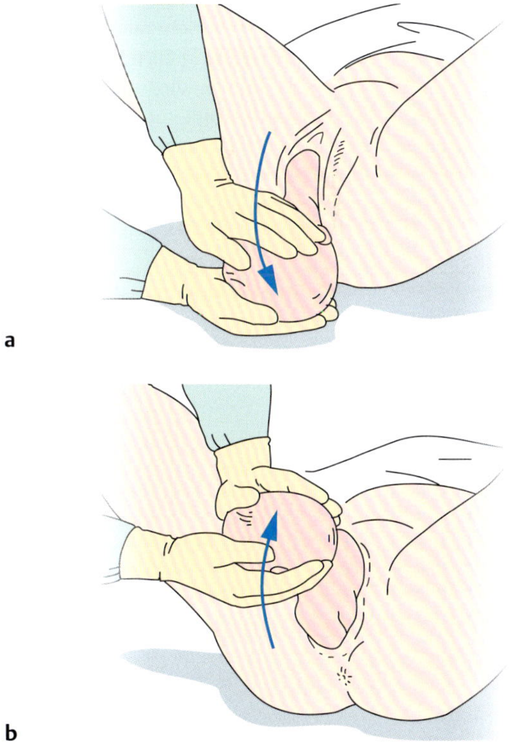

Abb. 11.24 Entwicklung der Schultern:

a obere (vordere) Schulter (Quelle: Secchi, Ziegenfuß, Checkliste Notfallmedizin, Thieme, 2009)

b untere (hintere) Schulter. (Quelle: Secchi, Ziegenfuß, Checkliste Notfallmedizin, Thieme, 2009)

Tab. 11.3

Apgar-Score.

	0	1	2
Hautkolorit	blau oder weiß	Stamm rosig, Extremitäten blau	rosig
Herzfrequenz	keine	< 100/min	> 100/min
Atmung	keine	unregelmäßig oder Schnappatmung	regelmäßig
Verhalten beim Absaugen	keine Reaktion	Grimassieren, Verziehen des Gesichts	Husten, Niesen, kräftiges Schreien
Muskeltonus/Spontanbewegungen	keine	träge Flexionsbewegungen, niedriger Tonus	guter Tonus, normale Spontanbewegungen

Bewertung: 8–10 Punkte: „lebensfrisches" Kind; 4–7 Punkte: mittelgradige Depression; 0–3 Punkte: schwere Depression

(cave: Herzrhythmusstörungen) und ein schnellstmöglicher Transport in die nächstgelegene geburtshilfliche Abteilung. Bei einem **Nabelschnurvorfall** wird die Nabelschnur im Geburtskanal abgeklemmt und die Sauerstoffversorgung des Kindes dadurch komplett unterbrochen. Bei entsprechendem Verdacht (pulsierende Nabelschnur vor dem führenden Kindsteil tastbar), muss der Untersucher/die Untersucherin die Hand in der Vagina belassen und das führende Kindsteil so weit wie möglich hochschieben – und zwar solange, bis in der Klinik eine Notsectio durchgeführt wird!

Versorgung des Neugeborenen. Sehr wichtig ist die **Vermeidung von Wärmeverlust**, z. B. durch Vorheizen des RTW. Das Neugeborene wird **mit sauberen, trockenen Tüchern abgetrocknet** und abgewischt und **in neue trockene, warme Tücher eingewickelt**. Der **Apgar-Score** wird 1, 5 und 10 Minuten nach der Geburt erhoben und dokumentiert (**Tab. 11.3**). Falls erforderlich, wird die **Atmung** des Kindes **stimuliert** (Füße massieren, Beinchen bewegen), ggf. wird Sauerstoff gegeben oder eine kardiopulmonale Reanimation (S. 223) begonnen. Nach Ende der Pulsation wird die **Nabelschnur zweimal abgeklemmt** und mit einer sterilen Schere ca. 10 cm vom Nabel entfernt durchtrennt.

11.8 Pädiatrische Notfälle

Key Point

- **Die wichtigsten Maßnahmen beim Krupp-Syndrom sind das Beruhigen von Kind und Eltern sowie die Frischluftzufuhr (Fenster öffnen).**
- **Die Epiglottitis ist mit Einführung der 6-fach-Impfung selten geworden – dennoch ist bei geringstem Verdacht auf jegliche Manipulation im Mund-Rachen-Raum zu verzichten.**
- **Ein Fieberkrampf ist für die Eltern sehr belastend, jedoch selten lebensbedrohlich für das Kind. Der Krampf sistiert fast immer bis zum Eintreffen des Rettungsdienstes, die Gabe von Antipyretika (z. B. Paracetamol-Zäpfchen) und ein schonender Transport in die Kinderklinik sind meist ausreichend. Komplizierte Fieberkrämpfe (wiederholtes Krampfen, Status epilepticus, Anfälle bei Kindern ohne akuten Infekt) erfordern immer eine umfassende stationäre Abklärung.**

11.8.1 Krupp-Syndrom

Synonym. Veraltet: Pseudokrupp.

Ätiologie. Meist Adenoviren, (heute) selten Diphtheriebakterien (Corynebactrium diphtheriae).

Pathogenese. Am häufigsten sind **Kinder bis zum 6. Lebensjahr** betroffen. Die Entzündung im Bereich der Glottis und der Subglottis führt zu einer Schleimhautschwellung und damit zu einer kritischen Einengung des Atemwegs im Bereich des Ringknorpels (engste Stelle des Atemwegs bei kleinen Kindern).

Symptome. Typisch ist ein **bellender Husten** mit **inspiratorischem Stridor** bei meist nur **mäßig hohem Fieber** und **kaum beeinträchtigten Allgemeinbefinden**. Die Kinder sind ängstlich, die Eltern oft panisch.

Therapie. Das Krupp-Syndrom ist – im Gegensatz zur Epiglottitis – nur **selten lebensbedrohlich**.

- Fenster öffnen, **Frischluftzufuhr**
- **Beruhigen** von Kind und Eltern
- **Sauerstoffgabe** nur bei Sättigungsabfall < 94 % (Angst des Kindes vor dieser Maßnahme ist meist größer als der Benefit)
- Gabe von **Prednison** 100 mg rektal
- **Adrenalin**-Verneblung.

Praxistipp

Auf die Anlage eines i. v.-Zuganges kann, bei sich rasch bessernder Situation, in der Regel verzichtet werden.

11.8.2 Epiglottitis

Definition. Akute Laryngopharyngitis durch Haemophilus influenzae mit massiver Schwellung der Epiglottis.

Epidemiologie. Seit der Einführung der **6-Fach-Impfung** im Kindesalter, die auch gegen Haemophilus influenzae immunisiert, ist die Infektion extrem **selten** geworden.

Symptome. Im Gegensatz zum Krupp-Syndrom manifestiert sich die Epiglottitis typischerweise **akut** bei Kindern, die noch wenige Stunden zuvor gesund waren. Typisch sind deutliches **Krankheitsgefühl**, eine **heisere**, **„kloßige“ Sprache**, **Speichelfluss** aus dem Mund durch Schluckstörungen, **inspiratorischer Stridor** und meist **hohes Fieber**.

Diagnostik. Bei Verdacht auf Epiglottitis muss **auf alle Maßnahmen**, die **Stress** beim Kind **verursachen** können, **verzichtet** werden.

MERKE

Die **Mundhöhle** sollte wegen der hohen Gefahr einer weiteren Anschwellung **nicht manuell oder mit Hilfsmitteln inspiziert** werden!

Therapie. Eine spezifische Therapie ist präklinisch nicht möglich, das Kind muss wegen **akuter Lebensgefahr** zügig in eine Kinderklinik transportiert werden (Voranmeldung!).

- **Beruhigen** von Kind und Eltern
- bei Zyanose **Sauerstoffgabe** (2–4 l/min über Maske), evtl. Intubation (wegen der Schwellung der Epiglottis oft schwierig, meist nur ein Versuch möglich, daher nur durch in der Kinderanästhesie erfahrene Notärzt*innen!), im Notfall Koniotomie
- ggf. Vernebelung von Adrenalin, ggf. Glukokortikoide systemisch (cave: keine klare Evidenz, jede Irritation des Kindes birgt die Gefahr einer Verschlimmerung)
- Einleitung einer Antibiotikatherapie.

11.8.3 Fieberkrampf

Epidemiologie. Epileptische Anfälle im Rahmen eines fieberhaften Infekts werden bei **bis zu 5 % aller Kinder zwischen 6 Monaten und 6 Jahren** beobachtet.

Symptome. Generalisierter, **tonisch-klonischer epileptischer Anfall** bei einem Kind mit fieberhaftem Infekt.

Diagnostik. Bis zum Eintreffen des Rettungsdienstes ist der Fieberkrampf in den allermeisten Fällen bereits vorbei – die typische Anamnese ist hier richtungsweisend.

Praxistipp

Krampft das Kind beim Eintreffen des Rettungsdienstes immer noch, solltest du unbedingt an andere Ursachen eines epileptischen Anfalls (S. 243) denken!

Therapie. Ein kindlicher Fieberkrampf ist für die Eltern sehr belastend – jedoch selten lebensbedrohlich für das Kind. Hält ein Fieberkrampf jedoch > 5 min an, muss er medikamentös durchbrochen werden (z. B. Diazepam 5 mg Rektiole). Jeder erstmalige Fieberkrampf sollte in einer Kinderklinik **näher abgeklärt** werden (schonender Transport ohne Sondersignal). Zur Prophylaxe weiterer Krämpfe ist meist eine **antipyretische Therapie** (z. B. Paracetamol Suppositorium, 10–15 mg/kg KG) ausreichend. Komplizierte Fieberkrämpfe (wiederholte epileptische Anfälle, Status epilepticus, Anfälle bei Kindern ohne akuten Infekt) erfordern immer eine umfassende stationäre Abklärung.

11.8.4 Fremdkörperaspiration

Ursachen. Typische Fremdkörper, die aspiriert werden, sind kleine Spielsachen oder Nüsse.

Symptome. Plötzliches Husten, Atemnot, inspiratorischer Stridor, evtl. Würgen.

Diagnostik. Anamnese und Klinik sind meist richtungsweisend.

Therapie. Das Kind wird mit dem Oberkörper nach vorne gebeugt und mit den Händen/Armen in Bauchlage unterstützend gehalten. Der Helfer/die Helferin verabreicht **hustensynchrone Schläge zwischen die Schulterblätter** (**keine Durchführung des Heimlich-Handgriffs**!). Falls die Entfernung so nicht gelingt, wird das Kind in eine Klinik mit HNO-Abteilung transportiert und der Fremdkörper dort bronchoskopisch entfernt. Große Fremdkörper (Bolusgeschehen) können ggf. mithilfe der **Magill-Zange** entfernt werden. Bei vitaler Bedrohung (Atem-Kreislauf-Stillstand) wird eine kardiopulmonale Reanimation durchgeführt.

11.8.5 SIDS und ALTE

Definitionen. **SIDS** (Sudden Infant Death Syndrome, plötzlicher Kindstod) bezeichnet das unerwartete, nicht erklärliche Versterben eines Säuglings oder Kleinkindes, meist innerhalb des 1. Lebensjahres. Als **ALTE** (Apparent Life-Threatening Event) wird ein lebensbedrohliches Ereignis bezeichnet, bei dem ein primärer Atemstillstand zu Hypoxämie und in der Folge zu einer Bradykardie führt.

Ätiologie. Die genaue Ursache ist **unbekannt**. Die Ereignisse treten meist **während des Schlafs** auf. Risikofaktoren sind Z. n. SIDS in der Familie, Z. n. ALTE, Frühgeburtlichkeit (< 33. SSW), Passivrauchen, Drogenkonsum der Mutter, Überwärmung, Schlafen in Bauchlage und Verzicht auf Stillen.

Praxistipp
Meist wird das Ereignis selbst nicht bemerkt und das Kind später leblos vorgefunden, daher bestehen beim Eintreffen des Notarztes/der Notärztin leider bereits oft sichere Todeszeichen.

Symptome.
- **ALTE**: bewusstloses Kind mit Apnoe, Zyanose und Bradykardie
- **SIDS**: lebloses Kind ohne Atmung und Puls, beim Eintreffen des Rettungsdienstes oft schon sichere Todeszeichen.

Diagnostik. Überprüfen der Vitalparameter bzw. der Todeszeichen.

Therapie. Säuglinge mit ALTE können meist durch **Stimulation** wieder zum Atmen bewegt werden – falls nicht, muss mit der kardiopulmonalen Reanimation (S.223) begonnen werden. Alle Maßnahmen sollten den Eltern erklärt werden, nach Möglichkeit sollte ein Helfer/eine Helferin für die **Unterstützung der Eltern** abgestellt werden. Bei SIDS sollte (auch auf Wunsch der Eltern) die Notfallseelsorge oder ein Kriseninterventionsteam alarmiert werden.

MERKE
Im Zweifel wird **immer** eine **kardiopulmonale Reanimation** begonnen!

MERKE
SIDS ist immer eine **unklare bzw. nicht natürliche Todesursache**: Die Kriminalpolizei ist daher zu benachrichtigen und die Einsatzstelle der Polizei zu übergeben!

11.9 Urologische Notfälle

Key Point
- **Nierenkoliken sind sehr schmerzhaft – eine adäquate Analgesie ist hier unerlässlich.**
- **Ein akuter Harnverhalt erfordert eine Einmalkatheterisierung unter möglichst sterilen Bedingungen.**

11.9.1 Nierenkolik

Ätiologie. Nierenkoliken entstehen, wenn **Nierensteine** aus dem Nierenbecken freigesetzt werden und **in den ableitenden Harnwegen steckenbleiben** (typischerweise an einer der 3 physiologischen Engstellen Nierenbeckenabgang, Kreuzung des Ureters mit der A. iliaca communis, Eintritt in die Harnblase). Die Folge ist ein **Harnstau mit Dehnung des Nierenbeckens** und typischen, kolikartigen Schmerzen.

Symptome. Typisch sind **wellenförmige** („wehenartige") **Schmerzen in der Flanke**, oft mit **Ausstrahlung in den Rücken** oder in die Leiste und begleitet von **vegetativen Symptomen** (Übelkeit, Erbrechen). Auch eine **Hämaturie** ist häufig.

Diagnostik.
- Basismonitoring
- Anamnese: erstmalige Kolik? Schmerzbeginn? Hämaturie? Schmerzausstrahlung?
- orientierende körperliche Untersuchung, Palpation (ausgeprägter Klopfschmerz an der Flanke!).

Therapie.
- Anlage eines venösen Zugangs und Infusion einer kristallinen Infusionslösung (z. B. 500 ml)
- Analgesie mit spasmolytisch wirksamen Substanzen: 20 mg **Butylscopolamin** + 1 g **Metamizol** als Kurzinfusion
- Transport in die nächste urologische Abteilung.

Praxistipp
Opioide sind aufgrund ihrer spasmogenen Eigenschaften als primäres Analgetikum zu vermeiden. Bei stärksten Schmerzen, die mit Metamizol und Butylscopolamin nicht adäquat zu kontrollieren sind, können und sollen sie jedoch natürlich trotzdem gegeben werden.

11.9.2 Akuter Harnverhalt

Definition. Die gefüllte Harnblase kann nicht entleert werden.

Ätiologie. Die häufigsten Ursachen sind die **benigne Prostatahyperplasie**, **Steine oder Fremdkörper in der Harnröhre**, **Blasentumoren**, Nebenwirkungen von **Medikamenten** (Anticholinergika, Diazepam) sowie **neurologische** (z. B. multiple Sklerose, Bandscheibenvorfall, Spinal- oder Periduralanästhesie!) und **psychische Erkrankungen**.

Symptome. Die **Miktion** ist **nicht möglich**, die **Harnblase** ist meist **schmerzhaft prall gefüllt**.
Diagnostik. Die Schmerzsymptomatik ist typisch. Die prall gefüllte Harnblase ist durch die Bauchdecke palpierbar, die Palpation verstärkt die Schmerzen.
Therapie. Bei längerem Bestehen kann der Harnstau zu einem postrenalen Nierenversagen führen, weshalb eine rasche Behandlung indiziert ist.

- Basismonitoring
- Anlage eines venösen Zugangs
- falls Material vorhanden: sterile **Einmalkatheterisierung** der Harnblase (notfalls auch Verwendung eines sterilen Absaugkatheters mit atraumatischer Spitze, sofern zumindest steriles Gel und sterile Handschuhe vorhanden sind; allerdings Entfernung direkt nach Entleerung der Harnblase)
- falls nicht möglich: Analgesie mit spasmolytisch wirksamen Substanzen: 20 mg **Butylscopolamin** + 1 g **Metamizol** als Kurzinfusion
- Transport in die nächste urologische Abteilung.

Praxistipp
Opioide sind aufgrund ihrer spasmogenen Eigenschaften als primäres Analgetikum nicht gut geeignet.

11.9.3 Akutes Skrotum

Definition. Plötzlich einsetzender oder sich langsam steigernder, starker Schmerz im Hodenbereich.
Ätiologie. Wichtige Ursachen sind **Hodentorsion** (Torsion des Samenstrangs → Ischämie des Hodens), **Epididymitis** (bakterielle Entzündung des Nebenhodens), **Hydatidentorsion**(Torsion von Hoden- bzw. Nebenhodenanhangsgebilden), inkarzerierte **Skrotalhernie** und **Verletzungen**.
Symptome und Diagnostik. Typisch sind **starke Schmerzen** im Skrotalbereich, häufig begleitet von **vegetativen Symptomen** (Schwitzen, Übelkeit, Erbrechen). Die Inspektion zeigt eine **Rötung**, eine **Schwellung** und evtl. einen **Hochstand** des betroffenen Hodens. Die weitere Differentialdiagnostik kann und sollte dem Urologen/der Urologin überlassen werden.
Therapie. Alle genannten Erkrankungen müssen rasch urologisch abgeklärt und therapiert werden, um Folgeschäden zu vermeiden:

- Basismonitoring
- Anlage eines venösen Zugangs und Infusion einer Vollelektrolytlösung
- Analgesie, z. B. mit 1 g **Metamizol** und langsam titriertem **Morphin**
- Transport in die nächste urologische Abteilung (Voranmeldung!).

11.10 Notfälle aus den Bereichen Augenheilkunde und HNO

Key Point

- **Bei einem akuten Glaukomanfall kann die gastrointestinale Symptomatik im Vordergrund stehen.**
- **Nasenbluten ist häufig harmlos, kann aber (v. a. bei Gerinnungsstörungen) auch zu einem bedrohlichen Blutverlust führen. Patient*innen mit massivem Nasenbluten sollten in einer Fachabteilung für Hals-, Nasen- und Ohrenheilkunde vorgestellt werden.**
- **Schwindel kann Ausdruck einer schwerwiegenden kardialen oder zerebrovaskulären Erkrankung sein und sollte stets umfassend abgeklärt werden.**

11.10.1 Akuter Glaukomanfall

Definition. Akute Verlegung des Kammerwinkels, wodurch das Kammerwasser nicht mehr abfließen kann und der intraokuläre Druck kritisch ansteigt (oft > 70 mmHg).
Die Symptome treten dabei meist plötzlich auf. Ein akuter Glaukomanfall ist ein ophthalmologischer Notfall.
Symptome. Die Patient*innen berichten über **plötzlich beginnende Schmerzen** in einem Auge bei gleichzeitigem **Visusabfall**. Typischerweise war die **Pupille vorher erweitert** (z. B. Dunkelheit, psychische Erregung, Anwendung von Mydriatika), häufig haben die Patient*innen vorher Farbringe (**Halos**) um Lichtquellen gesehen. Eine begleitende **vegetative Symptomatik** (Palpitationen, Übelkeit und Erbrechen) ist häufig.

Praxistipp
Die vegetative Symptomatik kann soweit im Vordergrund stehen, dass die Patient*innen als „gastroenterologische Notfälle" verkannt und daher verzögert augenärztlich behandelt werden!

Diagnostik. Das betroffene **Auge** ist **hochrot**, die **Pupille** ist **übermittelweit**, die **Lichtreaktion** kann **träge** sein oder fehlen, die **Hornhaut** ist **trüb** (**Abb. 11.25**). Der Bulbus ist **palpatorisch steinhart**. Das andere Auge ist meist unauffällig.
Therapie.

- Basismonitoring
- **medikamentöse Optionen** (Verfügbarkeit präklinisch nicht immer gegeben): hyperosmolare Lösungen (z. B. Mannitol), systemische Carboanhydrasehemmer (z. B. Azetazolamid), β-Blocker lokal (z. B. Timolol), Pilocarpin-Augentropfen

11

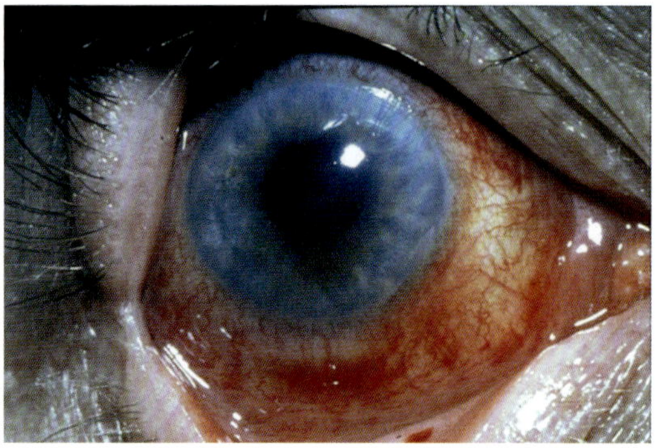

Abb. 11.25 Akuter Glaukomanfall: Stark gerötetes Auge, matte Kornea, verschwommene Iriszeichnung. (Quelle: Hahn, Kurzlehrbuch Augenheilkunde, Thieme, 2012)

- Anlage eines **venösen Zugangs** und Infusion einer Vollelektrolytlösung
- **Antiemetika**, z. B. 10 mg Metoclopramid (cave: kein Dimenhydrinat!)
- **Analgetika**, z. B. 1 g Metamizol als Kurzinfusion
- Transport in nächste ophthalmologische Fachklinik.

11

Praxistipp
Alle anticholinerg wirkenden Medikamente (z. B. Dimenhydrinat) sind kontraindiziert, weil sie die Pupille tendenziell erweitern!

11.10.2 Verletzungen des Auges

Siehe Kapitel Unfälle (S. 262).

11.10.3 Epistaxis (Nasenbluten)

Ätiologie. Die häufigste Blutungsquelle ist der **Locus Kiesselbachii**, der häufigste Auslöser sind unmittelbar zuvor erfolgte **manuelle Manipulationen**, hypertensive Entgleisungen oder Niesen. Auch **Traumata** oder **nasaler Drogenkonsum** (Kokain) lösen häufig Nasenbluten aus. Epistaxis kann auf eine **hypertensive Entgleisung** oder **Gerinnungsstörungen** sowie auf seltenere, schwerwiegende Erkrankungen wie Osler-Rendu-Weber-Krankheit, Granulomatose mit Polyangiitis oder Purpura Schönlein-Henoch hinweisen.

Symptome. Häufig ist Nasenbluten harmlos, in seltenen Fällen ist es jedoch kaum stillbar und kann zu bedrohlichen Blutverlusten führen.

Diagnostik. Wichtig ist die **Überwachung des Blutdrucks** (Basismonitoring) sowie das Erheben der Anamnese inkl. **Gerinnungsanamnese**.

Therapie.

- Patient*innen hinsetzen und **Kopf nach vorne neigen** lassen (ansonsten wird das Blut verschluckt → Erbrechen mit Aspirationsgefahr)
- **Druck auf die Nasenflügel** (→ Kompression der Blutung)
- bei bedrohlicher Blutung:
  - Anlage mindestens eines großlumigen venösen Zugangs und Infusion einer kristallinen Infusionslösung, z. B. 500–1000 ml
  - ggf. Senkung eines erhöhten Blutdrucks (S. 228)
  - bei bekannter Gerinnungsstörung Vorankündigung in der Zielklinik (ggf. Notfallausweis des Patienten/der Patientin beachten)
  - Einweisung in Klinik mit Fachabteilung für HNO.

Praxistipp
Lebensbedrohliche, sonst unstillbare Blutungen können manchmal mit einer „Behelfs-Bellocq-Tamponade" gestillt werden. Hierzu wird ein (Urin-)Dauerkatheter vorsichtig etwa 8–10 cm in das betroffene Nasenloch eingeführt, mit 5–10 ml Aqua geblockt und ganz vorsichtig zurückgezogen, bis ein leichter Widerstand zu spüren ist. So können Blutungen aus den hinteren Nasenabschnitten ggf. tamponiert werden. Der Katheter wird dann mit einer Klemme so fixiert, dass ein leichter Zug erhalten bleibt und der Katheter nicht mehr verrutschen kann. Anschließend kann der Patient/die Patientin in die nächste HNO-Klinik transportiert werden (Voranmeldung!).

11.10.4 Schwindel (Vertigo)

Definition. Empfindung eines Drehgefühls, oft einhergehend mit dem Gefühl einer drohenden Bewusstlosigkeit.

Ätiologie. Häufige Ursachen aus dem HNO-Bereich sind der vestibuläre Drehschwindel (benigner paroxysmaler Lagerungsschwindel), Morbus Menière und Erkrankungen des Innenohrs. Schwindel kann jedoch auch z. B. als Symptom einer Intoxikation, einer bradykarden Herzrhythmusstörung, einer hochgradigen Aortenklappen- oder Karotisstenose, einer Hypotonie oder einer zerebralen Ursache (z. B. einer Kleinhirnschädigung) auftreten.

Symptome. Die Patient*innen klagen über ein **Schwindelgefühl mit Gangunsicherheit und Schwanken**. Häufig bestehen begleitend **Übelkeit und Erbrechen**.

Diagnostik.

- Basismonitoring
- 12-Kanal-EKG, ggf. Rhythmusstreifen über mehrere Minuten
- Blutzuckermessung
- orientierende neurologische Untersuchung
- Auskultation von Herz und Karotiden.

Therapie.

- Anlage eines großlumigen **venösen Zugangs** und **Infusion** einer kristallinen Infusionslösung, z. B. 500 ml

- symptomatisch: **Antiemetika** i. v., **H_1-Antihistaminika**, z. B. 62,5 mg Dimenhydrinat
- falls möglich: **kausale Therapie** der zugrundeliegenden Ursache
- Transport in ein Krankenhaus → Abklärung der Ursache.

Praxistipp
Bei neu aufgetretenem Schwindel müssen immer schwerwiegende kardiovaskuläre oder zerebrale Erkrankungen ausgeschlossen werden.

11.11 Psychiatrische Notfälle

Key Point
- **Ein Delirium tremens bedarf einer intensivmedizinischen Behandlung.**
- **Akute psychotische Zustände ereignen sich meist bei Patient*innen mit bekannten psychiatrischen Erkrankungen. Es empfiehlt sich, frühzeitig die Polizei hinzuzuziehen, um ggf. eine Einweisung nach PsychKG durchführen zu lassen (Unterschiede zwischen den Bundesländern!).**
- **Akute Belastungsreaktionen und Panikattacken sollten nicht primär medikamentös therapiert werden.**
- **Suizidalität – und jede Ankündigung oder Äußerung suizidaler Gedanken – muss ernst genommen werden. Eine Einweisung in eine psychiatrische Fachklinik – im Zweifel nach PsychKG – ist in jedem Fall erforderlich.**

11.11.1 Alkoholentzugsdelir

Synonym. Delirium tremens

Definition. Akut auftretende, meist reversible organische Störung, die mit Bewusstseins- und Orientierungsstörungen einhergeht und durch **akuten Alkoholentzug** bei meist jahrelanger, schwerer Alkoholabhängigkeit ausgelöst wird.

MERKE
Das **Delirium tremens** ist ein **lebensbedrohliches Krankheitsbild** mit unbehandelt bis zu 25 % Letalität. Komplizierende Komorbiditäten sind häufig, was in der Regel eine intensivmedizinische Behandlung erforderlich macht.

Symptome.
- epileptogene Anfälle in > 50 % der Fälle
- fehlende Orientierung zu Ort, Zeit und Situation
- optische Halluzinationen (häufig kleine, bewegte Objekte: „weiße Mäuse")
- erhöhte Suggestibilität
- fein- oder grobschlägiger Tremor, oft „Nestelbewegungen"
- Unruhe, Schwitzen, Hypertonie, Tachykardie
- Vigilanzminderung bis hin zum Koma.

Diagnostik.
- Basismonitoring
- (Fremd-)Anamnese
- Ausschluss anderer Ursachen für ein Delir (z. B. Infektionen, Fieber, Drogen- oder Medikamentenintoxikation).

Therapie.
- Anlage eines venösen Zugangs
- **Benzodiazepine**, z. B. Lorazepam oder Diazepam
- ggf. in Kombination mit **Antipsychotika**, z. B. Haloperidol
- Transport in ein Krankenhaus, in der Regel auf eine Intensivstation (S. 179).

11.11.2 Akute psychotische Zustände

Definition. Akuter, evtl. zeitweiliger Verlust des Realitätsbezuges.

Ätiologie. Organische Erkrankungen (Schädel-Hirn-Trauma, Demenz, neurodegenerative Erkrankungen), akute psychische Dekompensation z. B. bei Schizophrenie, Intoxikation mit Alkohol, Drogen oder Medikamenten.

Symptome. Die **Beurteilung der Realität** und häufig die **Orientierung** zu Ort, Zeit und Situation sind **gestört**. Typischerweise bestehen **Wahnvorstellungen** (z. B. wahnhaftes Verkennen von Situationen oder Personen) und optische und/oder akustische **Halluzinationen**.

Diagnostik.
- Anamnese: bekannte Psychose? Medikamenteneinnahme? Substanzabusus?
- orientierende neurologisch-psychiatrische Untersuchung.

Therapie.
- auf Eigenschutz achten!
- bei Eigen- und/oder Fremdgefährdung Hinzuziehen von Polizei und ggf. **Einweisung** nach PsychKG (Landesgesetze über „Schutz" und „Hilfen" für psychisch kranke Menschen)
- wenn gefahrlos möglich und von dem Patienten/der Patientin nicht abgelehnt: Anlage eines venösen Zugangs und Infusion von **Antipsychotika**, z. B. 5–10 mg Haloperidol, und/oder **Benzodiazepinen**, z. B. 2–5 mg Midazolam
- bei Unmöglichkeit der i. v.-Medikamentenapplikation: **Midazolam über nasalen Zerstäuber**
- **keine Anwendung von Gewalt durch Rettungsdienstpersonal erlaubt! Ggf. Polizei hinzuziehen!**

Praxistipp

Wie eine Unterbringung („Zwangseinweisung“, z. B. nach PsychKG) genau abläuft, ist durch Ländergesetze geregelt und unterscheidet sich im Detail von Bundesland zu Bundesland. Das ausführende Organ ist die Ordnungsbehörde, vertreten durch die Polizei, die hierzu hinzugezogen werden muss. Es wird weiterhin oft ein Gutachten eines „entsprechend qualifizierten Arztes“ benötigt – dies kann je nach Region der Notarzt/die Notärztin oder ein Polizeiarzt/eine Polizeiärztin sein. Keinesfalls darf das Rettungsdienstpersonal Gewalt anwenden, dies darf ggf. ausschließlich die Polizei. Die Gabe von Medikamenten gegen den Willen des Patienten/der Patientin ist ebenfalls eine Körperverletzung und allenfalls in Ausnahmesituationen zu rechtfertigen.

11.11.3 Akute Belastungsreaktion

Definition. Im Anschluss an eine psychische Ausnahmebelastung (z. B. Unfall, Katastrophe) auftretende psychische Reaktion. In der neuen Fassung der Internationalen statistischen Klassifikation der Krankheiten und verwandter Gesundheitsprobleme (ICD-11) ist die akute Belastungsreaktion nicht mehr als psychische Erkrankung klassifiziert, sondern als ein „gesundheitsbeeinflussender Faktor“ (factors influencing health status or contact with health services). Damit soll eine Entpathologisierung erreicht und zudem betont werden, dass es sich um eine kurzzeitige Verhaltensänderung handelt.

Symptome.

- Einengung des Bewusstseins (Fixierung auf dieses eine Geschehen), Orientierungsstörungen, Rückzug aus der Situation oder Überaktivität mit Fluchttendenz
- häufig depressive oder gereizte Stimmung
- vegetative Symptome wie Tachykardie, Schwitzen und Erröten
- häufig Amnesie für die akute Periode
- nach Stunden bis Tagen Rückbildung der Symptome.

Therapie.

- mit dem Patienten/der Patientin sprechen und mögliche Auswege aus der Situation aufzeigen
- Kontakt zu Notfallseelsorge anbieten, wenn gewünscht
- wenn nicht ausreichend: Tranquilizer, z. B. 1 mg Lorazepam p. o.

Praxistipp

Die medikamentöse Therapie ist in diesen Fällen niemals kausal und sollte weitestgehend vermieden werden, was allerdings nicht immer möglich ist. Die Gabe von Benzodiazepinen ist nur zu rechtfertigen, wenn sichergestellt ist, dass der Patient/die Patientin danach nicht alleine ist und durch eine erwachsene Bezugsperson beaufsichtigt wird!

11.11.4 Panikattacke

Definition. Plötzliche, intensive Angst, die ohne erkennbare Auslöser auftritt und von bedrohlichen Gedanken und körperlichen Beschwerden begleitet wird.

Symptome. Die Patient*innen haben z. B. Angst zu kollabieren, die Kontrolle zu verlieren oder zu sterben und leiden unter unterschiedlichsten, z. B. kardiovaskulären (z. B. Tachykardie, Brustschmerzen [DD: Herzinfarkt]), neurologischen (z. B. Zittern, Schwindel, Ohnmachtsgefühl), abdominellen (z. B. Übelkeit, Durchfall, Magenschmerzen), respiratorischen (z. B. Dyspnoe) oder vegetativen Symptomen (z. B. Hitzewallungen, Schweißausbruch). Die Attacke dauert meist einige Minuten.

Praxistipp

Die Patient*innen rufen häufig den Rettungsdienst aus Angst, einen Herzanfall erlitten zu haben.

Diagnostik. Ausschluss bedrohlicher organischer Erkrankungen (z. B. akutes Koronarsyndrom), daher Basismonitoring u. a. mit EKG und Blutdruckmessung.

Therapie.

- beruhigendes Zureden
- wenn nicht ausreichend: Tranquilizer, z. B. 1 mg Lorazepam p. o.
- Transport in ein Krankenhaus zur Abklärung bzw. zum Ausschluss organischer Ursachen.

11.11.5 Suizidalität

Definition. Alle konkreten Gedanken und Versuche, durch das Ausführen oder auch Unterlassen (z. B. Nichteinnahme lebenswichtiger Medikamente) bestimmter Maßnahmen das eigene Leben zu beenden.

Symptome. Die Patient*innen zeigen meist eine **depressive Grundstimmung**, Agitiertheit, Erregung, Eigen- und Fremdaggressivität oder Wahnvorstellungen sind möglich.

Diagnostik. Psychiatrische und – je nach Situation – körperliche Untersuchung.

Therapie.

- auf Eigenschutz achten!
- Versuch, **verständnisvoll** auf den Patienten/die Patientin einzugehen, eine fixe Ansprechperson bieten, Aufzeigen von Optionen („Situation ist nicht ausweglos“)
- ggf. Sedierung mit **Benzodiazepinen**, z. B. 2,5–5 mg Midazolam oder 2 mg Lorazepam
- **psychiatrische Unterbringung**: Einweisung in eine geschützte psychiatrische Station, bei fehlender Einwilligung ggf. Information von Polizei und Einweisung nach PsychKG
- bei durchgeführtem Suizidversuch und Verletzungen bzw. Intoxikationserscheinungen entsprechende Notfalltherapie und Transport in das nächste Krankenhaus, psychiatrische Einweisung im Verlauf von dort aus.

MERKE

Die meisten Suizide werden **im Vorfeld angekündigt**: Alle Ankündigungen dieser Art müssen ernst genommen werden!

11.12 Unfälle

Key Point

- **Schwere Traumata, Polytraumata und Patient*innen, die einen Unfallmechanismus mit großer Gewalteinwirkung (z. B. Hochgeschwindigkeitsunfall, Sturz aus > 3 m Höhe) erlitten haben, sollen nach Stabilisierung der Vitalparameter schnellstmöglich in ein spezialisiertes Traumazentrum (regionales oder überregionales Traumazentrum; meist große Kliniken wie Universitätsklinikum, große städtische Häuser oder BG-Unfallklinik) gebracht werden. Bei langen Transportstrecken ist so früh wie möglich an die Alarmierung eines RTHs zum schnellen Transport zu denken!**
- **Schädel-Hirn-Traumata (SHT) sollen primär in ein Zentrum mit neurochirurgischer Fachabteilung transportiert werden. Beim schweren SHT liegen sehr oft schwere Begleitverletzungen vor.**
- **„Golden Hour of Shock“: Ziel ist es, den Patienten/die Patientin für den Transport soweit zu stabilisieren, dass spätestens 60 min nach dem Unfall der Schockraum eines Traumazentrums erreicht wird.**
- **Bei Stromunfällen ist es als Helfer*in lebenswichtig, auf den Eigenschutz zu achten.**
- **Die Symptome bei Tauchunfällen können sich mit zeitlicher Latenz entwickeln.**
- **Bei Verätzungen des Auges ist es entscheidend, das Auge möglichst intensiv mit einer neutralen Flüssigkeit zu spülen.**
- **Bei Verbrennungen sind eine adäquate Flüssigkeitssubstitution und der Transport in ein spezielles Verbrennungszentrum essenziell.**
- **Unterkühlte Patient*innen sollen wegen der Gefahr eines Bergungstodes möglichst wenig bewegt werden.**

Definition. Als Trauma werden Verletzungen bezeichnet, die durch äußere Gewalteinwirkung entstehen und zu Funktionsbeeinträchtigungen einer Körperregion, eines Organs oder des gesamten Organismus führen. Folgende **Arten von Trauma** werden dabei unterschieden:

- mechanisches Trauma: stumpfes, penetrierendes und kombiniertes Trauma (z. B. Tierbiss: Kombination aus penetrierendem und stumpfem Trauma)
- thermisches Trauma
- chemisches Trauma
- Barotrauma (Verletzungen durch Druckveränderungen, z. B. beim Tauchen)
- elektrisches Trauma (Strom)
- Trauma durch ionisierende Strahlung.

11.12.1 Extremitätentrauma

Verletzungsarten. Typische Folgen einer mechanischen Schädigung der Extremitäten sind offene (Durchspießung der Haut an der Frakturstelle) und geschlossene **Frakturen**, **Luxationen** (Verschiebung zweier durch ein Gelenk verbundener Knochen), **Amputationen** sowie **Weichteil**- (Haut, Subkutis, Muskeln, Bänder, Sehnen, Nerven) und **Gefäßverletzungen**. Traumatische Amputationen ereignen sich häufig bei Arbeitsunfällen in Maschinen, mit Sägen, hydraulischen Arbeitsgeräten, bei Verkehrsunfällen oder beim Umgang mit Sprengstoff.

Diagnostik.

- Anamnese
- klinische Untersuchung („Body-Check“: Auskultation, Inspektion, Palpation, Perkussion, Ausschluss weiterer Verletzungen; bei inkompletter Amputation: periphere Pulse noch tastbar?): Wichtig ist die Überprüfung und Dokumentation von Durchblutung, Motorik und Sensibilität (DMS) distal der Verletzung. Am Notfallort kann oft nicht sicher unterschieden werden, ob eine Fraktur vorliegt oder nicht.
  - **sichere Frakturzeichen**: Fehlstellung, abnormale Beweglichkeit, Krepitation
  - **unsichere Frakturzeichen**: Schmerzen, Schwellung, Funktionseinschränkung, begleitende Hämatome

- sichere **Zeichen einer Luxation**: tastbar leere Gelenkpfanne, tastbarer Gelenkkopf außerhalb der Gelenkpfanne.

Vorgehen bei Frakturen, Luxationen und Weichteilverletzungen.

- Basismonitoring
- Anlage eines **peripher-venösen Zuganges** (je nach Art der Verletzung ggf. großlumiger Volumenzugang)
- steriles **Abdecken** von offenen Wunden
- **Volumentherapie** primär mit kristallinen Vollelektrolytlösungen beginnen, abhängig von Klinik und Blutverlust ggf. auch kolloidale Infusionslösungen erwägen
- **Analgesie** (z. B. Ketamin 0,5 mg/kg KG i. v. + Midazolam 1–2 mg → Reizabschirmung und Vermeidung von Albträumen); falls bei schwersten Verletzungen unzureichend: Analgesie mit sehr starken Opioiden (z. B. Fentanyl) in Intubationsbereitschaft, Einleitung einer Notfallnarkose erwägen
- **Ruhigstellung** und Schienung der Extremität (je nach Art der Verletzung Luftkammerschiene, Vakuumschiene oder Vakuummatratze)
- **bei Störungen von DMS**: sofortige Reposition der Fraktur (nur unter suffizienter Analgesie!)
- **bei Schock**: primär forcierte Volumentherapie, falls nicht möglich: Katecholamintherapie (z. B. Noradrenalin-Perfusor) erwägen
- Transport in nächste geeignete Klinik.

Vorgehen bei Gefäßverletzungen. Wird im Rahmen eines Extremitätentraumas eine große Arterie oder Vene verletzt (häufig bei penetrierenden Traumata und (Sub-)Amputationen), muss die **Blutung** unbedingt **durch Kompression** von außen **gestoppt** werden. Dies kann **manuell** (nicht optimal für den Transport), durch einen **Druckverband** oder im Notfall durch **Abbinden** (Tourniquet) erfolgen: Für das Abbinden sollte nach Möglichkeit eine ausreichend breite pneumatische Druckmanschette (z. B. Blutdruckmanschette oder spezielles Tourniquet) verwendet werden. Die Manschette wird dabei auf Druckwerte ca. 50 mmHg oberhalb des systolischen Blutdrucks aufgepumpt. Der **Abbindezeitpunkt** muss **notiert** werden. Ist keine ausreichend große Manschette für das Abbinden des Oberschenkels vorhanden, können auch 2 Manschetten zusammen benutzt werden.

MERKE

Das **Abbinden einer Extremität** sollte **immer** als **letzte Alternative** gewählt werden, bei (drohend) hohem Blutverlust muss die Entscheidung jedoch möglichst frühzeitig gefällt werden.

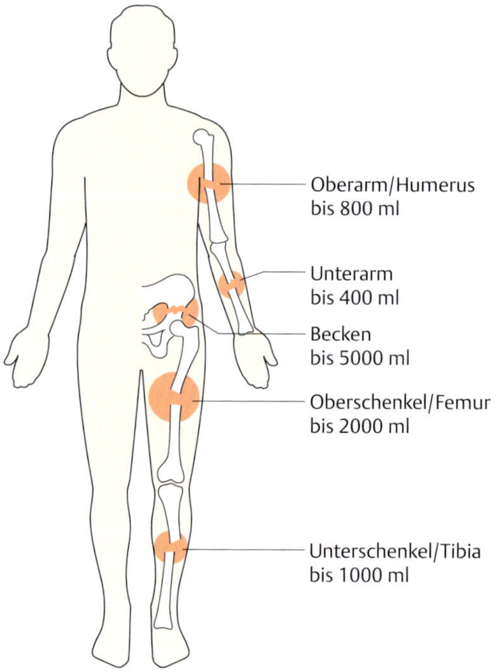

Abb. 11.26 Anhaltswerte für den Blutverlust bei geschlossenen Knochenbrüchen. (Quelle: Secchi, Ziegenfuß, Checkliste Notfallmedizin, Thieme, 2009)

MERKE

Auch bei geschlossenen Frakturen kann der **Blutverlust** erheblich sein (**Abb. 11.26**)!

Vorgehen bei traumatischer Amputation.

- Anlage mehrerer, möglichst großlumiger Zugänge; ggf. intraossärer Zugang
- Infusion von kristallinen Infusionslösungen zur Stabilisierung des Kreislaufs
- frühzeitig (!) Anforderung eines RTH erwägen! (Transportstrecke ins nächste Traumazentrum?)
- Blutstillung mittels Kompression, Tourniquet, Abbinden, Pulver (z. B. Cellox) oder blutstillender Gaze
- **bei stammnaher Amputation**: nach Möglichkeit Identifizierung der versorgenden Arterie → ggf. Gefäßklemme auf spritzende arterielle Blutung und große venöse Sickerblutung setzen; wenn nicht möglich: sterile Kompressen, manuelle Kompression (Faust!) oder ggf. Tourniquet
- **bei stammferner Amputation**: sterile Wundauflagen, Abbinden der Extremität vorbereiten (Blutdruckmanschette um den Stumpf legen, Tourniquet), aber noch nicht aufpumpen: Bei jüngeren Patient*innen entwickelt sich oft primär ein Vasospasmus, der sich aber im Verlauf lösen und eine lebensbedrohliche arterielle Blutung auslösen kann. Sobald die Blutung beginnt, wird die Blutdruckmanschette etwa 50 mmHg über den

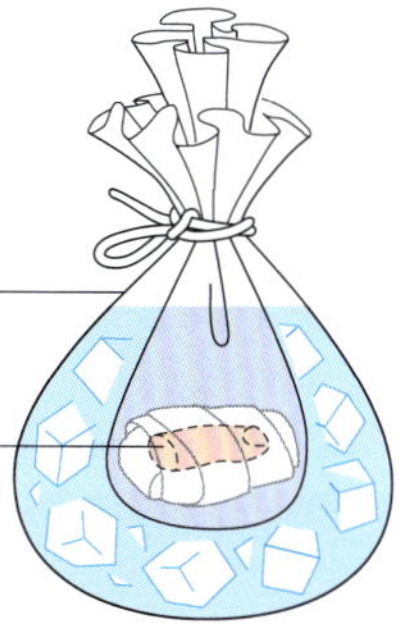

Abb. 11.27 Sachgerechte Amputatkühlung zum Transport. (Quelle: Bühren, Keel, Marzi, Checkliste Traumatologie, Thieme, 2016)

systolischen Wert aufgepumpt (cave: Abbindezeit und -dauer notieren!).

- Amputat in **sterilen Kunststoffbeutel** geben (meist spezielle Sets verfügbar, **Abb. 11.27**), sterilen Kunststoffbeutel in zweiten Kunststoffbeutel geben und diesen nach Möglichkeit mit Eiswasser füllen
- **Analgesie**, z. B. 0,25 mg/kg KG Esketamin + 0,05 mg/kg KG Midazolam
- bei weiteren Begleitverletzungen (Polytrauma) Einleiten einer Notfallnarkose und endotracheale Intubation erwägen
- **Anmeldung** im nächsten Schwerpunktklinikum (Schockraum, Voranmeldung Amputationsverletzung bzw. Polytrauma!) bzw. bei isolierten Amputationen von Finger oder Zehen ohne unmittelbare vitale Bedrohung Krankenhaus mit Schwerpunkt Hand- und Fußchirurgie erwägen.

11.12.2 Schädel-Hirn-Trauma (SHT)

Definition. Ein Schädel-Hirn-Trauma ist eine Verletzung des Schädels mit Hirn- sowie möglicherweise Knochen- und Weichteilbeteiligung. Unterschieden wird zwischen einem **geschlossenen** („gedeckten“, d. h. Dura mater intakt) und einem **offenen SHT** (Verletzung von Kopfhaut, knöcherner Kalotte und Dura mater → frei liegendes Gehirn).

Epidemiologie. Das SHT zählt in den westlichen Industrienationen zu den häufigsten Ursachen für Tod und für bleibende schwere Behinderungen bei jungen Erwachsenen. In Deutschland ereignen sich ca. **350 SHT pro 100 000 Einwohner/Jahr**, betroffen sind daher ca. 200 000 Patient*innen/Jahr.

Ätiologie und Begleitverletzungen. Häufige Ursachen für SHT sind das **Einwirken von stumpfer** (Sturz, Schlag; Aufprall bei Verkehrsunfall) **oder spitzer Gewalt gegen den Schädel** (Schlag mit spitzem Gegenstand, Schussverletzung, Sturz oder Aufprall auf einen spitzen Gegenstand). In > 50 % der Fälle bestehen **weitere Verletzungen**, auf die hin der Patient/die Patientin gründlich untersucht werden muss.

MERKE

Bei Mehrfachverletzungen ist ein begleitendes SHT sehr häufig (> 60 %).

Schweregradeinteilung. Frühere Klassifikationen wie Commotio und Contusio cerebri oder die Einteilung in SHT I–III, die sich an der Rückbildung der Symptome und den Langzeitfolgen orientierte, sind zu ungenau und sollten nicht mehr verwendet werden. Die Bewusstseinsstörung nach SHT wird heute nach der **Glasgow-Coma-Scale** (GCS, **Tab. 11.1** und **Tab. 11.2**) eingeteilt. Aufgrund der prognostischen und therapeutischen Relevanz, ist das Erheben und Dokumentieren des initialen GCS-Werts von großer Bedeutung.

Symptome.

- Kopfschmerzen
- Übelkeit, Erbrechen
- Schwindel, Gleichgewichtsstörungen
- neurologische Ausfälle, Pupillendifferenz
- Amnesie (antero- und/oder retrograd)
- primäre und/oder sekundäre Bewusstseinsstörung (Somnolenz, Sopor, Koma), evtl. progredient
- epileptische Anfälle
- pathologische Atemmuster bis hin zu Apnoe
- sichtbare Verletzung
- Blutungen aus Mund, Nase oder Ohr
- Monokel- oder Brillenhämatome
- Liquoraustritt aus Nase und/oder Ohr.

MERKE

Rhinorrhö oder **Otorrhö** sind hochverdächtig auf eine Schädelbasisfraktur mit begleitender **Duraverletzung**.

Praxistipp

Tritt aus der Nase (oder dem Ohr) klare Flüssigkeit aus, kann mittels einer Zucker-Bestimmung schnell Klarheit geschaffen werden: Liquor enthält ca. 66 % des Blutzuckerwerts (also z. B. ca. 60 mg/dl bei einem BZ von 90 mg/dl), während Nasensekret in der Regel nicht nennenswert Glukose enthält.

Diagnostik.

- Anamnese (Unfallmechanismus, Begleitverletzungen)
- körperliche Untersuchung mit Fokus auf neurologische Befunde (Inspektion, Palpation, Body-Check, Erhebung des GCS, Pupillenstatus, Reflexe) und zeitnaher Dokumentation
- SpO_2, RR, EKG
- immer Messung des Blutzuckerspiegels → Ausschluss einer Hypoglykämie-bedingten Bewusstseinsstörung!

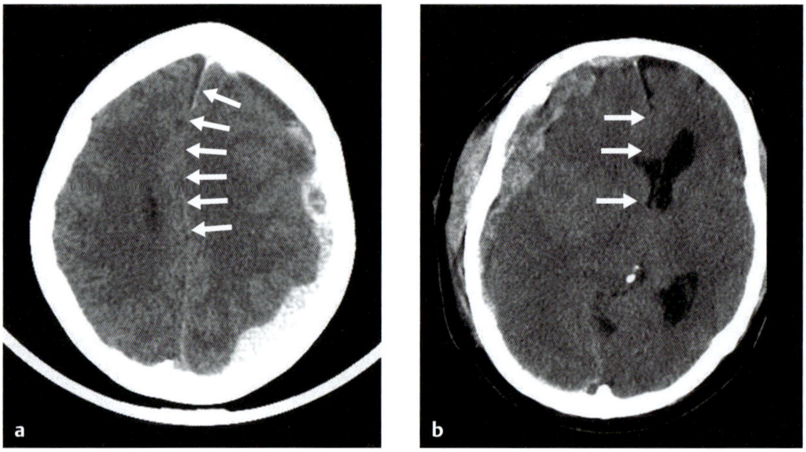

Abb. 11.28 CCT axial bei akutem subduralen Hämatom links (a) **bzw. rechts** (b) **nach schwerem Schädel-Hirn-Trauma. Gut sichtbar ist eine Mittellinienverlagerung** (→) **jeweils zur Gegenseite mit Kompression des Ventrikelsystems und beginnender Einklemmung.**

Praxistipp

Das genaue Ausmaß der Hirnschädigung bzw. das Vorliegen einer epi- oder subduralen Blutung kann erst innerklinisch mithilfe einer zerebralen Bildgebung (CT) evaluiert werden.

Therapie.
- Anlage **peripher-venöser Zugänge** (ab mittelschwerem SHT großlumige Zugänge!)
- bei kreislaufstabilen Patient*innen: **Oberkörperhochlagerung** um ca. 30° (→ Hirndruck ↓)
- Kreislaufstabilisierung: idealerweise **mittleren arteriellen Druck > 65–70 mmHg** bzw. zumindest **systolischen Druck > 90 mmHg** halten (→ ausreichender zerebraler Perfusionsdruck!), ggf. Infusionen (kristalline und ggf. kolloidale Infusionslösungen) und Katecholamintherapie (z. B. Theodrenalin/Cafedrin, bei unzureichender Wirkung Noradrenalin über Perfusor)
- wegen häufiger Begleitverletzungen der Halswirbelsäule immer **Immobilisierung der HWS** (z. B. mit Zervikalstütze)
- O_2-Gabe bei $SpO_2 < 96\,\%$
- bei schwerem SHT mit GCS ≤ 8 Punkte: Einleitung einer **Notfallnarkose** (**RSI**, ideales Einleitungshypnotikum bei SHT-Patient*innen: **Thiopental**, da es den ICP effektiv senkt, in Kombination mit Fentanyl) mit **endotrachealer Intubation** (Normoventilation anstreben)
- **Analgesie**, falls nötig, mit COX-Hemmstoffen und Opioiden; Ketamin bei spontanatmenden SHT-Patient*innen vermeiden (führt zur Erhöhung des ICP!); bei kontrollierter Beatmung mit $p_{et}CO_2$-Messung kann Ketamin aber problemlos zur Narkose verwendet werden.
- offene Wunden **steril abdecken**, keinen Druck auf verletzten Schädel ausüben
- umgehender, **schonender Transport** in eine geeignete Zielklinik mit CT und neurochirurgischer Fachabteilung.

11.12.3 Thoraxtrauma

Ätiologie. Verletzungen des Thorax werden oft im Rahmen eines Polytraumas, bei Sturz aus großer Höhe, Einklemmung oder Verschüttung, beobachtet. Isolierte Thoraxtraumata können z. B. die Folge von Stich- oder Schussverletzungen sein.

Symptomatik bei typischen Verletzungen.
- Herzkontusion: Rhythmusstörungen, Herzinsuffizienz
- Lungenkontusion: akut meist keine Symptome, im Verlauf aber häufig Oxygenierungsstörung und Pneumonien
- Perikardtamponade: Tachykardie, Hypotension bis hin zum Herz-Kreislauf-Stillstand
- Pneumothorax (S. 236)
- Frakturen der Rippen oder des Sternums: stärkste, atemabhängige Schmerzen, Schaukelatmung, Krepitationsgeräusch
- Verletzung der Aorta: häufig letal
- Ruptur der Trachea oder eines Hauptbronchus: letal.

Diagnostik.
- Anamnese
- körperliche Untersuchung und Body-Check: Inspektion (Prellmarken? paradoxe Atmung?), Palpation (Thorax stabil?), Auskultation (Atemgeräusch seitengleich oder abgeschwächt?)
- Basismonitoring: EKG, RR, SpO_2.

Therapie.
- Anlage von 1–2 großlumigen venösen Zugängen
- O_2-Gabe (Ziel: $SpO_2 \geq 97\,\%$)
- **Analgesie** (z. B. Ketamin 0,5 mg/kg KG + Midazolam 1–2 mg i. v.)

- bei Notwendigkeit invasiver Maßnahmen oder respiratorischer Insuffizienz: **Notfallnarkose** einleiten (z. B. Fentanyl 2–3 µg/kg KG + Midazolam 0,2 mg/kg KG + Rocuronium 1,2 mg/kg KG)
- bei Verdacht auf Spannungspneumothorax (S. 236): sofortige Entlastung
- bei Verdacht auf **Herzbeuteltamponade**: Perikardpunktion (ultima Ratio!)
- **zügiger Transport** mit Voranmeldung in ein geeignetes Krankenhaus (Schwerpunktkrankenhaus mit CT, ggf. Traumazentrum).

11.12.4 Abdominaltrauma

Ätiologie. Ein Abdominaltrauma muss begleitend bei jedem **Polytrauma** in Betracht gezogen werden. Isoliert kommt es häufig z. B. bei **Stürzen von Zweiradfahrer*innen** vor (Lenkstange!). Unterschieden werden das **stumpfe** (Bauchdecke nicht eröffnet) und das **offene Bauchtrauma** (v. a. Penetrations- und Pfählungsverletzungen).

Symptomatik und typische Verletzungen.

- **akutes Abdomen**: praller, gespannter Bauch, Druckschmerz, Abwehrspannung
- **Schocksymptomatik**
- **Milz- und Leberruptur**: ggf. abdominelle Schmerzen, rasche Entwicklung eines hämorrhagischen Schocks
- traumatische **Zwerchfellhernie**: paradoxe Atmung.

Diagnostik.

- Anamnese
- körperliche Untersuchung und Body-Check: Inspektion (Prellmarken?), Palpation (Schmerzen?)
- Basismonitoring: EKG, RR, SpO_2.

Präklinisch ist keine weiterführende Diagnostik möglich, es sei denn mit einem kleinen, portablen Ultraschallgerät.

Therapie.

- Anlage von ≥ 2 großlumigen Zugängen
- ggf. Infusionstherapie zur Aufrechterhaltung eines RR ≥ 80 mmHg systolisch
- Analgesie (z. B. Metamizol, Morphin oder Ketamin)
- Sauerstoffgabe (Ziel: $SpO_2 \geq 96\,\%$)
- Lagerung (i. d. R. aufgrund zu erwartender Begleitverletzungen auf Vakuummatratze)
- steriles Abdecken von offenen Wunden
- zügiger Transport mit Voranmeldung zum Schockraum in die nächste Klinik, um mit bildgebenden Verfahren (Sonografie Abdomen, CT) eine diagnostische Klärung und ggf. eine sofortige Therapie (Operation) einleiten zu können.

11.12.5 Wirbelsäulenverletzung

Ätiologie. Die Ursache ist meist ein Unfall mit **großer Gewalteinwirkung** auf den Körper (z. B. Verkehrsunfall, Sturz aus großer Höhe, Sportunfälle). Am häufigsten ist die **Halswirbelsäule** betroffen.

Symptomatik.

- **Schmerzen** und **Instabilität** im Bereich der betroffenen Wirbel
- bei Schädigung von Nerven und/oder Rückenmark: **motorische und/oder sensible Ausfälle** je nach Lokalisation des Traumas
- bei Schädigung des Rückenmarks im thorakalen Bereich oder höher: evtl. neurogener Schock (S. 219)
- bei Querschnittsläsion oberhalb von C 4: **Atemlähmung** durch Ausfall des N. phrenicus.

Diagnostik.

- Anamnese (Unfallgeschehen mit großer Gewalteinwirkung)
- körperliche (inkl. orientierende neurologische) Untersuchung
- Basismonitoring: EKG, RR, SpO_2.

Therapie. Das oberste Ziel ist das **Verhindern einer bleibenden Rückenmarkschädigung**. Daher muss bei jedem Verdacht auf eine Wirbelsäulenverletzung gehandelt werden, als läge diese sicher vor:

- **schonende Rettung** (Schaufeltrage oder Spineboard)
- **Immobilisation** (Zervikalschiene + Vakuummatratze oder Spineboard, idealerweise mit Headblocks)
- Anlage von großlumigen Zugängen
- **ggf. Sauerstoffgabe**
- **Analgesie** (z. B. mit COX-Hemmstoffen, Opioiden oder Ketamin)
- bei Zeichen eines neurogenen Schocks: **Volumentherapie** (z. B. 1000 ml Vollelektrolyt-Lösung) + vorsichtige **Katecholamingabe** (z. B. ¼ bis ½ Ampulle Theodrenalin/Cafedrin)
- Vorsicht bei respiratorischer Insuffizienz: Ist eine **Intubation** erforderlich, muss ein Helfer/eine Helferin die HWS stabilisieren (MILS: Manual In-Line Stabilisation; Kopf möglichst wenig überstrecken!), unmittelbar nach der Intubation muss die Zervikalschiene wieder angelegt werden.
- **zügiger** und v. a. **schonender Transport** in ein Traumazentraum (Schockraum): RTW mit gefedertem Tragetisch oder RTH.

MERKE

Beim geringsten **Verdacht** auf ein Wirbelsäulentrauma muss die **HWS immobilisiert** werden!

11

11.12.6 Polytrauma

Definition. Schweres Trauma mehrerer Körperregionen, bei denen mindestens eine Verletzung bzw. deren Kombination lebensbedrohlich ist.

MERKE

Vom Polytrauma abzugrenzen sind **Mehrfachverletzungen ohne vitale Gefährdung**.

Epidemiologie. Etwa 40 000 Verletzungen pro Jahr in Deutschland erfüllen die Kriterien eines Polytraumas.

Ätiologie. Die häufigsten Ursachen sind **Verkehrsunfälle** (PKW-Insassen, Zweiradfahrende, von Auto oder Zug erfasste Fußgänger*innen) oder ein **Sturz** aus großer Höhe, nicht selten in suizidaler Absicht. Auch Stich- und Schussverletzungen führen häufig zu einer Polytraumatisierung.

Verletzungsmuster. Am häufigsten werden im Rahmen eines Polytraumas **Schädel-Hirn-Traumata** und **Frakturen des Gesichtsschädels** (ca. 70–90 % der Fälle) sowie **Frakturen der Beine und des Beckens** (ca. 70 % d. F.) beobachtet, gefolgt von Verletzungen des Thorax (ca. 20–60 % d. F.) und Abdomens (ca. 10–40 % d. F.), der Arme (ca. 30 % d. F.) und der Wirbelsäule (ca. 5–10 % d. F.). Die wichtigsten **Todesursachen** sind Folgen eines Schädel-Hirn-Traumas, hämorrhagischer Schock und Multiorganversagen.

Symptome.

- Symptome der jeweiligen Einzelverletzungen und deren Kombination
- zusätzlich meist **Bewusstlosigkeit**
- oft **hämorrhagischer Schock** und/oder **respiratorische Insuffizienz**.

Diagnostik.

- **strukturierte Vorgehensweise**, z. B. mittels European Trauma Course (ETC) oder Advanced Trauma Life Support (ATLS) bzw. Prehospital Trauma Life Support (PHTLS)
- **Basismonitoring**: EKG, RR, SpO_2
- orientierende Ganzkörperuntersuchung („**Body Check**") inkl. Auskultation (Atemgeräusche beidseits vorhanden?) und orientierender neurologischer Untersuchung
- Erheben und Dokumentieren der **GCS** (**Tab. 11.1**) und ggf. weiterer Trauma-Scores (Injury Severity Score [ISS], Trauma Injury Severity Score [TRISS])
- Erheben und Dokumentieren des **Pupillenstatus**.

Therapie. Bereits beim Eintreffen am Notfallort bzw. nach der ersten Sichtung sollte über **mögliche Zielkrankenhäuser** (Traumazentrum mit Schockraum!) nachgedacht werden. Entsteht ein relevanter Zeitvorteil durch Lufttransport, sollte bereits sehr frühzeitig ein **RTH** angefordert werden. Ist eine technische Rettung erforderlich, muss sofort die **Feuerwehr** nachgefordert werden. Auch die Alarmierung der Polizei darf bei Verkehrsunfällen nicht vergessen werden!

- schnellstmögliches Stillen bedrohlicher Blutungen (S. 253) möglichst umgehende Anlage von **≥ 2 großlumigen Zugängen**
- **Volumentherapie** in Abhängigkeit von der Kreislaufsituation (Zielblutdruck: 80–90 mmHg systolisch) mit kristalliner (Vollelektrolytlösung) und im Schock ggf. kolloidaler Infusionslösung Gelatine; Gabe von Katecholaminen
- adäquate **Analgesie** (Fentanyl 1–2 µg/kg KG, Ketamin 0,5–1 mg/kg KG + Midazolam 0,02–0,05 mg/kg KG)
- falls **Notfallnarkose** erforderlich: wegen der Gefahr lebensbedrohlicher Blutdruckabfälle **Fentanyl + Ketamin + Midazolam** bevorzugen.
- **Immobilisation**: Zervikalschiene, Spineboard bzw. Vakuummatratze
- ggf. endotracheale **Intubation**, kontrollierte Beatmung (Normoventilation anstreben)
- ggf. Anlage von **Thoraxdrainagen**
- zügiger **Transport** (Voranmeldung!) in ein geeignetes Zielkrankenhaus (Traumazentraum mit Schockraum).

Praxistipp

Das Ziel ist es, innerhalb von 60 Minuten nach dem Unfall im Schockraum der Zielklinik einzutreffen („Golden Hour of Shock"): Daher sind nur wirklich unverzichtbare Maßnahmen am Notfallort durchführen!

11.12.7 Crush-Syndrom

Ätiologie. Ein Crush-Syndrom kann die Folge sein von allen Situationen, bei denen große Muskelmassen zerstört werden (**Rhabdomyolyse**), also z. B. bei **Verbrennungen** oder **massiven Quetschungen** (typisch: Verschüttung), seltener auch bei nicht traumatischen Rhabdomyolysen (z. B. Therapie mit Statinen, maligne Hyperthermie, Tiergifte).

Pathogenese. Beim Untergang von Skelettmuskulatur werden große Mengen Myoglobin, Kalium, Stoffwechselprodukte und Mediatoren der Entzündungskaskade frei. Gemeinsam mit einer Adrenalin-vermittelten Kompensationsreaktion führt dies zu **Einschränkungen der Nierenfunktion** bis hin zum akuten Nierenversagen. Die Patient*innen sind zudem durch Elektrolytstörungen (**Hyperkaliämie**, **Hypokalzämie**) gefährdet.

Symptome.

- Unfallmechanismus mit zu erwartender großflächiger Quetschung oder Verbrennung

- klinische Anzeichen multipler Muskelschädigungen (Schwellungen, Unterblutungen, Verhärtungen)
- häufig hämorrhagischer Schock und/oder respiratorische Insuffizienz.

Diagnostik.
- Anamnese (Unfallmechanismus?)
- körperliche (inkl. orientierende neurologische) Untersuchung
- Basismonitoring: EKG, RR, SpO_2.

Therapie.
- Anlage eines möglichst großlumigen venösen Zugangs
- **Volumentherapie** mit kristalliner Infusionslösung, z. B. 1000 ml
- adäquate Therapie von Begleitverletzungen
- Transport in ein Krankenhaus mit Intensivkapazität
- **intensivmedizinische Therapie**: forcierte Diurese mit Bilanzierung, ggf. Ausgleich von Elektrolytstörungen, ggf. Gabe von Mannitol und Furosemid, bei akutem Nierenversagen Hämodialyse.

11.12.8 Hitzeschäden

Definition. Schäden durch das Einwirken von hoher Umgebungstemperatur über einen längeren Zeitraum.

Insolation (Sonnenstich)

Pathogenese. Das **längere Einwirken von langwelliger Wärmestrahlung** des Sonnenlichts auf Kopf und Nacken führt zu einer **meningealen Reizung**, in schweren Fällen auch zu einem Hirnödem. Glatze, kurze Haare oder fehlende Kopfbedeckung erhöhen das Risiko.

Symptome.
- Sonnenbrand (Verbrennungen Grad I-IIa) am Kopf
- Kopfschmerzen mit positiven Meningismuszeichen
- Übelkeit, Erbrechen
- Tachykardie
- häufig begleitend Exsikkose
- selten Bewusstseinsstörungen bis Bewusstlosigkeit, epileptische Anfälle.

Diagnostik.
- Anamnese
- Basismonitoring: EKG, RR, SpO_2
- neurologische Untersuchung (Meningismuszeichen?).

Therapie.
- Patient*in in eine kühle, schattige Umgebung bringen und den Kopf extern kühlen (z. B. mit nassen Tüchern)
- Lagerung mit erhöhtem Oberkörper (bei stabilem Kreislauf) bzw. Flachlagerung (bei Hypotension)
- Anlage eines venösen Zugangs und Infusion einer kristallinen Infusionslösung (z. B. 500 ml)
- Analgesie mit COX-Hemmstoffen (z. B. 1 g Metamizol oder 600 mg Ibuprofen)
- ggf. Durchbrechung von epileptischen Anfällen (S. 243)
- in schweren Fällen Klinikeinweisung.

Hitzschlag

Pathogenese. Übersteigt die **Wärmezufuhr** (Hitzeeinstrahlung) und/oder die **Wärmeproduktion** (z. B. Sport bei feucht-heißem Klima) die Wärmeabgabekapazität des Körpers (z. B. bei zu stark wärmeisolierender Kleidung), **steigt** die **Körperkerntemperatur** an und eine **metabolische Azidose** sowie ein **Hirnödem** entwickeln sich. Betroffen sind v. a. **ältere Menschen** und **Kleinkinder**.

Symptome.
- Überwärmung des gesamten Körpers: trockene, warme, anfangs gerötete, im Verlauf blass-graue Haut, Körperkerntemperatur > 40 °C
- Kopfschmerzen, Bewusstseinstrübung
- Übelkeit und Erbrechen
- zerebrale Krämpfe
- häufig begleitend Exsikkose
- Hypotension (evtl. initial Hypertension) bis hin zum Schock.

Diagnostik.
- Anamnese
- Basismonitoring: EKG, RR, SpO_2
- Temperaturmessung
- neurologische Untersuchung.

Therapie.
- Patient*in in eine kühle, schattige Umgebung bringen, entkleiden und extern kühlen (z. B. kalte Umschläge)
- Lagerung mit erhöhtem Oberkörper (bei stabilem Kreislauf) bzw. Flachlagerung (bei Hypotension)
- Anlage eines venösen Zugangs und Infusion von gekühlter kristalliner Infusionslösung, z. B. 500–1000 ml
- ggf. O_2-Gabe
- ggf. Benzodiazepine bei epileptischen Anfällen, z. B. 2 mg Lorazepam i. v.
- immer Transport in eine Klinik mit Intensivkapazität.

MERKE

Der Hitzschlag ist ein Krankheitsbild mit **hoher Letalität**!

11.12.9 Beinahe-Ertrinken bzw. Ertrinken

Epidemiologie. Am häufigsten betroffen sind **Kleinkinder**.

Pathomechanismus.

- **Ertrinken in Süßwasser**: Die hypotone Flüssigkeit zerstört das Surfactant in den Alveolen, wodurch diese kollabieren. Die Gasaustauschfläche ist vermindert, es resultiert eine Hypoxie.
- **Ertrinken in Salzwasser**: Die hypertone Flüssigkeit führt zum Einstrom von interstitieller und intrazellulärer Flüssigkeit in die Alveolen und damit zu einem alveolären Lungenödem (→ Hypoxie).

Praxistipp

Dieser unterschiedliche Pathomechanismus ist präklinisch nicht relevant, die Rettung von Ertrinkenden in Süß- und Salzwasser unterscheidet sich in der prähospitalen Phase nicht.

Symptome.

- Rettung aus dem Wasser
- Husten, Dyspnoe, Zyanose bis hin zu Kreislaufstillstand
- v. a. im Winter, jedoch auch im Sommer möglich: Hypothermie mit kalter, blasser Haut
- v. a. nach Kopfsprüngen in flaches Wasser Verletzungen der Halswirbelsäule mit entsprechender Symptomatik.

Diagnostik.

- Überprüfung der Vitalparameter
- Basismonitoring: EKG, RR, SpO_2
- klinische Untersuchung inkl. Auskultation (Rasselgeräusche? Lungenödem?)
- Temperaturmessung.

Therapie.

- ggf. CPR (S. 219): bei Hypothermie unbedingt Fortführung bis in die Klinik und **bis Erreichen der Normothermie**!
- Anlage eines venösen Zugangs und **Infusion** von kristalliner Infusionslösung, z. B. 500 ml
- **ggf. O_2-Gabe**
- **bei respiratorischer Insuffizienz**: Einleitung einer Notfallnarkose (z. B. mit Fentanyl + Thiopental + Succinylcholin), endotracheale Intubation und Beatmung mit PEEP (5–10 cmH_2O), ggf. Anlage einer Magensonde
- **bei geringstem Verdacht auf Wirbelsäulenverletzung**: Immobilisierung der HWS (z. B. bei Badeunfällen, beobachteter Sprung ins Wasser)
- ggf. **Wärmezufuhr** (warme Decken, vorgewärmte Infusionslösungen, beheizter RTW)
- **Transport** in die nächste Klinik mit freier Intensivkapazität.

Praxistipp

Verliere keine Zeit mit Versuchen, Wasser aus der Lunge abzusaugen: Dies ist ineffektiv, da Wasser nach kurzer Zeit resorbiert wird.

MERKE

Auch wenn sich die Kinder schnell erholen, sollten sie **in eine Klinik transportiert** und **für mindestens 24 Stunden überwacht** werden, da sich in diesem Zeitraum ein Lungenödem („sekundäres Ertrinken") und/oder ein Hirnödem entwickeln kann.

11.12.10 Stromunfall

Definition.

- **Niederspannungsunfälle** mit Haushaltsstrom (230 V oder 380 V Wechselspannung 50 Hz)
- **Hochspannungsunfälle** (meist > 1000 V Wechselstrom), z. B. bei Kontakt mit Hochspannungsleitungen oder Oberleitungen der Bahn
- **Blitzschlag**: sehr kurzes (0,02–100 ms) Einwirken sehr hoher Spannungen ($0{,}3–2{,}2 \times 10^6$ V Gleichstrom).

Epidemiologie. Pro Jahr sind in Deutschland ca. 200 Todesfälle durch Elektrounfälle zu beklagen, wobei jeweils ca. 50 % auf Nieder- und Hochspannungsunfälle zurückzuführen sind. Hochspannungsunfälle sind deutlich seltener, enden aber weitaus häufiger tödlich.

Pathogenese. Die Einwirkung von **Haushaltsstrom** auf den Körper führt zu **Muskelkontraktion** (meist Beuger > Strecker → das Loslassen der spannungsführenden Leitung ist oft nicht mehr möglich!) und zu **Reizwirkungen auf das Herz** (→ Rhythmusstörungen bis hin zu Kammerflimmern). Der Hauptschädigungsmechanismus bei **Hochspannungsunfällen** sind **schwere Verbrennungen**. Entscheidende Faktoren sind der Widerstand des Körpers (z. B. Isolation durch Gummisohle), der Weg und die Dauer des Stromflusses durch den Körper. Das Hinstürzen der Person kann zu verschiedenen **mechanischen Verletzungen** führen. **Direkte Blitzeinschläge** sind fast immer sofort **tödlich. Indirekte Blitzeinschläge** (z. B. durch seitliche Nebenentladungen, Schrittspannung, Kontakt mit Metallgegenständen, Telefonhörern) betreffen oft mehrere Personen, oft im Rahmen von Outdoor-Aktivitäten, und sind nur in etwa 10 % der Fälle tödlich.

Symptome.

- typische **Strommarken** an Ein- und Austrittsstelle: rundliche Einsenkungen der Haut mit blassem, porzellanähnlichem Wall (**Abb. 11.29**a)
- **Begleitverletzungen** (z. B. Schädel-Hirn-Trauma, Frakturen) mit entsprechender Symptomatik

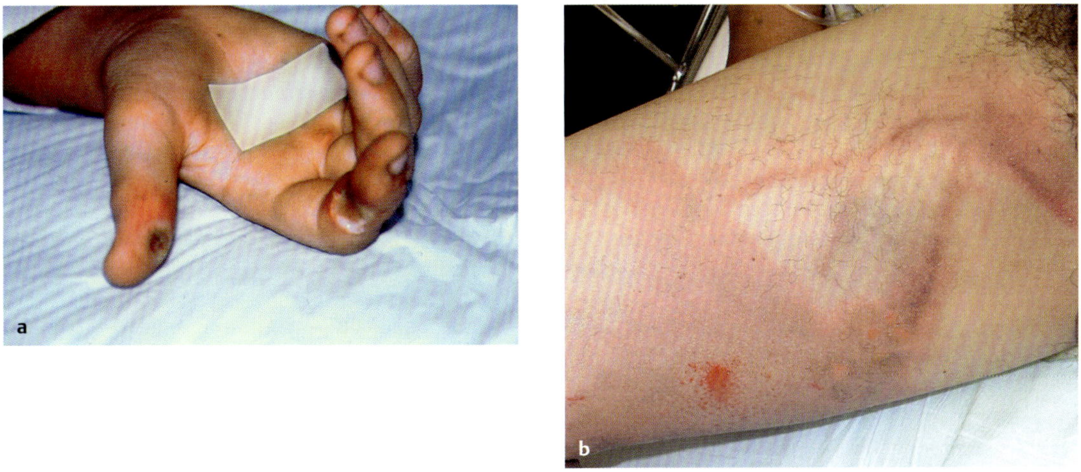

Abb. 11.29 Hautveränderungen bei Stromeinwirkung:
a Strommarken (Quelle: Lippert, Wundatlas, Thieme, 2012)
b Blitzfigur. (Quelle: Zimmer, Prüfungsvorbereitung Rechtsmedizin, Thieme, 2009)

- kardiale **Arrhythmien** bis hin zu Kammerflimmern mit Bewusstlosigkeit
- bei Hochspannungsunfällen: **Verbrennungen** und **Verkohlungen**, **Verschmelzen der Kleidung**, farnkrautartige, sog. Lichtenberg'sche **Blitzfiguren** auf der Haut (**Abb. 11.29**b).

Diagnostik.

- typische Auffindesituation bzw. Anamnese
- auf **Eigenschutz** achten und immer **sicherstellen**, dass der **Strom abgestellt** ist
- bei Hochspannungsunfällen: **keine Annäherung auf < 10 m zur Unfallstelle** (Schrittspannung mit Spannungstrichter auf dem Boden um das Hochspannungskabel; Spannungsbögen!), immer warten bis das Elektrizitätswerk die Abschaltung bestätigt hat
- **Basismonitoring** (EKG, RR, SpO_2), **kontinuierliches EKG**.

MERKE

Bei Stromunfällen ist es **lebenswichtig**, auf den **Eigenschutz** zu achten: Gehe bei Hochspannungsunfällen nicht näher als 10 m zum Patienten/zur Patientin und warte immer auf die Abschaltung des Stroms!

Therapie.

- ggf. **CPR** und Defibrillation (S. 219)
- steriles **Abdecken von Brandwunden**
- Anlage eines **venösen** bzw. bei großflächigen Verbrennungen **intraossären Zugangs** und Infusion von kristallinen Infusionslösungen: abschätzende Mengenberechnung z. B. nach Parkland-Formel (S. 263)
- **immer Transport in ein Krankenhaus** mit Überwachungsstation (Monitorbett, Notwendigkeit der Ableitung eines Langzeit-EKGs) oder Intensivstation bzw. bei Hochspannungsunfällen mit Traumazentrum (Schockraum) oder ggf. mit Verbrennungseinheit.

Praxistipp

Auch völlig asymptomatische Patient*innen nach Haushaltsstromunfällen sollten wegen der Gefahr von Herzrhythmusstörungen für 24 Stunden am Monitor überwacht werden!

11.12.11 Tauchunfälle

Dekompressionskrankheit

Synonym. Caisson-Krankheit

Pathogenese. Beim Tauchen in größeren Tiefen (typisch: > 20 m) ist der Partialdruck erhöht und Stickstoff diffundiert vermehrt in Blut und Gewebe. Kehrt der Taucher/die Taucherin langsam an die Oberfläche zurück, diffundiert der Stickstoff langsam wieder zurück. Bei **zu schnellem Auftauchen** (z. B. bei Panik oder einem Unfall) sind Blut und Gewebe mit Stickstoff übersättigt und kleine **Gasblasen perlen** im Gewebe und in den Venen **aus** mit der Folge von lokalen **Funktionsstörungen, Zirkulations- und Perfusionsproblemen** sowie ggf. einer **klinisch relevanten Luftembolie**.

Mögliche Symptome.

- typische Anamnese
- „Taucherflöhe“: Jucken und Kribbeln im Körper, Rötung, Schwellung und Marmorierung der Haut
- starke Schmerzen in den Knochen und Gelenken („Bends“)
- Lungenembolie-ähnliche Symptome („Chokes“)

- bei offenem Foramen ovale: Übertritt der Gasbläschen in das arterielle System → arterielle Gasembolien (v. a. zerebral)
- tastbares Emphysem im Gewebe
- Müdigkeit, Apathie bis hin zu Bewusstseinstrübungen
- Schwindel, Übelkeit/Erbrechen
- Hör-, Seh- und Sprachstörungen, Paresen
- Störungen der Muskelkoordination („Staggers").

MERKE

Die Symptome können sich mit **zeitlicher Latenz** entwickeln und auch **progredient** sein!

Diagnostik.
- Basismonitoring: EKG, RR, SpO_2
- Auskultation (Pneumothorax? Barotrauma?)
- Anamnese: Tauchtiefe, Auftauchgeschwindigkeit, welches Atemgasgemisch, Tauchpartner, Tauchcomputer?

Therapie.
- Anlage eines **venösen Zugangs** und **Infusion** einer kristallinen Infusionslösung, z. B. 500 ml, ggf. Katecholamine zur Kreislaufstabilisierung
- frühzeitiges **Alarmieren eines RTHs** (wenn weite Transportstrecke in die nächste Druckkammer zu erwarten)
- **O_2-Gabe** über Maske mit Reservoir (6–12 l/min)
- bei fortbestehender respiratorischer Insuffizienz: **Notfallnarkoseeinleitung**, endotracheale **Intubation**, **Beatmung** mit FiO_2 1,0 und PEEP (10 cmH_2O)
- Abklärung der Verfügbarkeit der nächsten **Druckkammer** über die Rettungsleitstelle
- Transport in Krankenhaus mit Intensivstation (Beatmungsbett) und Möglichkeit der Druckkammerbehandlung.

Praxistipp

Bei einem Transport im RTH ist auf eine niedrige Flughöhe zu achten, da sich die Symptomatik sonst verschlechtern kann!

Barotrauma der Lunge

Pathomechanismus. Bei **schnellem Auftauchen** bei **angehaltenem Atem** („Air Trapping") ist durch die extreme Ausdehnung des Gasgemisches in der Lunge (Boyle-Mariotte-Gesetz) die **Ruptur von Lungenarealen** und die Entwicklung eines **Pneumothorax**, eines **Mediastinalemphysems** und **arterieller Gasembolien** möglich.

Symptome.
- Pneumothorax (S. 236)
- ggf. Mediastinalemphysem: **knisternde Schwellung** und Schmerzen im Schulter- und Halsbereich
- **neurologische Ausfälle** (z. B. Bewusstseinsstörungen, Halbseitensymptomatik, epileptische Anfälle) bei zerebraler Gasembolie
- **akutes Koronarsyndrom** bei koronarer Embolie.

Diagnostik.
- Basismonitoring: EKG, RR, SpO_2
- Auskultation (Pneumothorax?)
- Anamnese: Tauchtiefe, Auftauchgeschwindigkeit, welches Atemgasgemisch, Tauchcomputer, Fremdanamnese?

Therapie.
- ggf. notfallmäßige Entlastung eines Spannungspneumothorax mit einer Kanüle (S. 236), danach Anlage einer Thoraxdrainage
- Anlage eines **venösen Zugangs** und **Infusion** einer kristallinen Infusionslösung, z. B. 500 ml
- **O_2-Gabe** über Maske mit Reservoir
- bei fortbestehender respiratorischer Insuffizienz: **Notfallnarkoseeinleitung**, endotracheale **Intubation**, **Beatmung** (cave: Entwicklung eines **Spannungspneumothorax** möglich!)
- Transport in Krankenhaus mit Intensivstation (Beatmungsbett).

MERKE

Durch den positiven Druck in den Atemwegen entwickelt sich ein **Spannungspneumothorax** sehr häufig nach endotrachealer Intubation mit anschließender Beatmung! Denke daher bei Sättigungsabfall, Tachykardie und Hypotonie immer an die Möglichkeit des Spannungspneumothorax!

11.12.12 Verletzungen des Auges

Ätiologie. Die wichtigsten Verletzungsmechanismen sind Verätzungen durch Säuren oder Laugen (häufig in Laboratorien oder chemischen Betrieben, aber auch im Haushalt) und das Eindringen von Fremdkörpern in das Auge.

Praxistipp

Erfrage nach Möglichkeit das auslösende Agens, informiere dich bereits telefonisch bei der Giftinformationszentrale oder der nächsten ophthalmologischen Klinik über geeignete Erstmaßnahmen!

Symptome. Rötung, Tränenfluss (Epiphora), Schmerzen, Blepharospasmus, bei **Hornhautbeteiligung** Visusreduktion.

Diagnostik. Basisdiagnostik, Anamnese, Inspektion.

Therapie.
- **bei Verätzungen**: Offenhalten (notfalls gewaltsam!) und ausgedehntes Spülen des Auges mit steriler Spülflüssigkeit oder – falls nicht vorhanden – kristalliner Infusionslösung

- **bei penetrierenden Verletzungen**: Fremdkörper nicht entfernen!
- sterile **Abdeckung beider Augen** (→ Vermeidung von Mitbewegungen des verletzten Auges)
- Anlage eines venösen Zugangs, evtl. prophylaktisch Antiemetika (Patient sieht während des Transports nichts!)
- Gabe von Analgetika, z. B. 1 g Metamizol i. v.
- Transport in die nächste Klinik mit Augenheilkunde (Voranmeldung!).

Praxistipp

Bei der Verwendung von kristalliner Infusionslösung zum Spülen des Auges erleichtert das Abschneiden des Infusionsschlauches die Handhabung.

11.12.13 Verbrennung

Definition. Als Verbrennung wird die **thermische Schädigung** von Geweben bezeichnet.

Ätiologie. Verbrennungen können durch **direkten Kontakt** mit Feuer/Flammen entstehen, aber auch durch **Konvektion** (Nähe zu einer Hitzequelle), **heiße Flüssigkeiten** (Verbrühung), **elektrischen Strom** (elektrisches Trauma) oder **Reibung** (Abscherung). Die Hautschäden durch **UV-Licht** nach übermäßiger Sonnenexposition (Sonnenbrand) entsprechen ebenfalls Verbrennungsschäden. **Erfrierungen** sind eine Sonderform der thermischen Schädigung: Sie entstehen zwar durch Kälte, verursachen aber vergleichbare Gewebsschädigungen wie Hitzeschäden.

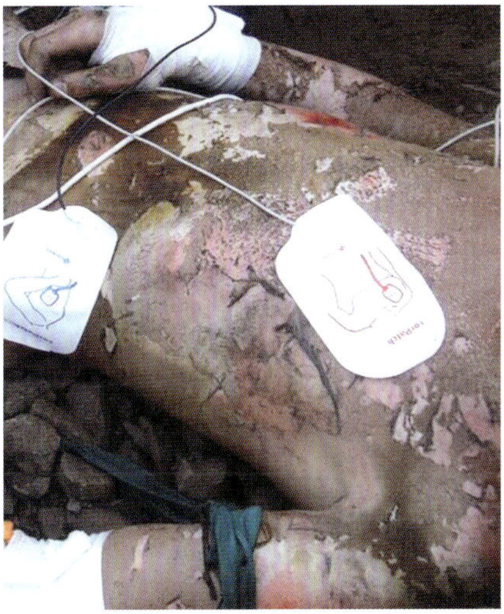

Abb. 11.30 Verbrennungen I.–III. Grades.

Schweregrade und Symptomatik. **Tab. 11.4** zeigt die Einteilung nach der Eindringtiefe und dem daraus resultierenden Gewebeschaden. Verbrennungen I. und vor allem II. Grades sind sehr **schmerzhaft**, tiefere Verbrennungen jedoch nicht, da die sensiblen Nervenendigungen in der Haut ebenfalls zerstört sind.

Bei großflächigen Verbrennungen entwickelt sich im Verlauf die **Verbrennungskrankheit**, eine systemische Reaktion mit ausgedehntem Kapillarleck, großem Flüssigkeitsverlust in das Interstitium und systemischer Immunreaktion (**SIRS**) mit der Gefahr von Multiorganversagen und DIC.

Abschätzung des Ausmaßes der verbrannten Körperoberfläche (KOF). Hilfreich ist hier eine grobe Abschätzung, z. B. mit der **Neuner-Regel nach Wallace** (**Abb. 11.31**): Arme, Ober- und Unterschenkel (jeweils Vor- und Rückseite) sowie Kopf entsprechen jeweils ca. 9 % der KOF, Thorax und Abdomen je Vorder- bzw. Rückseite 18 %, die Genitalien 1 %. Insbesondere bei kleineren Verbrennungen hilft es, sich vorzustellen, dass die **Handfläche des Patienten/der Patientin** (inkl. Finger) etwa 1 % der Körperoberfläche entspricht. Für **Kinder** gelten – je nach Alter – andere Verhältnisse.

Therapie.

- **sterile Abdeckung** der Brandwunden (→ Infektionsgefahr ↓)
- möglichst früh Anlage **großlumiger venöser Zugänge**
- insbesondere bei großflächigen Verbrennungen **Volumentherapie mit kristalloiden Infusions-**

Tab. 11.4

Einteilung von Verbrennungsverletzungen nach dem Schweregrad.

Schweregrad	beteiligte Hautschichten	Symptomatik	Abheilung
I (Rötung)	Epidermis	Rötung, Schwellung, Schmerzen	Restitutio ad integrum
IIa (Blasenbildung)	+ oberflächliche Dermis	Rötung, Blasenbildung, starke Schmerzen, feuchter Wundgrund	
IIb (Blasenbildung)	+ tiefe Dermis	Blasenbildung, Sensibilitätsverlust, trockener Wundgrund	Narbenbildung
III (Nekrosen)	+ Subkutis	grau-weiße Verfärbung des Areals, koagulierte Gefäße, Sensibilitätsausfall	
IV (Verkohlung)	alle Hautschichten, Faszien, Knochen	Verkohlung des Gewebes	

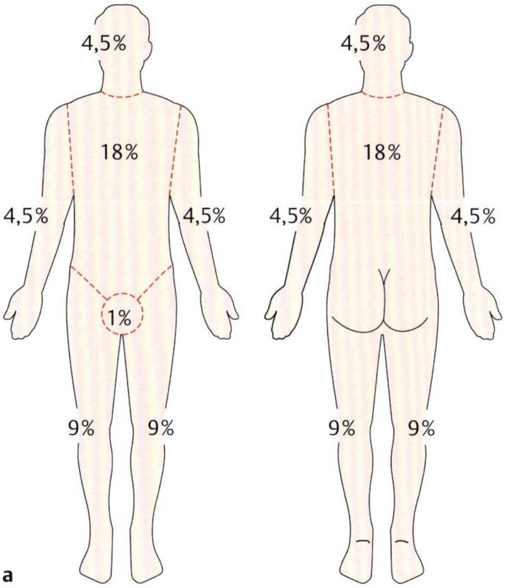

a

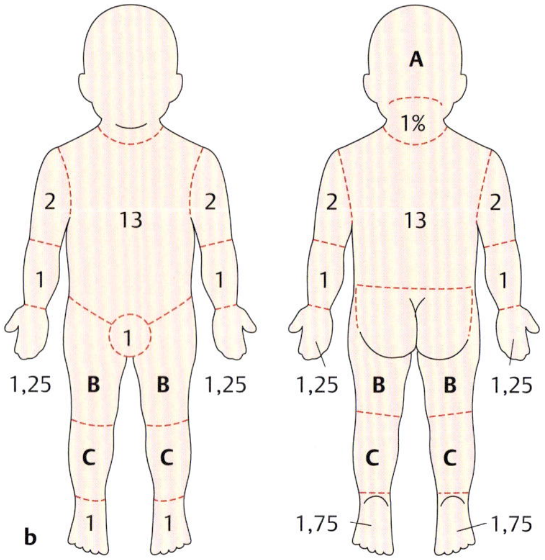

b

Alter (Jahre)	A (50% des Kopfes)	B (50% eines Oberschenkels)	C (50% eines Unterschenkels)
0	9,5%	2,75%	2,5%
1	8,5%	3,25%	2,5%
5	6,5%	4%	2,75%

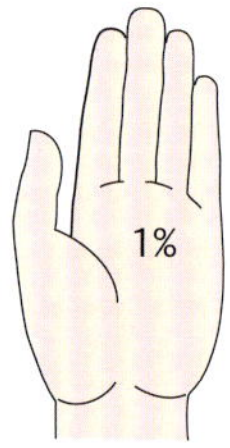

c

Handfläche des Patienten ~ 1% Körperoberfläche

Abb. 11.31 Neuner-Regel zur Abschätzung des Ausmaßes der verbrannten Körperoberfläche:
a bei Erwachsenen (Quelle: Secchi, Ziegenfuß, Checkliste Notfallmedizin, Thieme, 2009)
b bei Kindern (Quelle: Secchi, Ziegenfuß, Checkliste Notfallmedizin, Thieme, 2009)
c Handflächenregel. (Quelle: Secchi, Ziegenfuß, Checkliste Notfallmedizin, Thieme, 2009)

lösungen, um den hohen Volumenbedarf zu decken;
- suffiziente **Analgesie**, ggf. mit Opioiden; bei großflächigen Verbrennungen großzügige Indikationsstellung für eine **Narkoseeinleitung** bereits am Notfallort
- Transport in eine geeignete Zielklinik (Verbrennungszentrum): ab einer Ausdehnung von 15 % (Erwachsene) bzw. 10 % verbrannter KOF (Kinder) nach der Erstversorgung Verlegung in ein spezielles Zentrum für Schwerstbrandverletzte; bei begleitendem Inhalationstrauma schon bei 7,5 % bzw. 5 % verbrannter KOF.

Der **Flüssigkeitsbedarf** kann grob mithilfe der **Parkland-Formel** abgeschätzt werden: Pro Prozent verbrannter Körperoberfläche (KOF) sollten in den ersten 24 Stunden nach der Verbrennung 4 ml pro kg Körpergewicht infundiert werden (4 ml × kg KG × vKOF), die Hälfte davon in den ersten 8 Stunden sowie je 1/4 in den nächsten 8 und den folgenden 8 Stunden.

Die Betten für Schwerbrandverletzte werden in Deutschland bundesweit von einer **zentralen Koordinationsstelle** (Berufsfeuerwehr Hamburg, Telefonnummer: 040 428 51 4 950) vergeben, die das jeweils nächste freie, geeignete Bett zuteilt.

MERKE

Kolloidale Volumenersatzmittel sind aufgrund des Kapillarlecks **nicht geeignet**!

MERKE

Die früher gültige Empfehlung, die thermisch geschädigten Körperstellen **mit Wasser** o. ä. zu **kühlen**, wurde **inzwischen verlassen**: Der thermische Schaden der Haut ist bereits wenige Sekunden nach der Hitzeeinwirkung irreversibel.

11.12.14 Hypothermie

Ätiologie. Die Unterkühlung des menschlichen Körpers tritt sehr häufig bei **Unfällen im alpinen Bereich** oder in (kalten) **Gewässern** auf, kann jedoch bei entsprechender Witterung überall auftreten. Wie schnell der menschliche Körper auskühlt, hängt sehr von der Konstitution, den Witterungsbedingungen (Niederschlag, Wind) und der Ausrüstung (Funktions- vs. durchnässte Außenbekleidung) ab.

Tab. 11.5

Schweregrad der Hypothermie.

Stadium	Körperkern-temperatur	Symptome
mild	32–35 °C	Muskelzittern, Zentralisation, Tachykardie, Tachypnoe, Apathie, Ataxie, Minderung des Urteilsvermögens
mittel-gradig	28–32 °C	Somnolenz, Bradykardie, Bradypnoe, Hypotonie, Mydriasis, Wahnvorstellungen
schwer	< 28 °C	Bewusstlosigkeit, lichtstarre Pupillen, Herzrhythmusstörungen, Kreislauf- und Atemstillstand

Pathophysiologie. Im Rahmen der Hypothermie wird durch eine periphere Vasokonstriktion der **Kreislauf zentralisiert**, d. h. im Körperkern wird eine noch mit dem Leben vereinbare Temperatur eingehalten, das Blut in den Extremitäten ist jedoch viel kälter. Wird die Peripherie durch **Bewegung im Rahmen der Rettung** oder durch ein **zu frühes aktives Erwärmen** vermehrt durchblutet, strömt das deutlich kältere Blut in den Körperkern: Dadurch kann die Körperkerntemperatur abfallen („**After Drop**"), was im schlimmsten Fall zum sog. **Bergungstod** führt.

Symptome. Bis zu einer Körpertemperatur von **35 °C** bleibt die Auskühlung ohne schwerwiegende Folgen, ab dann spricht man von einer **systemischen Hypothermie**. Die Symptomatik ist abhängig von der Körperkerntemperatur (**Tab. 11.5**). Die Abnahme der Atemfrequenz ab mittelgradiger Hypothermie bewirkt eine **respiratorische Azidose** mit begleitender **Hyperkaliämie** (→ erhöhtes Risiko für kardiale Arrhythmien).

MERKE

Ab einer **mittelgradigen Unterkühlung** können sich die Patient*innen **nicht mehr selbst retten**, weil die **psychischen Veränderungen zu stark** ausgeprägt sind: Patient*innen in diesem Stadium glauben z. B. häufig, ihnen sei zu heiß, und sie entledigen sich ihrer gesamten Kleidung.

Therapie.

- **vorsichtige Rettung** des Patienten/der Patientin (z. B. auf Spineboard), möglichst wenig bewegen
- Patient*in an einen **windstillen, warmen Ort** (z. B. vorgeheizter RTW) bringen, ggf. Entfernen durchnässter Bekleidung
- nach Möglichkeit **Anlage eines venösen Zugangs** (ansonsten Alternativen erwägen)
- Schutz des Patienten/der Patientin vor weiterem Auskühlen mit **Wolldecken** und darüber **Alu-Rettungsdecken**; ggf. auch warme Infusionen verwenden
- ggf. **CPR** (relativ günstige Prognose!): oft lange Reanimation mit aktiver Wiedererwärmung erforderlich
- **schonender Transport in geeignete Klinik**: Schwer unterkühlte Patient*innen sollten in ein Zentrum mit Kardiochirurgie transportiert werden, um an der Herz-Lungen-Maschine, ggf. auch mithilfe eines Dialysegeräts, aktiv wiedererwärmt zu werden.

MERKE

- Unterkühlte Patient*innen sollten **so wenig wie möglich bewegt** werden!
- Herzrhythmusstörungen sprechen bei Hypothermie fast nicht auf Medikamente an, **Katecholamine** und **Defibrillationen** sind bei einer Körperkerntemperatur **< 30 °C oftmals wirkungslos**.
- Die **CPR** bei unterkühlten Patient*innen sollte **präklinisch niemals eingestellt** werden: „Nobody is dead until he is warm and dead." Für den Transport unter Reanimationsbedingungen können evtl., sofern schnell verfügbar, mechanische Reanimationshilfen (z. B. corpuls cpr, LUCAS, AutoPulse) verwendet werden.

11.13 Intoxikationen

Key Point

- **Die Therapie von Intoxikationen erfordert Fachwissen und soll daher immer nur nach Rücksprache mit Toxikolog*innen einer Giftinformationszentrale erfolgen.**
- **Bei allen Intoxikationen muss auf Eigenschutz geachtet werden (ggf. Rücksprache mit der Feuerwehr)!**

11.13.1 Allgemeines

Intoxikationen – sei es akzidentell (z. B. von Kindern verschluckte Pflanzenteile oder Tabletten, Unfall in chemischen Betrieben) oder bewusst („Trip", Suizidversuch) – sind im notärztlichen Dienst nicht selten. Daher wird auf allen ärztlich besetzten Rettungsmitteln ein Kit mit den gängigsten Antidoten („Tox-Box", **Tab. 11.6**) bereitgehalten.

MERKE

Bei jeder Intoxikation ist unbedingt auf **Eigenschutz** zu achten, da viele Giftstoffe auch inhalativ (bei Mund-zu-Mund-Beatmung) oder transdermal (bei Maßnahmen ohne adäquate, chemikaliendichte Schutzhandschuhe) aufgenommen werden können.

Diagnostik. Die klinische **Symptomatik** (**Tab. 11.7**), die **Anamnese** sowie häufig die **Auffinde-Umstände** des Patienten/der Patientin (z. B. Pflanzenteile, leere

Tab. 11.6

Übersicht über wichtige Antidote.

Medikament	Indikation
4-DMAP (4-Dimenthylaminophenol)	Zyanid-Intoxikation (in Kombination mit Natriumthiosulfat; cave: kontraindiziert bei Rauchgasintoxikation!)
Atropin (100 mg)	Intoxikationen mit Alkylphosphaten, Organophosphaten (z. B. Insektizide wie E605), Muscarin, Nikotin
Calcium-Glukonat 10 %	Flusssäure-Verätzungen
Flumazenil	Benzodiazepin-Intoxikation
Hydroxycobolamin	Zyanid-Intoxikation (Rauchgasinhalation)
Kohle (Carbo medicinalis)	bei vielen Intoxikationen Adsorption des Gifts → Hemmung der weiteren Resorption
Methylenblau	Intoxikation mit Methämoglobin-Bildnern (Nitrite, 4-DMAP)
Naloxon	Opioid-Intoxikation
Natriumthiosulfat 10 %	Zyanid-Intoxikation
Obidoximchlorid	Intoxikationen mit Alkyl- oder Organophosphaten (gemeinsam mit Atropin)
Physostigmin	Intoxikation mit anticholinergen Substanzen
Toloniumchlorid	Intoxikation mit Methämoglobin-Bildnern (Nitrite, 4-DMAP)

Tab. 11.7

Häufige Intoxikationen.

11

zugeführtes Gift	Klinik	Antidot/Therapie
Alkylphosphate (z. B. Pflanzenschutzmittel)	Miosis, Tachykardie, erhöhter Speichelfluss, Dyspnoe, Somnolenz bis Sopor, Koma, epileptische Anfälle, Bradykardie, Hypotension	Atropin, Obidoximchlorid
Amphetamine, „Ecstasy"	Euphorie, Halluzinationen, Erregungszustände, Tachykardie, Hypertonie, Mydriasis, Hyperthermie	Volumensubstitution bei Dehydratation, Sedierung bei Erregungszuständen
anticholinerge Substanzen: Atropin, Scopolamin, trizyklische Antidepressiva, Antihistaminika	Mydriasis, trockener Mund, Hyperthermie ohne Schwitzen, Tachyarrhythmien, Halluzinationen	Physostigmin
Barbiturate	Hypotension, Somnolenz bis Sopor, Hypothermie	kein spezifisches Antidot verfügbar!
Benzodiazepine	Somnolenz bis Sopor, Atemdepression bis Apnoe	Flumazenil
β-Blocker	Bradyarrhythmien, Müdigkeit bis Somnolenz, kalte, blasse Haut, Miosis, Übelkeit/Erbrechen, Diarrhö	Dobutamin, Adrenalin, Orciprenalin ggf. symptomatischer Therapieversuch mit Atropin; ultima Ratio: externer Schrittmacher
Kumarine (Phenprocoumon, Warfarin)	Blutungsneigung ↑, Quick-Wert ↓	Vitamin K_1 (Phytomenadion), PPSB (Gerinnungsfaktoren II, VII, IX, X) bei aktiver Blutung
Herzglykoside	kardiale Arrhythmien, Delir, Kopfschmerzen, Übelkeit/Erbrechen, Farbsehen	Digitalis-Antitoxin
Kalziumkanalblocker	Müdigkeit, Verwirrtheit, Übelkeit/Erbrechen, Diarrhö, Bradykardie, Hypotension	Calciumchlorid, Atropin
Kokain	Mydriasis, Hypertension, Agitation, Ruhelosigkeit	Intensivtherapie
Methämoglobinbildner (Nitrite, 4-DMAP)	Tachykardie, Zyanose, Dyspnoe, Bewusstseinsstörungen	Toloniumchlorid, Methylenblau, Ascorbinsäure
Methanol	Sehstörungen, metabolische Azidose	Ethanol
Opioide	Miosis, Hypoxie, seltene tiefe Atemzüge („Opiatatmung") Bradykardie, Somnolenz	Naloxon
Paracetamol	Schwindel, Bauchschmerzen, Erbrechen	N-Acetylcystein
Zyanide (Blausäure)	Erregungszustände, Zyanose, Krämpfe, bittermandelartiger Geruch der Atemluft, Übelkeit/Erbrechen, Tachypnoe, Sehstörungen, kardiale Arrhythmien	4-DMAP, Natriumthiosulfat, Hydroxycobalamin

Tablettenschachteln, Drogenbesteck → unbedingt Asservierung!) liefern wichtige Hinweise auf die Art des Giftes.

Therapie. Die weitere Therapie richtet sich sehr nach der Symptomatik und **sollte immer in Absprache mit einer Giftinformationszentrale** (GIZ) erfolgen – die Auskunft des Toxikologen wird immer die zu erwartenden möglichen Komplikationen sowie ausführlichste spezifische Therapiemöglichkeiten und Anforderungen an das Zielkrankenhaus enthalten. Völlig asymptomatische Patient*innen können oftmals ohne weitere Therapie am Notfallort ins Krankenhaus begleitet werden.

Oberste Priorität hat die **Aufrechterhaltung und Stabilisierung der Vitalfunktionen** (Legen eines i. v.-Zugangs, falls erforderlich endotracheale Intubation und Beatmung). Zu den Basismaßnahmen bei Intoxikationen zählt nach Rücksprache mit einer GIZ die orale Gabe von **Aktivkohle** (1 g/kg KG), entweder zum Trinken oder über eine Magensonde bei intubierten Patient*innen. Das **Auslösen von Erbrechen** ist **keinesfalls indiziert**!

Nach Rücksprache mit einer GIZ kann mit der **spezifischen Therapie** (wenn vorhanden, spezifisches Antidot; ggf. Maßnahmen zur primären und sekundären Gifteliminaton, forcierte Diurese) bereits am Notfallort begonnen werden. Die **Gabe von Antidoten** ist in den letzten Jahren **deutlich in den Hintergrund getreten** und sollte nur nach Rücksprache mit einer GIZ bei der Ingestion letaler Dosen durchgeführt werden.

Ist nichts über die Art der Intoxikation bekannt, muss rein **symptomatisch therapiert** werden und ein ehestmöglicher Transport in eine geeignete Klinik mit Intensivstation erfolgen.

Für viele Intoxikationen stehen spezifische **Antidote** zur Verfügung (**Tab. 11.6**). Da diese z. T. selbst jedoch sehr schwere Nebenwirkungen haben, ist vor der Gabe unbedingt Rücksprache mit einer GIZ zu halten, z. B.:

- Berlin: +49–30–19 240
- Göttingen: +49–551–19 240
- München: +49–89–19 240
- Wien: +43–14 064 343
- Zürich: +41–44–2 515 151.

Die **Beratung in den Giftnotrufzentralen ist kostenlos**. Sie kann dem Notarzt/der Notärztin sehr wertvolle Hilfestellungen geben und verhindern, dass man in der Aufregung etwas vergisst! Die GIZ kann auch mit Prognosemodellen (basierend auf Patient*innendaten) eine Abschätzung der nötigen Therapiemaßnahmen vornehmen.

11.13.2 Rauchgas- und Kohlenmonoxid-Vergiftung

Ätiologie. Eine Vergiftung mit Inhaltsstoffen von Brandrauch kann **prinzipiell bei allen offenen Verbrennungen** entstehen. Besonders gefährlich sind Rauchgase von verbrennenden Kunststoffen oder Chemikalien, die **Zyanid** (HCN, Blausäure) enthalten, sowie Rauchgase von unvollständiger Verbrennung (Luftabschluss in geschlossenen Räumen), die **Kohlenmonoxid** (CO) enthalten: Bei Verbrennungen in geschlossenen Räumen wird – im Gegensatz zu Verbrennungen im Freien – der verfügbare Sauerstoff allmählich verbraucht, dem Feuer steht zu wenig Sauerstoff zur Verfügung („unvollständige Verbrennung") und das Rauchgas enthält einen hohen Anteil an CO.

Praxistipp
Messtrupps der Feuerwehr verfügen über Geräte, die den Gehalt an gefährlichen Inhaltsstoffen im Brandrauch im Regelfall relativ schnell detektieren können.

Pathophysiologie der CO-Vergiftung. CO ist ein **farbloses, geruch- und geschmackloses Gas** und entsteht in minimaler Menge (Promille-Bereich) als Nebenprodukt bei allen Verbrennungen. Nach dem Einatmen verbindet es sich mit dem zentralen Eisenatom des Hämoglobins und es entsteht Kohlenmonoxid-Hämoglobin (COHb). Die Bindung von CO an Hb ist über 300-fach stärker die Bindung von Sauerstoff, das Hämoglobin steht für den Sauerstofftransport nicht mehr zur Verfügung („**innere Erstickung**"). Erhöhte COHb-Werte bewirken zudem eine **Linksverschiebung der Sauerstoffbindungskurve** und damit eine schlechtere Abgabe des verbliebenen Sauerstoffs im Gewebe. Die Gewebehypoxie bedingt einen Anstieg der anaeroben Glykolyse und damit eine vermehrte Laktatbildung mit sekundärer **Laktatazidose**.

Praxistipp
Rauchende haben im Vergleich zu Nichtrauchenden einen deutlich höheren Anteil von COHb im Blut (ca. 2–10 % vs. 0,5 %).

Pathophysiologie der Zyanid-Vergiftung. Zyanide blockieren durch Komplexbildung das 3-wertige Eisen in der Cytochromoxidase der mitochondrialen Atmungskette („innere Erstickung"), die Folge ist eine Laktatazidose trotz ausreichender Sauerstoffzufuhr (O_2 kann nicht genutzt werden) mit Hyperpnoe, Erregung, Krämpfen und anfangs rosiger Hautfarbe (Arterialisierung des venösen Blutes).

Allgemeine Symptomatik.
- Kopfschmerzen
- Übelkeit, Erbrechen
- Dyspnoe, Hustenreiz
- Zyanose (nicht bei CO!)
- Somnolenz bis Bewusstlosigkeit
- epileptische Anfälle
- letztlich Atem- und Herz-Kreislauf-Stillstand.

Symptomatik bei CO-Intoxikation. Anfängliche Symptome sind Kopfschmerzen, Schwindel und Reizbarkeit, bei höheren COHb-Konzentrationen fällt eine pathognomonische, kirschrote Hautfarbe auf. Es folgen Somnolenz, Sopor, Krämpfe, Koma und in hohen Konzentrationen der Tod.

Praxistipp
COHb ist heller als vollständig oxygeniertes Hämoglobin. Patient*innen mit CO-Intoxikation haben daher oft eine rosige Hautfärbung, die die tatsächlich sehr schlechte Sauerstoffversorgung klinisch nicht erkennen lässt. Die in vielen Lehrbüchern beschriebene typisch „kirschrote" Verfärbung kann man in der Realität nur ganz selten erkennen (Totenflecke).

Symptomatik bei Zyanid-Intoxikation. Siehe **Tab. 11.7**.
Diagnostik. Bei der Messung der Sauerstoffsättigung ist zu beachten, dass **herkömmliche SpO_2-Detektoren** durch COHb und MetHb **falsch hohe Werte** zeigen. Es gibt jedoch neue, spezielle **Mehrwellen-Pulsoxymeter**, die COHb und MetHb detektieren können. Steht ein solches Gerät präklinisch nicht zur Verfügung, sollten alle Patient*innen, die Brandrauch eingeatmet haben, zur Abklärung in ein Krankenhaus gebracht werden. Dort kann z. B. mittels einer Blutgasanalyse die COHb-Beladung eindeutig bestimmt werden.

MERKE
Die **Messung der SpO_2** mit einem (alten) konventionellen Gerät ist bei Rauchgasvergiftungen **nicht zuverlässig** und ergibt **meist falsch hohe Werte**!

Therapie.
- **Eigenschutz beachten**: Die Rettung aus dem Gefahrenbereich erfolgt durch die Feuerwehr mit Atemschutz!
- Anlage eines i. v.-Zugangs und Infusion von kristalliner Infusionslösung
- bei Atemnot oder Verdacht auf CO- oder Zyanid-Intoxikation **Gabe von O_2** (4–6 l über Maske)
- bei Bronchospastik **β_2-Mimetikum** inhalativ (z. B. 2 Hübe Fenoterol)
- bei Bewusstlosigkeit **Narkoseeinleitung** und endotracheale **Intubation**, danach Beatmung mit 100 % O_2 und PEEP.
- bei epileptischen Anfällen **Benzodiazepine** i. v. (z. B. Midazolam oder Diazepam), bis der Krampf durchbrochen ist, danach ggf. Intubation und Beatmung
- bei Verdacht auf Zyanid-Vergiftung: Gabe von Antidoten (**Tab. 11.7**)
- ggf. CPR
- Transport in nächste geeignete Klinik.

Praxistipp
Behandlung der möglichen Rauchgasinhalation nicht vergessen!

12

Grundlagen der Schmerztherapie

Kopfschmerzen

Termin bei der Verwaltung

Dr. Markovic* reicht seine Dokumente über den Schreibtisch – den Termin bei der Verwaltung möchte er möglichst schnell über die Bühne bringen. Auch wenn Frau S.* sehr nett ist – die damit verbundene Bürokratie macht ihm keine große Freude. Frau S. kopiert sich alle Unterlagen und sieht dann fasziniert auf die Urkunde der Zusatzbezeichnung „Spezielle Schmerztherapie". „Sie sind ein Schmerz-Spezialist? Das ist ja toll…". Sie zögert und fragt schließlich: „Das ist mir jetzt etwas unangenehm, aber ich habe da mal eine Frage: Manchmal habe ich so starke Kopfschmerzen und mir helfen keine Tabletten. Wenn ich das habe, dann ist immer der ganze Tag gelaufen, da muss ich mich hinlegen, so schlimm ist das! Manchmal muss ich mich sogar übergeben. Haben Sie da eine Idee, was mir helfen könnte?"

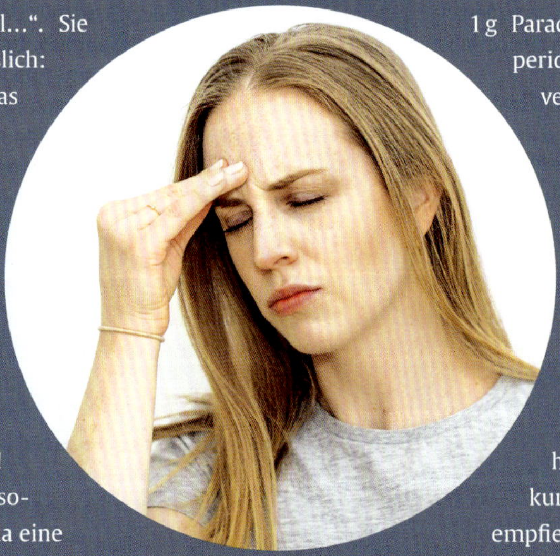

„Der Verwaltungstermin wird doch noch interessant", denkt Dr. Markovic. Er beginnt, eine ausführliche Schmerzanamnese zu erheben. Frau S. ist 24 Jahre jung, hat keinerlei Vorerkrankungen und nimmt keine Dauermedikation ein. Sie berichtet, dass sie die Kopfschmerzen etwa alle 2–3 Wochen habe. Es sei ein hämmernder Schmerz, der immer hinter dem Auge beginne und sich an Intensität steigere. „Komisch ist auch, dass mir immer nur der halbe Kopf weh tut. Und ich habe dann auch so ein Flimmern vor den Augen. Manchmal kommt das Flimmern auch schon, bevor die Kopfschmerzen losgehen. Und dann wird mir auch immer übel und ich muss mich hinlegen und am besten alles dunkel machen. Haben Sie eine Ahnung, was das sein könnte?" „Was Sie beschreiben, klingt ziemlich eindeutig nach Migräne mit Aura", sagt Dr. Markovic. „Welche Tabletten haben Sie denn immer genommen?" Frau S. erzählt, sie nehme 500 mg ASS ein, wenn die Schmerzen nicht mehr zu ertragen seien. Manchmal auch mehrmals hintereinander.

Dr. Markovic empfiehlt, es zunächst mit 1 g Paracetamol und 10 mg Domperidon bei Symptombeginn zu versuchen. Sollte das nicht helfen, würde man im nächsten Schritt auf ein Triptan (z. B. Sumatriptan) wechseln. „Wie, ich soll gleich 2 Tabletten und noch Tropfen dazu nehmen, wenn ich noch gar keine so starken Kopfschmerzen habe?" Dr. Markovic erklärt kurz den Hintergrund und empfiehlt Frau S. außerdem, über ihre Kopfschmerzen genau Buch zu führen – wann diese auftreten und ob sich auslösende oder schmerzverstärkende Faktoren identifizieren lassen.

Dank für die Hilfe

4 Wochen später hat Dr. Markovic Dienst im Aufwachraum, als Besuch für ihn angekündigt wird. Frau S. steht in der Tür. „Ich wollte mich ganz herzlich bei Ihnen bedanken. Ich hatte zweimal das Flimmern vor den Augen, und da habe ich dann immer gleich genommen, was Sie mir empfohlen haben. Und wissen Sie was? Nach nicht mal ½ Stunde waren die Kopfschmerzen vollständig weg."

*Fallbeispiel fiktiv, Namen frei erfunden. Foto: ©K.Oborny/Thieme. *Posed by a model*

12.1 Quantifizierung von Schmerzen

Key Point

Schmerz ist eine subjektive Empfindung, die interindividuell sehr stark variiert. Eine gute Möglichkeit, Schmerzen zu quantifizieren, sind Schmerzskalen. Die wichtigsten Punkte der Schmerzanamnese sind Vorerkrankungen, Befunde, Schmerzcharakter, -lokalisation und -intensität, schmerzverstärkende bzw. -lindernde Faktoren und die aktuelle Medikation.

Schmerzwahrnehmung. Schmerzen sind eine komplexe Sinneswahrnehmung und ein wichtiges Symptom akuter oder chronischer Prozesse: Sie sind grundsätzlich ein Hinweis darauf, dass „etwas nicht in Ordnung" ist. Die Intensität der Schmerzempfindung reicht dabei von gerade wahrnehmbar über unangenehm bis hin zu unerträglich. Schmerz ist eine **subjektive Empfindung**, die die Patient*innen meist sehr einschränkt, und das führende Symptom, aufgrund dessen sie einen Arzt/eine Ärztin aufsuchen. Die Reaktion auf Schmerzen, das **Schmerzempfinden**, ist **sehr individuell** und abhängig von Situation, Begleitumständen und soziokulturellen Einflüssen. Jemand, der gerade erfahren hat, dass er im Lotto gewonnen hat, empfindet denselben Schmerzreiz wahrscheinlich geringer als jemand, der gerade von dem Partner/der Partnerin verlassen wurde („**Schmerzmodulation**"): Eine negative Grundstimmung führt dazu, dass Schmerzen deutlich negativer bewertet, also stärker empfunden werden. In manchen **Kulturen** wird Schmerz eher still ertragen, in anderen Gesellschaften hingegen ist lautes Leidklagen üblich. Die Stärke des Schmerzes ist daher nicht objektiv messbar.

MERKE

Schmerz ist ein **subjektives Empfinden** und variiert interindividuell sehr stark!

Schmerzanamnese. Am Beginn jeder Untersuchung von Patient*innen mit länger dauernden Schmerzen steht die Schmerzanamnese, um eine korrekte Schmerzdiagnose stellen und den Verlauf beurteilen zu können. Hierzu gibt es z. B. von den Schmerzgesellschaften herausgegebene, standardisierte Fragebögen, die gemeinsam mit dem Patienten/der Patientin ausgefüllt werden. Wichtige Punkte, die bei länger andauernden Schmerzen abgefragt werden müssen, sind:

- Schmerzlokalisation („Wo genau haben Sie Schmerzen?")
- Schmerzbeschreibung, d. h. Schmerzcharakter (z. B. brennend, stechend, einschießend) und -empfindung (z. B. beängstigend, quälend, lähmend)
- Schmerzstärke (objektive Schmerzquantifizierung, s. u.)
- Dauer der Schmerzen (kontinuierlich/intermittierend, wann erstmals aufgetreten, Abhängigkeit von der Tageszeit oder anderen Faktoren)
- vegetative und psychosoziale Folgen
- schmerzauslösende bzw. -verstärkende sowie schmerzlindernde Faktoren
- vollständige Schmerzmedikation.

Schmerzskalen. Ein sehr wertvolles und etabliertes Hilfsmittel zur Quantifizierung von Schmerzen sind Schmerzskalen wie die **numerische Rating-** (NRS) und die **visuelle Analogskala** (VAS). Bei der NRS wird gefragt, wie stark der aktuell empfundene Schmerz auf einer Skala von 0–10 ist (0: „kein Schmerz", 10: „stärkster vorstellbarer Schmerz"). Patient*innen, die Probleme mit dieser Skala haben, können ihre Schmerzen oft besser mithilfe der VAS zeigen, die wie ein Prozentbalken funktioniert (**Abb. 12.1**). Für **Kinder im Vorschulalter** existieren darüber hinaus Schmerzskalen, die eine Skala von Gesichtsausdrücken (von lachend bis weinend) in eine NRS übersetzen (**Abb. 12.2**).

MERKE

Die **subjektive Schmerzstärke** muss vor der Behandlung möglichst **„objektiviert"** werden, um sie bei weiteren Patient*innenkontakten nachvollziehbar vergleichen zu können.

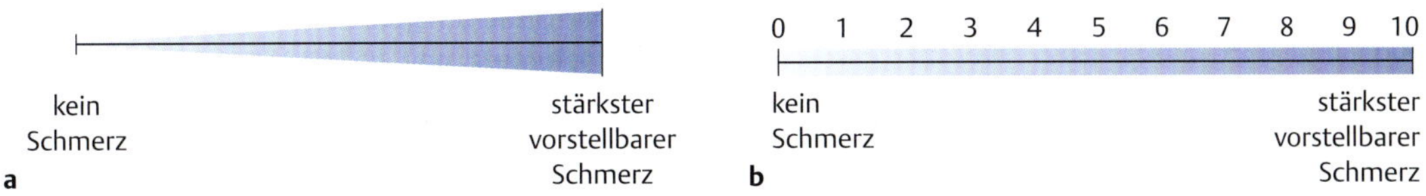

Abb. 12.1 Schmerzskalen zur Selbstevaluation durch Patient*innen: a = visuelle Analogskala (VAS), b = numerische Rating-Skala (NRS). Diese Skalen gibt es z. B. für die Kitteltasche; meist mit einer VAS auf einer Seite und einer NRS auf der anderen, wodurch der NRS-Wert des vom Patienten/von der Patientin eingestellten VAS-Niveaus ablesbar ist. (Quelle: Gerhard, Praxiswissen Palliativmedizin, Thieme, 2023)

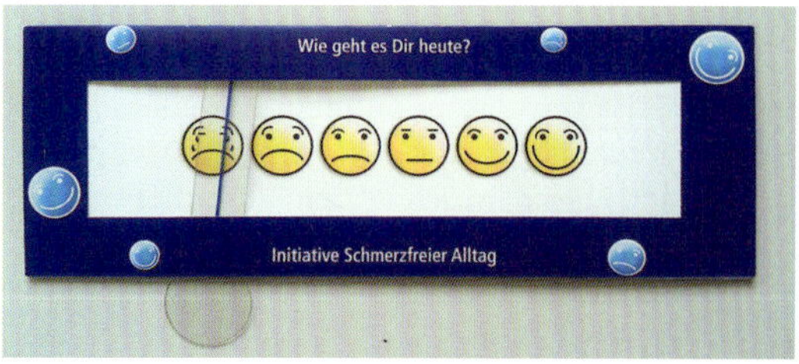

Abb. 12.2 Schmerzskala mit lachenden und weinenden Gesichtern für Kinder. Auf der Rückseite kann der korrespondierende NRS-Wert abgelesen werden.

Praxistipp

Gibt ein Patient/eine Patientin starke Schmerzen an, solltest du dies respektieren und ihn/sie entsprechend behandeln, auch wenn die angegebene Schmerzintensität manchmal nur sehr schwer nachvollziehbar ist. Aussagen wie „Der Patient kann eigentlich keine Schmerzen haben, er nimmt ja schon Medikament XY." zeigen, dass man wesentliche Grundsätze der Schmerztherapie nicht kennt bzw. respektiert!

12.2 Schmerzentstehung

12

Key Point

Schmerz ist eine komplexe Sinneswahrnehmung. Nach der Art der Entstehung und der Weiterleitung werden der epikritische (somatische), der protopathische (viszerale), der neuralgische und der Deafferenzierungsschmerz unterschieden.

12.2.1 Nozizeptorschmerz

Somatischer und viszeraler Schmerz. **Epikritischer** (somatischer) **Schmerz** wird über Rezeptoren in der Haut (**oberflächlicher Schmerz**) oder in Muskeln und Gelenken (**tiefer Schmerz**) detektiert und führt zu einer Reizantwort, die über schnell leitende, myelinisierte Aδ-Fasern (1. Neuron) zum Hinterhorn des Rückenmarks geleitet werden. **Protopathischer** (viszeraler) **Schmerz** erregt Schmerzrezeptoren in inneren Organen und wird über unmyelinisierte, langsam leitende C-Fasern ebenfalls an das Hinterhorn des Rückenmarks geleitet.

Schmerzleitung. Die Erregung wird im Hinterhorn auf das 2. Neuron umgeschaltet, das hier auf die Gegenseite kreuzt, und über den **Tractus spinothalamicus** zum Thalamus weitergeleitet. Hier erfolgen eine erste Bewertung und die Umschaltung auf das 3. Neuron. Der **epikritische Schmerz** wird hauptsächlich zum Gyrus postcentralis des Parietallappens weitergeleitet, wo sich der primäre somatosensorische Kortex (sensibler Homunkulus) befindet. Dieser Schmerz wird als scharf und stechend empfunden und ist daher sehr **gut lokalisierbar**. Der **protopathische Schmerz** wird dagegen an verschiedene Hirnareale (u. a. limbisches System) weitergeleitet, was den dumpfen, **schlecht lokalisierbaren** Charakter und die affektive Beeinflussung durch viszerale Schmerzen erklärt. Insgesamt werden Schmerzen an verschiedenste Hirnareale weitergeleitet, was für viele ihrer Begleiterscheinungen verantwortlich ist (z. B. Arousal durch Aktivierung der Formatio reticularis, vegetative Begleiterscheinungen). Verschiedene **efferente Systeme** (**Abb. 12.3**) beeinflussen die Weiterleitung und somit auch das Empfinden der Schmerzen. Wichtig ist z. B. der Einfluss von Endorphinen auf die Schmerzbeurteilung im Thalamus (Angriffspunkt der Opioide!).

Head-Zonen. Da Schmerzen im Bereich innerer Organe relativ selten sind, gibt es im somatosensorischen Kortex keine Regionen, die ihnen zugeordnet sind. Daher kommt es zum Phänomen der **übertragenen** (projizierten) **Schmerzen**: Der Schmerz wird den Dermatomen oder Myotomen des dem Organ entsprechenden Spinalnerven zugeordnet. Diese **Head-Zonen** (**Abb. 12.4**) stimmen nicht immer mit der tatsächlichen Lokalisation der inneren Organe überein (z. B. Schmerzen bei Myokardinfarkt in der Brust mit Ausstrahlung in den Arm oder auch eher im Epigastrium oder im Kiefer; Schmerzen bei Affektionen der Gallenblase in der rechten Schulter).

12.2.2 Weitere Schmerzformen

Neuralgische Schmerzen. Diese Schmerzen entstehen durch die **Schädigung eines peripheren Nervs**, z. B. durch Druck (z. B. Kompression eines Nervs bei Bandscheibenvorfall), Ischämie (z. B. bei diabetischer Mikroangiopathie) oder Entzündung (z. B. Herpes zoster). Sie breiten sich stets entlang des anatomischen Verlaufs und somit des Versorgungsgebiets des betroffenen Nervs aus. Typisch ist ein sehr intensiver, meist als „einschießend" und „brennend" bzw. „quälend" beschriebener Schmerz.

Deafferenzierungsschmerz. Aufgrund einer axonalen Schädigung werden aus dem Gebiet des betroffenen Nervs keine Signale mehr an das ZNS geleitet. Dieses Fehlen von Impulsen erhöht im ZNS die Empfindlichkeit, sodass kleine Berührungen oder Spontandepolarisationen der verbliebenen Nervenfasern zu stärkstem Schmerzempfinden führen. Diese Schmerzform tritt v. a. nach chirurgischen oder traumatischen Amputationen auf und wird als „Phantomschmerz (S. 303)" bezeichnet, da der Schmerz sich so anfühlt, als wäre er in der (nicht mehr vorhandenen) Gliedmaße lokalisiert.

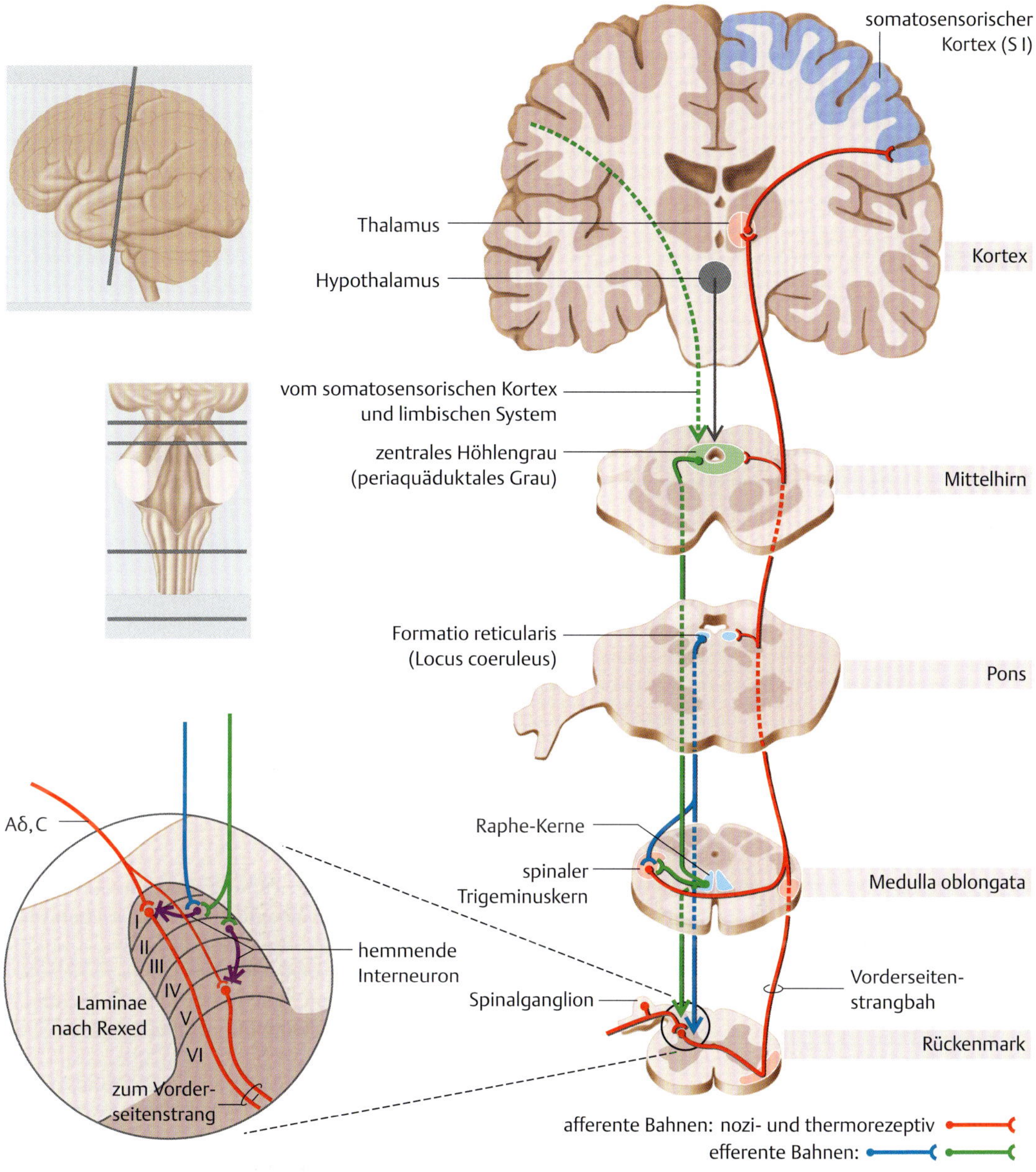

Abb. 12.3 Absteigende antinozizeptive Bahnsysteme und ihre spinale Verschaltung im Hinterhorn. Die aufsteigenden Bahnen der nozi- und thermozeptiven Afferenzen (Aδ, C) sind rot dargestellt. Die vom zentralen Höhlengrau aus absteigende serotonerge Bahn (grün) und die vom Locus coeruleus ausgehende noradrenerge Bahn (blau) werden von subkortikalen und kortikalen Arealen aktiviert. Diese absteigenden Bahnen hemmen über opioiderge Interneurone und prä- und postsynaptische Mechanismen die sekundären nozizeptiven Neuronen im Hinterhorn (Einsatzbild). (Quelle: Pape, Kurtz, Silbernagl, Physiologie, Thieme, 2023)

12

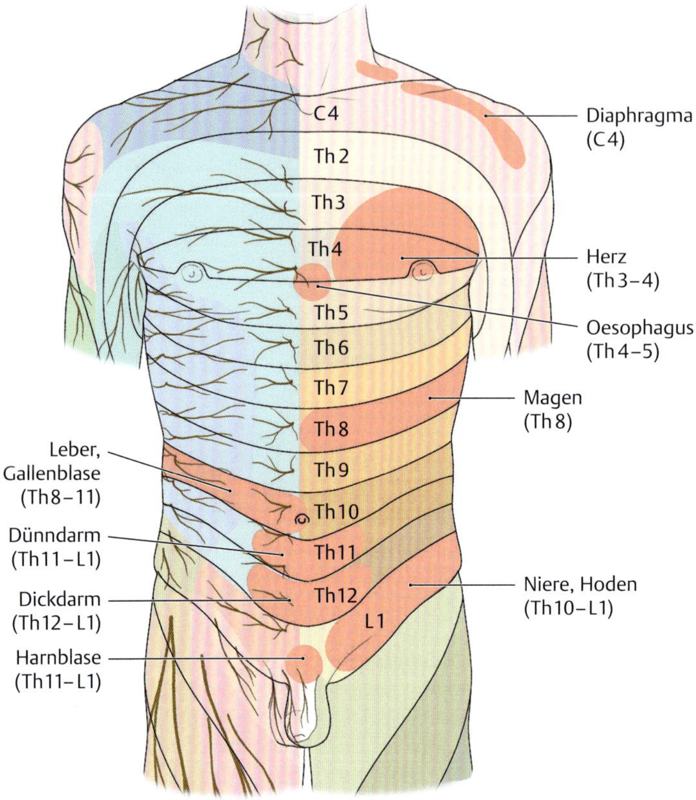

Abb. 12.4 Head-Zonen. (Quelle: Schünke M, Schulte E, Schumacher U. Prometheus. LernAtlas der Anatomie. Innere Organe. Illustrationen von M. Voll und K. Wesker. 6. Aufl. Stuttgart: Thieme; 2022)

12

12.3 Allgemeines zur Schmerztherapie

Key Point

Jeder Arzt/jede Ärztin sollte Grundkenntnisse über die Schmerztherapie besitzen. Schmerzen können auf unterschiedlichen Ebenen gehemmt werden (z. B. Entstehung, Weiterleitung und Bewertung der Schmerzen).

Schmerzen sind ein großes medizinisch-menschliches, aber auch ein volkswirtschaftliches Problem: Die Kosten für medizinische Behandlung und Arbeitsausfälle sind immens hoch. Aus diesen Gründen sollte **jeder Arzt/jede Ärztin** eine **effiziente Schmerztherapie** insbesondere akuter Schmerzen durchführen können. Auch wenn die Therapie chronischer Schmerzsyndrome meist Spezialist*innen überlassen werden sollte, sollte jeder Arzt/jede Ärztin über Kenntnisse zur Therapie und Möglichkeiten der Eskalation bei sich verschlechternden Schmerzzuständen verfügen.

MERKE

Akute und chronische **Schmerzen** müssen immer **qualifiziert behandelt** werden.

Praxistipp

Schmerztherapie ist nichts, was nur von Expert*innen angewendet werden kann und soll – wer die grundlegenden Prinzipien kennt und beherzigt, kann die meisten Schmerzzustände mit der Kombination weniger Medikamente bzw. Maßnahmen erfolgreich therapieren.

Möglichkeiten der Schmerzhemmung. Grundsätzlich können Schmerzen auf folgenden Ebenen gehemmt werden:

- **Schmerzentstehung**: Beseitigung der Ursache (z. B. Nukleotomie bei Bandscheibenvorfall), COX-Hemmstoffe, Glukokortikoide, physikalische Maßnahmen (z. B. Kühlung)
- **Schmerzrezeptoren**: Infiltration mit Lokalanästhetika führt zu einer Unerregbarkeit der Rezeptoren, COX-Hemmstoffe verringern die Sensibilität der Schmerzrezeptoren.
- **Weiterleitung der Schmerzimpulse im peripheren Nerv**: Leitungs- und Plexusanästhesie
- **Weiterleitung der Schmerzimpulse zum Hinterhorn**: Peridural- und Spinalanästhesie
- **Weiterleitung der Schmerzimpulse in Rückenmark und Thalamus**: Opioide

– **zentrale Beurteilung und Verarbeitung der Schmerzen**: Sedativa (z. B. Benzodiazepine), Clonidin, Ketamin, Antidepressiva, Psychotherapie.

12.4 Medikamentöse Schmerztherapie

Key Point
Die wichtigsten Substanzen zur Schmerztherapie sind die sauren und nicht sauren Nicht-Opioid-Analgetika und die Opioide. Insbesondere bei chronischen Schmerzen können und sollen auch Adjuvanzien (z. B. Laxanzien) und Ko-Analgetika (z. B. Antidepressiva, Anfallssuppressiva) eingesetzt werden. Die Verschreibung der meisten Opioide unterliegt dem Betäubungsmittelgesetz (BtMG) bzw. der Betäubungsmittel-Verschreibungsverordnung (BtMVV).

12.4.1 Einleitung

Schmerzen sind der **häufigste Grund, dass Patient*innen ärztliche Hilfe in Anspruch nehmen**. Daher ist es nicht verwunderlich, dass es eine unüberschaubar große Anzahl von schmerzstillenden Medikamenten in allen möglichen Darreichungsformen gibt, angesichts derer der Überblick leicht verloren gehen kann. Aber es gibt auch eine gute Nachricht: Eine **Handvoll Medikamente** reicht eigentlich aus, um bei den meisten Patient*innen eine vernünftige und effektive Schmerztherapie durchzuführen. Allerdings solltest du diese Medikamente wirklich gut beherrschen, d. h. die Indikationen, die gewichtsabhängigen Dosierungen, die Neben- und Wechselwirkungen und die Kontraindikationen kennen.
Der folgende Abschnitt gibt einen **Überblick über die am weitesten verbreiteten und am häufigsten verwendeten Analgetika**. Die Aufzählung von Kontraindikationen sowie Neben- und Wechselwirkungen ist nicht vollständig und beschränkt sich auf die häufigsten, wichtigsten und prüfungsrelevantesten Inhalte. Die **Dosisempfehlungen** beziehen sich generell auf **Erwachsene** und dürfen **nicht für Kinder** übernommen werden. Die Anwendung und Dosierung von Analgetika bei Kindern sollte stets durch einen Facharzt/eine Fachärztin überprüft werden. Vor der praktischen Anwendung musst du immer die vollständige Fachinformation des jeweiligen Medikaments studieren!

MERKE
Aufgrund der Vielzahl der zu berücksichtigenden Faktoren (z. B. Komorbiditäten, Wechselwirkungen, Kontraindikationen, Allergien, Preis des Medikaments, persönliche Erfahrung) lässt sich **kein allgemeines, für jeden Patienten/jede Patientin gültiges Schema** erstellen.

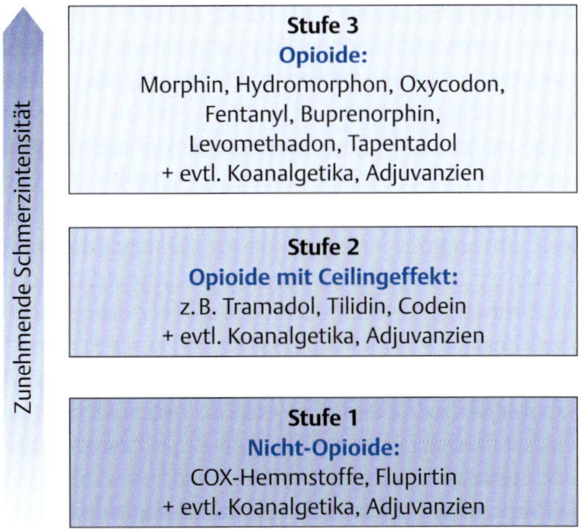

Abb. 12.5 WHO-Stufenschema zur Schmerztherapie. Stufe 1 kann alleine, in Kombination mit Stufe 2 oder mit Stufe 3 gegeben werden (je nach Schmerzintensität); Stufe 2 und 3 werden nicht kombiniert. (Quelle: nach Gerhard, Praxiswissen Palliativmedizin, Thieme, 2023)

WHO-Stufenschema. Obwohl es eigentlich für die Therapie von Tumorschmerzen entwickelt wurde, ist dieses Schema generell für die Schmerztherapie nützlich (**Abb. 12.5**). Die 3 Stufen zeigen jeweils sinnvolle Kombinationen für **schwache** (Stufe 1: Nicht-Opioide), **mittelstarke** (Stufe 2: zusätzlich schwache Opioide) und **starke Schmerzen** (Stufe 3: Nicht-Opioide + starke Opioide). Schwache Schmerzen sollten also niemals mit einem starken Opioid behandelt werden, sondern primär mit einem Nicht-Opioid. Ändert sich die Schmerzintensität, kann immer eskaliert bzw. deeskaliert werden: Sind z. B. Schmerzen durch Medikamente der Stufe 1 in ausreichender Dosierung nicht in den Griff zu bekommen, wird auf Stufe 2 gewechselt und zusätzlich ein schwaches Opioid gegeben.

MERKE
Mehrere Substanzen aus einer Wirkstoffgruppe (z. B. 2 starke Opioide) sollten **niemals kombiniert** werden. Die Analgesie wird dadurch nicht verbessert, die Nebenwirkungen nehmen jedoch zu. Eine wichtige Ausnahme ist die Kombination von nicht antiinflammatorischen und antiinflammatorischen COX-Hemmstoffen (s. u.).

Einnahmeempfehlungen. Eine **bedarfsgesteuerte Analgetikaeinnahme** ist als **suboptimal** zu bewerten: Die Schmerzen werden durch die Einnahme zwar gelindert, kommen jedoch bei Fortbestehen des Schmerzreizes nach Ende der Wirkdauer des Medikaments zurück. Insbesondere bei einer Kombination verschiedener Analgetika wechseln sich daher Zeiten von starkem Schmerz mit Perioden der ausreichenden Analgesie ab. Sind Opioide Teil der Schmerztherapie, überwiegen bei ausreichender Analgesie die Nebenwirkungen (Sedierung, Schläfrigkeit).

Zu bevorzugen ist daher eine **Einnahme nach einem** vorher festgelegten, **fixen zeitlichen Schema**, das von der Wirkdauer der Medikamente abhängt: Das Analgetikum sollte so eingenommen werden, dass die vorhergehende Dosis gerade noch ausreichend wirkt. Im Optimalfall ermöglicht dies ein über den ganzen Tag ausreichendes Analgesieniveau und beugt Schmerzspitzen vor, ohne übermäßige Nebenwirkungen hervorzurufen. Bei starken Nebenwirkungen empfiehlt sich eine Deeskalation, d. h. ein „Stufenwechsel nach unten" im WHO-Schema.

Ein weiteres Prinzip wird im Krankenhausalltag gerne vergessen: **Analgetika sollten**, wenn irgendwie möglich, **oral verabreicht werden**. Zum einen kann der Patient/der Patientin so die **Therapie** zu jeder Zeit **eigenständig durchführen** und bekommt Schmerzmittel nicht nur, wenn der Arzt/die Ärztin gerade Zeit hat und auch der i. v.-Zugang noch funktioniert. Zum anderen ist die **Pharmakokinetik** bei oralen Präparaten, insbesondere bei starken Opioiden, günstiger als bei i. v.-Präparaten: Die Galenik ist meist so eingestellt, dass der Wirkstoff verzögert über einen längeren Zeitraum abgegeben wird (**Retardpräparate**). Dies ermöglicht eine seltenere Einnahme (z. B. nur 2 × /d) bei durchgehend guter Analgesie und ohne übermäßige Sedierung. Zudem fluten Retardpräparate langsam an, wodurch die maximalen Plasmaspiegel erst relativ spät nach der Einnahme erreicht werden. Je schneller ein Präparat anflutet, desto höher ist sein Suchtpotenzial (Beispiele für sehr schnell anflutende Suchtmittel: Heroin und Crack). Somit können Schmerzpatient*innen sehr stark wirksame Medikamente erhalten, ohne Gefahr zu laufen, psychisch abhängig zu werden.

MERKE

Analgetika sollten vorzugsweise **oral**, nach einem **zeitlich fixen Einnahmeschema** und **stufenadaptiert** verabreicht werden („by the Mouth, by the Clock, by the Ladder").

12.4.2 Cyclooxygenase-Hemmstoffe

Die Cyclooxygenase(COX)-Hemmstoffe gehören zu den Nicht-Opioid-Analgetika, teilweise wird dieser Begriff auch synonym verwendet.

Allgemeines

Die COX-Hemmstoffe können nach verschiedenen Kriterien eingeteilt werden. Die Eigenschaften der im Folgenden genannten Gruppen sind:

- **atypische (nicht antiinflammatorische) COX-Hemmstoffe:** Sie wirken analgetisch und antipyretisch, aber nicht antiinflammatorisch. Sie hemmen sowohl die Cyclooxygenase 2 als auch die Cyclooxygenase 1. Sie besitzen auch zentrale Wirkkomponenten, deren Wirkmechanismus bis heute allerdings nicht vollständig geklärt ist und führen nicht zu den Nebenwirkungen, die für die anderen COX-Hemmstoffe typisch sind.
- **antiinflammatorische, nicht selektive COX-Hemmstoffe:** Sie wirken analgetisch, antipyretisch und antiinflammatorisch. Sie hemmen sowohl die Cyclooxygenase 2 als auch die Cyclooxygenase 1.
- **antiinflammatorische, selektive COX-2-Hemmstoffe (Coxibe):** Sie wirken analgetisch, antipyretisch und antiinflammatorisch. Sie hemmen selektiv die Cyclooxygenase 2.

MERKE

Aufgrund der **unterschiedlichen Wirkmechanismen** ergänzen sich **antiinflammatorisch wirksame und atypische COX-Hemmstoffe** in ihrer Wirkung und lassen sich **gut und effektiv kombinieren** (z. B. Metamizol + Diclofenac). Die Kombination von mehreren Wirkstoffen der antiinflammatorischen COX-Hemmstoffe ist hingegen nicht sinnvoll und sollte unterlassen werden! Die analgetische Wirkung wird nicht verstärkt, sehr wohl aber die Nebenwirkungen. Das Risiko für kardiovaskuläre Ereignisse erhöht sich deutlich.

Die **einzelnen Medikamente** wirken auf **verschiedenartige Schmerzen unterschiedlich** gut (z. B. Metamizol: spasmolytische Wirkung → besonders gut bei viszeralen Schmerzen; Diclofenac: besonders gut bei Knochen- oder Muskelschmerzen). Einige Patient*innen sprechen auf manche Medikamente kaum an („Das kenne ich schon, das hat bei mir noch nie geholfen!"), auf andere jedoch sehr gut („Immer, wenn ich Schmerzen habe, nehme ich eine Tablette XY, das hilft mir gut."). Dies lässt sich häufig durch die verschiedenen, z. T. hoch komplexen enzymatischen Abbauwege der Substanzen und die **interindividuellen Unterschiede in der Enzymausstattung** erklären: Manche Patient*innen verstoffwechseln ein Medikament u. U. sehr schnell und stellen dadurch nur geringe Wirkungen fest.

Praxistipp

Da die meisten Menschen bereits Erfahrungen mit COX-Hemmstoffen haben, ist es sinnvoll, bei Ineffektivität einer Therapie zu fragen, welche Medikamente die Patient*innen selbst z. B. bei Kopfschmerzen nehmen. Sofern nichts dagegenspricht, kann dies berücksichtigt werden.

Atypische (nicht antiinflammatorische) COX-Hemmstoffe

Metamizol. Metamizol (Novaminsulfon) ist ein Pyrazolderivat und eines der stärksten Nicht-Opioid-Analgetika. Es kann oral (Tabletten und Tropfen), rektal oder i. v. angewendet werden. Metamizol wirkt **stark analgetisch und antipyretisch**, jedoch **nur gering antiphlogistisch**. Wegen seiner **spasmolytischen Wirkung** ist es besonders gut bei Nieren- und Gallenkoliken geeignet. Aufgrund potenziell schwerer Nebenwirkungen, ist es nur zur Behandlung starker Schmerzen (postoperative Wundschmerzen, Koliken, Tumorschmerzen), die auf andere Maßnahmen nicht ansprechen, zugelassen. Die Gabe erfordert eine vorherige Aufklärung und auch eine Kontrolle der Leukozyten im Verlauf.

- **Dosierung** bei Kolikschmerzen und zur postoperativen Schmerztherapie: 1 g p. o. oder (falls oral nicht möglich) i. v. (Tageshöchstdosis 4 g)
- **Nebenwirkungen**: Metamizol bewirkt eine periphere Vasodilatation und kann – v. a. bei schneller i. v. Gabe – einen ausgeprägten **Blutdruckabfall** auslösen. Es sollte daher nur als Kurzinfusion (≥ 100 ml über ≥ 15 min) verabreicht werden. Möglich sind auch **schwere anaphylaktische Reaktionen** und selten (v. a. bei Langzeitanwendung) eine **Knochenmarksschädigung** mit Leukopenie bis hin zur **Agranulozytose**, weshalb Metamizol in einigen europäischen Ländern nicht mehr zugelassen ist. Bei Langzeitanwendung sollte das Blutbild regelmäßig kontrolliert werden.
- **Kontraindikationen**: arterielle Hypotonie, Analgetika-Asthma, Störungen der Knochenmarksfunktion, Glukose-6-Phosphat-Dehydrogenase-Mangel, Porphyrie, 1. und 3. Trimenon der Schwangerschaft, Stillzeit.

MERKE

Aufgrund der potenziell schwerwiegenden Nebenwirkungen sollte Metamizol **nur bei strenger Indikationsstellung** (d. h. bei unzureichender Wirkung anderer Analgetika) eingesetzt werden. Die i. v.-Anwendung ist nur indiziert, wenn eine orale Gabe nicht möglich ist. Im Bereich der Anästhesie ist Metamizol – auch weil es so häufig gegeben wird – einer der wichtigsten **Auslöser von anaphylaktischen Reaktionen**.

Paracetamol. Paracetamol (Acetaminophen) kann i. v. (möglichst schnelle Umstellung auf orale Therapie), oral oder rektal gegeben werden und ist zur **Kurzzeitbehandlung von mäßig starken Schmerzzuständen und Fieber** zugelassen. Paracetamol wirkt analgetisch und antipyretisch. Es ist sehr gut verträglich und nebenwirkungsarm (Analgetikum der Wahl bei Schwangeren), jedoch meist deutlich schwächer wirksam als z. B. Metamizol. Nach neueren Studien erhöht es in hoher Dosierung ebenfalls das Risiko für kardiovaskuläre Ereignisse (Herzinfarkt, Schlaganfall).

- **Dosierung**: 15 mg/kg KG, d. h. in der Regel 1 g Paracetamol p. o. oder als Kurzinfusion (Tageshöchstdosis 4 g); Die Kurzinfusion sollte innerhalb von 15 min appliziert werden, um eine ausreichende Wirkung zu erzielen.
- **Nebenwirkungen**: Unwohlsein, Hypotonie, Anstieg der Transaminasen, selten Anaphylaxie, Thrombo- oder Leukopenie
- **Kontraindikationen**: Leber- und hochgradige Niereninsuffizienz (GFR < 30 ml/min)
- **Wechselwirkungen**: Paracetamol schwächt bei gleichzeitiger Gabe die antiemetische Wirkung von 5-HT_3-Antagonisten (z. B. Ondansetron) ab (→ ggf. Applikation in einem Abstand ≥ 30 min).

MERKE

Überdosierungen von Paracetamol, die v. a. bei Kindern leider relativ häufig sind, führen zu schwersten irreversiblen **Leberschädigungen**! Die maximale Tagesdosis darf 40–60 mg/kg KG (bzw. 4 g bei Erwachsenen) auf keinen Fall überschreiten! Errechne daher – nicht nur bei Kindern – immer die maximale Tageshöchstdosis und dokumentiere diese auch schriftlich, wenn du Paracetamol als postoperatives Analgetikum verordnest. Das **Antidot** bei Überdosierungen ist **N-Acetylcystein**.

Antiinflammatorische, nicht selektive COX-Hemmstoffe

Synonyme. Nicht steroidale Antirheumatika (NSAR), saure Nicht-Opioid-Analgetika, Non-steroidal antiinflammatory Drugs (NSAIDs), nicht steroidale Antiphlogistika (NSAP)

Wirkmechanismus. Die Gemeinsamkeit dieser chemisch unterschiedlichen Substanzen ist eine **unselektive Hemmung der Cyclooxygenase**, wodurch sie **analgetisch, antipyretisch und antiphlogistisch wirken**. Die Cyclooxygenasen (COX) sind Schlüsselenzyme der Prostaglandinsynthese aus Arachidonsäure. Die beiden Isoformen COX-1 und -2 liegen auf unterschiedlichen Genorten, kommen in unterschiedlichen Zelltypen vor und werden unterschiedlich reguliert bzw. durch Medikamente beeinflusst: Die **COX-1** ist essenziell für die Produktion von **Prostaglandin E_2** (PGE_2), das Entzündungsreaktionen vermittelt und die Magensäureproduktion hemmt, und von **Thromboxan A_2** (TXA_2), einem wichtigen Aktivator der Thrombozytenaggregation. **COX-2** kommt nur in wenigen Geweben physiologisch vor, die Bildung wird durch Entzündungen, Verletzungen oder unter dem Einfluss von Zytokinen induziert. Es ist somit ein **Schlüsselenzym für den Entzündungsprozess.**

Substanzen. Wie die Bezeichnung NSAR verrät, werden antiinflammatorische, nicht selektive COX-Hemmstoffe nicht nur zur Schmerztherapie, sondern auch bei rheumatischen Erkrankungen eingesetzt. Zu den antiinflammatorischen, nicht selektiven COX-Hemmstoffen zählt eine Vielzahl von Wirkstoffen aus verschiedenen chemischen Substanzklassen. Die wichtigsten davon sind **Arylessigsäurederivate** (z. B. Diclofenac), **Indolessigsäurederivate** (Indometacin), **Anthralinsäurederivate** (Mefenaminsäure), **Arylpropionsäurederivate** (Ibuprofen, Ketoprofen, Naproxen), **Oxicame** (Piroxicam, Meloxicam) und **Acetylsalicylsäure** (ASS). Für die Anwendung in Anästhesie, Intensivmedizin und Schmerztherapie reicht es jedoch, einige wenige Vertreter dieser Gruppen zu kennen. In der **Notfallmedizin** sollten antiinflammatorische, nicht selektive COX-Hemmstoffe zur Schmerztherapie mit ganz wenigen Ausnahmen **nicht angewendet** werden.

12

MERKE

Antiinflammatorische, nicht selektive COX-Hemmstoffe erhöhen das Risiko für **gastrointestinale Ulzera und Blutungen** schon bei relativ kurzfristigem Gebrauch deutlich. Eine fixe Kombination mit einem **Protonenpumpenhemmer** (z. B. Omeprazol) oder einem **H_2-Antagonisten** (z. B. Ranitidin) ist daher sinnvoll und sollte jede Verordnung von antiinflammatorischen, nicht selektiven COX-Hemmstoffen begleiten.

MERKE

Antiinflammatorische COX-Hemmstoffe sind **bei schweren Nierenfunktionsstörungen kontraindiziert**! Metamizol und Paracetamol können hier i. d. R. angewendet werden, allerdings ist u. U. eine Dosisanpassung erforderlich.

Acetylsalicylsäure. Acetylsalicylsäure (ASS), ein Derivat der in Weidenrinde vorkommenden Salicylsäure, ist der älteste und bekannteste COX-Hemmstoff. In niedriger Dosierung (100 mg/d) **hemmt** es v. a. die **Thrombozytenfunktion**, in höherer Dosierung wirkt es auch **antipyretisch** und **analgetisch**, erst **in sehr hoher Dosierung** zudem **antiphlogistisch**. ASS kann als Tabletten oder i. v. verabreicht werden. Aufgrund der irreversiblen Hemmung der Thrombozytenfunktion und des dadurch erhöhten Blutungsrisikos sollte es in der postoperativen Schmerztherapie nur nach strenger Nutzen-Risiko-Abwägung angewendet werden (Kontraindikationen s. u.).

- **Dosierung** bei starken Schmerzen: 500–1000 mg p. o. oder i. v. (Tageshöchstdosis 5 g)
- **Nebenwirkungen**: Hemmung der Thrombozytenfunktion mit erhöhtem Blutungsrisiko, Übelkeit, Erbrechen, gastrointestinale Blutungen und Ulzera
- **Kontraindikationen**: Kinder < 12 Jahren (Gefahr des Reye-Syndroms), Z. n. großen chirurgischen Eingriffen, Z. n. Eingriffen mit hohem Nachblutungsrisiko, Analgetika-Asthma, gastrointestinale Ulzera, hämorrhagische Diathese, Behandlung mit Methotrexat, eingeschränkte Nierenfunktion
- **Wechselwirkungen**:
  - Antikoagulanzien (u. a. Phenprocoumon, Ticlopidin, Clopidogrel): Erhöhung des Blutungsrisikos
  - Glukokortikoide, Sulfonylharnstoffe, Digoxin, Diuretika, ACE-Hemmer: gegenseitige Beeinflussung der Plasmaspiegel.

MERKE

Patient*innen, die **ASS** zur Thrombozytenaggregationshemmung **nach koronarer Stenteinlage** einnehmen, dürfen diese **perioperativ nicht pausieren** (individuelle Ausnahmen möglich). Generell sollten alle Patient*innen mit koronarer Herzkrankheit, die ASS einnehmen, dieses Medikament perioperativ weiter einnehmen.

Diclofenac. Diclofenac ist besonders **gut bei Frakturen und posttraumatischen Weichteilschmerzen** analgetisch wirksam. Es kann oral, rektal (z. B. auch vor Narkoseausleitung als postoperative Schmerztherapie), transdermal (jedoch nicht auf Wunden) oder einmalig i. m. verabreicht werden. Eine i. v.-Applikationsform ist voraussichtlich in Kürze verfügbar.

- **Dosierung**: 50 mg bis zu 3 × /d oder 75 mg bis zu 2 × /d (Tageshöchstdosis 150 mg)
- **Nebenwirkungen**: Übelkeit, Erbrechen, gastrointestinale Ulzera und Blutungen, Blutbildungsstörungen, Ödeme, Thromboembolien, allergische Reaktionen bis zur Anaphylaxie, Lyell- bzw. Stevens-Johnson-Syndrom
- **Kontraindikationen**: Allergie gegen den Wirkstoff, Analgetika-Asthma, Z. n. gastrointestinalen Blutungen oder Ulzera, Blutbildungsstörungen, intrakranielle Blutungen, stark eingeschränkte Leber- oder Nierenfunktion, 3. Trimenon der Schwangerschaft
- **Wechselwirkungen**: andere antiinflammatorische COX-Hemmstoffe (erhöhtes Risiko für kardiovaskuläre Ereignisse), Antihypertensiva (Abschwächung der Wirkung), Digoxin, Phenytoin, Methotrexat und Lithium (Erhöhung der Wirkspiegel), Glukokortikoide (hohes Risiko für gastrointestinale Blutungen), Ciclosporin (Erhöhung der Nierentoxizität), Antikoagulanzien (Erhöhung des Blu-

tungsrisikos), Alkohol (Verstärkung zentralnervöser Nebenwirkungen).

MERKE

Bei längerer Anwendung muss die **Nierenfunktion kontrolliert** werden (Gefahr eines Analgetika-bedingten chronischen Nierenversagens).

Ibuprofen. Ibuprofen ist gut analgetisch wirksam und meist **gut verträglich**. Es steht als Tablette, Saft und Suppositorium zur Verfügung.

- **Dosierung**: 400–600 mg p. o. bis zu 4 × /d (Tageshöchstdosis 2400 mg)
- **Nebenwirkungen**: Übelkeit, Erbrechen, gastrointestinale Ulzera und Blutungen, Ödeme, Verschlechterung einer Herzinsuffizienz, Allergien
- **Kontraindikationen**: siehe Diclofenac
- **Wechselwirkungen**: siehe Diclofenac; zusätzlich Tacrolimus (erhöhtes Risiko für Nephrotoxizität), Aufhebung der Wirkung niedrig dosierter ASS.

Antiinflammatorische, selektive COX-2-Hemmstoffe (Coxibe)

Coxibe **hemmen selektiv** die **COX-2** (s. o.). Sie sind stark wirksame Schmerzmittel, die v. a. in entzündetem Gewebe wirken und haben weniger gastrointestinalen Nebenwirkungen als die antiinflammatorischen, nicht selektiven COX-Hemmstoffe. Die Hoffnung, mit Coxiben deutlich nebenwirkungsärmere Schmerzmittel gefunden zu haben, hat sich jedoch leider nicht bestätigt: Einige Substanzen wurden aufgrund der **erhöhten Rate an kardiovaskulären Ereignissen** wieder vom Markt genommen. Dennoch sind Coxibe bei korrekter Indikationsstellung (junge Patient*innen ohne wesentliche Komorbiditäten und ohne kardiovaskuläres Risikoprofil) sehr effektive Schmerzmittel. In Deutschland sind derzeit Celecoxib, Etoricoxib und Parecoxib verfügbar.

Parecoxib. Parecoxib wurde als erste Substanz zugelassen und steht derzeit als einziges Coxib zur **i. v.- und i. m.**-Anwendung zur Verfügung. Es ist zur **kurzzeitigen postoperativen Schmerztherapie** zugelassen (individuelle Abwägung des Patient*innenrisikos für kardiovaskuläre Ereignisse, Zunahme des Risikos mit der Anwendungsdauer). Aufgrund der relativ langen Halbwertzeit (8 h) muss Parecoxib **nur 1–2 × /d** verabreicht werden. Da das aufgelöste Medikament instabil ist, sollte es zügig benutzt und langsam **direkt i. v.** (nicht als Zusatz zu einer Infusionslösung) verabreicht werden.

- **Dosierung**: 40 mg i. v. oder i. m., Wiederholung nach 12 h möglich (Tageshöchstdosis 80 mg). Halbierung der Initial- und Tageshöchstdosis bei Patient*innen > 65 Jahren, < 50 kg KG und bei schweren Leber- oder Nierenfunktionsstörungen
- **Nebenwirkungen**: u. a. schwere kardiovaskuläre Ereignisse (Myokardinfarkt, Schlaganfall), postoperative Anämie, gastrointestinale Ulzera, periphere Ödeme, Hypokaliämie, Erhöhung des Serumkreatinins, Stevens-Johnson-Syndrom, toxische epidermale Nekrolyse
- **Kontraindikationen**: Überempfindlichkeit gegen Sulfonamide, Z. n. schweren Arzneimittelreaktionen, Analgetika-Asthma, Patient*innen < 18 Jahren, gastrointestinale Ulzera oder Blutungen, Herzinsuffizienz, KHK, pAVK, Z. n. kardiovaskulären Ereignissen
- **Wechselwirkungen**: Antikoagulanzien (deutlich erhöhtes Blutungsrisiko), Diuretika und ACE-Hemmer (Risiko einer akuten Niereninsuffizienz), Ciclosporin und Tacrolimus (Erhöhung der Nephrotoxizität); wegen des erhöhten Risikos für kardiovaskuläre Ereignisse keine Kombination mit antiinflammatorischen, nicht selektiven COX-Hemmstoffen.

MERKE

Parecoxib ist von seiner Molekülstruktur her ein **Sulfonamid** mit entsprechenden Nebenwirkungen (s. o.). Aufgrund der potenziell gefährlichen Nebenwirkungen ist die **Indikation streng zu stellen.**

12.4.3 Opioide

Schwache Opioide

Schwache Opioide vermitteln ihre Wirkung hauptsächlich über **μ-Rezeptoren**. Sie sind **reine Agonisten** am μ- (manche Substanzen auch am δ- und κ-) Rezeptor. Sie unterscheiden sich von stark wirksamen Opioiden durch ihre deutlich geringere Affinität zu diesen Rezeptoren. Typisch ist, dass ab einer gewissen Dosis nur mehr die Nebenwirkungen, nicht aber die analgetische Wirkung weiter zunimmt. Bei einigen Substanzen müssen aufgrund entstehender Metabolite **Tageshöchstdosierungen** beachtet werden. Ist mit schwachen Opioiden in dieser Dosierung keine ausreichende analgetische Wirkung zu erzielen, sollte auf starke Opioide gewechselt werden. Das entspricht Stufe III des WHO-Schemas (S. 275).

MERKE

Schwache Opioide vermindern durch kompetitiven Agonismus die **Wirkung von starken Opioiden** und sollten daher nicht mit ihnen kombiniert werden – insbesondere nicht bei unzureichender Wirkung von starken Opioiden!

12

Exkurs

Tramadol + starke Opioide

Experimentelle Studien untersuchen derzeit die **Kombination von Tramadol mit starken Opioiden** bei chronischen Schmerzpatient*innen mit extrem hohem Bedarf an starken Opioiden – solange dies jedoch nicht evidenzbasiert belegt ist, sollte diese Kombination nicht gegeben werden.

Tramadol. Tramadol ist etwa 0,06- bis 0,1-fach so potent wie Morphin. Es ist als retardierte und unretardierte Tabletten, als Tropfen und als Injektionslösung zur s. c.-, i. m.- oder i. v.-Anwendung erhältlich. Tramadol unterliegt nur der Rezeptpflicht, **nicht** den Bestimmungen des Betäubungsmittelgesetzes; abgekürzt BtMG (S. 283).

- **Dosierung**: 50–150 mg 2 × /d als Basistherapie, 50 mg als Bedarfsmedikation (Tageshöchstdosis 400 mg)
- **Nebenwirkungen**: starke Übelkeit und Erbrechen (v. a. bei Patient*innen, die bislang keine Erfahrung mit Opioiden hatten), Obstipation, Sedierung, Benommenheit, Müdigkeit
- **Kontraindikationen**: Einnahme von MAO-Hemmern in den letzten 14 Tagen, Epilepsie, Opioidsubstitution (Auslösung von Entzugserscheinungen!), akute Intoxikationen
- **Wechselwirkungen**: Ondansetron (Verringerung der analgetischen Wirkung von Tramadol).

MERKE

Abruptes Absetzen nach längerer Anwendung kann auch bei Tramadol **Entzugssymptome** auslösen.

Tilidin. Tilidin (relative Wirkstärke ca. 0,1 im Vergleich zu Morphin) ist **nur in fester Kombination mit** dem Opioidantagonisten **Naloxon** als retardierte und unretardierte Tabletten sowie als Tropfen erhältlich. Die fixe Kombination mit Naloxon soll einen Missbrauch (insbesondere die i. v.-Anwendung) verhindern: Bei oraler Aufnahme unterliegt Naloxon einem nahezu 100 %igen hepatischen First-Pass-Effekt, sodass es die Wirkung von Tilidin nicht abschwächt. Bei i. v.-Anwendung antagonisiert Naloxon die Wirkung von Tilidin bzw. kann bei Opioidabhängigen ein Entzugssyndrom auslösen. Tilidin-Tropfen unterliegen den Bestimmungen des **BtMG**.

- **Dosierung**: 50–200 mg 2 × /d als Basistherapie, 50 mg als Bedarfsmedikation (Tageshöchstdosis 600 mg)
- **Nebenwirkungen**: Übelkeit und Erbrechen (etwas geringer als bei Tramadol), Obstipation, Sedierung, Benommenheit, Müdigkeit
- **Kontraindikationen**: Drogenabhängigkeit, akute Intoxikationen
- **Wechselwirkungen**: Alkohol, Sedativa (Wirkverstärkung der sedierenden Wirkung bis zu Bewusstlosigkeit und Apnoe), andere Opioide (nicht abschätzbare Änderung der Wirkung), Phenprocoumon (Wirkverstärkung).

MERKE

Auch bei Tilidin kann **abruptes Absetzen** nach längerer Anwendung **Entzugssymptome auslösen.** Aufgrund des relativ hohen Missbrauchs- und Abhängigkeitspotentials sollte Tilidin zurückhaltend verschrieben werden.

Starke Opioide

Starke Opioide sind die **stärksten und wirkungsvollsten Analgetika**. Sie wirken ebenfalls agonistisch auf den μ-Rezeptor, haben dabei aber eine höhere Affinität zum Rezeptor als schwache Opioide. Aufgrund ihres Abhängigkeitspotentials unterstehen sie ausnahmslos dem Betäubungsmittelgesetz (S. 283) (BtMG).

Eine gemeinsame Nebenwirkung aller starken Opioide ist die **Atemdepression** bei Überdosierung. Sie dürfen daher insbesondere **i. v. nur sehr langsam und titriert** gegeben werden. Ein vollständiges, lückenloses **Monitoring**, um Komplikationen schnell erkennen zu können, und ein **Notfallset** mit Beatmungs- und Intubationsmöglichkeit sind dabei obligat.

Tab. 12.1

Umrechnungstabelle der schwachen Opioide (Morphin ist ein starkes Opioid und dient hier nur als Referenzsubstanz).

Wirkstoff	Darreichungsform	Potenz	Dosierungen		
Tilidin + Naloxon	p. o. (retard)	0,06	50 mg	100 mg	200 mg
	p. o. (unretardiert)	0,06	50 mg (20 Tropfen)	100 mg (40 Tropfen)	
Tramadol	p. o. (retard)	0,06	50 mg	100 mg	200 mg
	p. o. (unretardiert)	0,06	50 mg (20 Tropfen)	100 mg (40 Tropfen)	
	i. v.	0,1	50 mg	100 mg	200 mg
Morphin	**p. o.**	**1**	**5 mg**	**10 mg**	**20 mg**

Der **Opioidbedarf von chronischen Schmerzpatient*innen** ist **oft sehr hoch**. Die Ursache ist eine Down-Regulation der Opioidrezeptoren bei längerfristiger Einnahme, die zu Gewöhnung und **Toleranzentwicklung** führt: Diese Patient*innen brauchen wesentlich mehr Wirkstoff, um eine ausreichende Analgesie zu erzielen. Dasselbe gilt für Patient*innen mit (i. v.-)Opioidabusus.

Die **Dosierung der starken Opioide** richtet sich **nach dem Bedarf des Patienten/der Patientin**, der sich aus dem Opioidverbrauch des letzten Tages errechnen lässt. Hierzu werden Basis- und Bedarfsmedikation addiert bzw. der Verbrauch der PCIA-Pumpe (S. 288) ermittelt. Eine allgemein gültige Dosierung ist daher kaum anzugeben. Bei Bedarf muss die Dosis angepasst werden. Für die intraoperative Verwendung von Opioiden siehe Anästhesie (S. 44).

Morphin. Morphin ist eines der am meisten verwendeten starken Schmerzmittel aus der Gruppe der Opioide. Es dient als **Referenzsubstanz** zur Wirkstärkenangabe der anderen Opioide. Erhältlich sind retardierte und unretardierte Tabletten sowie Ampullen zur s. c.-, i. v.-, i. m.-, intrathekalen und epiduralen Gabe.

- **Nebenwirkungen**: Übelkeit und Erbrechen, Obstipation, Sedierung, Benommenheit, Müdigkeit, Erhöhung des Tonus am Sphincter oddi, Histaminliberation (→ Erytheme, Exanthem, Pruritus, anaphylaktoide Reaktionen), Harnverhalt, Atemdepression, arterielle Hypotension, Miosis
- **Kontraindikationen**: Ileus, Atemdepression, akutes Abdomen, Intoxikationen, fortgeschrittene Niereninsuffizienz (Kumulation von Morphin und seinem Metaboliten Morphin-6-Glucuronid)
- **Wechselwirkungen**: zentral dämpfende Pharmaka (Wirkverstärkung, erhöhtes Risiko für Atemdepression), MAO-Hemmer (schwere Nebenwirkungen auf ZNS sowie Atem- und Kreislauffunktionen möglich).

Piritramid. Piritramid ist ein insbesondere in Deutschland in der **postoperativen Analgesie** und in der **Notfallmedizin** weit verbreitetes Opioid mit einer dem Morphin sehr ähnlichen analgetischen Potenz. Es steht **nur in Ampullenform** zur i. v.-, i. m.- oder s. c.-Anwendung zur Verfügung. Nebenwirkungen (geringere Histaminliberation), Wechselwirkungen und Kontraindikationen entsprechen im Wesentlichen jenen von Morphin. Im Gegensatz zu Morphin kann es **auch bei Niereninsuffizienz** eingesetzt werden, da es weitgehend unabhängig von der Nierenfunktion eliminiert wird.

Pethidin. Pethidin spielt heute als Schmerzmittel in der Akutschmerztherapie kaum eine Rolle. Hauptindikation ist das postoperative Shivering (S. 107) im Aufwachraum.

Oxycodon. Oxycodon hat eine relative Wirkstärke von 2 im Vergleich zu Morphin. Es ist als retardierte und unretardierte Tabletten und als Injektionslösung zur i. v.- und s. c.-Applikation verfügbar. Auch eine **Kombination mit Naloxon** ist erhältlich, die einerseits den i. v.-Abusus verhindern soll und andererseits die Opioid-bedingte Obstipation abmildern soll, ohne die analgetische Wirkung zu verringern. Die **Nebenwirkungen** entsprechen im Wesentlichen jenen von Morphin, sollen aber **etwas schwächer** ausgeprägt sein, weshalb die Substanz z. B. in den USA sehr häufig verwendet wird.

Hydromorphon. Hydromorphon ist ein aktiver Metabolit von Morphin mit einer relativen Wirkstärke von etwa 7,5 zu Morphin. Verfügbar sind retardierte und unretardierte Tabletten sowie Injektionslösungen zur i. v.- und s. c.-Applikation. Aufgrund der **hohen analgetischen Potenz** sollte es nur bei starken und sehr starken Schmerzen und **nie als erstes starkes Opioid** eingesetzt werden: Eine Umstellung auf Hydromorphon bietet sich an, wenn weniger potente starke Opioide in sehr hoher Dosis gegeben werden müssen. Die Substanz hat ein **sehr hohes Abhängigkeitspotenzial**. Im Vergleich zu Morphin wirkt Hydromorphon weniger sedierend, was v. a. bei nicht palliativen Patient*innen sehr vorteilhaft sein kann.

Buprenorphin. Buprenorphin ist ein Opioid-Partialagonist: Es bindet mit sehr hoher Affinität an den μ-Rezeptor und aktiviert diesen, während es am κ-Rezeptor hauptsächlich antagonistisch wirkt. Bei Buprenorphin ist ein Ceiling-Effekt zu beobachten, d. h. ab einer gewissen Dosis nehmen bei Dosissteigerung nicht mehr die analgetischen Effekte, sondern nur noch die Nebenwirkungen zu. Die relative Wirkstärke im Vergleich zu Morphin beträgt etwa 50, was es zu einem **sehr potenten Analgetikum für stärkste Schmerzen** macht. Buprenorphin ist als transdermales System (**„Schmerzpflaster“**) für die Basismedikation sowie als Injektionslösung zur i. v.- und i. m.-Applikation und als Sublingual- bzw. Schmelztabletten als Bedarfsmedikation für Schmerzspitzen erhältlich. Die Nebenwirkungen sind allgemein geringer ausgeprägt als bei anderen Opioiden, insbesondere die Atemdepression tritt sehr viel seltener und erst bei viel höheren Dosierungen auf, was insbesondere bei älteren Patient*innen vorteilhaft ist.

MERKE

Buprenorphin ist **bei Therapie mit MAO-Hemmern** aufgrund der möglichen schweren Nebenwirkungen (v. a. Atemdepression) **kontraindiziert**.

Da Buprenorphin durch die **Cytochrom-P450-Oxidase CYP3A4** abgebaut wird, sind zahlreiche Wechselwirkungen zu bedenken, u. a. mit Antimykotika, Vi-

Tab. 12.2

Umrechnungstabelle der starken Opioide. Als Referenzsubstanz wurde Morphin gewählt. Sind in einer Spalte keine Werte angegeben, ist das Präparat nicht in dieser Dosierung erhältlich.

Wirkstoff	Darreichungsform	Potenz	Dosierungen		
Pethidin	i. v.	0,1	100 mg	200 mg	-
Piritramid	i. v.	0,7(–1)	7,5 mg	15 mg	45 mg
Morphin	**p. o.** (retard)	**1**	**10 mg**	**20 mg**	**60 mg**
	p. o. (unretardiert)	1	10 mg	20 mg	-
	i. v.	2	5 mg	10 mg	30 mg
Oxycodon	p. o. (retard)	2	5 mg	10 mg	30 mg
Oxycodon + Naloxon	p. o. (retard)	2	-	10 mg/5 mg	-
Hydromorphon	p. o. (retard)	7,5	-	-	8 mg
	p. o. (unretardiert)		1,3 mg	2,6 mg	-
Buprenorphin	transdermal (3 d)	50	-	-	52,5 µg/h
	transdermal (7 d)		10 µg/h	20 µg/h	-
	sublingual (unretardiert)		0,2 mg	0,4 mg	1,2 mg
Fentanyl	transdermal (3 d)	100	-	-	25 µg/h
	i. v.		0,1 mg	0,2 mg	0,3 mg
Sufentanil	i. v.	700–1000	0,01 mg	0,02 mg	0,03 mg

rustatika und Grapefruitsaft. Eine Enzyminduktion durch Anfallssuppressiva oder Tuberkulostatika kann den Abbau von Buprenorphin beschleunigen.

Buprenorphin wird zudem in der **Substitutionstherapie von Opioidabhängigen** verwendet: Dabei ist zu beachten, dass es eine deutlich längere Halbwertszeit hat als Naloxon, weshalb **Naloxon** bei Buprenorphin-Intoxikationen **als kontinuierliche Infusion** gegeben werden muss. Außerdem werden, aufgrund der sehr hohen Affinität von Buprenorphin zum µ-Rezeptor, deutlich höhere Naloxon-Dosierungen benötigt.

Fentanyl. Fentanyl ist **eines der potentesten Opioide** mit einer relativen Wirkstärke von 100 im Vergleich zu Morphin. Ampullen zur i. v.-Injektion sind für die Verwendung zur Narkoseeinleitung (S. 44) erhältlich. Bei chronischen Schmerzen können transdermale **Matrixpflaster** eingesetzt werden, die alle 3 Tage gewechselt werden müssen und in dieser Zeit eine konstante Menge Fentanyl an den Patienten/die Patientin abgeben. Zur Behandlung von Durchbruchschmerzen bei Tumorpatient*innen, sind **Nasensprays** und spezielle **Fentanyl-„Lollys"** erhältlich. Zusätzlich zu den opioidtypischen Nebenwirkungen treten häufig **Pruritus**, **Hautrötungen** und **Bradykardien** auf. Die Atemdepression kann auch nach Entfernung des Pflasters noch anhalten. Die Kontraindikationen und Wechselwirkungen entsprechen denen der anderen Opioide.

12.4.4 Ko-Analgetika und Adjuvanzien

Ko-Analgetika und Adjuvanzien haben insbesondere in der **Therapie von chronischen Schmerzen** einen sehr hohen Stellenwert. Sie können helfen, die Dosierungen „klassischer" Analgetika zu verringern und Nebenwirkungen zu lindern.

Adjuvanzien. Diese Substanzen sollen die Nebenwirkungen der Schmerzmedikamente minimieren, um die Akzeptanz der Medikamente zu erhöhen. Dazu gehört z. B. die unumgängliche Verordnung eines Protonenpumpeninhibitors als **„Magenschutz"** (z. B. Pantoprazol, Omeprazol) bei Einnahme von antiinflammatorischen, nicht selektiven COX-Hemmstoffen und die Verordnung von **Laxanzien** (z. B. Macrogol, Laktulose), um die durch die Einnahme der Opioide unweigerlich entstehende Obstipation zu vermeiden.

Antiemetika. Bei **Opioidtherapie** treten v. a. initial oder nach einer Dosissteigerung **Übelkeit und Erbrechen** auf. Antiemetika aus der Gruppe der **Dopamin-D_2-Antagonisten** (z. B. Domperidon), **Antihistaminika** (Dimenhydrinat) oder **$5HT_3$-Antagonisten** (Ondansetron, Granisetron) können diese Nebenwirkung gut und effektiv unterdrücken.

Anfallssuppressiva. Bei **neuropathischen Schmerzen** (z. B. Phantomschmerzen nach Amputationen, Nerveninfiltration durch Tumorwachstum) haben sich Anfallssuppressiva (z. B. Carbamazepin, Pregabalin) in niedriger Dosierung sehr bewährt. Sie sollten immer einschleichend dosiert und niemals schlagartig abgesetzt werden.

Bisphosphonate. Diese Wirkstoffe (z. B. Clodronat, Zoledronat) können bei schmerzhaften **Knochenmetastasen** und bei tumorbedingter **Hyperkalzämie** eingesetzt werden.

Antidepressiva. Diese Substanzen (insbesondere Trizyklika wie Amitryptilin, Clomipramin und Imipramin) führen einerseits zu einer **Stimmungsaufhellung**, die wiederum die Schmerzwahrnehmung und -beurteilung sehr positiv beeinflusst, andererseits haben sie selbst v. a. bei neuropathischen Schmerzen einen **analgetischen Effekt**, der bereits in einer deutlich geringeren als der für eine antidepressive Wirkung notwendigen Dosis eintritt. Da Trizyklika häufig müde machen und **schlafanstoßend wirken**, kann die abendliche Gabe sehr gut zur Therapie von Schlafstörungen genutzt werden, die bei chronischen Schmerzzuständen fast immer begleitend vorliegen. Ein Suchtpotenzial (wie z. B. bei Benzodiazepinen) besteht dabei nicht.

MERKE

Antidepressiva spielen eine **zentrale Rolle** in der Therapie von chronischen Schmerzen.

12.4.5 Betäubungsmittelgesetz (BtMG)

Gesetzliche Grundlagen. Die Verschreibung und Abgabe von Medikamenten, die in Anlage III („verkehrsfähige und verschreibungsfähige Betäubungsmittel") des BtMG aufgeführt sind, unterliegt strengen gesetzlichen Bestimmungen (Betäubungsmittel-Verschreibungsverordnung [BtMVV]). Stoffe, die unter diese Regelung fallen, sind v. a. **starke Schmerzmittel** aus der Gruppe der Opioide (z. B. Morphin, Piritramid, Fentanyl, Sufentanil), aber auch andere **Medikamente mit hohem Missbrauchs- und Abhängigkeitspotenzial** (z. B. Benzodiazepine wie Flunitrazepam oder das Amphetaminderivat Methylphenidat).

BtM-Rezept. Stoffe, die der BtMVV unterliegen, müssen über ein spezielles, 3-seitiges BtM-Rezept verordnet bzw. bestellt werden. Diese Formblätter werden nur von der Bundesdruckerei hergestellt, sind nummeriert und müssen von befugten Ärzt*innen bei der Bundesopiumstelle bestellt und unter Verschluss gehalten werden. BtM-Rezepte müssen vollständig ausgefüllt sein, **genaue Angaben zur Dosierung** enthalten und vom Arzt/von der Ärztin **mit vollem Namen** (Vor- und Nachname) **unterschrieben** werden. Das BtM-Rezept wird nach der Ausstellung getrennt: Blatt I und II bekommt der Patient/die Patientin, Blatt III verbleibt beim Arzt/bei der Ärztin und muss **3 Jahre aufbewahrt** werden. Holt der Patient/die Patientin das Medikament in der Apotheke ab, behält diese Blatt I und muss es ebenfalls für 3 Jahre aufbewahren. Blatt II dient der Abrechnung mit der Krankenkasse. Ein BtM-Rezept ist nur **8 Tage lang gültig**. In Notfällen kann ein Betäubungsmittel auf einem normalen Rezept mit dem Hinweis **„Notfall-Verschreibung"** verordnet werden, dieses Rezept ist allerdings nur 1 Tag lang gültig und ein BtM-Rezept (Kennzeichnung **„N"**) muss unverzüglich nachgereicht werden. Dient ein Rezept der **Substitutionsbehandlung** von Opioidabhängigen, muss es mit **„S"** gekennzeichnet sein.

12.5 Nicht medikamentöse Schmerztherapie

Key Point
Insbesondere bei chronischen Schmerzen können und sollen auch nicht medikamentöse Therapieverfahren wie TENS, Akupunktur, Physio- oder Psychotherapie zur Schmerzlinderung eingesetzt werden.

Interventionelle Verfahren. Bei **chronischen Rückenschmerzen** ist die **Rückenmarkstimulation** (Spinal Cord Stimulation, SCS) bei vielen Patient*innen erfolgreich. Dabei werden Elektroden in den Epiduralraum eingebracht und der Hinterstrang des Rückenmarks über einen subkutan implantierten Generator mit Strom stimuliert. Die auf diese Weise generierten Signale konkurrieren mit der Schmerzleitung, was in vielen Fällen die Schmerzen verringert. Bei der Trigeminusneuralgie (S. 303) kann das Ganglion Gasseri mit **perkutaner Diathermie** teilweise thermokoaguliert werden, was bei vielen Patient*innen zu einer Besserung führt. In sehr schweren Fällen kommen auch **radiologische Behandlungsverfahren** (z. B. Gamma-Knife) oder die neurochirurgische, sehr invasive **OP nach Jannetta** (mikrovaskuläre Dekompression, bei der eine Polsterung zwischen den N. trigeminus und das begleitende nervenkomprimierende Gefäß eingebracht wird) in Frage. Weitere selektive Lokalanästhetika-Infiltrationen (z. T. CT-gesteuert) stehen dem erfahrenen Schmerztherapeut*innen für spezielle Schmerzsyndrome zur Verfügung.

Transkutane elektrische Nervenstimulation (TENS). Auf die Haut über dem betroffenen Gebiet werden Elektroden geklebt und die sensiblen Nerven durch niederfrequente elektrische Impulse stimuliert, die normalerweise nicht als schmerzhaft, sondern allenfalls als leichtes „Kribbeln" empfunden werden. Auf diese Weise soll die Schmerzschwelle im ZNS herabgesetzt werden. Die **Wirksamkeit** wird jedoch **kontrovers diskutiert**. Teilweise werden die Therapiekosten von den gesetzlichen Krankenkassen übernommen.

Akupunktur. Die Akupunktur ist ein Bereich der traditionellen chinesischen Medizin (TCM) und soll durch Stimulation von Meridianen (Kanäle, in denen die Lebensenergie fließt) bestimmte, diesen Meridianen zugeordnete Organsysteme beeinflussen. Die **Wirksamkeit** ist in der evidenzbasierten Medizin **nicht nachgewiesen**, weshalb für die Wirkung oft der Placebo-Effekt verantwortlich gemacht wird. Die Akupunktur kann jedoch trotzdem (oder vielleicht deshalb?) bei manchen Patient*innen sehr gute Effekte zeigen. Für **chronische Schmerzen der Lenden-**

wirbelsäule oder als Folge einer **Gonarthrose** übernehmen die gesetzlichen Krankenkassen in Deutschland die Kosten.

Physiotherapie. Diese Therapieform ist insbesondere bei **chronischen Rückenschmerzen** von zentraler Bedeutung, da hier die schmerzbedingte Schonhaltung zu einem Circulus vitiosus mit kontinuierlicher Aggravation der Schmerzen führt. Auch bei allen anderen **schmerzhaften Bewegungseinschränkungen** kann Physiotherapie dazu beitragen, die Beweglichkeit – und damit ein Stück Alltag – wiederherzustellen und so dem chronischen Prozess entgegenzuwirken.

Psychotherapie. Oftmals verschlimmern **psychologische Problemsituationen** der Patient*innen die chronischen Schmerzen. Zudem trägt das **Nichtbeachten wichtiger therapeutischer Grundsätze**, wie funktionierende soziale („have a Life") und partnerschaftliche Beziehungen, zur Aggravierung des Schmerzsyndroms bei. Die Psychotherapie soll diese **Konflikte aufzeigen** und mögliche **Lösungsstrategien erarbeiten.** Sie kann ambulant – oder in besonders schweren Fällen – auch stationär erfolgen.

13

Akute Schmerzen

Postoperative Schmerzen

Abschied ins Wochenende

Die Woche der Aufwachraum-Dienste ist fast vorüber, denkt Dr. Markovic* erleichtert, als am Freitagnachmittag der vorletzte elektive Eingriff aus dem OP angekündigt wird. Kurz darauf wird der nächste Patient aus dem unfallchirurgischen Saal gebracht. Der 42-jährige Patient war auf der Straße über eine Bordsteinkante gestolpert und hatte sich beim Versuch, sich abzustützen, eine Radiusfraktur links zugezogen. Die Unfallchirurgin berichtet von einer komplikationslosen Verplattung, der junge anästhesiologische Assistenzarzt, der die OP begleitet hat, von einer problemlosen Allgemeinanästhesie. Mit einem Blick auf die Uhr und einem Lächeln, dass der Patient dank seiner hervorragenden Remifentanil-Propofol-Narkose unmittelbar nach der letzten Hautnaht erwacht sei, verabschiedet sich der Kollege ins Wochenende.

Wurde an alles gedacht?

Der Patient ist wach, vital stabil und steigt sogar selbst vom OP-Tisch in sein Bett um. „Toll, dass man nach dieser Narkose so schnell wieder fit ist", freut er sich, „und wenn ich keinen Gipsarm hätte, würde ich jetzt um eine Zeitung bitten". Dr. Markovic fragt den Patienten nach Schmerzen und bittet um Einschätzung auf der NRS: „Naja, also wenn ich ehrlich bin, schmerzt das schon ganz ordentlich. Auf der Skala würde ich sagen 5–6".

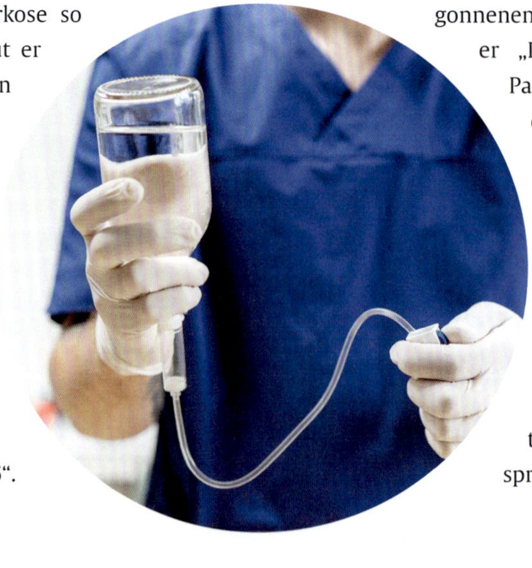

Dr. Markovic studiert das Anästhesieprotokoll: Zur Einleitung hatte der Assistenzarzt 0,2 mg Fentanyl gegeben, danach hatte er Remifentanil für die intraoperative Analgesie verwendet. Ein langwirksames Opioid zum Ende der OP hatte er wohl ebenso vergessen wie einen COX-Hemmstoff.

Adäquate Schmerztherapie

Gegen die akuten postoperativen Schmerzen verabreicht Dr. Markovic dem Patienten mg-weise fraktioniert Piritramid i. v. bis zur Schmerzfreiheit und 1 g Paracetamol als Kurzinfusion. Nach 1 g Paracetamol und 6 mg Piritramid ist der Patient sehr zufrieden und gibt nahezu Schmerzfreiheit an. Da der Patient adäquat wach ist und keine Übelkeit hat, gibt Dr. Markovic ihm nach einer halben Stunde noch 600 mg Ibuprofen und 40 mg Pantoprazol p. o. Als der Patient nach 2 Stunden im Aufwachraum immer noch völlig schmerzfrei ist, gibt Dr. Markovic grünes Licht für die Verlegung auf die Normalstation. Als Empfehlung für die postoperative Fortführung der begonnenen Schmerztherapie notiert er „Ibuprofen 400 mg 1–1–1, Pantoprozol 40 mg 0–0–1", da die Therapie entsprechend dem WHO-Schema I ausreichend zu sein scheint. Den neuen Kollegen möchte Dr. Markovic bei der nächsten Gelegenheit nochmal darauf ansprechen und die postoperative Schmerztherapie mit ihm durchsprechen.

*Fallbeispiel fiktiv, Namen frei erfunden.

13.1 Häufige akute Schmerzen

Key Point

Der folgende Abschnitt beschreibt die Schmerztherapie einiger typischer Krankheitsbilder (z. B. Kolikschmerzen, akutes Koronarsyndrom), denen du in der ärztlichen Tätigkeit häufig begegnest.

MERKE

Eine **adäquate Schmerztherapie** ist **ethische Pflicht** jedes Arztes/jeder Ärztin, jedoch darf in keinem Fall nach erfolgter Schmerztherapie die weitere diagnostische Abklärung und Therapie unterbleiben.

Kolikschmerzen. Es handelt sich um sehr starke, oftmals **wellenförmige** Schmerzen. Sie entstehen, wenn die glatte Muskulatur von Organen versucht, durch Kontraktionen einen Widerstand (z. B. eine mechanische Obstruktion) zu überwinden. Kolikschmerzen werden häufig von vegetativen Begleitsymptomen (Brady- oder Tachykardie, Übelkeit, Erbrechen, Schwitzen, manchmal Synkopen) begleitet. Häufig sind **Gallen- und Nierenkoliken** durch Steinbildung (Chole- und Nephrolithiasis), aber auch z. B. durch Malignome. Zur Akuttherapie eignen sich v. a. Metamizol (S. 277) (1 g p. o. oder als Kurzinfusion) und **Butylscopolamin** (20 mg i. v.). Falls dies nicht ausreicht, können starke Opioide gegeben werden. **Morphin** steigert zwar den Sphinktertonus, da aber ohnehin eine kausale Therapie erfolgen muss, ist die langsam titrierte Gabe (Beginn mit 2 mg i. v., dann nach einigen Minuten je 1 mg repetieren nach Wirkung) problemlos möglich und keinesfalls – wie in vielen älteren Lehrbüchern behauptet wird – kontraindiziert.

Schmerzen bei akutem Koronarsyndrom. Ein akutes Koronarsyndrom geht mit stärksten Schmerzen und Todesangst einher. Neben der erforderlichen leitliniengerechten Therapie (ASS, Clopidogrel, Heparin, β-Blocker, sofern es die Kreislaufverhältnisse erlauben, schnellstmögliche Zuführung zu einer PCTA) ist auch eine Schmerztherapie notwendig. Hier hat sich die Gabe von **Morphin** (5 mg i. v., bei Bedarf Dosissteigerung) bewährt, da es auch die Nachlast und damit den myokardialen Sauerstoffbedarf senkt. **Nitrate** (1–2 Hübe = 0,4–0,8 mg s. l.) erweitern die Koronarien und können bei inkompletten Gefäßverschlüssen (Angina pectoris) die Schmerzen reduzieren. Bei begründetem Verdacht auf einen Infarkt muss die β-Blocker-Gabe jedoch absoluten Vorrang haben, da Nitrate in dieser Situation keine Überlebensvorteile bringen.

Schmerzen bei Frakturen. Die wichtigste Maßnahme zur Schmerztherapie ist die **achsengerechte Lagerung** und Ruhigstellung von Frakturen sowie ggf. die Reposition. Ist die Fraktur eingerichtet und durch eine Gipsschiene stabilisiert, empfiehlt sich die Gabe eines antiphlogistisch wirksamen COX Hemmstoffes wie **Diclofenac** (50 mg 3 × /d) oder **Ibuprofen** (600 mg 3 × /d). Dies reduziert auch die Schwellung im umgebenden Gewebe. Die zusätzliche Gabe eines **Protonenpumpeninhibitors** (PPI) wie Pantoprazol ist für die Dauer der Therapie mit antiinflammatorischen, nicht selektiven COX-Hemmstoffen obligat. In den ersten Tagen können stark schmerzgeplagte Patient*innen zusätzlich auch schwache Opioide wie **Tramadol** (50 mg 2 × /d) erhalten.

Lumbago. Der „Hexenschuss" bezeichnet typischerweise beim Aufstehen von einer gebückten Tätigkeit auftretende, einschießende, sehr starke Schmerzen im Lendenwirbelbereich. Lumbago ist ein häufiges, sehr schmerzhaftes, jedoch harmloses Krankheitsbild. Therapeutisch können z. B. **Metamizol** (1 g 4 × /d) oder **Ibuprofen** (800 mg 3 × /d, zusätzlich PPI, s. o.) gegeben werden. Krankengymnastische Maßnahmen helfen oft, da die Kompression der Nervenwurzel häufig durch muskuläre Verspannungen verursacht oder aggraviert wird. Wichtig ist die **Differenzierung zu einem Bandscheibenvorfall**: Bei neurologischen Symptomen (Taubheit oder Lähmungen in den Beinen oder im Anogenitalbereich, Harn- oder Stuhlverhalt) besteht vermutlich ein akuter Bandscheibenvorfall, der die sofortige Vorstellung bei Neurochirurg*innen und u. U. eine dringliche Operation notwendig macht (Notfall!).

13.2 Postoperative Schmerztherapie

Key Point

Das Ziel ist die Reduktion der durch das Operationstrauma entstandenen Schmerzen auf ein für den Patienten/die Patientin akzeptables Maß. Eine adäquate Schmerztherapie begünstigt und beschleunigt den Heilungsprozess. Insbesondere nach größeren Eingriffen vorteilhafte Verfahren sind die patientenkontrollierte intravenöse Analgesie (PCIA) und die Schmerztherapie über peridurale oder periphere Katheter.

13.2.1 Allgemeines

Starke Schmerzen **beeinträchtigen** das **Gesamtbefinden**, belasten über eine **Stressreaktion** den Organismus und tragen durch **Schonverhalten** potenziell zur Entstehung schwerer Komplikationen (z. B. Pneumonien durch Sekretretention bei zu flacher Atmung) bei. Insbesondere nach größeren Eingriffen (z. B. in der Thoraxchirurgie, bei Amputationen oder multiplen Verletzungen), können die Schmerzen auch

chronifizieren und den Patienten/die Patientin langfristig beeinträchtigen.
Die postoperative Schmerztherapie (S. 105) soll daher die nach einem Eingriff entstehenden **Schmerzen effektiv kontrollieren**, um das Befinden der Patient*innen so wenig wie möglich zu beeinträchtigen. Die Patient*innen können unter effektiver Schmerztherapie schmerzfrei und tief durchatmen und Sekret abhusten, was die **Pneumonieraten reduziert**. Eine adäquate Schmerztherapie **verringert** insgesamt die **Stressantwort** des Organismus, die Patient*innen sind **hämodynamisch stabiler** und haben **seltener Komplikationen**. Die so ermöglichte **frühere Mobilisation verringert** die **Rate an Thrombosen und Thromboembolien** und **verkürzt** die **Verweildauer** im Krankenhaus (**Fast-Track-Konzept**). Auch eine frühe enterale Ernährung und die frühzeitige Entfernung von Sonden und Drainagen sollen dazu beitragen, mögliche Komplikationen zu vermeiden und die Gesamtbehandlungsdauer im Krankenhaus zu minimieren.

MERKE

Die **Qualität der postoperativen Schmerztherapie** prägt entscheidend die Gesamtbeurteilung der operativen Behandlung in einem Krankenhaus.

Nach großen Eingriffen (z. B. Thorako- oder Laparotomien) und bei allen Eingriffen, bei denen die Narkose ausschließlich oder überwiegend mit **kurzwirksamen Opioiden** (z. B. Remifentanil) aufrechterhalten wurde, ist postoperativ mit **starken Schmerzen** zu rechnen! Daher sollte bei langdauernden Eingriffen ca. 30 min vor dem geplanten Narkoseende oder unmittelbar danach sowohl ein **Nicht-Opioid-Analgetikum** als auch ein möglichst **langwirksames Opioid** (z. B. Piritramid, Morphin) verabreicht werden. Bei der Verwendung **länger wirksamer Opioide** (z. B. Fentanyl) ist auch postoperativ eine analgetische Wirkung zu erwarten: Es kann daher vor der Narkoseausleitung auf die Gabe eines zusätzlichen Opioids verzichtet werden (weitere Gabe erst im Bedarfsfall im Aufwachraum).

MERKE

Nicht nach allen großen Operationen müssen starke Schmerzen auftreten, umgekehrt können **auch** Patient*innen **nach „kleinen" Eingriffen** stärkste **postoperative Schmerzen** haben!

Bei Patient*innen, deren Analgetikabedarf plötzlich stark ansteigt, muss gemeinsam mit den behandelnden Kolleg*innen (z. B. Operateur) intensiv nach den Ursachen (z. B. Nachblutung, Nahtdehiszenz, Anastomoseninsuffizienz) gesucht werden.

Akutschmerzdienst. In größeren Kliniken ist oftmals ein Anästhesist/eine Anästhesistin dafür abgestellt, sich ausschließlich um Schmerzpatient*innen zu kümmern. Vorteilhaft ist, dass dieser Arzt/diese Ärztin viel Erfahrung mit den verwendeten Analgesiesystemen hat, meist nicht mit anderen Dienstaufgaben (z. B. im OP) betraut ist und somit bei Problemen schneller zur Verfügung steht.

13.2.2 PCIA (Patient controlled intravenous Analgesia)

Synonyme. PCA (Patient controlled Analgesia), patientenkontrollierte Schmerztherapie, „Schmerzpumpe"

Grundprinzip. Das PCIA-System besteht aus einer mikroprozessorgesteuerten Infusionspumpe, die **auf Anforderung der Patient*innen** (Knopfdruck) **eine vorher ärztlich bestimmte und programmierte Menge eines Analgetikums über einen i. v.-Zugang** verabreicht. Die Patient*innen können somit Zeitpunkt und Dosisintervall der Analgetikagabe individuell an das eigene Schmerzniveau anpassen. Die **Bolusgröße** und evtl. eine zusätzliche **Basisrate** werden an die Bedürfnisse der Patient*innen angepasst. Um Überdosierungen zu vermeiden, gibt es nach jedem Bolus eine definierte **Sperrzeit**, innerhalb derer eine weitere Bolusgabe nicht möglich ist. Zusätzlich wird meist eine **Höchstmenge für einen definierten Zeitraum** (z. B. 4-Stunden-Maximum) eingegeben.

Indikationen. „Große" chirurgische Eingriffe (z. B. Thorax-, Abdominal- oder Wirbelsäulenchirurgie, Gelenkersatz), Kontraindikationen für Regionalanästhesieverfahren (z. B. Gerinnungsstörungen), erhöhter Analgetikabedarf.

Voraussetzungen. Bei Patient*innen, die die Bedienung der Pumpe **nicht verstehen** (z. B. Demenz, sprachliche Barrieren), ist das Verfahren PCIA **nicht geeignet**. Hohes Alter alleine ist jedoch keine Kontraindikation!

MERKE

Voraussetzung für die Verwendung einer PCIA ist die **Compliance** der Patient*innen!

Vorteile. Den Patient*innen steht eine **sehr wirkungsvolle, individuell einstellbare Therapie** zur Verfügung, die ihnen auch eine **große Unabhängigkeit** verleiht (jederzeit hochpotentes Analgetikum verfügbar, ohne nach dem Pflegepersonal klingeln und warten zu müssen). Bei beginnenden Schmerzen, aber auch kurz vor oder bei ansonsten schmerzhaften Tätigkeiten (z. B. Physiotherapie, Aufstehen, Waschen) können sie sich selbst Analgetika zuführen. In Phasen ohne starke Schmerzen wird eine **übermäßige Sedierung vermieden**, da kein Analgetikum appli-

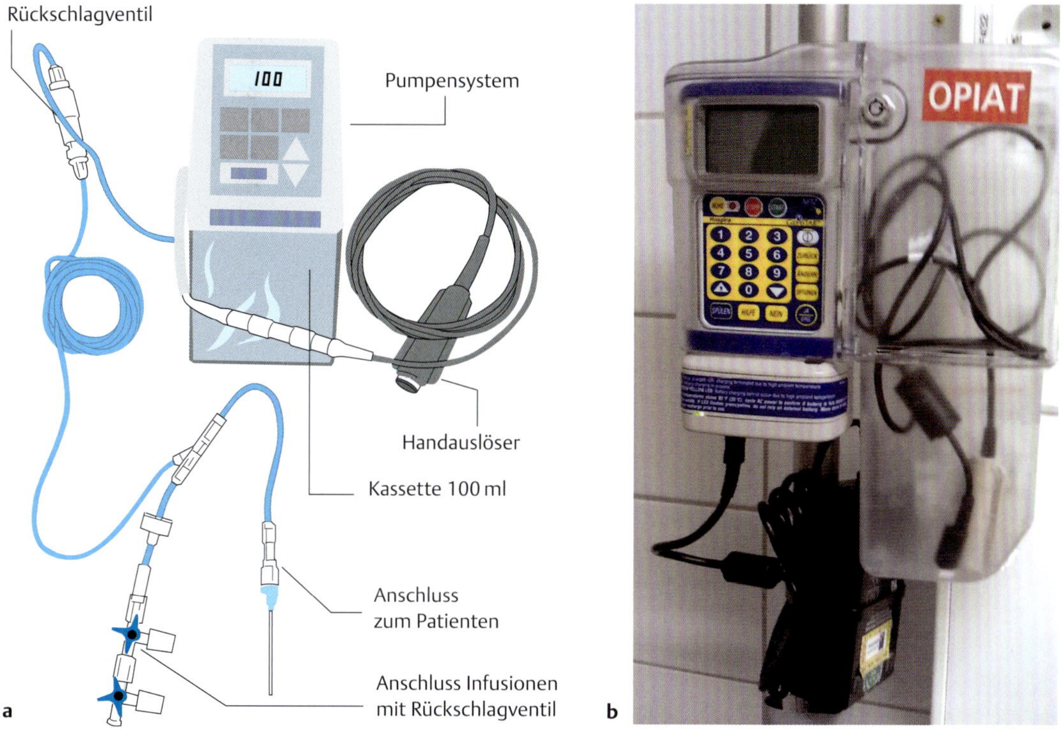

Abb. 13.1 PCIA-System:
a schematische Darstellung (Quelle: I care Krankheitslehre, Thieme, 2020)
b Beispiel für den Einsatz im klinischen Alltag.

ziert wird (außer bei Programmierung einer Basalrate, s. u.).

MERKE

Auch wenn es selbstverständlich klingt: Achte immer darauf, dass der Patient/die Patientin den **Auslöser der PCIA** zu jeder Tages- und Nachtzeit **selbst** und einfach **erreichen** kann!

Wirkstoffe. Meist wird bei PCIA-Systemen **Morphin** verwendet, gelegentlich auch **Piritramid** oder **Fentanyl** (v. a. in den USA). Bei sehr starken Schmerzen ist eine Kombination von Morphin mit **Ketamin** möglich. Sinnvoll ist die Kombination mit einem Nicht-Opioid-Basisanalgetikum (z. B. Metamizol oder Ibuprofen), da dies den Bedarf an Opioiden um bis zu 40 %, und auch ihre Nebenwirkungen, verringert.

MERKE

Bei Patient*innen mit höhergradiger **Niereninsuffizienz** sollte **Piritramid** statt Morphin verwendet werden, da sonst aktive Metaboliten akkumulieren können.

Exkurs

Metamizol vs. Morphin

Studien haben gezeigt, dass die Gabe von **1 g Metamizol i. v.** bei postoperativen Patient*innen im Aufwachraum eine **vergleichbare analgetische Wirkung wie ca. 10 mg Morphin i. v.** hat. Ähnliches wurde auch für viele antiinflammatorische COX-Hemmstoffe gezeigt. Die zusätzliche Gabe von Nichtopioid-Analgetika ermöglicht also eine deutliche Reduktion der Opioid-Gesamtdosis und dadurch auch von deren Nebenwirkungen.

Programmierung der PCIA. Eine Programmierung für ein PCIA-System könnte z. B. so aussehen:

- Morphin 1 mg/ml (Behälter mit 100 ml = 100 mg Morphin, s. **Abb. 13.2**)
- Bolusdosis: 1 mg
- Bolus-Sperrzeit: 5 min
- 4-Stunden-Maximaldosis: 30 mg
- Basisrate: keine.

Der Patient/die Patientin kann sich hier per Knopfdruck 1 mg Morphin verabreichen, anschließend ist dies für 5 min gesperrt. Wird innerhalb der **Sperrzeit** der Knopf gedrückt, ertönt ein Hinweiston. Nach 5 min kann ein erneuter Bolus von 1 mg ausgelöst werden. Innerhalb von 4 h gibt das System maximal

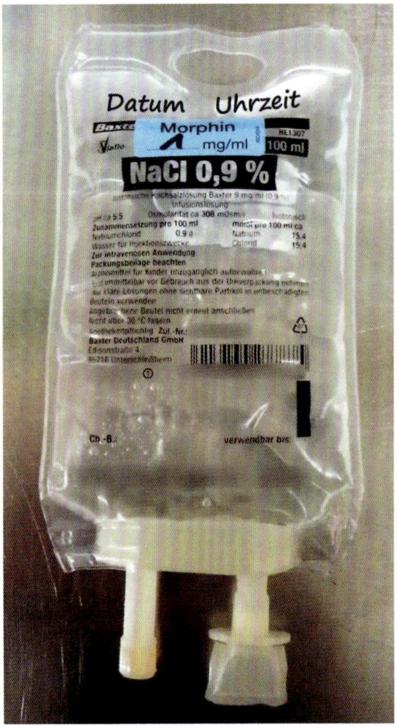

Abb. 13.2 Beispiel für eine korrekt zubereitete Infusionslösung für eine PCIA: Einem 100 ml-NaCl-Beutel wurden die Luft sowie 5 ml NaCl abgezogen und 100 mg Morphin (1 Ampulle Morphin 100 mg in 5 ml) zugesetzt. Dies ergibt eine Konzentration von 1 mg/ml Morphin. Die Dosierung, der Medikamentenzusatz sowie Datum und Uhrzeit der Herstellung müssen auf dem Medikationsbeutel vermerkt werden.

30 mg ab. Erreicht der Patient/die Patientin diese Menge schon vorher (hier theoretisch nach 2½ h möglich), ist eine weitere Bolusgabe gesperrt. In diesem Fall könnte der betreuende ärztliche Akutschmerzdienst die 4-Stunden-Maximaldosis und/oder die Bolusgröße erhöhen.

MERKE

Bei korrekter Programmierung ist eine Überdosierung und somit ein Analgetika-Überhang extrem selten. Insbesondere **Programmierfehler** und **fehlerhafte Einstellungen** haben jedoch wiederholt zu **Todesfällen** geführt.

Anschluss des PCIA-Systems. Die Infusionsleitung des PCIA-Systems muss **immer direkt an den peripheren oder zentralen venösen Zugang** angeschlossen sein (kein Dreiwegehahn zwischen Zugang und Infusionssystem!). Die Infusionssysteme haben im Anschluss für die Infusionslösung ein patient*innennahes **Rückschlagventil**, das verhindert, dass der Analgetikabolus (z. B. bei verlegtem oder nicht leichtgängig anspülbarem Zugang) nicht den Patienten/die Patientin erreicht, sondern über den „einfacheren Weg" zurück in die Infusionsleitung gelangt. Geschieht dies mehrfach, kann später (wenn der Zugang z. B. durch Lageänderung der Extremität wieder durchgängig ist oder durchgespült wird) eine unkontrolliert große Menge des Analgetikums, das sich zuvor im Infusionsschlauch gesammelt hat, in den Patienten/die Patientin gelangen (häufiger Mechanismus bei akzidentellen Überdosierungen). Deshalb sollte im Zweifelsfall (z. B. bei Patient*innen mit einem ZVK, dessen Schenkel aber alle benutzt werden), um Komplikationen zu vermeiden, besser ein zusätzlicher, kleinlumiger, peripherer Venenzugang gelegt werden!

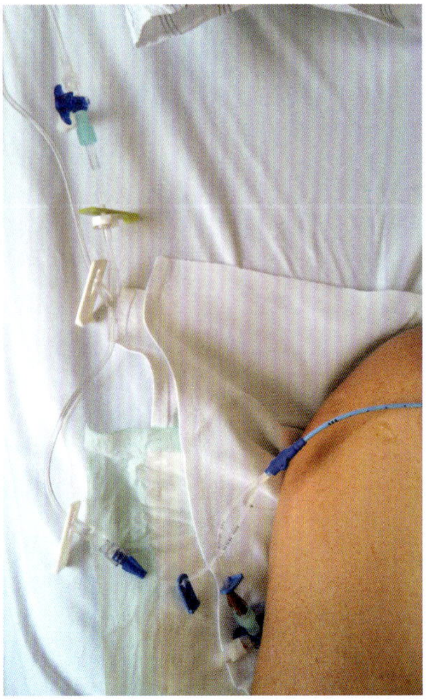

Abb. 13.3 Korrekt an einen eigenen Schenkel des ZVK angeschlossenes PCIA-System. Zwischen dem PCIA-System (patient*innennahe große weiße Klemme) und dem Zugang (hier ZVK) darf sich kein Dreiwegehahn befinden!

MERKE

Der **direkte Anschluss des PCIA-Systems** an einen sichereren i. v.-Zugang ist für die Funktion und die Sicherheit des Systems **absolut notwendig**. Am Zugang muss sich auch stets eine langsam tropfende Infusion befinden, um ihn offen zu halten.

Basisrate. Ein Nachteil der PCIA – v. a. bei sehr hohem Analgetikabedarf – ist, dass die Patient*innen oft **nachts** mit **Schmerzen** wach werden, da sie sich im Schlaf keine Boli verabreichen können. Sie müssen daher aufgeklärt werden, dass sie sich beim Aufwachen mehrere Boli verabreichen müssen, um wieder auf ein ausreichendes Analgesieniveau zu kommen. Kontrovers diskutiert wird in diesem Zusammenhang die Einstellung einer Basisrate zusätzlich zu den von den Patient*innen gesteuerten Bolusgaben: Die Basisrate kann zwar in Einzelfällen **nächtliche Schmerzspitzen dämpfen**, das **Risiko einer ungewollten Überdosierung** ist jedoch **hoch**. Zudem ist zu bedenken, dass dies auf Intensivstationen aufgrund der intensiven pflegerischen Betreuung ohnehin nicht nötig ist, da die Patient*innen die Schmerzmittel gefahrlos bedarfsadaptiert durch das Intensivpersonal bekommen können. Auf Normalstationen ist hingegen eine hierfür notwendige engmaschige Überwachung meist nicht zu gewährleisten. Daher ist die Verwendung einer Basisrate **nur sehr selten indiziert**.

Nebenwirkungen. Unerwünschte Effekte ergeben sich aus den Nebenwirkungen des verwendeten Analgetikums (meist Opioide):

- **Sedierung und Atemdepression** machen ein engmaschiges Monitoring und regelmäßige (besser: kontinuierliche) Pulsoxymetrie-Kontrollen notwendig. Bei starker Sedierung (geht einer Atemdepression voraus) sollte das PCIA-System ausgeschaltet und unverzüglich der ärztliche Akutschmerzdienst verständigt werden. Bei einer Atemdepression sind sofort lebensrettende Maßnahmen zu ergreifen (Auffordern zum Atmen, Gabe von O_2 und Naloxon, ggf. Maskenbeatmung und unverzügliche Alarmierung des Notfall- bzw. Reanimationsteams).
- **Bradykardie**
- Eine **arterielle Hypotonie** entsteht meist als Folge eines systemischen Volumenmangels und kann durch eine suffiziente perioperative Volumentherapie weitgehend vermieden werden.
- **Juckreiz** durch Opioide ist die Folge einer Histaminliberation. Hilfreich sind H_1-Histamin-Antagonisten (z. B. Dimetinden, Cetirizin) oder 5-HT_3-Antagonisten (z. B. Ondansetron).
- Gegen opiat-induzierte **Übelkeit** haben sich Metoclopramid, H_1-Antihistaminika der 1. Generation (Dimenhydrinat) und 5-HT_3-Antagonisten (z. B. Ondansetron, Granisetron) bewährt.
- Die **Obstipation** ist unter starken Opioiden praktisch immer zu beobachten. Daher sollten bereits frühzeitig und prophylaktisch Laxanzien (z. B. Macrogol) gegeben werden.

MERKE

Die Nebenwirkungen der Opioide können durch die Kombination mit einem fest angeordneten **Nicht-Opioid-Basisanalgetikum** deutlich verringert werden.

MERKE

Bei allen Patient*innen mit PCIA muss ein Antidot – in der Regel **Naloxon** – zur sofortigen Therapie einer möglichen Überdosierung **bereitliegen**.

Überwachung und Kontrolle des PCIA-Systems. Patient*innen mit PCIA-Systemen sollten durch das Stationspflegepersonal engmaschig kontrolliert und **mindestens 2 × täglich vom Akutschmerzdienst visitiert** werden. Dieser kann ggf. die Programmierung des Systems anpassen, den Analgetikavorrat des Systems erneuern oder auf gröbere Abweichungen reagieren und das Therapiekonzept entsprechend adaptieren. Die Programmierung der PCIA-Pumpe, Art, Zubereitung und Konzentration des Analgetikums sowie alle Visiten des Akutschmerzdienstes mit aktuellem Analgetikaverbrauch müssen **dokumentiert** werden (**Abb. 13.4**). Das PCIA-System muss **gegen Programmänderungen geschützt** sein (meist durch ein Passwort, das nur dem ärztlichen Akutschmerzdienst bekannt ist). Der **Vorratsbehälter** mit dem Analgetikum muss sich **in einem abschließbaren Behälter** befinden, dessen Schlüssel nur dem ärztlichen Akutschmerzdienst bzw. anästhesiologischen Dienst zugänglich sein darf, um einen Missbrauch von Betäubungsmitteln zu verhindern.

Umstellung auf eine orale Schmerzmedikation. Bei Patient*innen, deren Analgetikabedarf im Vergleich zum Vortag sehr stark abgenommen hat, sollte überlegt werden, ob die PCIA wirklich noch benötigt wird oder ob auf eine andere, meist orale Schmerztherapie umgestellt werden kann. Die notwendige Dauer einer PCIA ist dabei sehr unterschiedlich: In der Regel wird auf orale Medikamente umgestellt, wenn der Patient/die Patientin wieder essen und trinken kann. Der **Bedarf an oralen Opioiden** lässt sich anhand des PCIA-Verbrauchs der letzten Tage meist sehr gut errechnen. Dabei ist zu berücksichtigen, dass orale Opioide aufgrund ihres hepatischen First-Pass-Effekts **höher dosiert** werden müssen als bei intravenöser Gabe. Bei einem durchschnittlichen Opioidverbrauch von z. B. 30 mg/24 h in den letzten Tagen wären 60 mg/d retardiertes Morphin in 2 Einzeldosen adäquat. Zusätzlich sollten **Patient*innen mit akuten Schmerzen** immer eine **Bedarfsmedikation von ca. 1/6 des täglichen Gesamtbedarfs** erhalten, in unserem Beispiel also 10 mg (z. B. Morphin 10 mg bei Bedarf, maximal alle 30 min). Zusätzlich sollten die Patient*innen das **Nicht-Opioid-Analgetikum**, das sie während der PCIA bekommen haben, in ausreichender Dosis weiterhin einnehmen (z. B. 4 × 1 g Metamizol pro Tag).

Akutschmerzdienst
Schmerzambulanz

PCIA-Protokoll

Patientenkontrollierte Intravenöse Analgesie

Name:

Vorname:

Geburtsdatum:

oder Patientenetikett

Ärztliche Anordnung PCIA	
Datum / Uhrzeit	Nicht-Opioid (*Basisanalgesie obligat!*)
Unter-schrift->	Funk:

Abteilung :

Station: *Zimmer:*

Diagnose/Eingriff:

Größe: *cm* *Gewicht:* *kg*

Medikation: O Morphin O Remifentanil O sonstige: O Piritramid O Esketamin

Besonderheiten (Vorerkrankungen / Allergien/ präoperative Schmerzmedikation)

Datum *Uhrzeit*	Schmerz Ruhe	Schmerz Belastung	SG	Atem-freq. (min)	Konzen-tration (mg/ml)	Kont. Infusion (mg/h)	Bolus-größe (mg)	Sperr-zeit (min)	4h-Max.-dosis (mg)	Verbrauch seit Anschluss bzw. n. Beutelwechsel (mg)	Beutel-wechsel J	Beutel-wechsel N	Bemerkungen	SaO_2 fakultativ	Übelkeit/ Erbrechen Ü	Übelkeit/ Erbrechen E	System-wechsel J	System-wechsel N	HZ

Bei Fragen oder Problemen:
AKUTSCHMERZDIENST Montag-Freitag 07:30-16:30 o. / Tel.: KOORDINATION Dienst / Wochenende: (Chirurgie) / (Gyn/Ortho)

Abb. 13.4 Beispiel eines klinikinternen Protokolls für Patient*innen mit PCIA-System.

13

MERKE

Patient*innen mit chronischen Schmerzen sollten aufgrund der Suchtgefahr **keine unretardierten Opioide** als Bedarfsmedikation erhalten! Ist die Analgesie nicht ausreichend, wird die Dosis des retardierten Opioids erhöht.

13.2.3 Schmerztherapie über thorakale oder lumbale Periduralkatheter (PDK)

Grundlagen

Grundprinzip. Bei erwartungsgemäß intra- und postoperativ sehr schmerzhaften Eingriffen, und daher hohem Analgetikabedarf, hat sich die **Weiterführung der Analgesie über präoperativ angelegte Periduralkatheter** (PDK) als sehr sinnvoll und vorteilhaft erwiesen. Dieses Vorgehen ist sowohl **bei thorakalen** (für Thorax- und Oberbaucheingriffe) als auch **bei lumbalen PDK** (Operationen im Unterbauch und an den unteren Extremitäten) möglich. Die Anlage der PDK wird im Kapitel Regionalanästhesie (S. 75) erklärt. Über den Katheter wird mittels einer mikroprozessorgesteuerten Pumpe (**Abb. 13.5**) ein **Lokalanästhetikum** – oftmals **mit Zusatz eines Opioids** – injiziert, entweder als **kontinuierliche Basalrate** oder **durch Patient*innen gesteuert** (niedrige Basalrate + Möglichkeit der Applikation zusätzlicher Boli: PCEA, s. u.).

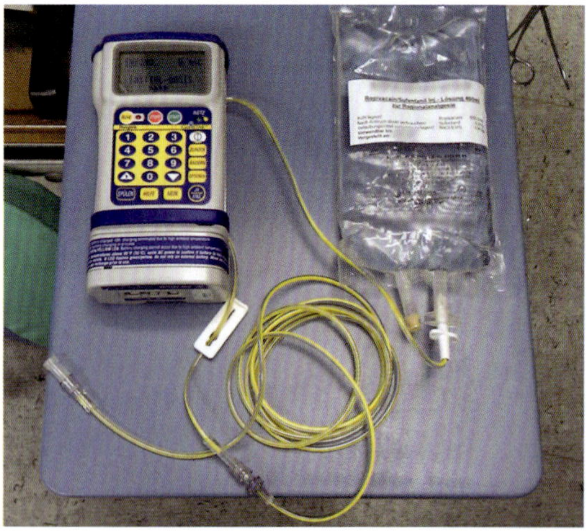

Abb. 13.5 Beispiel für eine **mikroprozessorgesteuerte Pumpe mit Programmierung für die Periduralanästhesie.** Hier wird eine Mischung aus Lokalanästhetikum und Opioid verwendet. Die farbig markierte Leitung soll helfen, Verwechslungen zu vermeiden.

Praxistipp

Verwende bei kontinuierlicher Periduralanästhesie möglichst farbig gekennzeichnete Leitungen (z. B. gelbe Leitung in Abb. 13.5) und markiere auch den PDK entsprechend farbig, um eine versehentliche intravasale Injektion des Lokalanästhetikums oder eine Fehlinfusion eines anderen Medikaments in den Periduralraum (aufgrund des hohen Widerstandes schwierig, aber nicht unmöglich!) zu vermeiden.

Voraussetzungen. Eine postoperative Schmerztherapie über einen PDK ist **nur möglich, wenn** eine **engmaschige Überwachung garantiert** ist und bei Problemen jederzeit der ärztliche anästhesiologische Dienst gerufen werden kann (meist nur in größeren Krankenhäusern möglich). Zusätzlich müssen auch die **Pflegekräfte** der Normalstationen, auf denen sich Patient*innen mit PDK befinden, im Umgang mit – und in der Überwachung von – diesem Verfahren **geschult** werden. Insbesondere musst du wissen, bei welchen Problemen du unverzüglich den ärztlichen anästhesiologischen Dienst rufen musst.

PDK bei chronischen Schmerzpatient*innen. Da diese Patient*innen oftmals schon präoperativ sehr hohe Dosen an Schmerzmitteln einnehmen und zudem auch bei „neuen" Schmerzen zur Chronifizierung neigen, profitieren sie besonders deutlich von PDK oder auch peripheren Regionalanästhesieverfahren (s. u.).

MERKE

Insbesondere **bei chronischen Schmerzpatient*innen** sollte die Indikation für **katheterassoziierte Analgesieverfahren** (PDK oder periphere Nervenblockaden) großzügig gestellt werden!

Medikation. Während länger dauernder Eingriffe werden Periduralkatheter meist mit einem höher konzentrierten Lokalanästhetikum wiederholt aufgespritzt (z. B. Ropivacain 1 %), um dem Operateur/der Operateurin durch die zusätzliche motorische Blockade und die Tonusabnahme der Muskulatur gute Bedingungen zu verschaffen. Näheres dazu im Kapitel Regionalanästhesie (S. 74). Soll die Schmerztherapie über den Periduralkatheter postoperativ weitergeführt werden, sollte **bereits vor der Narkoseausleitung** mit einer mikroprozessorgesteuerten Pumpe die Zufuhr eines **niedriger konzentrierten Lokalanästhetikums – ggf. mit Opioidzusatz** – gestartet werden (**Abb. 13.6**). Diese niedrigere Konzentration (z. B. Ropivacain 0,15–0,2 %) ermöglicht eine gute Analgesie bei gleichzeitig weitgehend erhaltener motorischer Funktion („walking epidural").

MERKE

Die Gabe eines **Nicht-Opioid-Analgetikums** in adäquat hoher Dosierung (je nach Eingriff z. B. 4 ×/d 1 g Metamizol oder 3 ×/d 50 mg Diclofenac) sollte auch bei Patient*innen mit katheterassoziierten Schmerztherapieverfahren (PDK oder periphere Nervenblockade) obligatorisch sein.

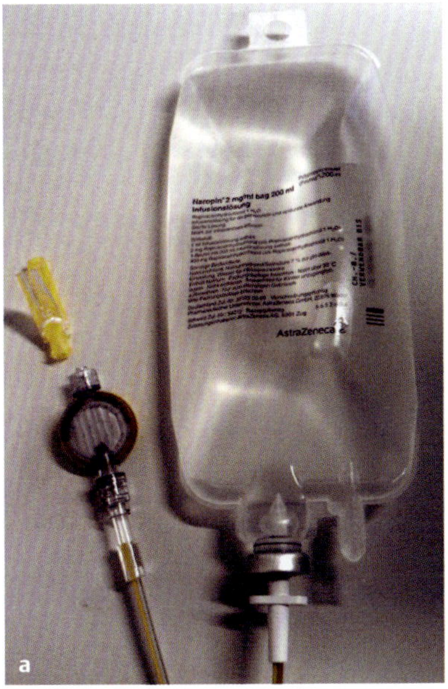

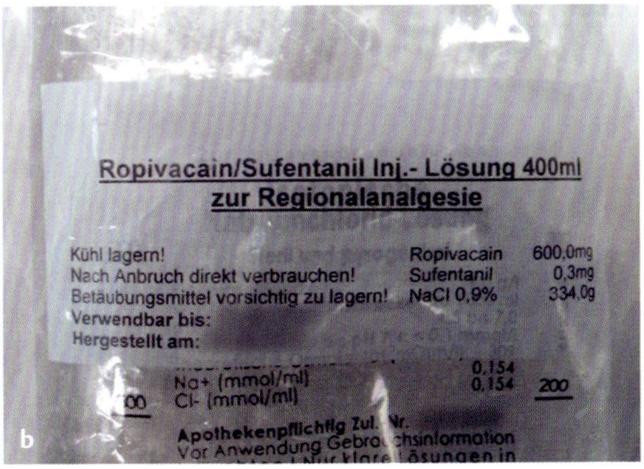

Abb. 13.6 Beutel mit Schmerzmedikation für die Periduralanästhesie:

a Beispiel für einen kommerziell erhältlichen Beutel mit Ropivacain 0,2 %

b von der Krankenhausapotheke gefertigter Medikationsbeutel mit Ropivacain 0,15 % + Sufentanil 0,75 µg/ml.

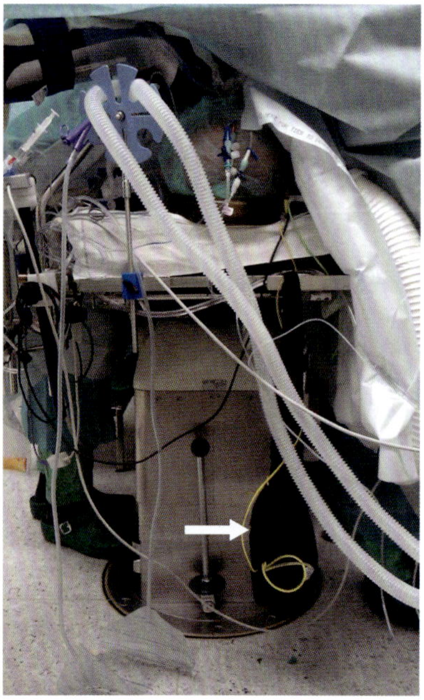

Abb. 13.7 Die Verwendung spezieller Tragetaschen – hier noch am OP-Tisch aufgehängt – ermöglicht den Patient*innen postoperativ größtmögliche Mobilität.

MERKE

Mischungen mit **Opioidzusatz** sind BtM-pflichtig (S. 283), der Austausch dieser Medikationsbeutel ist daher in der Regel eine ärztliche Aufgabe!

Patientenkontrollierte Epiduralanästhesie. Bei diesem Verfahren (PCEA, Patient controlled epidural Anaesthesia) wird eine deutlich geringere oder gar keine Basisrate verabreicht und die Patient*innen können sich bei Schmerzen **durch Drücken der Taste an der Fernbedienung einen Lokalanästhetikumbolus zuführen**. So können sie selbst ihr Analgesieniveau beeinflussen. Nachteilig ist, dass sie aufgrund der niedrigen Basalrate v. a. nachts häufiger mit Schmerzen wach werden. Daher ist v. a. nach großen Thorax- und Oberbaucheingriffen mit hohem Schmerzmittelbedarf eine kontinuierliche Applikation vorteilhaft, während die PCEA z. B. **in der geburtshilflichen Anästhesie** mit großem Erfolg eingesetzt wird. Zu bedenken ist auch, dass es bei der PCEA deutlich **schwieriger** ist, **zu kalkulieren, wie lange der Medikationsbehälter noch ausreicht**. Insbesondere in Kliniken, die sich über viele Gebäude erstrecken, oder in kleineren Häusern ohne permanent verfügbaren Akutschmerzdienst müssen die Medikationsbehälter daher schon sehr früh getauscht werden, um den Patient*innen Schmerzen aufgrund eines leeren Medikationsbehälters zu ersparen.

Kontrolle und Anpassung der Therapie

Visite. Die Patient*innen sollten **1- oder besser 2-mal täglich** durch den Akutschmerzdienst oder den anästhesiologischen Dienst ärztlich visitiert werden. Dabei sollten die folgenden Punkte beachtet und in einem **PDK-Protokoll** (**Abb. 13.8**) dokumentiert werden, sodass die Aufzeichnungen der letzten Tage immer verfügbar sind:

- aktuelle Schmerzanamnese (in Ruhe und bei Belastung)
- Laufrate der Schmerzpumpe
- Wie lange reicht der Vorrat im Medikationsbehälter noch (ggf. Wechsel)?
- Kontrolle der Einstichstelle: Rötung, Druck- oder Klopfschmerz?
- Katheterlage auf Hautniveau? Dislokation?
- Motorik und Sensibilität unauffällig?

Auf dem PDK-Protokoll werden auch ärztliche Anordnungen zur Laufrate dokumentiert, die von entsprechend geschultem Pflegepersonal ausgeführt werden.

Vorgehen bei Schmerzen trotz PDK. Am Anfang steht ein Basischeck der folgenden Punkte:

- Schmerzanamnese in Ruhe und bei Belastung
- Laufrate der Schmerzpumpe?
- Medikationsbeutel noch ausreichend gefüllt?
- Technische Probleme der Pumpe?
- Katheterlage auf Hautniveau? Dislokation?
- Obstruktion oder Diskonnektion des Katheters?
- Chirurgische Komplikationen als Grund für die Schmerzverstärkung?
- Erhält der Patient zusätzlich ein Nicht-Opioid-Analgetikum?

MERKE

Hat ein Patient/eine Patientin bereits seit längerem einen periduralen Katheter und bisher ein sehr gutes Analgesieniveau, ist eine **plötzliche Schmerzverstärkung** (ohne Katheterdislokation oder Laufratenänderung) immer verdächtig auf eine **chirurgische Komplikation**!

Lagekontrolle und Fehllage des PDK. Zum Ausschluss einer spinalen Fehllage muss nach der Anlage des Katheters und bei jeder neuen Nutzung nach freiem Intervall eine **Testdosis Lokalanästhetikum** appliziert werden (z. B. 3 ml Ropivacain 1 %). Bleibt dies nach einigen Minuten ohne neurologische Konsequenzen (d. h. keine unerwarteten sensiblen oder motorischen Ausfälle), kann ein einmaliger Bolus von 3–8 ml Ropivacain 0,2 % („**Aufspritzen**") über den Katheter verabreicht werden. Dies sollte bei korrekter Lage zu einer Analgesie in entsprechender, seitengleicher Ausbreitung führen. Ist diese nicht oder nicht vollständig (z. B. nur einseitig) nachweisbar, so

Katheterprotokoll

Akutschmerzdienst **Schmerzambulanz**

Name: Vorname: Geburtsdatum: Patientenetikett	**Anästhesieprotokoll-Nr.:** Abteilung: Station: Zi: **Eingriff:** *Größe:* *cm* *Gewicht:* kg

Ort des Katheters:

☐ Peridural ☐ Plexus axillär ☐ 3 in 1 ☐ **rechts**
☐ Kaudal ☐ Plexus scalenär ☐ anderer: ____ ☐ **links**

Testdosis:
☐ 3 ml Naropin 0,5% mit Adrenalin
☐ andere: ____

Punktionshöhe:
L ____ / L ____
Th ____ / Th ____

LOR:
eindeutig pos. bei ____ cm
Tunnel: ____ cm
Katheterlage: ____ cm
Hautniveau

Aspirationstest:
☐ negativ
☐ positiv

Reaktion:
☐ negativ ☐ positiv

Mehrfachpunktion:
☐ja ☐nein ☐–mal ☐blutig ☐frustran

Ärztliche Anordnung

Datum *Uhrzeit*	Katheter / Medikament / Zusatz Dosierung	Datum *Uhrzeit*	Katheter / Medikament / Zusatz Dosierung
Unterschrift->	Funk:	Unterschrift->	Funk:

PCA: ____ ml/h Laufrate ____ ml Bolus ____ Min. – Sperrzeit
Patientenkontrollierter Modus

Datum	Dosisanpassung Pflegepersonal (≥NRS 4)				Empfehlung Basisanalgesie (Nicht-Opioid)
		Laufrate ml/h		**HZ**	
	von	bis maximal	ml/h		
	von	bis maximal	ml/h		**Cave: Präoperative Schmerzmedikation**
	von	bis maximal	ml/h		

Antikoagulation :
vor Anlage / unter Therapie / vor Lagekorr./ Ex

PDK ex: ____
(Datum/ Uhrzeit/Unterschrift)

Befund
Einstichstelle: ____
n. Katheterentfernung

Besonderheiten: ____
(Vorerkrankungen, Allergien, Gerinnung etc.)

Bei Fragen oder Problemen:	**AKUTSCHMERZDIENST Montag-Freitag 07:30-16:30 / Tel.:** **KOORDINATION Dienst / Wochenende: (Chirurgie) / (Gyn/Ortho)**

0368

Abb. 13.8 Beispiel eines klinikinternen PDK-Protokolls.

ist eine **Katheterfehllage** anzunehmen. Es kann versucht werden, durch vorsichtiges Zurückziehen die Lage des PDK zu korrigieren (cave: im Periduralraum sollten ≥ 3 cm Katheter verbleiben). Bei angenommener oder gesicherter Fehllage darf der PDK nicht weiterverwendet werden. In diesem Fall sollte ein neuer PDK eine Etage höher oder tiefer angelegt (selten nur für postoperative Analgesie indiziert) oder ein alternatives Analgesieverfahren – z. B. PCIA (S. 288) oder orale Schmerzmedikation – begonnen werden.

MERKE

Das „**Aufspritzen**" darf **nur unter engmaschiger Kreislaufkontrolle** und bei Vorhandensein einer Notfallausrüstung in unmittelbarer Reichweite erfolgen, da es behandlungspflichtige Blutdruckabfälle und Brady- oder Tachykardien auslösen kann.

Bei gesicherter korrekter Katheterlage (gut wirksame Testdosis oder bisher gute analgetische Abdeckung über > 24 h) kann die **Laufrate** der PDK-Pumpe an die jeweiligen Erfordernisse angepasst werden (Laufrate je nach Punktionshöhe, Schmerzintensität und Art des Eingriffes meist 4–12 ml/h).

Komplikationen

13

Okklusion. Aufgrund des anatomischen Verlaufs kann ein PDK **lageabhängig verlegt** werden. Häufig ist dieses Problem durch einmaliges **Spülen** des Katheters mit 1–2 ml NaCl oder **leichtes Zurückziehen** (cave: ≥ 3 cm sollten im Periduralraum verbleiben) zu beheben. Getunnelte PDK knicken häufig subkutan in der Tunnelungsstelle ab, was ebenfalls durch leichtes Zurückziehen behoben werden kann. Kann das Problem nicht beseitigt werden, muss der Katheter entfernt und auf ein anderes Analgesieverfahren zurückgegriffen werden.

Intraspinale Lage bzw. totale Spinalanästhesie. Führt die Testdosis zur Lagekontrolle des PDK (s. o.) zu neurologischen Defiziten (zuerst Wärmeempfinden der Beine, dann Analgesieausbreitung und – je nach Konzentration – auch motorische Lähmung wie bei Spinalanästhesie), ist eine intraspinale Lage anzunehmen. Näheres zu Klinik und Therapie siehe Spinalanästhesie (S. 82). Der **PDK** muss dann **sofort entfernt** und ein anderes Analgesieverfahren gewählt werden. Nach akzidenteller Durapunktion sollte der Patient/die Patientin in jedem Fall für 6 h **Bettruhe** einhalten. Engmaschige Kontrollen sind zwingend erforderlich!

Rötungen bzw. Infektionen an der Einstichstelle. Diese sind v. a. bei Patient*innen, die nur auf dem Rücken (und damit direkt auf dem Katheter) liegen, nicht selten. Das **Infektionsrisiko** ist **bei lumbalem PDK höher** als bei thorakaler Lage. Lokale Rötungen > 5 mm müssen sehr engmaschig kontrolliert werden. Ist die Einstichstelle nicht druckdolent und entleert sich bei Druck kein Eiter, kann – mit täglichen Verbandwechseln und antiseptischer Lokalbehandlung – zugewartet werden, der PDK sollte aber so kurz wie unbedingt nötig belassen werden. **Bei Druckschmerzen oder Eiterbildung** muss der PDK **so schnell wie möglich entfernt** werden. Dies soll möglichst unter Einhaltung der Mindestzeitabstände zwischen Entfernung und der Gabe von oralen Antikoagulanzien erfolgen; siehe hierzu auch das Kapitel zur präoperativen Kontrolle der Dauermedikation (S. 20). Bei Kopfschmerzen, Übelkeit und Erbrechen, Meningismus (Hinweis auf **Syringomyelitis** bzw. **Meningitis**!) oder systemischen Infektionszeichen sind eine umgehende radiologische Diagnostik (MRT) und ein sofortiges neurologisches bzw. neurochirurgisches Konsil erforderlich!

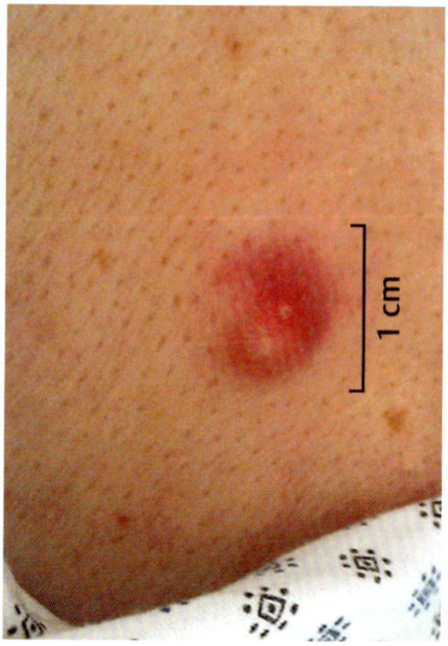

Abb. 13.9 Lokale Infektion mit Abszessbildung an der Einstichstelle eines nicht getunnelten, thorakalen Periduralkatheters.

Epidurale Raumforderungen (Abszess, Hämatom). Diese sehr seltene (1 : 150 000), aber schwerwiegendste, Komplikation eines PDKs kann, schlimmstenfalls zu einer bleibenden Querschnittslähmung führen. Die Symptome ähneln denen eines Bandscheibenvorfalls und sind abhängig von der Höhe der PDA. Am Beginn stehen meist unspezifische Symptome wie lokale **Rückenschmerzen**, die sich v. a. bei Perkussion deutlich verstärken. Neuaufgetretene **sensorische oder motorische Defizite**, starke Schmerzen in Rücken und Beinen oder systemische **Infektionszeichen** (Fieber, Leukozytose, CRP-Anstieg) deuten auf eine größere epidurale Raumforderung hin.

In diesem Fall wird sofort eine **MRT** veranlasst und neurologische bzw. neurochirurgische Kollegen hinzugezogen, um ggf. eine **neurochirurgische Entlastung** einleiten zu können. Um bleibende Schäden abzuwenden, sollten zwischen dem Beginn der neurologischen Symptomatik und der neurochirurgischen Dekompression nicht mehr als 6–8 h vergehen.

MERKE

Sphinkterschwäche von Blase und Darm ist ein **Alarmsignal**!

Um das Risiko einer nicht komprimierbaren epiduralen Blutung und eines epiduralen Hämatoms zu minimieren, sollten gewisse **Zeitabstände zwischen der Gabe von Antikoagulanzien und der Anlage bzw. Entfernung eines PDK** unbedingt eingehalten werden; siehe hierzu auch das Kapitel zur präoperativen Kontrolle der Dauermedikation (S. 20).

MERKE

Die **Zeitabstände** zwischen der letztmaligen Gabe von Medikamenten zur Thromboembolieprophylaxe und der Katheterentfernung bei rückenmarksnahen Anästhesieverfahren sind **unbedingt einzuhalten**, da sonst auch bei der Entfernung des Katheters schwerwiegende Komplikationen (spinales Hämatom bis hin zum akuten Querschnittssyndrom) auftreten können!

MERKE

Da ein Großteil der schweren neurologischen Komplikationen orthopädische Patient*innen mit lumbaler PDA betraf und inzwischen nebenwirkungsärmere, genauso effektive Verfahren verfügbar sind (v. a. periphere Nervenblockaden), sollte eine **lumbale PDA in der Orthopädie nur bei entsprechender, gut begründeter Indikation angewendet** werden.

Intravasale Lage bzw. Lokalanästhetikaintoxikation. Im Periduralraum befindet sich u. a. ein sehr dichter **Venenplexus**. Wird eine dieser Venen bei der Anlage des PDK oder später (z. B. durch Bewegungen) verletzt, so kann das über den Katheter applizierte Lokalanästhetikum direkt in den Blutkreislauf gelangen, die Folge ist eine Lokalanäthetikaintoxikation (S. 72).

Weitere Nebenwirkungen.

- Sympathikusblockade (S. 82)
- Verletzungen der Dura mater → Liquorleck, postpunktioneller Kopfschmerz (s. u.), Cauda-equina-Syndrom
- Verletzung von Nervenstrukturen oder Gefäßen
- allergische Reaktionen.

Umstellung auf orale Medikamente

Zeitpunkt. Je nach Art und Umfang des Eingriffs sollte **zwischen dem 3.** (z. B. radikale Prostatektomie, Nierenbeckenplastik) **und 10. postoperativen Tag** (z. B. thorakale Ösophagektomie mit Magenhochzug und hoher Anastomose) auf orale Analgetika gewechselt werden, da bei längerer Liegedauer das Komplikationsrisiko deutlich ansteigt. In der Regel wird diese Umstellung bei Patient*innen, die wieder enteral ernährt werden, gut toleriert.

Vorgehen. Ist die Einstichstelle nicht gerötet und nicht druck- oder klopfschmerzhaft, hat es sich sehr bewährt, den Katheter nicht sofort zu entfernen, sondern einen **Auslassversuch** zu unternehmen: Die Medikation über den PDK wird unterbrochen und der Patient/die Patientin erhält orale Analgetika. Treten hierunter starke Schmerzen auf, die sich mit der oralen Basis- und Bedarfsmedikation nicht ausreichend unter Kontrolle bringen lassen, kann der Patient/die Patientin über den noch liegenden PDK einen Bolus eines Lokalanästhetikums erhalten oder auch – je nach Klinikstandard – wieder an die PDK-Pumpe angeschlossen werden. In diesem Fall kann am nächsten Tag ein erneuter Auslassversuch mit einer an den Bedarf des Patienten/der Patientin adaptierten, höheren Dosierung der oralen Analgetika erfolgen. Dieser ist bei den meisten Patient*innen erfolgreich.

Empfehlungen für die orale Medikation. Da PDK-Pumpen meist nach größeren Eingriffen gelegt werden, ist auch einige Tage nach der Operation noch mit mittelstarken Schmerzen zu rechnen. Erfahrungsgemäß hat sich in dieser Situation eine **Schmerzmedikation nach Stufe II des** WHO-Schemas (S. 275) bewährt, also ein **Nicht-Opioid** (z. B. 4 x/d 1 g Metamizol) **und ein schwaches Opioid** (meist Tramadol: 50–150 mg 2 x/d oder Tilidin). Gegeben werden Retardtabletten als Basismedikation sowie jeweils z. B. 50 mg Tramadol als unretardierte Tropfen als Bedarfsmedikation. Tilidin verursacht zwar meist etwas weniger Übelkeit, ist aber weniger verbreitet als Tramadol und deshalb nicht immer verfügbar.

13.2.4 Schmerztherapie über periphere Katheter

Beispiele für rückenmarksferne katheterassoziierte Regionalanästhesieverfahren sind der Plexus-axillaris-, der interskalenäre Plexus-, der N.-ischiadicus- und der N.-femoralis-Block. Hier werden **ausschließlich Lokalanästhetika-Lösungen ohne Opioidzusatz** verwendet. Näheres zu den Verfahren und den Indikationen siehe die Abschnitte Regionalsanästhesie der oberen (S. 73) und der unteren Extremität (S. 82). Für diese Verfahren gelten ähnliche Maßstäbe wie bei der Schmerztherapie über Periduralkatheter (z. B.

2 × täglich ärztliche Visite durch die Anästshesie oder den Akutschmerzdienst). Bei Rötung der Einstichstelle, Druckschmerzhaftigkeit, neuen oder andersartigen neurologischen Ausfällen (motorisch oder sensibel) sollte auf ein anderes Analgesieverfahren gewechselt werden. Die **Mindestzeitabstände zwischen der Gabe antithrombotischer Medikamente und der Katheterentfernung** (siehe Kapitel zur präoperativen Kontrolle der Dauermedikation (S.20)) gelten prinzipiell auch hier: Da in der Regel bei peripheren Katheterverfahren jedoch keine nicht komprimierbare Blutung entsteht, können sie im Einzelfall und bei begründeter Indikation (z. B. Infektion an der Einstichstelle) weniger streng ausgelegt werden. Generelle Empfehlungen der Fachgesellschaften hierzu gibt es im Gegensatz zu den rückenmarksnahen Verfahren allerdings nicht.

MERKE

Auch bei peripheren Nervenblockaden sollte unbedingt zusätzlich ein **Nicht-Opioid-Analgetikum** in adäquat hoher Dosierung (je nach Eingriff z. B. 4 × /d 1 g Metamizol oder 3 × /d 50 mg Diclofenac) gegeben werden.

14

Chronische Schmerzen

Tumorschmerz

Zunehmende Rückenschmerzen

Frau R.* hat einen Termin bei ihrer Hausärztin. Bei Dr. Meyer* ist sie schon seit vielen Jahren in Behandlung. Die Ärztin ist immer etwas besorgt, wenn Frau R. kommt, denn bei der Patientin wurde vor 2 Jahren ein malignes Melanom am Unterschenkel entdeckt. Trotz Operation und Chemotherapie wurden kurz darauf Metastasen in der Leber nachgewiesen und seit einiger Zeit hat Frau R. auch starke Rückenschmerzen, deren Ursache in der Computertomografie auf osteogene Metastasen zurückgeführt werden konnte. Diese Rückenschmerzen sind in letzter Zeit deutlich stärker geworden und veranlassen Frau R. jetzt auch, ihre Hausärztin aufzusuchen. „Frau Dr. Meyer, die Schmerzen sind viel schlimmer geworden: Ich kann nachts nicht mehr durchschlafen und komme kaum die Treppe hoch vor Schmerz. Auf der Skala, nach der Sie mich immer fragen, würde ich sagen 6–7. Und wenn ich nachts wach liege, kommen mir auch alle möglichen Gedanken. Können Sie mir nicht wieder was zum Schlafen aufschreiben?“

Anpassung der Medikation

Dr. Meyer sieht in der digitalen Akte der Patientin, dass Frau R. bislang nur 3 × 1 g Metamizol gegen die Schmerzen einnimmt – sie hatte sich natürlich an das WHO-Stufenschema gehalten und mit den Medikamenten der Stufe I ausreichenden Behandlungserfolg erzielt. Bei zu erwartendem Progress der Tumorerkrankung ist die Schmerzexazerbation nichts Ungewöhnliches und somit Anlass, auf die Stufe II zu wechseln. Sie passt das Analgesiekonzept also an: Die Tageshöchstdosis von 4 g Metamizol war noch nicht ausgeschöpft, deshalb erhöht sie dieses auf 4 × 1 g. Zusätzlich verordnet sie der Patientin ein schwaches Opioid: morgens und abends Tramadol retard 100 mg und 2 × 25 mg Amitriptylin als Ko-Analgetikum. Die Ärztin erklärt der Patientin, welche neuen Medikamente sie nun bekommt und worauf dabei zu achten sei. „Frau R., Sie bekommen dazu noch Tramadol-Tropfen. Davon dürfen Sie zusätzlich 50 mg einnehmen, wenn die Schmerzen stärker werden. Wenn Sie diese mehr als 4 × am Tag brauchen sollten, kommen Sie unbedingt wieder, dann würde ich Ihnen ein anderes, stärkeres Präparat verschreiben“, kündigt sie den wahrscheinlich irgendwann nötigen Wechsel auf die Stufe III des WHO-Schemas bereits vorsichtig an. Die Dosis von Amitriptylin, einem sehr wirkungsvollen Ko-Analgetikum aus der Gruppe der trizyklischen Antidepressiva, wird beim nächsten Besuch gegebenenfalls noch nach oben angepasst werden. Damit sollten auch die Schlafstörungen von Frau R. gut therapiert sein.

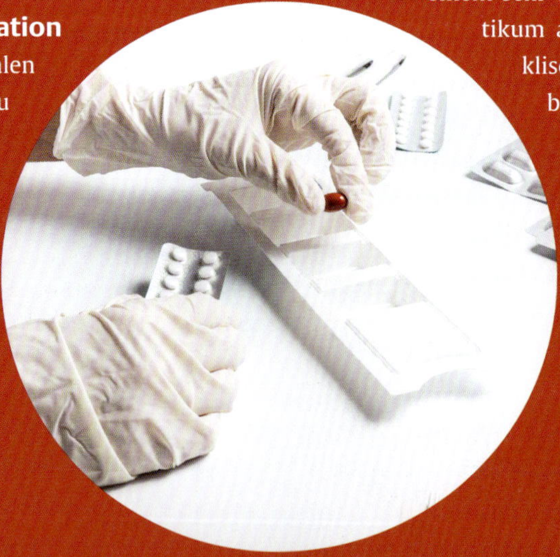

*Fallbeispiel fiktiv, Namen frei erfunden. Foto: © mdbildes/stock.adobe.com

14.1 Allgemeines

Als chronisch werden Schmerzen bezeichnet, die **länger als 6 Monate** anhalten. In diesem Kapitel wird dabei unterschieden zwischen Patient*innen mit **chronischen Schmerzen aufgrund eines progredienten Tumorleidens**, die sich in der Regel in einer palliativen Situation befinden, und Patient*innen mit **chronifizierten andersartigen Schmerzen** („chronisches Schmerzsyndrom").

14.2 Chronische Tumorschmerzen

Key Point

Schmerzen sind eine wichtige, quälende Begleiterscheinung fortgeschrittener Tumorerkrankungen. Insbesondere in Palliativsituationen sollte eine möglichst weitgehende Schmerzfreiheit angestrebt werden, um die Lebensqualität der Patient*innen zu verbessern. Wichtig ist in diesem Zusammenhang das WHO-Stufenschema unter besonderer Berücksichtigung der Ko-Analgetika und Adjuvanzien sowie nicht medikamentöser Maßnahmen.

Entstehung von Tumorschmerzen und Zielsetzungen der Schmerztherapie. Schmerzen, die vom invasiven Wachstum eines malignen Tumors ausgehen, zählen – unabhängig von Art und Ausbreitung des Tumors – zu den stärksten vorstellbaren Schmerzen. Sie entstehen durch infiltratives **lokales Tumorwachstum** (z. B. Nerveninfiltration), **Obliteration anatomischer Strukturen** und deren Folgen (z. B. Pankreatitis, Cholestase), **regionale** (Peritoneal- oder Pleurakarzinose) und **ferne Metastasierung** (z. B. Knochenmetastasen) oder als **Folge der Therapie** (Radiatio, Ischämie). Bei allen Tumorpatient*innen ist das **Therapieziel im Idealfall** die **völlige Schmerzfreiheit**, zumindest aber eine deutliche Schmerzlinderung, um den Alltag so lebenswert wie möglich zu gestalten. Insbesondere bei palliativen Patient*innen (Tumor nicht mehr kurativ behandelbar) kann dabei unter Umständen eine etwas stärkere Sedierung in Kauf genommen werden, während eine starke Sedierung bei kurativen Patient*innen meist unerwünscht ist.

Praktisches Vorgehen. Grundsätzlich richtet sich die Therapie chronischer Tumorschmerzen nach dem WHO-Stufenschema (S. 275), das ursprünglich für diesen Zweck entworfen wurde. Spätestens ab Stufe II sollte der Patient/die Patientin neben einer **Basismedikation** (i. d. R. Nicht-Opioid + schwaches bzw. starkes Opioid mit retardierter Wirkstoffabgabe) zusätzlich als **Bedarfsmedikation** ein nicht retardiertes, d. h. schnellwirksames Opioid erhalten, um Schmerzspitzen abzudecken. Der Wirkstoff der Basis- und der Bedarfsmedikation sollte möglichst identisch sein, um Wechselwirkungen zu vermeiden. Als **Einzeldosis** wird hier jeweils **1/6 der täglichen Gesamt-Opioiddosis** empfohlen (z. B. Basismedikation: 2 × /d 150 mg Tramadol als Retardtabletten + Bedarfsmedikation: 50 mg Tramadol als Tropfen). Diese darf **maximal alle 30 min** angefordert werden (Ausnahmen sind im Einzelfall natürlich möglich), die Anforderung muss in der Akte mit Uhrzeit vermerkt werden. Die Tageshöchstdosierungen für Tilidin und Tramadol müssen beachtet werden, ggf. muss auf ein stärkeres Präparat gewechselt werden – grundsätzlich gibt es bei chronischen Tumorschmerzen aber keine Dosisbegrenzung. Sind aus den Aufzeichnungen **sehr häufige Anforderungen der Bedarfsmedikation** ersichtlich, sollte die **Dosierung der Basismedikation erhöht** werden (z. B. von 3 × 20 mg auf 3 × 30 mg retardiertes Morphin).

Praxistipp

Bei zu starker Erhöhung der Basismedikation kommt es zu einer übermäßigen Sedierung und stärkeren Nebenwirkungen, gleichzeitig benötigt der Patient/die Patientin für Schmerzspitzen weiterhin eine Bedarfsmedikation.

MERKE

Patient*innen mit chronischem Tumorschmerz sollten immer eine Bedarfsmedikation in unretardierter Galenik zur Abdeckung von Schmerzspitzen haben. Eine Einzeldosis sollte dabei ungefähr 1/6 der täglichen Opioid-Gesamtdosis entsprechen. Bei diesen Patient*innen gibt es keine Dosisbeschränkungen für starke Opioide!

Insbesondere in der Stufe III des WHO-Stufenschemas haben Ko-Analgetika und Adjuvanzien (S. 282) sowie nicht medikamentöse Therapiemaßnahmen (S. 283) eine große Bedeutung. Bei den sehr häufigen **Ein- und Durchschlafstörungen** von Tumorpatient*innen werden **Antidepressiva mit sedierender Wirkung** (z. B. der selektive Noradrenalin- und Serotonin-Wiederaufnahmehemmer Mirtazapin, 15 mg zur Nacht) gegenüber Benzodiazepinen bevorzugt.

14.3 Chronisches Schmerzsyndrom

Key Point

Das chronische Schmerzsyndrom ist definiert als Schmerzen, die > 3–6 Monate bzw. deutlich länger anhalten, als bis zur erwartenden Heilung der Erkrankung zu erwarten ist. Bei diesen Schmerzformen sind psychosoziale Beeinträchtigungen und Besonderheiten in der Therapie zu beachten. Ein spezielles therapeutisches Vorgehen ist bei Migräne, Postzosterneuralgie, Trigeminusneuralgie und Phantomschmerzen zu beachten.

14.3.1 Allgemeines

Definition. Beim chronischen Schmerzsyndrom (chronische Schmerzkrankheit) hat der Schmerz seine eigentliche Hinweis- und Warnfunktion verloren und einen **eigenen Krankheitswert** entwickelt. Hinweise sind ein Andauern von Schmerzen **> 3–6 Monate** bzw. deutlich länger, als bis zur erwartenden Heilung der Erkrankung zu erwarten ist.

Zielsetzung. Das **Therapieziel** in dieser Situation ist in der Regel nicht völlige Schmerzfreiheit (nur in Ausnahmefällen wirklich erreichbar), sondern die **Reduktion der Schmerzen auf ein „erträgliches Niveau"**, damit der Patient/die Patientin mit dem Schmerz leben kann. Die Therapie dieser Patient*innen ist **sehr komplex** und erfordert ein multimodales Konzept und in der Behandlung von chronischen Schmerzzuständen sehr erfahrene und ausgebildete Ärzt*innen (z. B. Zusatzbezeichnung spezielle Schmerztherapie). **Grundkenntnisse über den Umgang mit chronischen Schmerzpatient*innen** – mit denen jeder Arzt/jede Ärztin auch aufgrund anderer Erkrankungen oder Verletzungen regelmäßig zu tun hat – bzw. über die Therapie chronischer Schmerzen und v. a. die wichtigsten Stolperfallen soll jedoch jeder Arzt/jede Ärztin besitzen.

Folgen von chronischen Schmerzen. Bei chronischen Schmerzsyndromen entwickelt sich fast immer eine depressive Verstimmung bis hin zur manifesten **Depression**. Die **psychosozialen Konsequenzen** für die Betroffenen (Arbeitsunfähigkeit) und ihr Umfeld (Rückzug von sozialen Kontakten, Erwartungshaltung an das Umfeld) sind weitreichend. Typisch ist auch eine **Erniedrigung der Schmerzschwelle**: Neuartige Schmerzen in anderen Körperregionen (z. B. durch ein Trauma oder eine Operation) müssen konsequent behandelt werden, da sie sonst in einem hohen Prozentsatz ebenfalls chronifizieren. Verschlechtern sich bei chronischen Schmerzpatient*innen die Schmerzen, sollten sie sich umgehend bei ihrem Schmerztherapeuten/ihrer Schmerztherapeutin vorstellen bzw. bei einem schmerztherapeutischen Konsil vorgestellt werden.

MERKE

Bei chronischen Schmerzpatient*innen, die sich einem operativen Eingriff unterziehen müssen, sollten bevorzugt **katheterassoziierte Analgesieverfahren** (zentrale und periphere Regionalanästhesie) angewendet werden.

Praxistipp

Patient*innen mit chronischem Schmerzsyndrom haben oft eine sehr lange Leidensgeschichte hinter sich und konfrontieren ihre Ärzt*innen mit unerfüllbaren Forderungen („Herr Doktor, ich war schon bei so vielen Ärzten und keiner konnte mir helfen – bitte, Sie müssen mir jetzt meine Schmerzen nehmen!"). Dieser Erwartungshaltung solltest du sehr offen und realistisch gegenübertreten, um das therapeutische Vertrauensverhältnis nicht zu gefährden.

Grundlagen der Therapie. Prinzipiell werden hier dieselben Wirkstoffe wie auch in der Therapie von akuten Schmerzen nach dem WHO-Stufenschema (S. 275) verwendet. Wichtig ist dabei, **retardierte Präparate** zu **bevorzugen**, da Medikamente, die den Wirkstoff sofort abgeben, zu einem schnellen Anstieg der Plasmakonzentrationen und damit zu einem „Kick" führen, aus dem bei chronischen Schmerzpatient*innen sehr häufig eine **Abhängigkeit** entsteht. Wichtig ist hier auch der Einsatz von Ko-Analgetika (S. 282) wie z. B. Antidepressiva und Anfallssuppressiva bei neuropathischen Schmerzen und **Adjuvanzien** (z. B. Laxanzien bei Opioiden) sowie von nicht medikamentösen Maßnahmen (S. 283) wie z. B. Psychotherapie.

MERKE

Chronische Schmerzpatient*innen nehmen oft sehr hohe **Opioiddosen** ein und haben daher häufig eine **starke körperliche Abhängigkeit** entwickelt: Dosisreduktionen dürfen daher nur sehr langsam durchgeführt werden, da die Patient*innen sonst in einen akuten Opioidentzug geraten.

MERKE

Patient*innen mit chronischem Schmerzsyndrom leiden meist auch an Einschlaf- und Durchschlafstörungen, sollten aber **keinesfalls Benzodiazepine** einnehmen, da das Abhängigkeitspotenzial hier besonders hoch ist. Stattdessen können z. B. **Antidepressiva mit sedierender Wirkung** (z. B. Mirtazapin [selektiver Noradrenalin- und Serotonin-Wiederaufnahmehemmer], 15 mg zur Nacht) eingesetzt werden.

14.3.2 Besondere Schmerzformen

Bei den folgenden Schmerzformen unterscheidet sich die Schmerztherapie geringfügig von den oben beschriebenen Prinzipien.

Migräne

Ursache für die meist sehr heftigen, anfallsartig auftretenden, typischerweise einseitigen Kopfschmerzen, sind Fehlregulationen in den zerebralen Blutgefäßen.

Therapie der Migräneattacke. Bemerkt der Patient/die Patientin den Beginn eines Anfalls (oder evtl. auch schon die oft vorausgehende Aura), soll er/sie sofort ein **Nichtopioid-Analgetikum** in ausreichender Dosierung einnehmen (bei einer Frau mit 70 kg z. B. 1 g Paracetamol, Acetylsalicylsäure oder Metamizol). Viele Migränepatient*innen reagieren dabei sehr gut auf eines dieser Präparate, was ihnen meistens auch bekannt ist. Auch Analgetika mit **Koffeinzusatz** wirken häufig gut, dürfen aber wegen der Gefahr von Nierenschädigungen keinesfalls längerfristig angewendet werden. Günstig ist auch die sofortige Einnahme eines **Antiemetikums** (z. B. Domperidon 10 mg), um das die Migräneattacke typischerweise begleitende Erbrechen (und damit die Wirkungslosigkeit der oral eingenommenen und noch kaum resorbierten Medikamente) zu verhindern. Bei Wiederholungsgaben ist unbedingt die zulässige **Tageshöchstgrenze** zu beachten! **Triptane** (selektive $5\text{-HT}_{1B/1D}$-Rezeptorantagonisten; z. B. Sumatriptan) sind die derzeit effektivsten Medikamente zur Therapie von schweren Migräneanfällen und in vielen Darreichungsformen erhältlich (z. B. Fertigspritze zur s. c.-Injektion, Nasenspray, Sublingualtabletten).

Prophylaxe von Migräneattacken. Bei sehr häufigen, lang andauernden oder schweren Migräneattacken können **β-Blocker** (Metoprolol, Propranolol), der Kalziumantagonist **Flunarizin** oder **Anfallssuppressiva** (Topiramat, Valproinsäure) die Anfallshäufigkeit mindern. Prophylaktika der 2. Wahl sind die COX-Hemmstoffe Naproxen und ASS, Magnesium, das trizyklische Antidepressivum Amitryptilin und das Phythotherapeutikum Pestwurz.

Postzosterneuralgie

Eine Postzosterneuralgie tritt – mit sehr unterschiedlicher Latenzzeit – bei bis zu 20 % aller Patient*innen mit Herpes Zoster auf. Alle Schmerzqualitäten von dumpf bis scharf, stechend oder brennend sind möglich. Nicht-Opioide und Opioide sind meist wirkungslos. Medikamentöse Möglichkeiten sind hier **Anfallssuppressiva** (z. B. Gabapentin, Carbamazepin, Pregabalin) und **trizyklische Antidepressiva** (z. B. Doxepin, Amitryptilin), nicht medikamentöse Maßnahmen (S. 283) umfassen **TENS**, **Akupunktur** und **Sympathikusblockaden**. Ein neuer Therapieansatz ist die topische Anwendung von hoch konzentriertem **Capsaicin** (der Stoff, der Chilis ihre Schärfe verleiht). Dabei werden kommerziell erhältliche Folien mit 8 % Capsaicin auf die zuvor mit Lidocain anästhetisierte Haut aufgebracht. Diese Behandlung kann bei Bedarf alle 3 Monate wiederholt werden und bringt den meisten Patient*innen deutliche Besserung.

Trigeminusneuralgie

Typisch sind einschießende, meist nur wenige Sekunden dauernde, sich aber oftmals wiederholende, **heftigste Gesichtsschmerzen im Versorgungsbereich des N. trigeminus** (V). Ist die Ursache bekannt (Gefäßanomalien, Aneurysmen, multiple Sklerose, Tumoren, knöcherne Kompression im Nervenverlauf), sollte kausal therapiert werden. In vielen Fällen kann jedoch keine Ursache gefunden werden. Im **akuten Anfall** ist **Phenytoin** langsam i. v. das Mittel der Wahl, alternativ kann ein starkes **Opioid** (z. B. Morphin i. v.) vorsichtig titriert bis zur Schmerzfreiheit gegeben werden. Zur **Dauertherapie** werden **Anfallssuppressiva** empfohlen (1. Wahl: Carbamazepin, Oxcarbazepin, 2. Wahl: Phenytoin, Lamotrigin, Gabapentin, Muskelrelaxans Baclofen). Auch kann mittels Injektion eine **ganglionäre lokale Opioidanalgesie** (GLOA) durch erfahrene Schmerztherapeut*innen oder Anästhesist*innen durchgeführt werden. **Operative Verfahren** sind die Koagulation des Ganglion Gasseri, die mikrovaskuläre Dekompression (Operation nach Jannetta, ein sehr invasiver neurochirurgischer Eingriff) und die Bestrahlung des Ganglion Gasseri mit Linearbeschleuniger oder Gamma-Knife.

Phantomschmerz

Viele Patient*innen berichten nach (traumatischen und operativen) Amputationen über sehr starke, einschießende Schmerzen, die in der nicht mehr vorhandenen Gliedmaße empfunden werden. Je länger diese Schmerzen nach der Amputation anhalten, desto größer ist die Gefahr, dass sie in ein chronisches Schmerzsyndrom übergehen. Sie sollten daher frühzeitig und konsequent behandelt werden. Geeignet sind v. a. **katheterassoziierte Regionalanäs-**

thesieverfahren wie z. B. distale Ischiadikusblockade (S. 82) oder lumbale Periduralanästhesie für die untere, bzw. interskalenärer Plexus nach Winnie für die obere, Extremität (S. 73). Bei geplanten Amputationen sollten diese Verfahren **idealerweise schon präoperativ** begonnen werden. Phantomschmerzen **sprechen** sehr **schlecht auf** gängige **Nicht-Opioid- und Opioid-Analgetika an**. Gut wirksam ist **Kalzitonin** (i. v. oder als Nasenspray). **Antidepressiva** (z. B. Amitryptilin) und **Anfallssuppressiva** (z. B. Carbamazepin) können den Schmerz ebenfalls sehr effektiv lindern. Gute Ergebnisse zeigt auch die sog. **Spiegeltherapie**, die dem Patienten/der Patientin das Gefühl gibt, die amputierte Gliedmaße noch zu besitzen und sie beeinflussen bzw. sogar noch bewegen zu können.

15

Anhang

15.1 Notfallmedikamente in der Anästhesie

In der Anästhesie musst du immer für Zwischenfälle gerüstet und dafür mit den wichtigsten Notfallmedikamenten vertraut sein. Im Folgenden möchten wir eine kleine Auswahl der wichtigsten und am häufigsten in der Anästhesie verwendeten (Notfall-)Medikamenten geben.

Adrenalin (Epinephrin).

- **Ampullengrößen**: 1 mg/1 ml, 25 mg/25 ml
- **Wirkmechanismus**: starker β- und α-Rezeptoragonist (β > α)
- **Indikationen**: lebensbedrohliche Bradykardie, Hypotension, kardiogener oder anaphylaktischer Schock, Herzinsuffizienz, Anaphylaxie, Reanimation
- **Kontraindikationen**: im Notfall keine
- **Nebenwirkungen**: kardiale Arrhythmien, Tachykardie, Kreislaufzentralisation
- **Dosierung**: nach Wirkung
  - Bradykardie: 5–10 µg
  - Schock: über Spritzenpumpe initial 0,1 µg/kg KG/min, nach Klinik steigern
  - Anaphylaxie: 500 µg i. m.
  - Reanimation: 1 mg nach Leitlinien.

Theodrenalin/Cafedrin.

- **Ampullengröße**: 2 ml (200 mg Cafedrin + 10 mg Theodrenalin)
- **Wirkmechanismus**: α- und β-Rezeptoragonist
- **Indikationen**: Hypotonie, orthostatische Dysregulation
- **Kontraindikationen**: Hypertonie, Mitralstenose, Hyperthyreose, Phäochromozytom
- **Nebenwirkungen**: Neigung zu ventrikulären Extrasystolen
- **Dosierung**: nach Wirkung ¼–1 Ampulle langsam i. v., evtl. verdünnt.

Theodrenalin/Cafedrin ist gut geeignet zur Anhebung des Blutdrucks während einer Sectio caesarea in Spinalanästhesie, da es die uteroplazentare Durchblutung wahrscheinlich nicht reduziert.

Amiodaron.

- **Ampullengröße**: 150 mg/3 ml
- **Wirkmechanismus**: Blockade von K^+- (Klasse III), Na^+- (Klasse I) und Ca^{2+}-Kanälen (Klasse IV) sowie von β-Rezeptoren (Klasse II)
- **Indikationen**: Kammerflimmern, hämodynamisch relevante ventrikuläre und supraventrikuläre Tachykardien, die auf andere Behandlungsmethoden nicht ansprechen, Kammerflattern
- **Kontraindikationen**: Sinusbradykardie (< 55/min), AV-Block, QT-Verlängerung, Schilddrüsenerkrankungen, Jodallergie
- **Nebenwirkungen**: Hypotonie, schwere Lungenfibrosen, Schilddrüsenfunktionsstörungen, Hepatitis, Leberzirrhose, Hautverfärbungen, phototoxische Hautreaktionen, Polyneuropathie
- **Wechselwirkungen** mit anderen Antiarrhythmika: Torsade-de-pointes-Tachykardien, exzessive Bradykardien, höhergradige AV-Blockierung
- **Dosierung**: 5 mg/kg KG über ≥ 3 min injizieren
  - Reanimation: 300 mg als Bolus.

Atropin.

- **Ampullengröße**: 0,5 mg/1 ml
- **Wirkmechanismus**: Parasympatholytikum
- **Indikationen**: bradykarde Herzrhythmusstörungen
- **Kontraindikationen**: Tachykardie, symptomatische KHK, mechanischer Ileus, Myasthenia gravis, akutes Lungenödem
- **Nebenwirkungen**: Bradykardie bei niedriger Dosis, Haut- und Mundtrockenheit, Akkommodationsstörungen, Mydriasis; zentrales anticholinerges Syndrom (selten)
- **Dosierung**: 0,01 mg/kg KG (Kinder: ≥ 0,1 mg, Erwachsene: 0,5–1,0 mg).

Praxistipp
Verwechslungsgefahr: Es gibt auch 100 mg Atropin-Ampullen zum Einsatz als Antidot bei Vergiftungen mit Parasympathomimetika.

Calciumgluconat oder -chlorid.

- **Ampullengrößen**: 1 g/10 ml
- **Wirkmechanismus**: Stabilisierung des kardialen Ruhemembranpotenzials
- **Indikationen**: Hyperkaliämie, Hypokalzämie; Therapie mit gefrorenem Frischplasma (FFP)
- **Kontraindikationen**: Hyperventilationstetanie, Hyperkalzämie, Hypokaliämie, Digitalis-Therapie
- **Nebenwirkungen**: kurzzeitiger Blutdruckanstieg bei zu schneller Injektion
- **Dosierung**: 0,5–1 g langsam i. v., dann nach BGA.

Clonidin.

- **Ampullengröße**: 150 µg/1 ml
- **Wirkmechanismus**: zentraler α_2-Adrenozeptor-Agonist
- **Indikationen**: hypertensive Krise, Alkohol- oder Drogenentzug
- **Kontraindikationen**: hochgradige pAVK, AV-Block II–III°
- **Nebenwirkungen**: Müdigkeit, Sedierung
- **Dosierung**: 1 µg/kg KG sehr langsam i. v.

Dexamethason.

- **Ampullengrößen**: 4 mg/1 ml, 8 mg/2 ml, 40 mg/5 ml, 100 mg/10 ml
- **Wirkmechanismus**: langwirksames, synthetisches Glukokortikoid ohne mineralkortikoide Wirkung
- **Indikationen**: Prophylaxe von postoperativer Übelkeit und Erbrechen (PONV)
- **Kontraindikationen**: im Notfall keine

- **Nebenwirkungen**: im Notfall irrelevant
- **Dosierung**:
  - PONV-Prophylaxe: 0,1 mg/kg KG.

Dimetinden.

- **Ampullengröße**: 4 mg/4 ml
- **Wirkmechanismus**: H_1-Histaminrezeptorblocker
- **Indikationen**: Allergie/Anaphylaxie
- **Kontraindikationen**: im Notfall keine
- **Nebenwirkungen**: im Notfall irrelevant
- **Dosierung**: 4(–8) mg i. v.

Dobutamin.

- **Ampullengröße**: 250 mg/50 ml
- **Wirkmechanismus**: β_1- und geringer β_2- und α_1-Rezeptoragonist
- **Indikationen**: kardiale Dekompensation, kardiogener Schock
- **Kontraindikationen**: Hypovolämie, Therapie mit MAO-Hemmern
- **Nebenwirkungen**: Tachykardie, Blutdruckabfall bei hoher **Dosierung** (→ Kombination mit Noradrenalin)
- **Dosierung**: 2,5–10 µg/kg KG/min (kontinuierliche Infusion mit Spritzenpumpe).

Esmolol.

- **Ampullengröße**: 100 mg/10 ml
- **Wirkmechanismus**: kurzwirksamer β_1-Rezeptorblocker
- **Indikationen**: neu aufgetretene, hämodynamisch relevante Tachyarrhythmia absoluta, supraventrikuläre oder Sinustachykardie
- **Kontraindikationen**: reaktive, WPW- oder Reentry-Tachykardien, dekompensierte Herzinsuffizienz, AV-Block, Bradykardie, Hypotonie, Asthma bronchiale
- **Nebenwirkungen**: Bradykardie, Blutdruckabfall, bei Kombination mit Kalziumantagonisten u. U. lebensbedrohliche Rhythmusstörungen
- **Dosierung**: initial 500 µg/kg KG für 1 min, danach 50–200 µg/kg KG/min.

Furosemid.

- **Ampullengrößen**: 20 mg/2 ml, 40 mg/4 ml, 250 mg/25 ml
- **Wirkmechanismus**: Schleifendiuretikum
- **Indikationen**: Lungenödem, Hypertonie, Hyperkaliämie
- **Kontraindikationen**: Hypovolämie, Hypotonie, Hypokaliämie, Anurie
- **Nebenwirkungen**: Hypovolämie, Hypokaliämie, Hypernatriämie
- **Dosierung**: 10–40 mg i. v.

Glykopyrronium.

- **Ampullengröße**: 0,2 mg/1 ml
- **Wirkmechanismus**: Parasympatholytikum
- **Indikationen**: Hypersalivation, vagal ausgelöste reflektorische Bradykardien, Antagonisierung der Nebenwirkungen von Cholinesterasehemmern
- **Kontraindikationen**: Tachykardie, symptomatische KHK, mechanischer Ileus, Myasthenia gravis, akutes Lungenödem
- **Nebenwirkungen**: Bradykardie bei niedriger Dosis, Haut- und Mundtrockenheit, Akkommodationsstörungen, Mydriasis; zentrales anticholinerges Syndrom (deutlich seltener als bei Atropin)
- **Dosierung**: 0,1–0,2 mg i. v.

Granisetron.

- **Ampullengrößen**: 1 mg/1 ml, 3 mg/3 ml
- **Wirkmechanismus**: Serotonin $5HT_3$-Rezeptorantagonist
- **Indikationen**: Prophylaxe von Übelkeit und Erbrechen nach Narkosen und Chemotherapien
- **Kontraindikationen**: QT-Verlängerung („Long-QT-Syndrom")
- **Nebenwirkungen**: Herzrhythmusstörungen, QT-Verlängerung (selten), Kopfschmerzen
- **Dosierung**: 40 µg/kg KG i. v.
  - PONV-Prophylaxe: meist 1 mg.

Heparin.

- **Ampullengrößen**: 5 000 IE/0,3 ml, 25 000 IE/5 ml
- **Wirkmechanismus**: Verstärkung der Wirkung von Antithrombin-III auf Thrombin und Faktor Xa
- **Indikationen**: venöse Thrombosen und Thromboembolien (Prophylaxe und Therapie)
- **Kontraindikationen**: Z. n. Heparin-induzierter Thrombozytopenie (HIT) Typ 2, bestimmte Gerinnungsstörungen
- **Nebenwirkungen**: HIT Typ I und II, erhöhtes Blutungsrisiko
- **Dosierung**: individuell unterschiedlich nach Ziel-pTT oder gewünschter ACT (Activated Clotting Time).

Magnesium.

- **Ampullengröße**: 1 g/10 ml
- **Wirkmechanismus**: Stabilisierung des Zellpotenzials, Hemmung der neuralen Reizleitung
- **Indikationen**: Torsade-de-pointes-Tachykardie, Hypomagnesämie, Bronchospasmus, Status asthmaticus, Tokolyse
- **Kontraindikationen**: Hypermagnesämie
- **Nebenwirkungen**: Relaxation der glatten Muskulatur, Muskelschwäche bei Hypermagnesiämie, Herzrhythmusstörungen, bei wachen Patienten Unwohlsein und Hitzegefühl
- **Dosierung**:
  - Torsade-de-pointes-Tachykardie: 1–2 g i. v.
  - Bronchospasmus: 1 g langsam i. v.

Metoclopramid.

- **Ampullengröße**: 10 mg/2 ml, 50 mg/10 ml
- **Wirkmechanismus**: Dopamin-D_2-Antagonist
- **Indikationen**: Übelkeit und Erbrechen
- **Kontraindikationen**: Parkinson-Krankheit, extrapyramidale Bewegungsstörungen, Schwangerschaft, Stillzeit

- **Nebenwirkungen**: Dyskinesien, Mundtrockenheit (Risiko von Spätdyskinesien)
- **Dosierung**: 10 mg i. v.

Metoprolol.

- **Ampullengröße**: 5 mg/5 ml
- **Wirkmechanismus**: selektiver β_1-Rezeptorblocker
- **Indikationen**: tachykarde Herzrhythmusstörungen, arterielle Hypertonie, KHK, Myokardinfarkt
- **Kontraindikationen**: reaktive, WPW- oder Reentry-Tachykardien, dekompensierte Herzinsuffizienz, AV-Block, Bradykardie, Hypotonie, Asthma bronchiale
- **Nebenwirkungen**: Bradykardie, Blutdruckabfall, bei Kombination mit Kalziumantagonisten u. U. lebensbedrohliche Rhythmusstörungen
- **Dosierung**: 1–5 mg nach Wirkung sehr langsam i. v.

Noradrenalin (Norepinephrin).

- **Ampullengröße**: 1 mg/1 ml, 25 mg/25 ml
- **Wirkmechanismus**: stark wirksamer α-Rezeptor-Agonist
- **Indikationen**: Hypotonie, Schock
- **Kontraindikationen**: Volumenmangel (zuerst ausgleichen!), Phäochromozytom, Tachyarrhythmia absoluta
- **Nebenwirkungen**: reflektorische Bradykardie (Frank-Starling-Mechanismus!) bei Bolusapplikation; Mikrozirkulationsstörungen, Kreislaufzentralisierung bei hoher Dosierung
- **Dosierung**:
  - Hypotonie nach Einleitung: 10 µg als Bolus
  - Schock: initial 0,1 µg/kg KG/min, steigern bis zur gewünschten Wirkung.

15

Prednisolon.

- **Ampullengröße**: 250 mg Trockensubstanz
- **Wirkmechanismus**: Glukokortikoid
- **Indikationen**: Schwellung der oberen Atemwege, Asthma bronchiale, Immunsuppression
- **Kontraindikationen**: im Notfall keine
- **Nebenwirkungen**: im Notfall nicht relevant
- **Dosierung**: 250–500 mg i. v.

Reproterol.

- **Ampullengröße**: 90 µg/1 ml
- **Wirkmechanismus**: β_2-Rezeptoragonist
- **Indikationen**: Bronchospasmus, schweres Asthma bronchiale (2. Wahl nach inhalativen β_2-Agonisten), akut exazerbierte COPD
- **Kontraindikationen**: Hyperthyreose, Phäochromozytom, hypertroph-obstruktive Kardiomyopathie
- **Nebenwirkungen**: Tachykardie, Tremor
- **Dosierung**: 90 µg langsam i. v.

Theophyllin.

- **Ampullengröße**: 200 mg/10 ml
- **Wirkmechanismus**: Phosphodiesterasehemmer, Adenosinrezeptorantagonist
- **Indikationen**: akute Bronchokonstriktion, Bronchospasmen, Bradykardie
- **Kontraindikationen**: Myokardinfarkt, tachykarde Rhythmusstörungen, Hypertonie
- **Nebenwirkungen**: Tachykardie, Kopfschmerzen
- **Dosierung**: initial 4–5 mg/kg KG innerhalb von 20 min.

Tranexamsäure.

- **Ampullengröße**: 500 mg/5 ml
- **Wirkmechanismus**: Hemmung der Hyperfibrinolyse durch Komplexierung mit Plasminogen
- **Indikationen**: Hyperfibrinolyse bei großen Operationen, Polytrauma mit großem Blutverlust, Operationen an der Prostata oder bei Hämophilie
- **Kontraindikationen**: Thrombosen, Sepsis, DIC
- **Nebenwirkungen**: allergische Reaktionen, erhöhte Thromboseneigung
- **Dosierung**: 15 mg/kg KG.

Urapidil.

- **Ampullengröße**: 50 mg/10 ml
- **Wirkmechanismus**: postsynaptischer α_1-Rezeptorblocker, präsynaptischer α_2- und zentraler Serotoninrezeptor-Agonist
- **Indikationen**: hypertensive Krise
- **Kontraindikationen**: Schwangerschaft
- **Nebenwirkungen**: überschießende Blutdrucksenkung
- **Dosierung**: initial 10 mg, dann langsam jeweils 10 mg bis zur gewünschten Wirkung titrieren.

Praxistipp

Manchmal ist bei Urapidil eine Dosierung > 50 mg bis zum Wirkeintritt nötig. Trotzdem sollte die Dosis nicht schneller gesteigert werden, da die Wirkung dann plötzlich und stark einsetzt.

Sachverzeichnis

A

B

K

L

M

N

O

P

T

U

V

W

X

Z

EUROPEAN RESUSCITATION COUNCIL
GUIDELINES 2021

GRC
GERMAN RESUSCITATION COUNCIL
DEUTSCHER RAT FÜR WIEDERBELEBUNG

BASISMASSNAHMEN ZUR WIEDERBELEBUNG ERWACHSENER

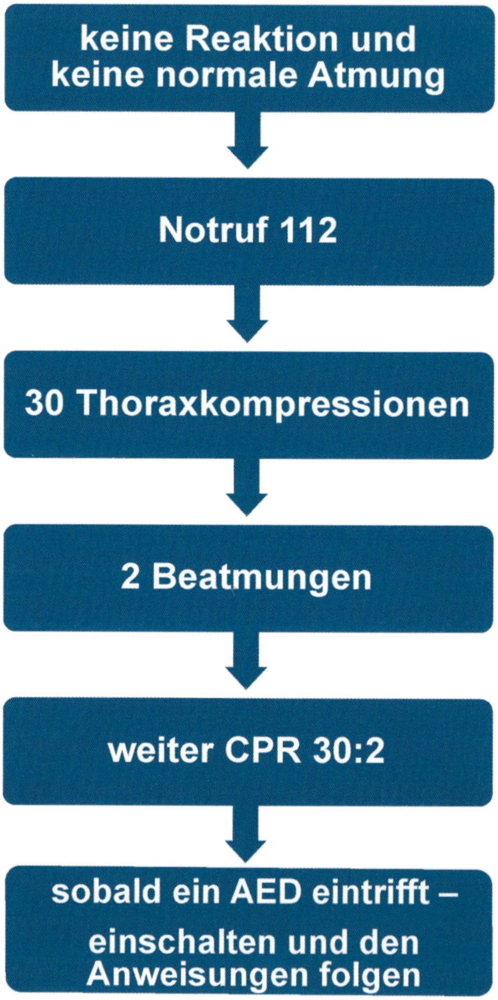

(Quelle: © German Resuscitation Council (GRC) und Austrian Resuscitation Council (ARC) 2021.
Olasveengen, T.M., Semeraro, F., Ristagno, G. et al. Basismaßnahmen zur Wiederbelebung Erwachsener (Basic Life Support). Notfall Rettungsmed 24, 386–405 (2021).)